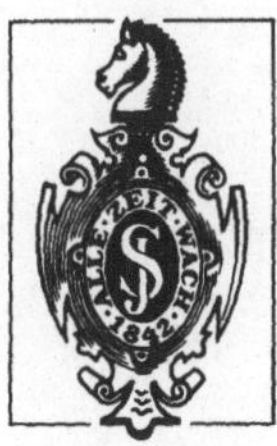

Medizinische Psychologie

Forschung für Klinik und Praxis

Herausgegeben von
D. Beckmann, S. Davies-Osterkamp
und J. W. Scheer

Springer-Verlag
Berlin Heidelberg New York 1982

Prof. Dr. Dieter Beckmann
Prof. Dr. Susanne Davies-Osterkamp
Prof. Dr. Jörn W. Scheer

Zentrum für Psychosomatische Medizin
Abteilung für Medizinische Psychologie der
Justus-Liebig-Universität Gießen
Friedrichstraße 36, 6300 Gießen

ISBN-13:978-3-540-1128-1   e-ISBN-13:978-3-642-68357-2
DOI: 10.1007/978-3-642-68357-2

CIP-Kurztitelaufnahme der Deutschen Bibliothek
Medizinische Psychologie: Forschung für Klinik u. Praxis / hrsg. von D.
Beckmann ... – Berlin; Heidelberg; New York: Springer, 1982
ISBN-13:978-3-540-1128-1

NE: Beckmann, Dieter (Hrsg.)

2126/3140-543210

Vorwort der Herausgeber

Die Medizinische Psychologie ist ein neues und zugleich auch altes
Fach in der Medizin. Sie ist ein neues Fach, weil erst seit der
Approbationsordnung von 1970 an allen Universitäten der Bundesrepublik Deutschland und West-Berlins ein psychologischer Unterricht bereits im vorklinischen Teil des Studiums vorgeschrieben ist. Sie ist
ein altes Fach, weil sie schon einmal Bestandteil der medizinischen
Ausbildung war - in Preußen bis 1861. Weil die Medizinische Psychologie von heute als Grundlagenfach konzipiert wurde, fand sie ihren
Platz in der Vorklinik. Das hat jedoch leider dazu geführt, daß die
"Gegenstandskataloge" für die bundeseinheitlichen Zentralprüfungen
des Physikums im allgemeinen Verständnis auch Gegenstand und Umfang
des Faches bestimmen. Hierzu trägt auch bei, daß die neuerdings erschienenen Lehrbücher sich überwiegend auf diese Prüfung beziehen
und infolgedessen teilweise ein eingeschränktes, ausschnitthaftes
und verzerrtes Bild von der "Psychologie für die Medizin" entwerfen.
Diese enthält nämlich wesentlich mehr und Interessanteres, als sich
durch sog. Multiple-choice-Fragen abprüfen läßt. Es liegen Ergebnisse
psychologischer Forschung vor, die sich für eine ganze Reihe medizinischer Tätigkeitsfelder nutzbar machen lassen. Nicht immer ergeben
sich aus ihnen bereits gezielte Handlungsempfehlungen, in jedem Falle
können sie aber Hilfen zu einem besseren Verständnis des Geschehens
geben, in dem Patient, Arzt, Pflegekräfte, Angehörige und weitere
Personen stehen, und so zu einer psychologisch begründeten Praxis
beitragen.

Aus verschiedenen Gründen haben wir uns entschlossen, das Gebiet der "Medizinischen Psychologie" hier relativ eng zu fassen und damit nicht etwa den gesamten Bereich von "Psychologie in der Medizin" oder der "Psychologischen Medizin" einzubeziehen. Über die Psychiatrie, die Psychosomatik und die Psychotherapie gibt es zahlreiche kompetente Bücher und andere Veröffentlichungen, während die Psychologie der "normalen" somatischen Medizin noch kaum das Augenmerk erfahren hat, das ihr u.E. zukommt. Eine Einengung haben wir in diesem Buch auch insofern vorgenommen, als wir kaum Themen aus der medizinisch-psychologischen Grundlagenforschung aufgenommen haben. Das Schwergewicht haben wir auf psychologische Forschung gelegt, die für das medizinische Handeln in Klinik und Praxis erkennbar relevant ist.

Medizinische Psychologie in diesem Sinne hat zahlreiche Berührungspunkte zu Nachbardisziplinen. Daher haben wir uns nicht darauf beschränkt, Vertreter des Faches Medizinische Psychologie um Mitwirkung zu bitten, sondern auch Kollegen aus benachbarten Gebieten angesprochen. Die Auswahl der Themen gibt natürlich nur einen kleinen Ausschnitt der Bereiche wieder, zu denen die Psychologie etwas beitragen kann. Sie mag jedoch repräsentativ sein für die unterschiedlichen Zugänge, deren ein psychologisches Verständnis für medizinische Belange sich bedienen kann. Dadurch wird auch erkennbar, daß "Medizinische Psychologie" nicht für ein inhaltlich und methodisch geschlossenes Gebiet steht, sondern ein ausgesprochen breites Spektrum umfaßt, daß unterschiedliche fachliche Orientierungen und Grundüberzeugungen zuläßt.

Als Leser wünschen wir uns vor allem

- *Medizinstudenten*, die sich über die medizinisch-psychologische Grundausbildung hinaus für psychologische Problemstellungen und die Anwendung psychologischer Methoden in bestimmten Bereichen der klinischen und praktischen Medizin interessieren,

- psychologisch aufgeschlossene *Ärzte* verschiedener Disziplinen, denen in ihrem Fachgebiet die Notwendigkeit der Einbeziehung psychologischer Gesichtspunkte begegnet ist und die hierzu Hinweise und Anregungen erhalten möchten,

- *Psychologiestudenten* und *Klinische Psychologen*, die sich für die Medizin als mögliches Arbeitsfeld in Forschung und Praxis interessieren.

Dank schulden wir insbesondere den Autoren, welche die unvermeidliche Verzögerung zwischen Einreichen des Manuskripts und Drucklegung geduldig tolerierten, Frau Irmtraud Short, die nicht nur das Manuskript schrieb, sondern auch die Herstellung koordinierte, und Frau Dipl.-Psych. Hildegard Klein und Herrn Dipl.-Psych. Hans-Werner Surrey für die Erstellung des Sachverzeichnisses.

Dieter Beckmann   Gießen/Düsseldorf, im Juli 1981
Susanne Davies-Osterkamp
Jörn W. Scheer

Inhaltsverzeichnis

Mitarbeiterverzeichnis

Dipl.-Psych. Friedrich Balck, Psychosomatische Abteilung der II. Medizinischen Klinik der Universität Hamburg, Martinistraße 52,
2000 Hamburg 20

Prof.Dr.phil.Dipl.-Psych. Bernhard Dahme, Abteilung für Medizinische
Psychologie der II. Medizinischen Klinik der Universität Hamburg,
Martinistraße 52, Pav. 69, 2000 Hamburg 20

Dipl.-Psych. Karl-Werner Daum, Zentrum für Psychosomatische Medizin
-Psychohygiene- der Justus-Liebig-Universität Gießen, Friedrichstraße 28, 6300 Gießen

Priv.-Doz.Dr.med.Dipl.-Psych. Friedrich-Wilhelm Deneke, Psychosomatische Abteilung der II. Medizinischen Klinik der Universität Hamburg,
Martinistraße 52, 2000 Hamburg 20

Dr.phil.Dipl.-Psych. Manfred Dony, Fachbereich I - Fachgebiet Psychologie der Universität Trier, Schneidershof, 5500 Trier

Dr.phil.Dipl.-Psych. Barbara Flemming, Psychosomatische Abteilung
der II. Medizinischen Klinik der Universität Hamburg, Martinistraße 52, 2000 Hamburg 20

Priv.-Doz.Dr.med. Paul Götze, Universitätskrankenhaus Eppendorf,
Psychiatrische und Nervenklinik der Universität Hamburg,
Martinistraße 52, 2000 Hamburg 20

Dr.med. Gisela Huse-Kleinstoll, Abteilung für Medizinische Psychologie der II. Medizinischen Klinik der Universität Hamburg,
Martinistraße 52, Pav. 69, 2000 Hamburg 20

Prof.Dr.phil.Dipl.-Psych. Margit von Kerekjarto, Abteilung für Medizinische Psychologie der II. Medizinischen Klinik der Universität
Hamburg, Martinistraße 52, Pav. 69, 2000 Hamburg 20

Dr.med. Burkhard F. Klapp, Zentrum für Innere Medizin der Justus-
Liebig-Universität Gießen, Klinikstraße 36, 6300 Gießen

Prof.Dr.med.Dr.phil.Dipl.-Psych. Uwe Koch, Psychologisches Institut
der Universität Freiburg, Abteilung Rehabilitationspsychologie,
Belfortstraße 16, 7800 Freiburg

Dipl.-Psych. Jürgen Matzat, Zentrum für Psychosomatische Medizin
-Psychohygiene- der Justus-Liebig-Universität Gießen, Friedrichstraße 28, 6300 Gießen

Dr.phil.Dipl.-Psych. Heinz-Jörg Meffert, Psychosomatische Abteilung
der II. Medizinischen Klinik der Universität Hamburg, Martinistraße 52, 2000 Hamburg 20

Prof.Dr.med. Michael Lukas Moeller, Zentrum für Psychosomatische
Medizin -Psychohygiene- der Justus-Liebig-Universität Gießen,
Friedrichstraße 28, 6300 Gießen

Dipl.-Psych. Cathrin Pflugmacher, Institut für Medizinische Psychologie der Universität Düsseldorf, Moorenstraße 5, 4000 Düsseldorf

Dr.biol.hom.Dipl.-Psych. Annemarie Salm, Zentrum für Psychosomatische
Medizin, Abteilung für Medizinische Psychologie der Justus-Liebig-
Universität Gießen, Friedrichstraße 36, 6300 Gießen

Prof.Dr.phil.Dipl.-Psych. Lothar R. Schmidt, Fachbereich I - Fachgebiet Psychologie der Universität Trier, Schneidershof, 5500 Trier

Prof.Dr.phil. Johannes Siegrist, Medizinische Soziologie, Fachbereich Humanmedizin der Philipps-Universität Marburg, Robert-Koch-
Straße 7, 3550 Marburg

Prof.Dr.med. Hubert Speidel, Psychosomatische Abteilung der II.
Medizinischen Klinik der Universität Hamburg, Martinistraße 52,
2000 Hamburg 20

Prof.Dr.phil.Dipl.-Psych. Hans-Joachim Steingrüber, Institut für
Medizinische Psychologie der Universität Düsseldorf, Moorenstraße 5,
4000 Düsseldorf

Dr.phil.Dipl.-Psych. Ulrich Stuhr, Evangelische Fachhochschule
für Sozialpädagogik -Am Rauhen Hause-, Beim Rauhen Hause 21,
2000 Hamburg 76

I. Psychologie in der Medizin

Einführung

Dieter Beckmann

Dieses Buch trägt der Tatsache Rechnung, daß von Psychologen seit einigen Jahren Themen aufgenommen wurden, die jahrzehntelang in Tabu-Bereiche abgeschoben waren. Zu diesen Themen gehören u.a. die Psychologie chronischer Krankheit und des Sterbens, der psychologischen Situationen in Kliniken, insbesondere bei intensiven ärztlichen Maßnahmen, die Psychologie von Schwangerschaft, Geburt und den Formen früher Mutter-Kind-Beziehungen im Wochenbett. Auch gehört zu diesen Bereichen Grundlagenforschung zu Schmerzverhalten und -erleben, zu Sexualität und Aggression und besonders auch zu Angst und Angstverarbeitung, so daß klassische Forschungsgebiete der Psychologie in medizinischen Situationen thematisiert werden.

Die Klinische Psychologie beschäftigt sich seit langer Zeit mit seelischen Krankheiten. Paradoxerweise nennt sich dieses Teilgebiet der Psychologie "Klinische Psychologie", obwohl Beratung und Therapie von seelisch Kranken meist ambulant z.B. in Erziehungsberatungsstellen, Eheberatungsstellen und Privatpraxen stattfindet. Neuerdings sind Klinische Psychologen auch zunehmend mehr in Rehabilitations-

und Kurkliniken tätig. Historisch war ihr Bereich jedoch auf psychiatrische Kliniken beschränkt, und dort wiederum mehr auf Testdiagno-
stik als auf Therapie von Patienten der Psychiatrie. Die Hinwendung
der Psychologie zu Patienten der Inneren Medizin, der Chirurgie, der
Frauenheilkunde, der Kinderklinik u.a.m. fand durch die "Medizinische
Psychologie" statt, die sich im Unterschied zur Klinischen Psychologie
nicht der Diagnostik, Beratung und Therapie seelisch Kranker widmet,
sondern der Psychologie in der Medizin überhaupt. Diese Wende wurde
durch die Einführung der Medizinischen Psychologie als Pflichtfach
der Approbationsordnung für Ärzte erheblich gefördert. Seit 1970 entstanden an fast allen medizinischen Fachbereichen und Fakultäten in
Zusammenarbeit mit anderen medizinischen Fächern Institute für Medizinische Psychologie.

Insgesamt sind jedoch erst wenige Psychologen in der Medizin tätig,
wenn man von den oben angesprochenen traditionellen Bereichen der
Klinischen Psychologie absieht. Das Fach der Medizinischen Psychologie beginnt sich erst in den Konturen abzuzeichnen, wozu dieses Buch
auch einen Beitrag leisten will.

Die Medizinische Psychologie entwickelte sich zunächst an Unterrichts-
problemen der Medizinstudenten: Was muß ein zukünftiger Arzt an
psychologischen Fertigkeiten, Fähigkeiten und Wissen aufweisen?
SCHEER stellt in einem Beitrag die Probleme dar, die sich für den
Unterrichtsbereich nach etwa zehn Jahren Erfahrung heute ergeben.
Die zentrale Schwierigkeit betrifft die Rahmenbedingungen des Faches,
die durch die Approbationsordnung vorgegeben sind. Medizinische Psychologie sollte im Unterricht auch in der Klinik gelehrt werden, gesetz-
lich verankertes Prüfungsfach ist sie jedoch allein in der Vorklinik.
Dieser Aspekt wirft ein Licht auf die Praxis der Medizinischen Psychologie, die vom Gesetzgeber offensichtlich nicht vorgesehen war, da
das Fach als vorklinisch-theoretische Disziplin konzipiert wurde.
SCHMIDT zeigt im internationalen Vergleich, welche Gebiete der Medizin heute von Psychologen mitbetreut werden. Da die methodischen Ansätze der Psychologie von den traditionellen Fächer der Psychiatrie,
Psychosomatik und Psychotherapie erheblich abweichen, ergeben sich
einerseits Ergänzungsfelder in der Praxis, andererseits aber auch kon-

kurrierende Bereiche. Insgesamt ist das Fach an den Medizinischen
Fachbereichen mit ca. vier Medizinpsychologen im Durchschnitt bisher
kaum etabliert, so daß von einer Praxis bisher kaum gesprochen werden kann. An den Medical Schools in den USA sind mit 21 Medizinpsychologen im Durchschnitt die Voraussetzungen für psychologisch-praktische
Arbeit in Kliniken sehr viel besser, zumal dort mit Zuwachsraten von
jährlich 10 % auch die Zukunft günstiger aussieht als in der Bundesrepublik.

Für die Forschung gilt die oben angesprochene Hinwendung der Medizinischen Psychologie zu klinischen Fragestellungen ganz besonders,
wie von BECKMANN dargestellt wird. Die meisten Medizinpsychologen
kooperieren eng mit Ärzten bei Fragestellungen, die aus der Inneren
Medizin, Chirurgie, Kinderklinik, Frauenklinik u.a.m. kommen.

In einem Beitrag von DENEKE und STUHR wird deutlich, daß der Begriff
"Krankheit" aus psychologischer Sicht eine Anzahl von möglichen theoretischen Positionen enthält, die von der Medizinischen Psychologie
vertreten werden. Die Ansätze sind mit allgemeinen Theorien verbunden, wie z.B. mit psychoanalytisch-hermeneutischen Standpunkten, mit
Reiz-Streßtheorien oder auch mit interaktionistisch-kommunikations-
theoretischen Konzepten, wenn z.B. nicht der Symptomträger, sondern
eine Kommunikationsstörung zwischen Menschen als "krank" aufgefaßt
wird. Dieser Beitrag liefert eine Übersicht über die zentrale Grund-
tatsache der Medizinischen Psychologie, daß Krankheit ein psychisches
und somatisches Geschehen gleichzeitig ist, das den Einzelnen und die
Bezugsperson betreffen kann.

1. Psychologische Forschung in der klinischen Medizin

Dieter Beckmann

1. Einleitung

Für das noch junge Fach der Medizinischen Psychologie ist bis heute
noch nicht hinreichend klar, was typische Forschungsgegenstände und
-methoden in Ergänzung oder Abgrenzung zu benachbarten Fächern der Medizin sind, wie z.B. der Medizinischen Soziologie, der Psychosomatik/
Psychotherapie, der Psychiatrie, der Sozialmedizin, oder auch zu benachbarten Fächern der Psychologie, wie z.B. der Persönlichkeitspsycho-
logie, Entwicklungspsychologie, Sozialpsychologie und besonders der
Klinischen Psychologie.

Aus den beiden Erhebungen der Forschungskommission der Gesellschaft für
Medizinische Psychologie, die 1977 und 1979 an psychologischen und medizin-psychologischen Forschungsstätten durchgeführt wurden, ergibt
sich ein Trend zu vermehrten Fragestellungen aus dem Bereich der Klinischen Medizin (KOCH 1979). Die Forschungskooperation mit Klinikern
hat erheblich zugenommen. 1979 wurden etwa zwei Drittel aller Projekte
zusammen mit klinischen Fächern der Medizin durchgeführt, wie der
Inneren Medizin, der Chirurgie, der Frauenklinik, der Kinderklinik und
anderen Kliniken, über 60 % aller Forschungsansätze beziehen sich auf
Untersuchungen bei Patienten klinischer Fächer.

Mit vorklinisch- und klinisch-theoretischen Institutionen im Bereich
z.B. der Neuroanatomie, Psychophysiologie oder auch Psychopharmakolo-
gie gibt es merkwürdigerweise selten Zusammenarbeit in der Forschung.

Die starke Konzentration der medizin-psychologischen Forschung auf den klinischen Bereich steht im Widerspruch zur Approbationsordnung, nach der die Medizinische Psychologie als ein vorklinisch-theoretisches Fach konzipiert wurde. So fehlen typische Forschungsgegenstände auch in den Gegenstandskatalogen der Prüfung, wie z.B. Ergebnisse der Schmerzforschung oder auch die der Psychologie des Sterbens. Da aber andererseits die Fachvertreter der Medizinpsychologie die auch allgemein in der Medizin beklagte Barriere zwischen Vorklinik und Klinik in der Lehre für unangemessen halten, ist hier die Konzentration auf klinische Fragen zu begrüßen, obwohl bedauerlicherweise die Zusammenarbeit mit anatomischen, physiologischen und biochemischen Institutionen bis heute vernachlässigt wird.

Die vermehrte Hinwendung zu klinischen Fragestellungen ist also erfreulich und wird langfristig auf die Lehre Rückwirkungen haben, so daß die Medizinische Psychologie ein gleichermaßen vorklinisch-theoretisches und klinisches Fach zu werden verspricht. Der Trend zu vermehrter klinischer Forschung hängt wohl u.a. damit zusammen, daß der konkrete Umgang mit klinischen Problemen attraktiver für viele, besonders junge Psychologen ist als der Rückzug in die häufig als mühsam erlebte Laborforschung.

Dieser Artikel will auf Forschungsansätze der Psychologie in der Klinischen Medizin hinweisen, nicht jedoch eine Aufzählung der nahezu unübersehbaren Forschungsgebiete leisten. Auch wird über Versuchspläne sowie über biomathematische Modelle zur Beurteilung von Daten nicht berichtet.

Der Artikel ist eher motiviert durch viele fruchtbare Kooperationen zwischen Medizinern und Psychologen in den nunmehr fast zwanzig Jahren Tätigkeit des Autors als Psychologe in der Medizin. Beim Rückblick auf die vielen Kontakte bei Forschungsfragen entsteht ein gewisser Umriß von Erfahrungen, auch von Bewertungen von Ansätzen und Fragestellungen, die hier vornehmlich mitgeteilt werden sollen. Damit ist dieser Artikel notwendigerweise auf die subjektiven Möglichkeiten des Autors bezogen, die vielfältigen Anregungen, Gedanken und auch Probleme der Forschung überhaupt noch integrierend erfassen zu können.

2. Forschungsinteressen

Für viele Forschungsinteressen im klinischen Bereich ist die Hinwendung zu konkreten Problemen von Patienten ganz charakteristisch. Hier
bildet sich eine typische Grundorientierung z.B. von jungen Psychologen ab, die insbesondere nach einem doch sehr theoretischen Studium
die Praxis der Psychologie in der Medizin sehr wichtig nehmen. Aber
auch insgesamt kann eine kritische Haltung gegenüber den psychologischen Bedingungen medizinischer Praxis das tragende Motiv sein, so
daß allein schon in der "Psychologisierung" einer medizinischen Situation ein Fortschritt gesehen wird, indem durch die Psychologie
erst eine patientenorientierte Medizin ermöglicht werde.

2.1 Interesse an einer psychologischen Praxis (z.B.: Wie betreue ich einen Patienten mit chronischen Schmerzen?)

Die zentrale Forschungsfrage bei dieser Einstellung des Forschers
ergibt sich aus dem Ansatz selbst: Ist die Ergänzung einer medizinisch
definierten Situation durch psychologische Gesichtspunkte gemessen an
bestimmten Kriterien sinnvoll oder nicht? Ginge man davon aus, daß
eine Psychologisierung überhaupt wünschenswert ist, würde die Medizin-
psychologie ganz unbegründet zu einer Disziplin zur Kritik medizinischer Praxis. Es sollte zunächst erforscht werden, ob nicht bestimmte Formen psychologisch motivierter Behandlungen auch kontraindiziert
sein können, d.h., daß eine Psychologisierung einer Situation dem
Patienten schadet. Hierüber gibt es auch in der Psychotherapieforschung sehr wenige Arbeiten, offensichtlich deshalb, weil die Psychologen zu ihrer Identität als Psychologen häufig wenig kritische Distanz haben.

Manchmal glauben Medizinpsychologen, daß schon die Durchführung eines
Programmes zur psychotherapeutischen Betreuung von Patienten einer
Klinik ein Forschungsprogramm sei, offensichtlich deshalb, weil primär das Interesse an einer patientenorientierten Praxis im Vordergrund
steht.

Dieses Interesse kann sich auf den Teil der Praxis beziehen, der handwerklich ist. Es wird häufig übersehen, daß ein großer Teil des wissenschaftlich nicht erfaßbaren Handelns auf handwerklichen Traditionen beruht. Ein großer Teil dieser Traditionen stammt aus der Klinischen Psychologie, z.B. wie eine Beratung, ein Gespräch, eine Psychotherapie geführt wird. Diese Praxis ist in weiten Teilen nicht abstraktionsfähig und auch von theoretischen Gesichtspunkten relativ unabhängig, da die Techniken durch affektives Lernen, über Identifikationen mit Vorbildern und durch Selbsterfahrungsprozesse erworben werden.

Sobald aber eine nicht vollständig erklärbare Technik mit einer anderen verglichen und auf ihre Wirksamkeit überprüft werden soll, ergibt sich die typische Verschränkung von Handwerk und Wissenschaft, die prinzipiell nicht auflösbar ist, da menschliches Handeln zu komplex und sublim verläuft.

2.2 Interesse am Nutzen einer psychologischen Maßnahme (z.B.: Wie schaffe ich wirksame Schmerzlinderung?)

Der Nutzen einer Maßnahme wird über Kriterien der praktisch-technischen Effizienz bestimmt. Hier steht nicht selten das Motiv im Vordergrund, daß ein Psychologe, der eine bestimmte Technik gelernt hat, nachweisen will, daß diese Technik im Vergleich zu anderen ein hohes Maß an Wirksamkeit hat.

Die Argumente für Forschungsprogramme zur Begründung einer psychologischen Technik liegen auf der Hand, da wirksame psychologische Maßnahmen sehr viel ungefährlicher sein können als tradierte medizinische Maßnahmen. Insbesondere bei chronisch Kranken ist der Nutzen psychologischer Maßnahmen wenig erforscht, auch das Risiko derartiger Maßnahmen, im Vergleich z.B. zur Dauermedikation. Im Bereich der Rehabilitations-Psychologie hat hier die Forschung erst begonnen.

In der Diskussion um die wissenschaftlichen Grundlagen der Verhaltenstherapie hat sich in den letzten zehn Jahren ein Rückzug auf den realistischen Standpunkt vollzogen, daß eine "kontrollierte Praxis"

(WESTMEYER & HOFFMANN 1977) wertvollere Erkenntnisse über die Wirksamkeit der Verfahren bringe als eine Orientierung an den doch sehr anspruchsvollen Ansätzen der Lerntheorien.

Es ist jedoch ein Unterschied zwischen rein pragmatischen Forschungsfragen, wann unter welcher Bedingung welches Verfahren erfolgreich ist, und dem Anspruch, technologische Theorien statt wissenschaftlicher Theorien zu entwickeln.

Wenn man sich für den Nachweis von Wirkungen theoretisch interessiert, ist auf geeignete Experimentalanordnungen nicht zu verzichten, da Kausalinterpretationen ohne hinreichende Kontrolle der vermutlich wirksamen gegenüber anderen Variablen nicht möglich sind (vgl. ZIMMERMANN 1972). Durch diese Bedingung entsteht die zentrale Schwierigkeit, entweder Laborbedingungen auf Feldsituationen verallgemeinern zu müssen, oder Feldsituationen so zu verändern, daß sie sich Laborbedingungen nähern. In der ersten Alternative ist die Gefahr enthalten, daß die im Labor nachweisbaren wirksamen Maßnahmen in der Praxis mehr oder weniger unwirksam sein können. Bei der zweiten Alternative kann im Extrem durch die Macht etablierter Instrumente in einer "kontrollierten Praxis" psychosoziale Wirklichkeit so verändert werden, daß die Patienten sich wie Versuchspersonen in einem Experiment oder einer Testsituation den zugrundeliegenden Laborbedingungen anpassen. Dieser Anpassungsdruck könnte bei entsprechenden Instrumenten der Medizinischen Psychologie in Kliniken entstehen, wenn z.B. Standardtechniken zur Patientenaufklärung statt individueller Gespräche mit Patienten von Psychologen entwickelt und durchgesetzt werden.

Insbesondere HERRMANN (1979) diskutiert einen anderen Aspekt aus mehr wissenschaftstheoretischer Perspektive dieser Form von Reduktionismus in der Psychologie, technische Theorien zu maximieren. Er weist darauf hin, daß aus derartigen Theorien nicht zwingend Handlungsregeln folgen können, weil Theorien sich auch auf Wissen über Handlungsfelder beziehen.

2.3 Interesse an dem Wissen über ein Handlungsfeld (z.B.: Wie akzentuiere und strukturiere ich die Tatsachen, die über Ursachen von Schmerzen bekannt sind, um einem Patienten optimal helfen zu können?)

In diesem Bereich ist sehr viel Forschung zu leisten, da die psychologischen Bedingungen medizinischer Handlungsfelder weitgehend unbekannt sind. Wie erleben z.B. Patienten mit bestimmten psychosozialen Bedingungen unterschiedliche medizinische Situationen unterschiedlich (Operationen, diagnostische Maßnahmen, Visiten, Intensivstationen u.a.m.)?

Das Interesse zielt hier zunächst auf die genaue Erfassung und Beschreibung von Erlebnis- und Verhaltensdimensionen, nicht so sehr auf die Frage nach der Wirksamkeit von Maßnahmen. In vielen Bereichen fehlen bis heute Ansätze für Operationalisierungen von Variablen, die in klinischen Situationen relevant sind. Durch eine Konzentration auf die Beschreibung von Sachverhalten kann eine vorschnelle Einengung auf theoretisch begründete Einseitigkeiten vermieden werden, solange die Erkundung des Handlungsfeldes im Mittelpunkt steht. Ohne ein Minimum an theoretischer Einengung ist jedoch eine angemessene Erfassung von Sachverhalten andererseits auch nicht durchführbar, insbesondere im klinischen Bereich, wo es zunächst sehr häufig um die Erfassung von Verläufen geht.

Aus dem Begründungszusammenhang sollte sich ergeben, warum der Forscher z.B. Verläufe unter einem bestimmten Blickwinkel betrachten will. In der Regel wird sich herausstellen, daß er Vermutungen über die Ursachen von unterschiedlichen Verläufen hat, die nicht nachweisbar sind, aber plausibel gemacht werden können.

Die Utopie, daß Handlungsalternativen rein rational entscheidbar seien, ist heute noch weit verbreitet. Bei genauer Prüfung von Handlungsfeldern stellt sich in der Regel jedoch heraus, daß Wertprobleme die Situation entscheidend mitbestimmen (REITER et al. 1976). Ober den interessantesten Ansatz, die Auswirkungen möglicher Differenzen der Normorientierungen von Arzt und Patient, d.h. über Normkonflikte

zwischen Arzt und Patient, gibt es bis heute praktisch keine Forschung.
Forschungsinteressen in dieser Richtung verweisen auf zwei wenig er-
kundete Bereiche: das Verhältnis von Wissenschaft und Ethik und
das Verhältnis von Partizipation gegenüber Kontrolle. Insbesondere die
übliche Krankenhausstruktur läßt dem Patienten wenig Möglichkeiten zur
Partizipation an Entscheidungsprozessen, die ihn selbst betreffen und
die er nicht oder kaum kontrollieren kann.

2.4 Interesse an einer wissenschaftlichen Theorie (z.B.: Wie kommt das Schmerzerlebnis zustande?)

Es gibt eine große Zahl mehr oder weniger anerkannter Theorien aus den
unterschiedlichsten Bereichen der Psychologie. Gerade in der Medizin
ergeben sich besondere Möglichkeiten, quasiexperimentelle Bedingungen
zu nutzen, um Hypothesen an Situationen zu prüfen, die aus verschiedenen Gründen im Labor nicht herstellbar sind. Hier sind häufig vergleichende experimentelle Laboruntersuchungen und Feldstudien sinnvoll.

Der größte Teil aller Forschung wird nach wie vor durch theoretische
Interessen motiviert, obwohl in vielen Gebieten eine gewisse resignative Theoriefeindlichkeit spürbar geworden ist: Psychologische Theorien wurden allzu häufig überstrapaziert, so daß diese Haltung verständlich, aber nicht wünschenswert ist. Zu selten wurde beachtet,
daß Hypothesen auch so formuliert werden sollten, daß Theorien falsi-
fizierbar werden.

Der häufig subjektive Standpunkt eines Theoretikers (vgl. DAVISON &
NEALE 1979) verhindert den Blick dafür, daß eine Theorie unangemessen
oder auch falsch sein kann, oder auch, daß es mehrere Theorien ("Para-
digmen") zur Erklärung von Phänomenen geben kann. So ist sicher z.B.
die leider noch heute nicht ganz überwundene Feindseligkeit zwischen
Lerntheorien und Psychoanalytikern nicht sehr fruchtbar für den Fortgang der psychologischen Wissenschaften gewesen.

Eine große Schwierigkeit besteht darin, daß psychologische Theorien und
psychologische Praxis häufig relativ unverbunden nebeneinanderher le-

ben. Diese Schwierigkeit führte u.a. zu dem oben dargestellten Trend, Theorien durch Techniken zu ersetzen. Es wurde auch gezeigt, daß diese Form des Reduktionismus neue Fragen aufwirft.

Eine Möglichkeit der Auseinandersetzung mit theoretischen Positionen wird bis heute nur selten genutzt. Letztlich beschreibt allein ein mathematisches Modell hinreichend die möglichen und nicht möglichen Verknüpfungen von Variablen. Auch klärt es, was bei einer jeweiligen Operationalisierung einbezogen werden kann, ausgespart oder auch ungeklärt bleiben muß. In den Sozialwissenschaften sind derartige Modelle nur in sehr eng eingegrenzten Bereichen möglich. Als Beispiel für derartige kritische Ansätze zur Psychoanalyse soll das Modell der Übertragungs-Gegenübertragungsbeziehung erwähnt werden (BECKMANN 1974 & 1978), aus der als Ergebnis resultiert, daß die Asymmetrie der Rollen von Arzt und Patient Begriffe erzeugt, die nicht ontologisiert werden sollten:

> Übertragung existiert nur dann, wenn der Therapeut die Macht zur Herstellung einer Übertragungssituation hat. Von dieser Herstellung einer sozialen Wirklichkeit ist auch die Position des Therapeuten in seiner Bezugsgruppe abhängig (BECKMANN 1972 & 1973). Es sind Prozesse der Attribution von abgewehrten Impulsen in jeweilige Bezugspartner zur Etablierung von mehr oder weniger sozial anerkannter Individualität, d.h., hier der sozialen Identität als Psychoanalytiker.

Bei derartigen Ansätzen wird die Prägnanz eines Modells an der Korrelation zwischen theoretisch vorhersagbaren Werten und beobachteten Werten geschätzt.

2.5 Interesse an der kulturellen Bedeutung medizinpsychologischer Handlungen (z.B.: Wie ging man zu welcher Zeit in welchem Kulturraum mit Schmerzen um?)

Gerade am Trend hin zur Technik läßt sich zeigen, daß Wissenschaft zu anderen Zeiten ganz andere Ziele gehabt haben kann. So nahmen die Mediziner die Beratung von Gesunden und Kranken zu einer sinnvollen Le-

bensführung im vorigen Jahrhundert sehr viel ernster als konservative
oder auch operative Maßnahmen. In dieser Rolle scheinen inzwischen
vermehrt Psychologen zu kommen, da sich viele Ärzte leider auf die
Durchführung diagnostischer und therapeutischer Medizin-Techniken beschränken.

Für eine Sichtung des Umgangs mit psychiatrisch Kranken und damit der
Entstehung der Psychiatrie als Wissenschaft hat FOUCAULT (1969) so-
zialhistorische Entwicklungen beschrieben, die z.B. für die kritische
Einschätzung tradierter klinischer Behandlungsformen in der Psychiatrie von großer Bedeutung sind. Durch derartige Ansätze, auch die vieler anderer Autoren, wurden die Bedeutung und auch die Ursprünge der
Anstaltspsychiatrie erhellt.

So ist z.B. auch die Tatsache interessant, daß die Linderung von Geburtsschmerzen durch medizinische Maßnahmen erst mit Beginn der Eman-
zipation der Frau und Entwicklung der modernen naturwissenschaftlichen
Medizin selbstverständlich wurde (FISCHER-HOMBERGER 1979), so daß heute Argumente, Geburtsschmerzen müßten aus psychologischen Gründen medizinisch unbehandelt bleiben, anachronistisch anmuten.

Aber auch Disziplinen der Psychologie können unter diesem Aspekt betrachtet werden. PORTES (1977) sagt zur Kritik der Verhaltenstherapie,
daß sie durch ihren nomothetischen Ansatz dazu auffordere, den Patienten den wissenschaftlichen Prinzipien anzupassen und nicht umgekehrt.
Hierdurch würde Therapie zum Experiment und der Patient im Prinzip
zur Versuchsperson. Durch diese Merkmale sei die Verhaltenstherapie
ein Kind unserer Zeit, die die Rationalität und das unpersönliche Funktionieren betone. Patient und Therapeut hätten dieses Menschenbild
gemeinsam, wodurch der rasche Erfolg der Verhaltenstherapie verständlich sei.

Die Psychoanalyse habe im Unterschied hierzu eher romantische Quellen,
da sie das idiographische Moment betone, die Besinnung auf die persönlichen Ursprünge des Handelns, das sich wissenschaftlich erklärba-
ren überindividuellen Gesetzen weitgehend entziehe. Durch die Betonung
des Individuellen stehe das Konfliktkonzept im Mittelpunkt, die Aus-

einandersetzung zwischen allgemeinen Normen des Verhaltens und ganz
persönlichen Vorstellungen (PORTES 1977). Hinzugefügt werden muß, daß
Psychoanalyse auch eine Flucht in ganz persönliche Welten fördern kann
und damit eine andere Form der Anpassung hervorruft. Aber auch das
rationalistische Argument gilt für die Psychoanalyse, wie sich z.B.
aus ELIAS (1976) ergibt, der den Menschen als ein zunehmend mehr
triebkontrolliertes Wesen begreift, wobei die Selbstkontrolle die
Fremdkontrolle abgelöst habe.

Verhaltenstherapie und Psychoanalyse betonen Aspekte des aufgeklärten
Menschen, der Arbeit und Rationalität als Gesundheit definiert und damit auch Anpassung.

Vielleicht gibt es in dieser Richtung in Zukunft mehr Forschungsansätze, da das Schwinden von Zukunftsgläubigkeit zu einer Besinnung
auf die kulturgeschichtliche Einordnung psychologischer und medizinischer Maßnahmen zu führen scheint. Aber auch von Kulturvergleichen
wird zunehmend mehr erwartet, nachdem hier und da zu spüren ist, daß
die Europäer und Nordamerikaner ihren "Eurozentrismus" auch als Wissenschaftler zunehmend mehr zu reflektieren versuchen. Es gibt u.a.
auch viele uns unbekannte medizinpsychologische Techniken, wie es
z.B. auch psychopharmakologische Wirkstoffe gibt, die anderen Kulturen lange bekannt waren, ehe sie sich in unserem Kulturkreis durch-
setzten.

3. <u>Forschungskooperation</u>

Medizin-psychologische Forschung ist in besonderem Maße auf die Kooperation von Ärzten und Psychologen angewiesen, da vielfach in Gebieten
geforscht wird, die Spezialkenntnisse voraussetzen.

Das Bedürfnis nach Kooperation der Mediziner mit Psychologen ist in
den großen und kleinen Fächern der Kliniken außerordentlich groß:
in der Kinderheilkunde, Chirurgie, Frauenklinik, auf Intensivstationen,

in Abteilungen für chronisch Kranke u.a.m. Es fehlt bisher jedoch immer noch an Bereitwilligkeit der Psychologen, sich mit ärztlicher Praxis einzulassen. Eine Kooperation mit niedergelassenen Ärzten ist unserer Erfahrung nach bis heute sehr schwierig.

Nun gibt es Projekte, die nach anfänglicher Begeisterung sehr schnell einschlafen, weil die Bedingungen zur Kooperation ungünstig waren. Nicht selten herrschen auf beiden Seiten Ambivalenzen vor, weil bisher eine Zusammenarbeit von Medizinern und Psychologen allzu selten stattfand, als daß Rollenprobleme auf beiden Seiten bewältigt werden konnten.

Es ist sicher nicht ganz unproblematisch, diese Schwierigkeiten in diesem Rahmen anzusprechen, andererseits dient es vielleicht der Sache. Die instrumentelle Orientierung der Medizin, die mit machtvoller Technik ausgestattet ist, bringt die Psychologie schon im vorhinein in die Rolle einer relativ machtlosen Menschlichkeit, die vor der Zwangsläufigkeit medizinischer Tatsachen zurückschreckt oder sie uminterpretiert. Den Psychologen wird dann nicht selten der Vorwurf gemacht, sie seien romantische Träumer.

Die instrumentelle Orientierung der Medizin ist jedoch seit einiger Zeit heftiger Kritik ausgesetzt, da an Extremsituationen deutlich wurde, daß medizinisch-technische Kompetenz menschliche Probleme nicht bewältigen kann (vgl. NUSSBAUM 1977). Diese technologische Orientierung wird von Erwartungen der Öffentlichkeit und vom Selbstkonzept der Mediziner getragen. Es herrscht die unausgesprochene Phantasie, daß Leiden, Krankheit und Tod durch eine zukünftige Medizin erklärbar und vermeidbar wären. Die Entwicklung ist inzwischen, besonders die der Intensivmedizin, so schnell fortgeschritten, daß selbst die breite Öffentlichkeit das Thema aufgenommen hat, da jeder sich als potentiell Betroffener fühlen kann. Die Ideologie des unbedingten Wachstums technischer Kompetenz wird gerade an der Entwicklung der Medizin diskutiert. Die Diskussion bewegt sich um eine humane Medizin mit einer begrenzten Technologie.

Jedem Psychologen, der in der Verhaltenstheorie aufgewachsen ist,
fällt die starke Handlungsorientierung in der Medizin auf. Das liegt
u.a. auch daran, daß die Psychologie sich lange Zeit auf Laborforschung beschränkte und kaum Handlungsfelder hatte, was sich jedoch
in den letzten zehn Jahren außerordentlich verändert hat. Da aber
ärztliches Handeln letztlich weit über naturwissenschaftlich begründ-
bares Verhalten hinausreicht, fällt jedem Psychologen auch das Fehlen
hermeneutischer Ansätze in der Medizin auf, besonders, wenn er sich
auf psychoanalytisches Wissen bezieht.

Eine Forschungskooperation von Medizinern und Psychologen enthält also
mehrere Konflikte, die sich aus diesen Unterschieden der Fächer ergeben.

Es ist für eine fruchtbare Kooperation wesentlich, die Motive der Mediziner aufzunehmen, sie zu besprechen und erst dann ein Programm zu
entwickeln, das dem Stand der psychologischen Forschung entspricht.
Die umgekehrte Konstellation klappt in der Regel nicht, wenn ein
Psychologe ein Forschungsmotiv in eine ihm fremde Klinik trägt, da
die Ärzte dann höflich die Erhebungen dulden oder auch verhindern. Sie
sehen den Nutzen für ihre ärztliche Praxis nicht ein und verändern
die Erhebungsmethoden in unkontrollierter Weise. Es entwickelt sich
keine langfristig stabile Kooperation, sondern manchmal sogar eine
feindlich-mißtrauische Abschirmung. Ärzte fühlen sich nicht selten
kontrolliert, wenn sie nicht hinreichend übersehen können, welche
Handlungsmotive Psychologen haben.

Die medizinischen Fächer untereinander haben andererseits häufig eine
rivalisierende Beziehung untereinander, wodurch Patienten in verschiedenen Kliniken die unterschiedlichsten Diagnosen und Therapien erhalten. So erwartet der Internist, der Gynäkologe u.a.m. in der Regel
auch vom Psychologen, daß er in einer Konkurrenzbeziehung beansprucht,
bestimmte Krankheitsbilder besser, schlechter oder gar nicht behandeln zu können. Jeder Psychologe kennt wieder analoge Konkurrenzbe-
ziehungen zwischen psychiatrisch-medikamentöser, verhaltenstherapeutischer oder psychoanalytischer Behandlung. Erst bei Fächern, die

sich kaum bedroht fühlen können, wie z.B. bei den chirurgischen, kann
die Möglichkeit konkurrierender Interaktion mit der Psychologie weg-
fallen.

Wesentlich ist nun, aus welchen Motiven heraus ein Mediziner sich an
einen Psychologen wendet, ein bestimmtes Problem zu erforschen.

Die Motive der Ärzte sind entweder durch wissenschaftliche Qualifikationsanforderungen begründet oder durch Versorgungsprobleme. Im ersten
Fall erlischt die Zusammenarbeit, wenn z.B. die Habilitation über Lun-
genfunktion u.a.m. fertiggestellt ist. Hierbei ist es seit einigen Jahren modern, auch psychologische Variablen mitzuuntersuchen. Der
Psychologe kommt bei derartigen Projekten nicht selten auch in die
Rolle des Biomathematikers, der dem Begriff "signifikant" die magische Bedeutung nehmen soll. Hierüber können sich Kooperationen entwickeln, die sich aber zunehmend mehr von der Psychologie entfernen.
Bei Qualifikationsanforderungen unterschätzen Psychologen häufig die
Angst von Medizinern, die sie dadurch erregen können, daß sie psychologische Fakten nicht direkt, sondern operationalisiert verpackt kom-
munizieren, wodurch die Psychologie noch magischer erleben werden
kann.

Bei Versorgungsproblemen ist das Motiv vorherrschend, daß der Psychologe den Versorgungsdruck, der von Patienten ausgeht, mittragen soll.
Der Arzt ist enttäuscht, wenn in einem Projekt genau erkundet wird,
warum sich Patienten häufig nicht an ärztliche Anordnungen halten,
ohne daß sich z.B. eine direkte therapeutische Konsequenz ziehen läßt.
Theoretisches Wissen allein scheint ihm gemessen an dem Versorgungsdruck irrelevant zu sein. Dies führt bei mißglückter Kooperation nicht
selten dazu, daß der Arzt dem Psychologen möglichst schwierige Fälle
überweist, um sich selbst und dem Psychologen zu zeigen, daß die
Psychologie für die Patientenversorgung eben doch nichts leistet. Da
jedoch jede psychologisch begründete Therapie sehr zeitaufwendig ist,
fällt der Beweis selbst bei optimaler psychologischer Versorgung
sehr leicht, da der Arzt in derselben Zeit aus seiner Sicht ein Vielfaches an Patientenversorgung vollbringt.

Der Psychologe sollte sich nicht konkurrierend in die Versorgung einschalten lassen, da hierbei medizinpsychologische Forschungsinteressen verlorengehen. Bewährt haben sich Projekte, bei denen die Versorgung auch weiterhin im ärztlichen Bereich bleibt, so daß der Mediziner durch Kooperation den Eindruck gewinnen kann, sein neu gewonnenes psychologisches Wissen ist für seine eigenen ärztlichen Handlungen relevant. Diese Ausführungen berühren natürlich nicht den Anspruch und das Recht auf eigenverantwortliche therapeutische Tätigkeit der Klinischen Psychologen.

Wesentlich ist vielmehr, daß medizinpsychologische Projekte nicht einem theoretischen Kenntniszuwachs allein dienen sollten, da die ärztliche Praxis als Bewährungsprobe für psychologisch begründetes Handeln angesehen wird. Objektiv ist hier auch nach allen Untersuchungen bei weitem der größte Bedarf an Medizinischer Psychologie, so daß auf der Medizinischen Psychologie ein starker Legitimationsdruck liegt, dem man nicht durch Grundlagenforschung ausweichen kann.

Aus dem bisher Dargestellten ergibt sich ein Optimum für einen Forschungsansatz, wenn sich Arzt, Schwestern, Psychologen und Patienten gemeinsam auf einen Forschungsansatz einigen. Der Patient kommt überhaupt erst in das Blickfeld, wenn die Motive der Ärzte und des Pflegepersonals hinreichend berücksichtigt sind. Ein sehr großer Teil der psychologischen Versorgung geschieht über Schwestern und Pfleger, die psychologische Untersuchungen als Bedrohung ihrer Positionen empfinden können. Hierdurch können Patienten negativ beeinflußt werden, so daß man unvollständige und mangelhafte Daten bekommt.

4. Methodische Kriterien

Bis heute ist es weitgehend üblich, die Prinzipien der experimentellen Forschung auf andere Forschungsgebiete zu übertragen. Durch diese Haltung erklärt sich auch die Tatsache, daß psychoanalytische Forschung wenig Anerkennung finden konnte, da sie auf experimentelle Überprüfung

ihrer Hypothesen verzichtete. Nun ergeben sich Erklärungszusammenhän-
ge nicht durch die Erhebung von Daten, sondern durch den Standpunkt
eines Forschers. Es ist zu bedauern, daß die Kommunikation zwischen
Psychoanalytikern und Behavioristen bis heute so schlecht ist.

Für die medizinpsychologische Forschung ist eine Toleranz gegenüber
unterschiedlichen Standpunkten zur Erklärung von Sachverhalten von
sehr großer Bedeutung, da es in der Medizin für das Verständnis von
beobachteten Phänomenen in der Regel eine Fülle von biologischen,
neuroanatomischen, physiologischen und biochemischen Standpunkten
gibt, mit denen sich ein Medizinpsychologe auseinandersetzen muß. Wie
wäre z.B. der Standpunkt zu widerlegen, daß die psychopathologischen
Folgezustände einer schweren Herzoperation allein durch gestörte Hirn-
stoffwechselfunktionen zu erklären seien und nicht durch eine Bewältigungsstrategie des angstvoll übererregten Patienten? Derartige
Standpunkte setzen Toleranz voraus, da weltanschaulich begründete
Blickwinkel derselben Phänomene nicht empirisch entscheidbar sind.

4.1 Feldforschung

Es ist durchaus legitim zu fragen, warum sich die psychologische Forschung in der Klinischen Medizin an den Kriterien der experimentellen
Forschung orientieren soll. CAMPBELL & STANLEY (1970) haben Kriterien
für experimentelle und quasi-experimentelle Versuchsanordnung im Bereich der pädagogischen Psychologie aufgestellt, die seitdem häufig
auch von Klinischen Psychologen diskutiert wurden. Die Autoren gehen
davon aus, daß Untersuchungen intern und extern valide sein müssen.
Diese Kriterien sind sehr anspruchsvoll und an der Logik des Experi-
ments orientiert (ZIMMERMANN 1972): Eine Untersuchung ist intern valide, wenn Kausalinterpretationen ermöglicht werden und extern valide,
wenn die Ergebnisse generalisiert werden können. Um diese Bedingungen
zu erfüllen, werden von vielen Autoren in Nachfolge der Veröffent-
lichung von CAMPBELL & STANLEY Kriterien diskutiert, wodurch interne
und externe Validität gesichert werden soll (vgl. KIRCHNER et al.
1977).

Der Stand der Diskussion ist eher unbefriedigend, zumal eine Analyse der Forschungsgrundsätze nach diesen Kriterien für die Medizinische Psychologie bisher nicht vorliegt.

Häufig wird von der Auffassung ausgegangen, daß verbindliche theoretische Gesichtspunkte über Bereiche vorliegen, in denen Daten erst hierüber Aufschluß geben sollen. Auch wird unterstellt, daß Ursache-Wirkungs-Aussagen das Ziel der empirischen Forschung seien. Weiterhin wird angenommen, daß die Ergebnisse einer Untersuchung zu verallgemeinerbaren Aussagen führen müssen.

Bei sehr viel bescheideneren Annahmen kann man davon ausgehen, daß das Ziel einer Untersuchung auch die Darstellung eines Standpunktes sein kann, um über Beobachtungen Anregungen für die Erarbeitung theoretischer Gesichtspunkte zu erhalten. So ist z.B. über das ärztliche Gespräch in verschiedenen Situationen so wenig bekannt, daß die Erkundung des Gebietes im Vordergrund stehen sollte.

Kausalinterpretationen setzen immer einen Eingriff in eine Situation voraus, so daß eine überprüfbare Wirklichkeit hergestellt wird. Diese Herstellungsfunktion experimentellen Denkens kann durchaus im Widerspruch zum Forschungsansatz stehen, wenn ein klinisches Feld möglichst unbeeinflußt erhellt werden soll. Hierbei kann eine fruchtbare Idee zur Beschreibung einer Situation viel bedeutsamer sein als die Überprüfung der Wirkung bestimmter isolierter Variablen. So könnte z.B. eine genaue Beschreibung der Sprache oder auch des Selbstbildes Sterbender auf Intensivstationen Perspektiven für den Umgang mit Sterbenden eröffnen. Bei der Herausstellung der Feldforschung handelt es sich nicht nur um ein ethisches Problem, sondern auch um die Toleranz gegenüber einem mehr beschreibenden Ansatz in der Forschungsmethode, die dem Problem näher ist.

4.2 Vergleichende Beschreibung

Bei dem Postulat der internen Validität wird unterstellt, daß eine Untersuchung so angelegt werden muß, daß die Wirkung von den in der

Untersuchung gesetzten Variablen ausgeht und nicht von anderen. Dieses Kriterium ist nicht nur anspruchsvoll, sondern kann auch empiristisch naiv sein, da Kausalitätsaussagen nicht allein durch geschickte Versuchspläne ermöglicht werden, sondern zugleich durch theoretische Annahmen, die der Datenerhebung vorausgehen. Die Annahme kausaler Einflüsse ist immer eine Interpretation beobachteter Sachverhalte im Lichte von Annahmen, die die Beobachtung erst ermöglichen. Die theoretischen Annahmen wiederum begründen sich aus dem subjektiven Standpunkt des Forschers, nicht durch die vermeintliche objektive Gültigkeit dieser oder jener Theorie.

Im Unterschied hierzu gibt es in der Psychologie eine reiche Tradition der Erfassung und Beschreibung korrelativer Zusammenhänge. Dieser Ansatz hat den Vorteil, daß eine Reihe von Variablen in ihren Wechselwirkungen zueinander beobachtet werden können, ohne daß die vorgefundene klinische Situation manipulativ entscheidend geändert werden muß. Kausalzusammenhänge sind so allerdings nicht ermittelbar, da z.B. über Faktorenanalysen sparsame Beschreibungen vieldimensionaler Zusammenhänge möglich sind, nicht aber die Isolierung der Wirkung einzelner Variablen.

KIESLER (1977) hat darauf hingewiesen, daß in der Psychotherapieforschung durch manipulative Ansätze häufig Homogenitätsannahmen unterstellt werden, die zuallererst überprüft werden sollten.

Der Umgang mit Patienten ist so mannigfaltig und von unterschiedlichsten Faktoren abhängig, daß zunächst durchaus die Frage sinnvoll ist, ob überhaupt Homogenitäten im Verhalten von Patienten, Ärzten, Pflegenkräften, Studenten und anderen Gruppen beobachtbar sind. So könnte man z.B. davon ausgehen, daß Schlafstörungen bei Patienten dadurch behebbar sind, daß man herausbekommt, durch welche Maßnahme die Einschlafängste am besten kompensierbar sind (vgl. z.B. RACHMANN & PHILIPS 1976). Untersucht man jedoch unausgelesene Patienten mit Schlafstörungen, wird man feststellen, daß das Schlafverhalten bei nicht Gesunden mit einer Fülle von heterogenen Variablen korreliert, wie z.B. mit Gewohnheiten des behandelnden Hausarztes im Umgang mit sehr unterschiedlichen Medikamenten, mit psychiatrisch oder neurologisch faßbaren Diagnosegruppen, mit Familienkonstellationen der Patienten u.a.m., so daß es sich bei Schlafstörungen um nicht homogenisierbare Klassen von Verhaltensstörungen handeln kann.

Durch sorgfältige beschreibende Analysen kann erst ermittelt werden, ob überhaupt die Beobachtungsgesichtspunkte sinnvolle Beobachtungsdimensionen ergeben. Das zentrale Problem der Forschung im klinischen Bereich bezieht sich auf Homogenitätsannahmen, da aus der Sicht der allgemeinen Psychologie oft nicht hinreichend klar ist, welche Abweichungen vom Verhalten des Gesunden im klinischen Bereich der Medizin zu erwarten sind. Die Variation von Merkmalen innerhalb von beobachteten Einheiten muß kleiner sein als die zwischen den zu vergleichenden. Statistische Methoden dienen hier zunächst der kritischen Aufarbeitung von Beobachtungen, nicht so sehr dem Nachweis der Überfälligkeit beobachteter Unterschiede.

Der theoretische Standpunkt eines Forschers täuscht ihm nicht selten Homogenitäten vor, die er zuallererst untersuchen sollte, wenn er von nomothetischen Annahmen ausgeht, die für Gesunde gelten mögen.

Untersuchungen mit dem Ziel von Kausal-Interpretationen sollen damit nicht abgewertet werden. Sie sind jedoch nur sinnvoll, wenn ermittelt werden soll, unter welchen Bedingungen eine Maßnahme wirksam ist. Diese Frage stellt sich im Bereich der psychologischen Forschung in der klinischen Medizin häufig noch nicht oder auch überhaupt nicht, wenn durch eine patientenorientierte Arbeit idiographisch beschreibende Ansätze zuallererst ein Beobachtungsfeld eröffnen.

Hierbei ist das Grundproblem, eine sinnvolle Eingrenzung zu finden, d.h., aus der Fülle der Beobachtungsmöglichkeiten auszuwählen, um nicht in unübersehbaren Daten zu ertrinken. Es sollte also sehr genau geklärt werden, was das zentrale Forschungsinteresse ist und nicht, was alles erhoben werden kann.

4.3 Vergleichende Verallgemeinerung

Die externe Validität, d.h., die Übertragbarkeit von beobachteten Ergebnissen wird häufig zum zentralen Kriterium eines einzelnen Experimentes gemacht. In der klinischen Forschung ist die Generalisierbarkeit besonders dadurch erschwert, daß Kliniken kaum je unter irgendeinem Gesichtspunkt repräsentative Patienten, Ärzte, Schwestern usw. haben, da jede Institution durch ihre Praxis eine je eigene "Schule" darstellt. Deshalb sind z.B. Laborwerte bis heute nur sehr schwer standardisierbar.

Außerdem ergeben sich durch die Betonung der handwerklichen Praxis, auch im psychologischen Umgang von Schwestern, Patienten und Ärzten untereinander, selten zwischen Kliniken vergleichbare Handlungsfelder, wodurch die Generalisierung von Ergebnissen sehr erschwert wird.

Aussagekräftige Untersuchungen werden deshalb am besten an mehreren Institutionen gleichzeitig durchgeführt oder auch auf mehreren Stationen unterschiedlicher Häuser, um derartige Effekte kontrollieren zu können.

Andererseits gibt es in der Psychologie eine Anzahl sehr bekannter Experimente zu bestimmten Theorien, die niemals wiederholt wurden. Es sollte also auch mehr auf Nachuntersuchungen geachtet werden. Zumindest sind Forschungsarbeiten sehr fruchtbar, die sich ganz konkret im Ansatz, der Methode oder der Form der Operationalisierung an einer schon vorhandenen Untersuchung orientieren.

Häufig werden derartige Arbeiten zu unrecht als wenig kreativ beurteilt, was dazu führt, daß die Literatur voll ist von unvergleichbaren Forschungsergebnissen, da jeder Autor glaubt, daß seine einzelne Untersuchung extern valide sei.

Die Übertragbarkeit von Ergebnissen ist eher dadurch zu sichern, daß unterschiedliche Forscher an unterschiedlichen Orten Vergleichbares erforscht haben, als dadurch, daß schon eine einzelne Untersuchung sehr

anspruchlich Verallgemeinerungen vollzieht, die im nachhinein nicht
haltbar sind.

Eine vergleichende Verallgemeinerung setzt allerdings mehr Kommunika-
tionsfreudigkeit zwischen Forschern voraus, im Unterschied zu der
weit verbreiteten narzißtischen Absetzung jedes Forschers gegen jeden
anderen. Generalisierbarkeit ist am besten durch überregional zusam-
menarbeitende Forschergruppen zu erreichen.

5. Forschungsgebiete

Die von ZIELKE (1979) im Zusammenhang mit dem Indikationsproblem in
der Psychotherapie diskutierte Unterscheidung zwischen selektiver und
adaptiver Indikation lenkt den Blick auf grundsätzliche Forschungsrichtungen: entweder interessiert der Forscher sich für eine standardisierte Behandlung, an die er geeignete Patienten anpaßt (selektive
Indikation) oder für den Patienten, an den er eine geeignete Therapie anpaßt (adaptive Indikation). Bei der Übertragung auf den Bereich
der Forschung in der Klinischen Medizin ergibt sich bei Erweiterung
dieses Ansatzes folgende Definition des Forschungsgebietes: *Die Bedeutung psychosozialer Variablen als Ursachen, Folgen oder begleitenden Faktoren von Krankheiten in der Klinik.* In dieser Definition
ist der Begriff Krankheit sehr weit gefaßt, sicher jedoch nicht im
Sinne einer medizinisch objektivierbaren Diagnose, mehr im Sinne von
Leiden, das psychologisch objektivierbar ist (vgl. BECKMANN 1978),
das auch Gruppen (z.B. Familien)betreffen kann.

Zu den Forschungsgebieten lassen sich folgende Beispiele für typische
Variablen angeben:

KRANKHEIT		
	aktuell	*dispositionell*
Ursachen	Konflikte, Stressoren	frühe Erfahrungen, Familienkonstellationen
Folgen	Abwehr, Coping	Krankheitsverhalten, Familiendynamik
Korrelate	Affekte, Schmerzen	Psychosoziale Rolle, Psychosomatische Prozesse

BEHANDLUNG		
	aktuell	*dispositionell*
Ursachen	Sozialer Status, Familienrolle	Sozialgeschichtliche Variablen
Folgen	"Compliance", Angstverarbeitung, Deprivation	Patientenrolle, Rehabilitation
Korrelate	Affekte, Schmerzen	Psychosoziale Rolle, Psychosomatische Prozesse

Seit einigen Jahren unterscheiden Autoren, die sich der Familientherapie verpflichtet fühlen, zwischen einem individualistischen und kommunikativen Krankheitskonzept. Nach dieser Auffassung wird die Störung nicht im Individuum gesucht, sondern in der Beziehungsstruktur zwischen Individuen (GUNTERN 1980). Da aber interaktionelle Momente auch immer mit Selbstkonzept und Rolle verknüpft sind, ist diese Unterscheidung theoretisch nicht sehr fruchtbar (BECKMANN 1972 & 1973). Krankheit ist immer gleichzeitig eine Sache des Einzelnen und der Bezugsgruppen (LOHMANN 1978). Bei Forschung in der Klinischen Medizin tritt jedoch zunächst der isolierte Patient ins Blickfeld. Hierdurch wird häufig vergessen, daß seine Krankheit auch in

die der Bezugspartner eingebunden ist. Diese Trennung von Menschen
ist für Kliniken charakteristisch, wo doch noch heute sehr häufig
selbst Neugeborenes und Mutter getrennt versorgt werden (vgl. Kapitel
15 in diesem Buch). Insofern betonen die kommunikativen theoretischen Ansätze zu Recht, daß der Mensch zunächst durch und für seine
Bezugsgruppe lebt, von der er möglichst nicht getrennt werden sollte.
Vielleicht würden sich ganz andere Krankheitsbilder ergeben, wenn die
Kliniken den herausgestellten Gesichtspunkt maximieren würden. Andererseits müssen Menschen in Kliniken "behandelt" werden, die keine
Bezugsgruppe haben, so daß die Klinik zum "Haus" des Patienten werden kann.

5.1 Krankheit

5.11 Psychosoziale Ursachen von Krankheiten

Wenn man den traditionellen Unterschied zwischen organischen und
psychosomatischen Krankheiten aufgibt (v. UEXKÜLL 1979), hat jede
Krankheit potentiell psychosoziale Ursachen. LANGENMAYR (1980) unterscheidet nach der Sichtung einer großen Anzahl von Arbeiten zu diesem
Thema drei Gruppen von Variablen, die Krankheiten mitbestimmen: frühkindliche Umweltbedingungen, Persönlichkeitsmerkmale und aktuelle
psychosoziale Situationen.

Forschung in diesem Bereich ist äußerst aufwendig, weil allein pro-
spektive Studien verläßlichen Aufschluß über die Bedeutung von Ur-
sachenfaktoren geben, nicht jedoch die vielfach betriebenen retrospektiven Untersuchungen, die jedoch sehr anregend sein können.

Aber auch Forschungen zu Stressoren, die mit akuten Erkrankungen verbunden sind, gehören hierher, welche Ängste und Hoffnungen, welche
Form von Scham- oder Schmerzerlebnissen das Krankheitsbild mitbestimmen. Insbesondere über Todesängste ist sehr wenig bekannt, obwohl
freifließende Ängste ein Zustandsbild hervorrufen können, das durch
eine schwere körperliche Betroffenheit ärztliche Maßnahmen erforder-

lich macht. So können z.B. Untersuchungen bei Unfallpatienten durch die natürliche Variation der Bedingungen sehr wertvolle Beobachtungen ermöglichen.

5.12 Psychosoziale Folgen von Krankheiten

Bei kurzfristigen Abläufen sind Streßreiz und -reaktion häufig nicht unterscheidbar (vgl. DAVIES-OSTERKAMP 1977). Insbesondere bei der Annahme, daß innere Reize das Verhalten mitbestimmen, nähern sich manche Streßtheorien psychoanalytischen Auffassungen über Abwehr und Abwehrmechanismen, so daß hier eine kooperierende Forschung zwischen Behavioristen und Psychoanalytikern sehr fruchtbar sein kann.

Zu langfristigen Folgen von Krankheiten gibt es sehr viel Forschung, wie z.B. zur Kranken- und Patientenrolle, zur Familiendynamik bei chronisch Kranken, der Änderung von Selbstkonzept und Rolle durch Krankheit (Krankheitsverhalten) und auch zum Prozeß des Sterbens.

5.13 Psychosoziale Korrelate von Krankheit

Am Beispiel der langfristigen Entwicklung der Krankheiten, die schließlich zum Herzinfarkt führt, kann man zeigen, daß soziales Verhalten, psychologische Bedingungen und körperliches Zustandsbild, sowie Selbstbewertung und auch gesellschaftliche Bewertung der Krankheit eng miteinander verflochten sind (vgl. Kapitel 4 in diesem Buch). Psychosomatik setzt schließlich die Annahme von permanenter Wechselwirkung von psychischen und somatischen Variablen voraus, während ein Denken in Ursachen und Folgen sich mehr auf die Herausstellung eines Blickwinkels bezieht, um in einem mehr kausalanalytisch orientierten Denken abhängige und unabhängige Variablen isoliert betrachten zu können. Insofern können Ursachen und Folgen unter einem anderen Blickwinkel auch als begleitende Faktoren verstanden werden.

Typische Beispiele für begleitende Faktoren sind die kurzfristig wirksamen körperlichen Angstkorrelate, auf die schon in 5.11 hingewiesen wurde. Es gibt allerdings bis heute wenig Untersuchungen zu positiven Gefühlen, oder auch über Affekte, die eine positive Bedeutung haben.

Da man allzu häufig Beschwerdebögen, Symptomlisten und andere Verfahren, die Negativ-Befinden erfassen, verwendet hat, kann bei manchen klinisch bedeutsamen Zuständen der Eindruck entstanden sein, daß die Erlebnisse insgesamt negativ getönt sind. So ist es sicher richtig, z.B. bei Erhebungen über die Menstruation, über Schwangerschaft und Geburtsverlauf auch die Möglichkeit zur Erfassung positiver Affekte vorzusehen, da durchaus z.B. Schmerzerleben mit "gemischten" Gefühlen verbunden sein kann.

5.2 Behandlung

5.21 Psychosoziale Ursachen von Behandlungen

LANGENMAYR (1980) konnte zeigen, daß bei Kindern mit konfliktreichen Rollen in Familien chirurgische Eingriffe gehäuft vorgenommen werden. So ist auch die Überweisung von Patienten z.B. in die Psychiatrie von der Schichtzugehörigkeit, Persönlichkeitsmerkmalen, der Laienätiologie und Merkmalen des überweisenden Arztes abhängig (BOCKEL & DIETRICH 1979). Zu sozialen Bedingungen stationärer Versorgung gibt es eine große Zahl medizinsoziologischer Untersuchungen, die das Überweisungsverhalten erhellen.

Insgesamt ist dieser Bereich jedoch ein wenig erforschtes Gebiet, da es zunächst nicht unmittelbar auf der Hand liegt, daß medizinische Maßnahmen außermedizinischen Bedingungen folgen können.

STEINGRÜBER & PFLUGMACHER (vgl. Kapitel 15 in diesem Buch) berichten über Untersuchungen zum Einfluß von Persönlichkeitsfaktoren und sozialem Status auf das Ausmaß der Anwendung von Medikamenten bei Schwangerschaft und Geburt, wodurch wiederum Neugeborene motorisch unreifer geboren werden. Es zeigt sich, daß die Einwirkungen relativ komplex, jedoch schwerwiegend sein können.

Am bekanntesten sind die Untersuchungen zur Patientenselektion bei psychoanalytischer Behandlung geworden. Junge, attraktive, verbal geschickte, intelligente Patienten der sozial höheren Schichten (vgl. BECKMANN 1974) werden bevorzugt behandelt.

Unter mehr sozialgeschichtlichen Gesichtspunkten ist diese Tatsache
nicht verwunderlich, da FREUD nahezu ausschließlich Patienten der
Oberschicht behandelt hat. Man macht sich allerdings selten klar, daß
ärztliche Behandlung vor gut hundert Jahren insgesamt ein Privileg
der bürgerlichen Schichten war, so daß der größte Teil der Unterschicht medizinisch völlig unversorgt war (ROESSLER & VIEFHUES 1978).
Diese Abhängigkeiten schlagen bis heute durch, wenn z.B. Schwangerschaftsverlauf, Schwere der Geburt und Säuglingssterblichkeit nach
wie vor schichtabhängig sind.

5.22 Psychosoziale Folgen von Behandlungen

Relativ viele Ansätze findet man heute zur Erforschung der kurzfristigen Folgen des Verhaltens von Arzt und Patient bei Gesprächen
(vgl. Kapitel 13 in diesem Buch). Insbesondere zur sog. "Compliance"
zwischen Arzt und Patient und deren Einfluß auf Symptomerlebnis,
-verarbeitung und -bewertung gibt es viele Untersuchungen (SCHEELE
1978). Hierbei stehen allerdings mehr die kognitiven Merkmale, z.B.
bei der Patienten-Aufklärung im Mittelpunkt der Forschung, seltener
emotionale Prozesse.

Am besten untersucht ist bei langfristigen Folgen der Hospitalismus
bei Kindern infolge von Krankenhausaufenthalten. Auch gibt es inzwischen sehr viel Literatur zu den Folgen langdauernder psychiatrisch
stationärer Behandlung bei Erwachsenen. Die Entwicklung ging hier
bei der Vermeidung der Folgen zur Gemeindepsychologie und -psychiatrie,
über die jedoch bisher wenig Forschung vorliegt.

Eine verschärfte Bedingung in Richtung sozialer Deprivation kann vorliegen, wenn die Behandlung auf Intensivstationen für den Patienten
durch subjektive Erwartungen oder objektive Bedingungen wenig oder
keine Zukunftsperspektiven zuläßt. Intensivbehandlungen können aber
auch unter günstigeren Bedingungen subjektiv als äußerst hilfreich
erlebt werden. Insgesamt ist jedoch in diesem Bereich wenig untersucht, inwieweit die jeweilige Abhängigkeit des Patienten von einer
medizinischen Situation seine Erlebnisse verändert, wenn er z.B. nach
seiner Entlassung eine völlig andere Bewertung der Situation voll-

zieht. Dies gilt insbesondere auch für Operationen mit schwerwiegendem Einfluß auf das Selbstwertgefühl (z.B. Amputationen der Brust u.a.m.).

Die Analyse von Kranken- und Patientenrollen geht in den Problembereich der Rehabilitationspsychologie über, wo sich ingesamt in den letzten Jahren ein weites Forschungsfeld eröffnet hat.

5.23 Psychosoziale Korrelate von Behandlungen

Bei methodisch vorsichtigem Vorgehen wird man zunächst bei der Erfassung von Behandlungsverläufen davon ausgehen, daß jede ärztliche Maßnahme von psychosozialen Prozessen begleitet wird. Man wird Ursachen und Folgen kaum getrennt erfassen können.

Wenn z.B. die affektive Gestimmtheit vor Operationen den Narkoseverlauf beeinflußt (vgl. Kapitel 6 in diesem Buch), sind Erwartungen des Patienten, Formen der Angstabwehr und der Verlauf der postoperativen Phase so eng miteinander verknüpft, daß Ursachen und Folgen nicht eindeutig getrennt werden können. Andererseits ist es auch in diesen Bereichen der Forschung häufig nicht möglich, Variablen so zu isolieren, daß die Wechselwirkungen einer Reihe von Merkmalen getrennt untersucht werden können, wie z.B. bei chronisch Nierenkranken in Dialyse. Dem Stand der Forschung entsprechen hier Untersuchungen zur genauen Beschreibung von Verläufen über entsprechende multivariate Ansätze.

Insbesondere Forschungen zu Entscheidungskonflikten in ärztlichen Situationen fehlen bisher weitgehend. Die ärztliche Situation erfordert in der Praxis häufig Entscheidungen mit gravierenden langfristigen Folgen, wobei der Entscheidungsdruck in keinem Verhältnis stehen kann zu der Möglichkeit, die Bedingungen der Entscheidung und die Folgen überhaupt angemessen einschätzen zu können. Welche Faktoren bestimmen z.B. in welchem Ausmaß die Entscheidung, ob eine medizinische Maßnahme durchgeführt wird oder nicht?

Ein anderes Forschungsgebiet ergibt sich durch die Übertragung bewähr-
ter psychologischer Behandlungsverfahren auf Patienten mit organischen
Krankheiten, so daß sich hier die Ansätze den Bedingungen der Psychotherapieforschung nähern, wann welche Methode bei welchem Therapeuten
und welchem Patienten am meisten verspricht, z.B. bei Bluthochdruck-
kranken. Hier fehlen bis heute jedoch Ansätze, die Behandlungen von
der Beschreibung her anzugehen, da allzuhäufig der Therapeut die
Situation definiert, in die der Patient einwilligen muß.

6. Schlußbetrachtung

Historisch hat sich ein wesentlicher Teil der Medizinpsychologie aus
der Medizin entwickelt. Es scheint eine Besinnung auf diese Ursprünge notwendig, um damit die beiden bedeutensten Wissenschaften vom
Menschen näher zu bringen. Hierbei sind weniger Prinzipien der Forschung wichtig, sondern vielleicht doch etwas mehr Aufhellung
der Tatsache, daß Wissenschaft nur *eine* Form der Gewinnung von Erkenntnissen ist. Sehr viel mehr Wissen wird durch tägliche Erfahrung gewonnen und auch weitergegeben, so daß Psychologen besonders aus der
Fülle klinischer Phänomene ganz unmittelbar vorher nicht wahrgenommene
Tatsachen über das Erleben und Verhalten von Menschen lernen können,
wenn sie sich in klinische Situationen begeben. Eine derartige Aufmerksamkeit ist dabei auf eine Welt gerichtet, die erst in den letzten
hundert Jahren entstanden ist, die Welt der sog. *"seelenlosen"* Kran-
kenhäuser moderner Industriestaaten. Insbesondere der Psychologie
wird die undankbare Rolle zugeschrieben, diese Tatsache zu ändern.
Dieser Zuschreibung kann sie sich auch dann gerade nicht entziehen,
wenn sie Forschung in der Klinik betreibt, da Forschung für die Praxis
normierende Funktion haben kann.

LITERATUR

BECKMANN D (1972) Die Abhängigkeit des Einzelnen von Gruppenprozes-
   sen. Z Gruppendyn 3: 62-79

BECKMANN D (1973) Funktionale Struktur informeller Rollensysteme.
   Psyche 27: 718-748

BECKMANN D (1974) Forschung in der Psychoanalyse. In: SCHRAML &
   BAUMANN (Hg) Klinische Psychologie II. Huber, Bern, S. 168-207

BECKMANN D (1974) Der Analytiker und sein Patient - Untersuchungen
   zur Übertragung und Gegenübertragung. Huber, Bern

BECKMANN D (1978) Übertragungsforschung. In: PONGRATZ L (Hg)
   Handbuch der Psychologie, 8. Bd. Klinische Psychologie. Hogrefe,
   Göttingen, S. 1242-1256

BECKMANN D (1978) Leiden und Teilnahme. psychosozial 2: 45-66

BOCKEL CH, DIETRICH B (1979) Psychologische Aspekte des Kranken-
   verhaltens bei psychisch Kranken. Med Psychol 5: 107-123

CAMPBELL DT, STANLEY JC (1970) Experimentelle und Quasi-experimen-
   telle Anordnungen in der Unterrichtsforschung. In: INGENKAMP K,
   PAREY E (Hg) Handbuch der Unterrichtsforschung, Teil 1. Beltz,
   Weinheim

DAVIES-OSTERKAMP S (1977) Angst und Angstbewältigung bei chirurgischen Patienten. Med Psychol 3: 169-184

DAVISON GC, NEALE JM (1979) Klinische Psychologie. Urban & Schwarzenberg, München

ELIAS N (1976) Über den Prozeß der Zivilisation. Suhrkamp, Frankfurt

FISCHER-HOMBERGER E (1979) Krankheit Frau und andere Arbeiten zur
   Medizingeschichte der Frau. Huber, Bern

FOUCAULT M (1969) Wahnsinn und Gesellschaft. Suhrkamp, Frankfurt

GUNTERN G (1980) Die kopernikanische Revolution in der Psychotherapie: Der Wandel vom psychoanalytischen zum systematischen
   Paradigma. Familiendyn 5: 2-41

HERRMANN TH (1979) Psychologie als Problem. Klett, Stuttgart

KIESLER DJ (1977) Die Mythen der Psychotherapieforschung und ein Ansatz für eine neues Forschungsparadigma. In: PETERMANN F (Hg)
   Psychotherapieforschung. Beltz, Weinheim, S. 7-50

KIRCHNER FT, KISSEL E, PETERMANN F, BÖTTGER P (1977) Interne und
   Externe Validität empirischer Untersuchungen in der Psychothera-
   pieforschung. In: PETERMANN F (Hg) Psychotherapieforschung.
   Beltz, Weinheim, S. 51-102

KOCH U (1979) Forschungsprojekte medizinpsychologischer Institutionen in der Bundesrepublik und Westberlin. Med Psychol 5:
   269-273

LANGENMAYR A (1980) Krankheit als psychosoziales Phänomen. Hogrefe,
   Göttingen

LOHMANN H (1978) Krankheit oder Entfremdung? Psychische Probleme in der Überflußgesellschaft. Thieme, Stuttgart

NUSSBAUM H v (Hg) (1977) Die verordnete Krankheit. Fischer, Frankfurt

PORTES A (1977) Über die Verhaltenstherapie als Erscheinung der modernen Gesellschaft. In: WESTMEYER H, HOFFMANN N (Hg) Verhaltenstherapie. Hoffmann & Campe, Hamburg

RACHMAN SJ, PHILIPS CL (1976) Arzt und Psychologe. Ein Programm zur Partnerschaft. Urban & Schwarzenberg, München

REITER L, STEINER E, STROTZKA H (1976) Wert-, Ziel- und Normenkonflikte in der Familientherapie. In: RICHTER HE, STROTZKA H, WILLI J (Hg) Familie und seelische Krankheit. Rowohlt, Hamburg, S. 68-101

ROESSLER W, VIEFHUES H (1978) Medizinische Soziologie. Fischer, Stuttgart

SCHEELE B (1978) Kognitions- und sprachpsychologische Aspekte der Arzt-Patient-Kommunikation. Diskussionspapier Nr 12 aus: Bericht aus dem Psychologischen Institut der Universität Heidelberg

UEXKÜLL TH v (Hg) (1979) Lehrbuch der Psychosomatischen Medizin. Urban & Schwarzenberg, München

WESTMEYER H, HOFFMANN N (Hg) (1977) Verhaltenstherapie, Hoffmann & Campe, Hamburg

ZIELKE M (1979) Indikation zur Gesprächspsychotherapie. W. Kohlhammer Verlag GmbH, Stuttgart

ZIMMERMANN E (1972) Das Experiment in den Sozialwissenschaften. Teubner, Stuttgart

2. Psychologie in der medizinischen Ausbildung –
Zum Spannungsverhältnis von Lehre, Forschung und Praxis

Jörn W. Scheer

1. Einleitung

1.1 Psychologische Medizin und Medizinische Psychologie

Mit Erlaß der Approbationsordnung für Ärzte von 1970, welche die Be-
stallungsordnung von 1953 ablöste, ist "Medizinische Psychologie" als
Pflichtfach in Lehre und Prüfung in den ersten Teil des Medizinstudiums
eingefügt worden. Die ersten Pflichtkurse wurden 1972 durchgeführt, die
ersten Prüfungen 1974 abgehalten. Medizinische Psychologie ist also
ein "neues" Fach (SCHEER & BECKMANN 1974).

Nicht neu allerdings ist die Beschäftigung mit psychologischen Fragen
in der Medizin überhaupt. In Preußen war Medizinische Psychologie bereits von 1825 bis 1861 Gegenstand der Ärztlichen Prüfung. Im klinischen Teil des Studiums ist seit langem der Unterricht in Psychiatrie
obligatorisch. Eine Unterweisung in den Grundlagen der Psychologie
- von dem Gießener Psychiater Robert SOMMER schon 1926 während des
IX. Kongresses für Experimentelle Psychologie gefordert - fand jedoch
nur fakultativ statt, wurde nur hier und da unter dem Titel "Psychologie für Vorkliniker" oder ähnlichen Bezeichnungen von Psychiatern angeboten. Als Pionierleistung ist hier das schon 1922 erschienene Buch
von KRETSCHMER zu nennen, das allerdings dem von SOMMER erhobenen Anspruch, der Unterricht müsse "von vornherein naturwissenschaftlich betrieben werden, ..., so daß psychologische Schulstreitigkeiten auszu-

schalten sind" (SOMMER 1926), nicht gerecht werden konnte. Spätere, ebenfalls in der Regel medizinisch-psychiatrische Autoren bezogen bereits psychoanalytische Gesichtspunkte systematisch mit ein (WIESEN-HÖTTER 1960; WYSS 1971) und gingen damit entscheidend über den essayistischen Ansatz des den zukünftigen Asklepiosjünger in die verwirrende Welt der menschlichen Seele einführenden Psychiaters (etwa im Sinne von K. KOLLEs "Psychologie für Ärzte" (1967)) hinaus.

Die systematische Rezeption der modernen empirischen Psychologie und ihrer Methoden, vor allem derjenigen angelsächsischen Prägung, findet jedoch auf breiter Basis erst seit Erlaß der Approbationsordnung von 1970 statt. Daß hiermit neben den Einflüssen aus der medizin-internen Tradition (zu denen in diesem Zusammenhang auch die psychoanalytischen zu rechnen wären) gleichsam von außen, nämlich aus der "akademischen" Psychologie Impulse in die Medizin hineinkamen, macht eine der Komponenten des Spannungsfeldes aus, in dem heute die "Psychologie für Mediziner" steht.

Gleichzeitig mit der Medizinischen Psychologie in der Vorklinik wurden durch die Approbationsordnung von 1970 auch Psychosomatik und Psychotherapie Pflichtfächer (definiert durch obligatorischen Kurs und Prüfung), die bis dahin nur an einigen Universitäten durch interne Vereinbarung im Rahmen der Nervenheilkunde Bestandteil des Pflichtunterrichts waren (z.B. in Gießen), wenn sie auch auf eine beachtliche Tradition zurückblicken können, spätestens seit V. v. WEIZÄCKER auch innerhalb der "offiziellen" Medizin.

Diese Neu-Einführungen bedeuten eine wesentliche Veränderung des Stellenwerts dieser Fächer. Konnte man bisher davon ausgehen, daß nur besonders interessierte und engagierte Studenten an den Veranstaltungen teilnahmen, so erreicht der Unterricht nun prinzipiell alle Medizinstudenten. Dies hat eine ganze Reihe von Konsequenzen für die Art der Vermittlung und für die Chancen der Rezeption. Die Medizinische Psychologie - als Bestandteil des umfassenderen Handlungs-, Lehr- und Forschungsfeldes "Psychologische Medizin" - hat als Unterrichtsfach demnach die Aufgabe, eine Art psychologischer Grundausbildung für

jeden Arzt zu liefern. Hieraus ergibt sich schon, daß Medizinische
Psychologie nicht nur eine Propädeutik der klinischen Fächer der
Psychologischen Medizin (Psychosomatik, Psychotherapie, Psychiatrie)
sein kann, sondern auch die Psychologie und Psychopathologie des "normalen" Patienten behandeln muß (HARTMANN 1978). Hier berührt sie sich
im Ansatz mit neueren Entwicklungen in der Psychosomatischen Medizin,
welche ihre Einschränkung auf die Zuständigkeit für eine definierte
Gruppe von Krankheiten in Frage zu stellen beginnt zugunsten der Vertretung eines umfassenden psycho-somatischen Ansatzes bei der Untersuchung und Behandlung von somatischen Krankheiten, auch mit dem Ziel
einer Kompetenzerweiterung für die organmedizinisch tätigen Ärzte
(RICHTER 1978; v. UEXKÜLL 1979).

1.2 Lehre, Forschung, Praxis

Mehr als viele andere akademische Ausbildungsgänge ist das Medizinstudium eine Ausbildung, die zu Handlungskompetenzen qualifiziert.
Ausbildung zu wissenschaftlichem Handeln ist in der Regel nicht in-
tendiert; der "Doktor" ist immer noch mehr eine Berufsbezeichnung als
Nachweis wissenschaftlicher Qualifikation. In dieser Hinsicht ist das
Medizinstudium der Lehrer- oder Juristenausbildung vergleichbar, die
ebenfalls in der Regel mit einem "Staats-" und nicht mit einem Uni-
versitätsexamen abgeschlossen werden. Folglich fallen Lehre und Forschung in der Medizin noch mehr auseinander als in vielen anderen
Studiengängen, dies vor allem in den handlungsorientierten klinischen
Fächern der späteren Studienabschnitte.

Mit den anderen vorklinischen Fächern teilt die Medizinische Psychologie das Problem, für den Forscher altbekanntes und zudem handlungs-
fernes Grundwissen vermitteln zu müssen. Die klinischen Fächer der
Psychologischen Medizin sind hier etwas besser dran; jedoch auch der
Psychotherapeut vermag den Studenten nur Grundlagen zu vermitteln:
eine eigentliche Psychotherapieausbildung kann erst nach dem Studium,
also im Post-graduate-Stadium vermittelt werden (vgl. KÄCHELE 1973;
HOHAGE & KOHN 1976; SCHEPANK 1976). Wie noch auszuführen sein wird,
steht die Medizinische Psychologie jedoch ihrem Charakter nach "zwi-

schen" Vorklinik und Klinik; sie hat Möglichkeiten, ihre Forschungsinteressen handlungsrelevanter anzulegen und dann mehr mit ihrem Unterricht zu verbinden. Voraussetzung hierfür sind bestimmte Veränderungen im Ausbildungssystem, aber auch im Selbst- und Fremdverständ-
nis der Medizinpsychologen: Eine strikte Eingrenzung in der Vorklinik
behindert die Realisierung eines praxisrelevanten Grundlagenunter-
richts ebenso wie eine eigene Praxis der Medizinpsychologen im Rahmen
der klinischen Medizin (sei diese somatisch oder psychologisch) sie
fördert (vgl. WIRSCHING 1976).

In diesem Aufsatz wird kaum von den klinischen Fächern der Psychologischen Medizin die Rede sein, soweit sie sich auf bestimmte Krankheiten und Patientengruppen beziehen. Nach einer Darstellung der
curricularen Situation, wie sie sich dem Studenten darbietet, werden
Schwierigkeiten behandelt, die sich aus der gegenwärtigen Organisation
des medizin-psychologischen Unterrichts für die Vermittlung handlungs-
relevanten Grundlagenwissens an die zukünftigen Ärzte ergeben, und die
Dilemmata für die Lehrenden beschrieben. Schließlich werden einige
Vorschläge erörtert, wie Forschungsergebnisse, die für Klinik und
Praxis relevant sind, besser erzielt und vermittelt werden können.

2. Das psychologisch-medizinische Curriculum

Das psychologisch-medizinische Curriculum gibt es nicht. Es gibt vielmehr vier im weiteren Sinne psychologisch-medizinische Fächer, die dem
Studierenden der Medizin in den einzelnen Studienabschnitten präsen-
tiert werden. Diese Zersplitterung ist im Rahmen des Medizinstudiums
nichts Besonderes: An der Ausbildung beteiligt sind ca. 20 Institute
(mehrere von ihnen außerhalb der Medizin gelegen, wie z.B. die Physik)
und ca. 15 Kliniken, eine völlig andere Situation als beispielsweise
in der Germanistik oder in der Rechtswissenschaft. Auf dem Papier allerdings läßt sich ein "psychosoziales" Curriculum, das noch die
Fächer der Sozialen Medizin mit umgreift, in folgender Weise darstellen:

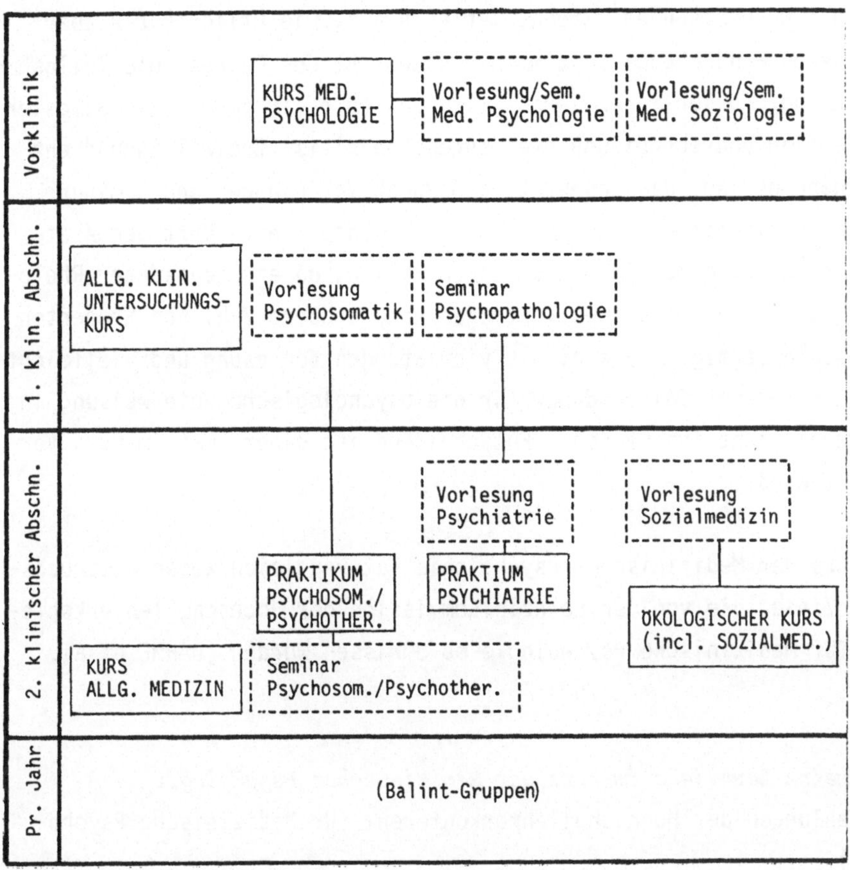

2.1 Vorklinik

2.11 Medizinische Psychologie

In der "Vorklinik" steht die Medizinische Psychologie, zusammen mit
der noch randständigeren Medizinischen Soziologie, sechs klassischen
Fächern gegenüber. Immerhin verfügt die Medizinische Psychologie über
einen Pflichtkurs: Neben Anatomie (18 Wochenstunden: 12 Stunden Präparierkurs, 6 Stunden Histologischer Kurs), Physiologie (8), Bio-
chemie (8) sowie den zugeordneten naturwissenschaftlichen Grundlagen-
fächern Biologie (3), Physik (3), Chemie (4) und schließlich auch
noch Medizinischer Terminologie (2) nimmt sich der "Psycho-Kurs" mit

seinen 6 Wochenstunden[1] recht verloren aus. Die Pflichtkurse aber
(und deren Handhabung) bestimmen das Gewicht des Faches. Die Teilnahme
an den sog. Förderlichen Veranstaltungen (d.h. im jeweiligen Semester-
Stundenplan überschneidungsfrei angebotenen) ist freiwillig und entsprechend gering. Das bedeutet, daß durch Vorlesungen und Seminare
dieser curricularen Kategorie nur ein Bruchteil der künftigen Ärzte
erreicht wird, außer in den seltenen Fällen, da ein begnadeter Rheto-
riker durch die Art seines Vortrages eine größere Zahl von Studenten
zu fesseln vermag. Die zwei bis vier Stunden Vorlesung und vielleicht
noch ein Seminar fallen daher für die psychologische Unterweisung in
der Regel nicht ins Gewicht. Entscheidend ist daher, was im Kurs vermittelt wird.

Der Kurs der Medizinischen Psychologie hat vergleichsweise anspruchs-
volle Ziele, die von der Lernzielkommission der Hochschullehrerkonferenz für Medizinische Psychologie so umrissen wurden (DAHME et al.
1977):

Allgemeine Lernziele im Kurs der Medizinischen Psychologie
(Empfehlungen der Hochschullehrerkonferenz für Medizinische Psychologie)

LZ 1 : *Selbst- und Fremdwahrnehmung*
   Der Student soll im Unterricht ansatzweise lernen, persönliche
   Bedürfnisse (Motivationen) affektive Reaktionen und sozialpsychologische Phänomene der Kommunikation bei sich selbst und
   bei anderen wahrzunehmen und in sein Verhalten einzubeziehen.

LZ 2 : *Problembewußtsein für medizinisch-psychologische Methodik*
   Der Student soll - auch als Beitrag zu einer allgemeinen metho-
   dologischen Kritikfähigkeit - Kriterien zur Beurteilung von
   Daten aus verschiedenen Informationsquellen anwenden lernen;
   er soll medizinisch-psychologische Konzepte und empirische Ergebnisse zu psychologischen Sachverhalten kritisch beurteilen
   lernen. Darüber hinaus soll er methodisch begründetes Vorgehen
   auch in affektiv belastenden Situationen realisieren lernen.

---

[1]Die Zahlen gelten für die Universität Gießen. An anderen Universitäten umfaßt der Kurs der Medizinischen Psychologie in der Regel
3-4 Wochenstunden (vgl. DAHME et al. 1977)

39

LZ 3 : *Psychologisch aufgeschlossene Haltung gegenüber dem Patienten*

Der Student soll darauf vorbereitet werden, Verständnis für
die Bedürfnisse und die psychische, soziale und ökonomische
Situation des Patienten zu entwickeln. In der vorbereitenden
Unterrichtssituation soll er zunächst auch die Grenzen seines
eigenen unmittelbaren Verständnisses für einzelne Patienten-
probleme erkennen lernen.

LZ 4 : *Elemente ärztlich-psychologischen Handelns*

LZ 4.1 : *Ärztliche Gesprächsführung*

Der Student soll unterschiedliche Zielsetzungen und (dadurch
bedingte unterschiedliche) Formen des ärztlichen Gesprächs
kennenlernen und erste eigene Erfahrungen zur psychologisch
reflektierten Gesprächsführung gewinnen. Er soll insbesondere
typische Fehlerquellen kennen und berücksichtigen lernen.

LZ 4.2 : *Psychologische Aspekte des Diagnostizierens und Grundlagen*

der Psychodiagnostik

Der Student soll allgemeine Probleme des Diagnostizierens
(Klassifikation und Entscheidungsvorgang, unklare Fälle,
Einzelfallproblematik, Wechselwirkung von Diagnostik und
Therapie) kennenlernen, noch vor der Kenntnis einzelner klinischer Diagnoseschemata. Er soll Beispiele für psychodiagnostische Vorgehensweisen (diagnostische Verfahren und Prozeß der Urteilsbildung) kennenlernen.

LZ 4.3 : *Psychologische Aspekte des Therapierens und Grundlagen von*

Beratung und Psychotherapie

Der Student soll allgemeine Prinzipien therapeutischer Maßnahmen, besonders deren psychologische Komponenten kennen
und berücksichtigen lernen.
Er soll Vorkenntnisse über Formen der Beratung, Psychotherapie und Kriseninterventionen erwerben.

LZ 5 : *Professionelle Kooperation*

Der Student soll den Einfluß von Sozialisation und Institution
auf Berufswahl und berufliches Handeln erkennen lernen. Er
soll Voraussetzungen für die kollegiale Zusammenarbeit, für
die Arbeit mit anderen Facharztgruppen und mit Vertretern anderer Gesundheitsberufe erwerben.

In der genannten Schrift sind diese Lernziele nach zu erwerbenden Kompetenzen im Hinblick auf bestimmte Anwendungsfelder unter Berücksichtigung der erforderlichen Grundkenntnisse präzisiert worden.

Um diese Ziele zu erreichen, wird eine Vielzahl didaktischer Zugänge
benutzt. Hierzu zählen u.a. (vgl. DAHME et al. 1977):

- Demonstration von Patientenkontakten (real oder per Video-
  Aufzeichnungen),

- Gesprächs- und Beratungsübungen (Rollenspiel von unterschiedlichen Arzt-Patient- und verwandten Situationen; oft mit
  Video-Feedback),

- Gruppendynamische Übungen,

- Psychologische Tests,

- Referate,

- Psychophysiologische Demonstrationsexperimente,

- Exkursionen in Praxisfelder (z.B. Kliniken oder Praxen).

Von den behandelten Themen kann hier nur eine Auswahl genannt werden. Die Schwerpunkte variieren von Psychodiagnostik über Grundlagen von Psychosomatik, Psychotherapie, Psychiatrie sowie Psychologie
im Krankenhaus bis hin zu Sexualität und dem Umgang mit Sterben und
Tod.

In der Zeitschrift "Medizinische Psychologie" sind zahlreiche Er-
fahrungsberichte über den medizin-psychologischen Unterricht erschienen. Die Unterrichtskommission der Gesellschaft für Medizinische
Psychologie hat soeben einen "Leitfaden für den Kurs" herausgebracht
(BOLM et al. 1981). Man kann sicher sagen, daß der Status der Medizinischen Psychologie als "neues" Fach zu einem Grad der didaktischen
Reflexion geführt hat, dessen viele "klassische" Fächer bis heute
ermangeln.

Es mag wichtig sein zu betonen, was im Kurs der Medizinischen Psychologie *nicht* angestrebt wird: die Studenten erlernen nicht die Psychodiagnostik, nicht die Gesprächsführung und nicht die Psychotherapie.
Die Aufgabe des vorklinischen Unterrichts kann nur die Vorbereitung
sein; das *Beherrschen* psychodiagnostischer und psychotherapeutischer
Kompetenz kann zudem erst *nach* dem eigentlichen Studium wirklich vermittelt werden.

2.12 Die Ärztliche Vorprüfung

Ein Ziel, das ebenfalls im Kurs normalerweise *nicht* explizit verfolgt
wird, ist die Vorbereitung der Studierenden auf die Ärztliche Vorprüfung. Diese Prüfung, die die 4-semestrige Vorklinik hermetisch gegenüber der Klinik abriegelt, hat mit dem alten "Physikum" fast nichts
mehr gemein. Daß sie etwas mit einer sinnvollen Überprüfung des Vor-
handenseins erforderlicher Grundlagen für die klinisch-praktische Ausbildung zu tun hat, wird generell bezweifelt (BECKER-CARUS et al.
1974). Insgesamt 320 Fragen muß jeder Medizinstudent eines Semester-
jahrgangs in der Bundesrepublik und West-Berlins zur gleichen Stunde
einheitlich beantworten, zweimal 4 Stunden stehen hierfür zur Verfügung. Darunter finden sich 60 Fragen aus dem "Stoffgebiet Medizinische Psychologie und Medizinische Soziologie". Alle Fragen sind nach
dem Multiple-Choice- (d.h. Mehrfach-Auswahl-) Prinzip aufgebaut: Der
Kandidat muß die eine richtige von fünf Alternativen identifizieren.
Hierfür zwei Beispiele:

(1) Welche Aussage trifft *nicht* zu?

    Als Abwehrmechanismus bezeichnet man:
    a) Isolierung
    b) Frustration
    c) Rationalisierung
    d) Identifikation
    e) Projektion

(2) Ein Patient reagiert auf eine unangenehme Untersuchung, der
    er sich schon mehrfach unterziehen mußte, mit einer Blutdruck-
    steigerung. Worauf kann man dies zurückführen?
    1. Angst vor der Untersuchung
    2. ein klassisch konditioniertes Symptom
    3. unterdrückte Aggression gegen den Arzt

    a) nur 2 ist richtig
    b) 1 und 2 sind richtig
    c) 1 und 3 sind richtig
    d) 2 und 3 sind richtig
    e) alle sind richtig

Die Fragen werden von Sachverständigen formuliert, die für das "Institut für Medizinische und Pharmazeutische Prüfungsfragen", eine in
Mainz angesiedelte Gemeinschaftseinrichtung der Bundesländer, tätig
sind. Dieses Institut ist für die Ausarbeitung, Durchführung und Auswertung der Prüfungen zuständig (vgl. KRAEMER et al. 1976).

Bestanden hat die Prüfung, wer 60 % der Gesamtheit der Fragen richtig
beantwortet hat. Wer sich überhaupt nicht für psychologische Fragen
interessiert, hat also grundsätzlich die Möglichkeit, fehlende Kenntnisse - außer durch Raten - noch durch Leistungen in den anderen
Fächern der Prüfung zu kompensieren.

Grundlage dieser Prüfungen ist der sog. Gegenstandskatalog, ebenfalls
ein Produkt des IMPP und seiner Sachverständigen, der seinerseits
an die Stoffgebietsbeschreibungen der Approbationsordnung angelehnt
ist.

Er umfaßt die folgenden Themen, wobei die Bereiche 9. und 10. schwerpunktmäßig der Medizinischen Soziologie zufallen:

1. *Methoden* (Allgemeine Methoden, Experiment, Skalentypen, Tests,
   Interview und schriftliche Befragung, Methoden der systematischen Verhaltensbeurteilung und Selbstbeurteilung).

2. *Ethologie (Instinktlehre)* (Instinktverhalten, Prägung).

3. *Psychophysische Beziehungen* (Aktivations- und Bewußtseinszu-
   stände, Psychophysiologische Motivationen und Emotionen, ZNS
   und Verhalten, ZNS und psychische Störungen, Reiz-Antwort-Be-
   ziehungen).

4. *Motivation und Konflikt*(Hierarchie von Motiven, Motivations-
   zyklus, Konflikte, Konfliktverarbeitung, Angst, Aggressivität,
   Sexualität).

5. *Lernen* (Bedingte Reaktionen, Lernen am Erfolg, Lernen am Modell, Lernprozesse und Verhaltensstörungen, Gedächtnis).

6. *Intelligenz* (Definition und Messung, Intelligenztests, Intelli-
   genztheorie, Soziokulturelle Einflußfaktoren).

7. *Psychosoziales Verhalten* (Interaktion, Kommunikation, Stereotype, Soziale Wahrnehmung, Soziale Norm, Soziale Rolle, Institution).

8. *Persönlichkeitsentwicklung und Fehlentwicklung* (Persönlichkeit, Diagnostik, Entwicklungspsychologische Methoden und Modelle, Bedingungen für normale und gestörte Entwicklung, Erziehungsstile, Soziale Entwicklung und Fehlentwicklung).

9. *Bevölkerungsstruktur* (Demographische Grundbegriffe, Methoden und Datensammlungen, Bevölkerungsentwicklung).

10. *Soziale Schichtung* (Erwerbstätigkeit, Arbeit, Beruf, Einkommen, Bildung, Schichtungskonzepte, Soziale Mobilität).

11. *Arzt-Patient-Beziehung* (Krankenrolle, wichtige Merkmale ärztlichen Handelns, Interaktion, ärztliches Gespräch).

2.2 Klinik

Im 2-semestrigen *Ersten Klinischen Abschnitt* hat der Medizinstudent erst einmal Ruhe, was psychologische Konfrontationen betrifft. Er kann vielleicht seine Vorlesung zur "Einführung in die Psychosomatische Medizin" hören, falls sie zufällig angeboten wird und er zufällig Lust dazu hat. Aber verpflichtet ist er nur zur Absolvierung der Kurse in Pathologie, Mikrobiologie, Biomathematik, Klinischen Chemie und Hämatologie, Radiologie, Pharmakologie, Notfall und Erste Hilfe und schließlich des *Allgemeinen Klinischen Untersuchungskurses*. Im letztgenannten besteht an einigen Universitäten (sehr wenigen), für einige Studenten die Möglichkeit, an einer psychosomatischen Variante teilzunehmen, in der das psychotherapeutische Erstgespräch thematisiert wird (vgl. MEYER et al. 1980).

Unter den 290 Fragen, die als "Erste Ärztliche Prüfung", ganz wie für die Vorklinik beschrieben, diesen Studienabschnitt abschließen, können auch einige wenige auftauchen, die im Rahmen von Geschichte der Medizin oder Klinischer Untersuchung psychologische Aspekte berühren.

Der *Zweite Klinische Abschnitt* im Umfang von 4 Semestern ist der Teil des Studiums, in dem psychologische Medizin praktisch vermittelt werden soll: Hier finden neben 15 anderen Kursen und Praktika auch das *Praktikum der Psychiatrie* und das *Praktikum der Psychosomatischen Medizin und Psychotherapie* statt. Ihr Umfang entspricht mit jeweils

3 Wochenstunden[2] einem Anteil von zusammen 9 % an den Pflichtkursen
der Klinik. Das Verhältnis von Studenten- zu Patientenzahlen bringt
es mit sich, daß von einem Praktizieren im engeren Sinne in diesen
Kursen nur in Ausnahmefällen die Rede sein kann. Meist geht es bestenfalls um Demonstrationen am Krankenbett, um Hospitationen oder um Demonstrationen von video-aufgezeichneten Patienten-Kontakten. Thematisch sind die Kurse überwiegend an den Krankheitsbildern dieser
Fächer orientiert.

Der interessierte Student hat allerdings die Möglichkeit, an zahlreichen Spezialveranstaltungen dieser Fächer teilzunehmen.

Auch die Prüfungen nach dem 2. klinischen Abschnitt werden nach dem
Multiple-Choice-Verfahren durchgeführt. Die psychologischen Fächer
erscheinen in zwei Stoffgebieten des Gegenstandskataloges: (1) Im
"Nichtoperativen Stoffgebiet", das 180 der 580 Fragen umfaßt, tauchen
die *Psychosomatischen Krankheiten* als einer von 11 Abschnitten der
Inneren Medizin auf:

Neben (1) Allgemeinen Gesichtspunkten werden abgefragt (2) Funktionelle Störungen (Psychovegetative Allgemeinstörungen, funktionelle Herzbeschwerden, Hyperventilationstetanie, funktionelle Abdominalbeschwer-
den) und (3) spezielle Krankheitsbilder (Anorexia nervosa, Adipositas,
essentielle Hypertonie, Koronarleiden und Herzinfarkt, Asthma bronchiale, Ulcus pepticum, Colitis ulcerosa).

Das *Nervenheilkundliche Stoffgebiet* (100 Fragen) setzt sich aus den
folgenden 18 Abschnitten zusammen:

Neurologische Syndrome; *Neuropsychologische Syndrome*; *Psychopathologische Symptome und Syndrome*; Krankheiten und Schäden des Gehirns und
seiner Hüllen; Fehlbildungen, Krankheiten und Schäden des Rückenmarks,
der Kauda und der Rückenmarkshüllen; Krankheiten und Schäden des
peripheren Nervensystems; Muskelkrankheiten; Beteiligung des Nervensystems bei extraneuralen Grundkrankheiten; *Affektive Psychosen*
(Zyklothymien, endogene Depression, endogene Manie); *Schizophrene
Psychosen*; *Psychovegetative Allgemeinstörungen*; *Alkoholmißbrauch und
Drogenabhängigkeit*; *Abnorme Erlebnisreaktionen, Neurosen, Persönlich-
keitsstörungen*; Spezifische Syndrome des Kindes- und Jugendalters,
Sexualstörungen und Sexualabweichungen; *Suizidalität*; Ausgewählte
therapeutische Verfahren bei neurologischen Krankheiten und Notfällen;
Psychotherapieverfahren.

---

[2]in Gießen

Psychologische Aspekte werden außerdem noch berührt z.B. in den Gegenstandskatalogen für Fächer wie Pädiatrie und Gynäkologie sowie neuerdings Allgemeinmedizin.

Der *Dritte Klinische Studienabschnitt*, das sog. Praktische Jahr, hat die frühere Medizinalassistentenzeit ersetzt. Er besteht aus zwei Pflichtdritteln, die in Innere Medizin und Chirurgie abgeleistet werden müssen, und einem Wahlteil, der z.B. auch in Psychiatrie oder Psychosomatik absolviert werden kann, was de facto jedoch für nur eine sehr kleine Zahl von Studenten in Frage kommt. Nur für diese kommen auch psychologische Gesichtspunkte bei der fallbezogenen mündlichen Kollegialprüfung ins Spiel. Die unvermeidlichen Multiple-Choice-Prüfungen, die auch nach diesem Abschnitt noch 180 Fragen umfassen, enthalten keine Bereiche der Psychologischen Medizin mehr.

Trotz vieler kritischer Stimmen muß man sagen, daß durch die Approbationsordnung von 1970 die Fächer Medizinische Psychologie, Psychosomatik und Psychotherapie in der medizinischen Ausbildung fest verankert wurden. Dies war eine entscheidende Voraussetzung dafür, daß heute an fast allen medizinischen Fakultäten der Bundesrepublik und West-Berlins Institute, Abteilungen und Kliniken eingerichtet wurden, die diese Gebiete vertreten. Die Unabdingbarkeit einer psychologischen Grundausbildung in der Medizin wird heute von niemandem mehr ernsthaft in Frage gestellt. Ob sie allerdings in der heutigen Form und unter den heutigen Bedingungen in befriedigender Weise vermittelt werden kann, ist eine Frage, die häufig negativ beantwortet wird. Hierfür ist zum einen verantwortlich, daß zum Zeitpunkt des Erlasses der Approbationsordnung die Verwirklichung ihrer Intentionen durch eine im Verhältnis zum Lehrpersonal überproportionale Zunahme der Studentenzahlen behindert wurde; zum anderen aber enthält die Approbationsordnung selbst Strukturmerkmale, die die Erreichung der in ihr enthaltenen Zielvorstellungen beeinträchtigen; viele davon gelten für die anderen Fächer des Medizinstudiums in ähnlicher Weise; einige betreffen die Medizinische Psychologie in besonderer Weise. Hiervon soll im folgenden die Rede sein.

3. Strukturprobleme des Studiums

3.1 Medizinische Psychologie in der Vorklinik

Schon im 1. Semester wird der Medizinstudent im günstigen Falle mit
psychologischen Fragestellungen konfrontiert, sei es durch den Pflichtkurs, sei es durch die Vorlesung. Manche Studierende haben heute bereits in der Schule Kursunterricht in Psychologie gehabt, andere haben ihren Krankenpflegedienst schon in einer psychiatrischen Klinik
absolviert, vielleicht schon in einem "Parkstudium" Kontakt mit psychologischen Fragen gehabt (vgl. STEIGERWALD & SCHMIDT 1976). Bei der
Mehrzahl nimmt zudem die humanitär-idealistische Komponente des komplexen Motivationsgefüges, das zur Aufnahme des Medizinstudiums führt,
einen großen Raum ein (vgl. hierzu zusammenfassend SCHNELLER 1978).
An diesen bei vielen Studenten vorhandenen Bereitschaftsvorschuß im
Hinblick auf die Psychologie kann das Fach anknüpfen, wenn es frühzeitig im Stundenplan auftaucht. Insofern wird die bereits vorklinische Vertretung des Faches auch allgemein begrüßt.

Die vorklinische Einordnung enthält jedoch auch einige gravierende
Probleme. Diese beziehen sich einmal, gewissermaßen horizontal, auf
das Verhältnis zu den gleichzeitig vermittelten Fächern. Diese sind
fast ausschließlich naturwissenschaftlicher Art im engeren Sinne.
Dies bedingt eine fast ideologische Konkurrenz, was die Auffassung
"von Medizin" betrifft. Viele Studenten finden sich in einem Spannungszustand zwischen der naturwissenschaftlich-medizinische Orientierung,
die - aktuell oft frustrierend - in ferner Zukunft die wirkliche Medizin verheißt, einerseits, und einer interaktionell ausgerichteten,
bereits die Arzt-Patient-Beziehung thematisierenden psychosozialen
Orientierung andererseits. Natürlich schließen sich diese beiden Perspektiven nicht aus, verdienen vielmehr eine sorgfältige Abstimmung;
den Studenten fällt es jedoch erkennbar schon im Verständnis schwer,
naturwissenschaftliches und psychosoziales Vorgehen zu integrieren.
Präparierkurs vormittags und Arzt-Patient-Rollenspiel nachmittags -
wenige können das ohne weiteres miteinander vereinen. Für viele bietet

der Kurs dann vornehmlich Gelegenheit zum Atemholen, wird zum Auf-
fangbecken von Spannungen und Anspannungen, die sonst schnell das
"Schicksal des Idealismus" (BECKER & GEER 1958) besiegeln.

Gelingt aber die Vermittlung der in Abschnitt 2.21 genannten Lernziele - und das ist nicht selten der Fall - dann reißt der psychosoziale "Strang" durch das Studium nach dem 3. Semester plötzlich ab.
Schon die Prüfung hat kaum etwas mit dem zu tun, was im Kurs angestrebt wird; und die erst 4-5 Semester später auftauchenden klinischen Fächer der Psychologischen Medizin setzen ganz andere Schwerpunkte. Eine "Medizinische Psychologie" für Kliniker im einleitend
geschilderten Sinne existiert nicht. Allenfalls Ansätze zeigen sich
im Bemühen einiger Psychosomatiker um ein Verständnis von Psychosomatik, das über die Beschäftigung mit den Psychosomatischen Krankheiten hinausgeht (BEGEMANN 1976; v. UEXKÜLL 1979).

Auch dies ist kein Spezialproblem der Psychologischen Medizin. Auch
in anderen Bereichen wird die scharfe Vorklinik-Klinik-Trennung beklagt, z.B. im Komplex Physiologie/Pathophysiologie. Auch die neuesten
Ansätze zur Studienreform sind jedoch über Proklamationen nicht hinaus-
gelangt (KLEINE KOMMISSION 1980).

3.2 Medizinische Psychologie als Pflichtfach

Jeder Medizinstudent muß an einem medizinisch-psychologischen Kurs
teilnehmen und wird in Medizinischer Psychologie geprüft. Eine er-
freuliche Perspektive: jahrzehntelang - verstärkt in den letzten
20 Jahren - haben Hochschul- und speziell Medizinreformer sich dafür
eingesetzt, die Bedeutung der psychosozialen Fächer durch Verankerung
in der Ausbildungsordnung zu berücksichtigen. Doch was ist das Ergebnis?

Selbsterfahrung als Pflichtprogramm? Verständnisvoller Umgang mit
Patienten als Prüfungsgegenstand - per multiple-choice? Nicht wenige
Medizin-Psychologen wünschen sich inzwischen, einen Kurs mit Frei-

willigen, wirklich Motivierten durchführen zu können; mündliche Prüfungen, deren Fragwürdigkeit hinreichend erwiesen schien, werden wieder in Erwägung gezogen.

Gewiß ist obligatorische Selbsterfahrung ein Unding, bei Unmotivier-
ten oder Ablehnenden ein Widerspruch in sich. Andererseits: Wer
Selbsterfahrungsprozessen, auch widerwillig, ausgesetzt ist, nimmt
vielleicht doch etwas mit. Fraglich ist, ob dies das Erwünschte ist.
Die Evaluationsprobleme sind in diesem Bereich noch kaum in Angriff
genommen worden. Erfahrungen zeigen, daß anfängliche Skeptiker im
Laufe eines Kurses interessiert, ja gewonnen werden können, entschie-
dene Gegner zeigen sich aber oft auch in ihrer Ablehnung bestärkt.
Hier nur von "Abwehr" zu reden, wäre sicher vereinfachend (vgl.
SPEIERER 1974).

Auch problematisch ist, daß Hochmotivierte durch das notwendige Eingehen der Dozenten auf die unzureichend Motivierten oft frustriert
sind. Der Kurs leistet dann weniger, als er könnte.

Widersinnig scheint der Pflichtkurs auch unter den Bedingungen der
o.g. Massenuniversität: Im Durchschnitt sind in *jedem* Semester 200
Studierende zu unterrichten, bei Spitzenwerten von 425 im Semester.

Die zur Verfügung stehenden Stellen reichen in aller Regel nicht aus,
um hier einen personalen Unterricht zu gewährleisten, wie ihn die
Vermittlung der o.g. Lernziele voraussetzt. Die Durchschnittswerte
der "Kapazitätsverordnungen" führen dazu, daß in der Regel die neuen
und die Randfächer unterhalb des erforderlichen Rahmens besetzt sind.
Unzureichend integrierte Aushilfs-Lehrbeauftragte tragen oft das
ihrige dazu bei, daß die Wirkungen des Kurses weit unter seinen
grundsätzlichen Möglichkeiten bleiben.

Trotzdem wird der Pflichtkurs überwiegend bejaht, von Dozenten wie
Studenten: Ohne diese Eigenschaft würde das Fach nicht ausreichend
ernst genommen, unter dem Druck der "Lernfächer" noch mehr als so
schon vernachlässigt.

3.3 <u>Das Prüfungssystem</u>

Das Prüfungssystem der heutigen Medizinerausbildung ist im Prinzip
zweigleisig - eine oft übersehene Tatsache. Das eine Gleis ist die
Überprüfung der "regelmäßigen und erfolgreichen Teilnahme" an den
Pflichtveranstaltungen. Allzu oft wird diese Überprüfung in Form
einer Klausur den zentralen schriftlichen Prüfungen ohne Not ange-
glichen; dabei wäre die Möglichkeit, Denkfähigkeit und Handlungs-
kompetenz zu überprüfen, deren Fehlen an den zentralen schriftlichen
Prüfungen oft beklagt wird, in den Kursen durchaus gegeben - voraus-
gesetzt, man machte sich die Mühe, entsprechende Evaluationskriterien
und -techniken zu entwickeln. Hier ist die Medizinische Psychologie
nicht besser dran als vor allem die klinischen Fächer, eher schlechter: Einstellungen, Erfahrungen, psychosoziale Kompetenzen lassen
sich schlecht quantitativ evaluieren - oft wäre die Notwendigkeit,
zu prüfen, gerade eine didaktische Behinderung.

So kommt es, daß nach wie vor, das zweite Gleis, die zentralen Multiple-Choice-Prüfungen, als die einzigen relevanten Prüfungen betrachtet werden.

Kritisiert wird an diesen hauptsächlich ein unerwünschter Einfluß
auf das Lernverhalten (d.h. die Studierweise) - Einpauken atomisier-
ter Wissensbestandteile, mechanisches Aneignen ohne Einordnungsmög-
lichkeit, fehlendes Denken in Zusammenhängen - , aber auch die Unan-
gemessenheit bei der Prüfung medizinischen Wissens und Handelns, insbesondere in den klinischen Fächern.

Die Art der Prüfung bedingt zudem eine Kluft zwischen Lehre und Prüfung. Vorherrschend ist die Einstellung: "Das Wichtigste geschieht
im Kurs - die Prüfung ist ein notwendiges Übel, von niemandem so ge-
wollt, und unsere Sache nicht". Die Studenten fühlen sich allein gelassen mit dem Hinweis auf Skript und Lehrbuch. Die neuerdings diskutierte zusätzliche mündliche Prüfung - an den Gegenständen der
schriftlichen Prüfung orientiert - bietet keine Perspektive (KLEINE
KOMMISSION). Undurchführbar angesichts der Studentenzahlen, kann sie
unter Hinweis auf die gute alte Zeit als Alibi ohne Risiko gefordert

werden. Die Art der Prüfung verbreitert zudem noch die ohnehin schon bestehende Kluft zwischen Forschung und Lehre (s. Abschnitt 4.2). - Es soll jedoch nicht unerwähnt bleiben, daß das gegenwärtige Prüfungssystem die Hochschullehrer auch entlastet, psychologisch wie materiell angesichts der Zahl potentieller Prüfungskandidaten in jedem Semester.

Die vorgenannten Argumente richten sich gegen das Prinzip der heutigen Prüfung. Objekte spezifischer Kritik sind darüber hinaus die Gegenstände der Prüfung. Der Gegenstandskatalog ist an wenigen Stichworten einer "Anlage zur Approbationsordnung" orientiert und hierdurch, so scheint es, auf Jahrzehnte hinaus festgeschrieben:

"IV. Medizinische Psychologie und Medizinische Soziologie

Vergleichende Verhaltensphysiologie. Instinktlehre. Psychophysiche Grundbeziehungen. Motivation. Lernen und Intelligenz. Methodische Grundlagen psychologischer Tests. Persönlichkeitsentwicklung (Anlage, sozio-kulturelle Einflüsse, Strukturmodelle) mit Ansatzpunkten für psychische Störungen.

Rollenbeziehungen und -konflikte in den verschiedenen altersspezifischen Gruppenkonstellationen einschließlich Arzt-Patient-Beziehung. Soziale Schichtung; Bevölkerungsstruktur."

Die Kritik am Gegenstandskatalog hat WILDGRUBE (1978) in drei Punkten zusammengefaßt:

(1) Fehlende Hierarchisierung,
(2) Fehlschlüsse bei der Theorieeinsparung,
(3) fehlende Lernzielorientierung.

(1) Fehlende Hierarchisierung:

"Die übersichtlich graphische Gestaltung der Texte des Gegenstandskatalogs und die durch das Ziffernsystem unterstützte Gliederung täuscht eine systematische Stringenz vor, die in Wirklichkeit nicht existiert".

(2) Fehlschlüsse bei der Theorieeinsparung:

"Es fällt auf, daß der gültige Gegenstandskatalog den Studenten fast keinerlei Kenntnisse theoretischer Hintergründe abfordert. Dahinter mag die Überlegung stehen, man wolle Medizinstudenten, die Psychologie und Soziologie nur im Nebenfach studieren, nicht mit theoretischen Anforderungen belasten. Diese Intention erweist sich im Unterrichtsalltag als falsch. Wenn theoretische Problemstellungen, wie sie insbesondere durch das Nebeneinander verschiedener psychologischer und soziologischer Schulen entstehen, übergangen werden, führt das keineswegs zu einer Entlastung der Lernenden, sondern eher in vielen Fällen zu einer heillosen Verwirrung."

(3) Fehlende Lernzielorientierung:

Bei den genannten Stichworten fehlen wichtige Bereiche (Schmerz, Sterben und Tod, Geburt), andere sind überrepräsentiert (z.B. Intelligenz). Die Zusammenstellung der Gegenstände erscheint als in einem fragwürdigen Sinne pluralistisch: aus allen möglichen Bereichen ein wenig Basiswissen. WILDGRUBE führt diese Tatsache auf die Bedingungen zurück, unter denen das Fach Medizinische Psychologie eingeführt wurde und erklärt sie vor allem mit dem unter Zeitdruck gewählten Verfahren bei der Definition des Prüfungsstoffs. Er fordert: *"Zuerst Festlegung von Lernzielen* - aufbauend auf der Analyse des Berufsfeldes des zukünftigen Arztes - dann didaktische Umsetzung und Erarbeitung von Unterrichtserfahrungen und schließlich lernzielorientierte Festlegung von Prüfungsgegenständen."

Eine unglückliche Folge dieser Situation ist die Tatsache, daß die Mehrzahl der neuerdings erschienen Lehrbücher der Medizinischen Psychologie sich an diesem Gegenstandskatalog orientiert - verständlich, wenn sie sich primär als Hilfe bei der Prüfungsvorbereitung versteht, bedauerlich, weil eine inhaltlich begründete Darstellung dadurch entscheidend erschwert wird. Auch die besseren Bücher dieser Kategorie (HAUSS et al. 1976; ROSEMEIER 1975) vermitteln so ein unvollständiges oder im Ansatz verkürztes Bild von der "Psychologie für die Medizin". Eins der besten Bücher, das sich bewußt diesem Trend entzieht, ist bezeichnenderweise in einem medizinfernen Verlag und relativ teuer erschienen (DENEKE et al. 1977), ähnliches gilt für eine neuere dreibändige Behandlung des Fachgebietes, die dort am überzeugendsten ist, wo sie über die Darstellung des Basiswissens hinausgeht (TEWES et al. 1978; BASLER et al. 1978; SCHNELLER et al. 1980).

4. Das Spannungsfeld von Lehre, Forschung, Praxis

Wurden bisher Ziele, Methoden und Bedingungen des medizinisch-psychologischen Unterrichts behandelt, so geht es im nun folgenden Abschnitt um das Verhältnis von Lehre und Forschung in der Tätigkeit
des Hochschullehrers der Medizinischen Psychologie sowie um den Bezug zu dessen eigener Praxis. Dies scheint deshalb wichtig, weil ohne
ein ausgewogenes Verhältnis dieser Bereiche die Lehre zu einem unge-
liebten Pflichtjob zu verkümmern droht, in dem die Lernziele erst
recht Gefahr laufen, verfehlt zu werden. Forschung für Klinik und
Praxis bliebe dann ohne rechte Vermittlungsmöglichkeit an diejenigen,
die später praktisch-medizinisch tätig sind.

Vereinfacht gesagt, besteht nach dem bisher Ausgeführten die Gefahr,
daß der Dozent über A forscht, im Gebiet B praktiziert, die Themen C
unterrichtet, während der Student von "Mainz" über die Gegenstände D
geprüft wird. Zweifellos steht nicht nur das Fach Medizinische Psychologie in diesem Dilemma. Das Auseinanderfallen von Forschung und Lehre betrifft fast alle akademischen Fächer, der fehlende Verbund zwischen Forschung und praktischer Tätigkeit ist vielen klinisch-medizinischen Fächern gemeinsam. Hier sollen jedoch die spezifischen
Schwierigkeiten der Psychologie in der Medizin untersucht werden, um
auch spezifische Lösungsmöglichkeiten erörtern zu können. Eine gewisse Überzeichnung in der Vereinfachung wird sich dabei hier und da
nicht vermeiden lassen.

4.1 Tätigkeiten des Medizin-Psychologen

Als *Lehrer* vermittelt der Medizin-Psychologe (1) weitgehend altbekanntes Basiswissen an teilweise desinteressierte, teilweise anders moti-
vierte (nämlich im Hinblick auf Kompetenzen und Selbsterfahrung) Studenten. Er vermittelt (2) Basiskompetenzen psychosozialer und affekti-
ver Art, zu denen ebenfalls vielen, wenn auch anderen Studenten die
Aufnahmebereitschaft fehlt - und dem Dozenten daher die Resonanz.

Bei oft nur geringer positiver Rückmeldung wird seine intrinsische
Motivation daher in vielen Fällen vornehmlich von dem Bewußtsein ge-
speist, an Innovationen mit dem Ziel einer Verbesserung des medizinischen Handelns teilzuhaben.

Als *Forscher* widmet sich der Medizin-Psychologe entweder (1) bestimmten *Grundlagen* des Faches (z.B. psychophysiologischer oder pharmako-
psychologischer Art) und ist dann meist eher experimentell orientiert
oder er betreibt (2) eher "Feldforschung", d.h., sein Interesse richtet sich auf Verhalten und Empfinden von Patienten oder auch Angehörigen des Personals in der klinischen oder praktischen Medizin - ein
sich verstärkender Trend, der sich auf die Zusammenarbeit mit den
Fächern der somatischen Medizin stützt (s. BECKMANN 1981; KOCH 1979).
Ein Sonderfall ist (3) die Erforschung didaktischer Prozesse, insbesondere der Vermittlung praktisch-psychologischer Fähigkeiten an
Studenten.

Neben Lehre und Forschung engagieren sich die Vertreter der Medizinischen Psychologie zunehmend in *praktischen* Tätigkeiten. Je nach Vor-
bildung besteht ein guter Teil der praktischen Tätigkeiten aus Psychotherapie unterschiedlicher Richtung: Analytische Psychotherapie, Verhaltenstherapie, Gesprächspsychotherapie bei neurotischen Patienten,
in der Regel im Rahmen einer psychotherapeutischen Ambulanz. Darüber
hinaus werden seit einiger Zeit neue Praxisfelder erschlossen, z.B.
die Betreuung von onkologisch und hämatologisch Kranken (JÄHRIG 1978),
Dialysepatienten (KOCH et al. 1979), Operierten (GÖTZE et al. 1979;
SCHMIDT 1979). Die Tätigkeit ist häufig direkt patientenbezogen, oft
aber auch auf die Beratung von Ärzten und Pflegepersonal gerichtet,
die z.B. in Form von Balint-Gruppen betreut werden. Muß der Freiraum
für diese Tätigkeit auch oft mühsam gegenüber den Lehrverpflichtungen
behauptet werden, so ist das praktische Engagement doch für viele
Psychologen und Mediziner, die das Fach vertreten, eine Quelle großer
Befriedigung (vgl. auch Kapitel 3 in diesem Buch).

4.2 <u>Dilemmata</u>

Lehre, Forschung und Praxis zu vereinen, d.h. aufeinander abgestimmt
und sich gegenseitig befruchtend zu betreiben, ist in vielen Fällen
nicht möglich:

<u>Forschung und Lehre:</u>

Für in der Grundlagenforschung tätige Medizin-Psychologen ist der Zusammenhang zwischen Forschungsinteressen und Lehrtätigkeit oft ähnlich dünn wie in den klinisch-medizinischen Fächern, wo der Unterricht "am Krankenbett", oft allerdings nur im Hörsaal stattfindet,
die Forschung aber im Labor oder sprichwörtlich "im Keller". Wer eher
in den klinisch-medizinischen Handlungsbereichen "Feldforschung" betreibt, hätte grundsätzlich bessere Möglichkeiten der Verknüpfung;
die vorklinische Eingrenzung der Medizinischen Psychologie schränkt
sie jedoch stark ein. Die Erforschung von Unterrichtsprozessen hat
natürlich fließende Übergänge zum Unterrichten selbst, bietet jedoch
kaum eine langfristige Perspektive für den einzelnen Wissenschaftler.

Insgesamt muß man sagen, daß die Forschungstätigkeit und der vorklinische Unterrichtsalltag in erheblichem Maße auseinanderklaffen. Hinzu kommt, daß an vielen Orten die Forschungstätigkeit von Medizin-
Psychologen durch die Auslastung mit Lehraufgaben behindert wird. Hier
beginnt oft ein Circulus vitiosus, weil die Einstellung weiterer Kräfte aus Forschungsförderungsmitteln, die entlastend wirken könnte, die
Erbringung wissenschaftlicher Vorleistungen aus planmäßigen Mitteln
voraussetzt.

<u>Lehre und Praxis:</u>

Die psychotherapeutische Tätigkeit eines Medizin-Psychologen mag ihm
im Unterrichtsalltag indirekt hilfreich sein; anders als der Psychosomatiker im klinischen Abschnitt lehrt er jedoch nicht über das, was
er tut. Der Handlungsbezug des im Rahmen von Organfächern tätig werdenden Medizin-Psychologen hat ebenfalls nicht direkt mit dem Unterricht in der Vorklinik zu tun. Auch er unterrichtet nicht über das,

was er tut. Allenfalls zu einer interessanteren und attraktiveren, weil anschaulicheren Unterrichtsgestaltung wird ihm seine praktische Tätigkeit eine Hilfe sein.

Forschung und Praxis:

Dieser Zusammenhang dürfte in den meisten Fällen am ehesten herzustellen sein. Hier sind die Medizin-Psychologen in einer glücklicheren Lage als viele Kollegen in der somatischen Medizin. Denn so wie die Forschung zum guten Teil praxisorientiert ist, d.h. praktisch als bedeutsam erachteten Fragestellungen gilt, so erwachsen oft Handlungsmöglichkeiten im Rahmen von klinisch orientierten Forschungsprojekten.

5. Möglichkeiten zur Veränderung

Für einige der im vorigen erörterten Probleme lassen sich Möglichkeiten der Abhilfe schaffen. Allerdings treffen entsprechende Vorschläge in unterschiedlichem Maße auf Realisierungsschwierigkeiten. Im folgenden werden zusammenfassend die wesentlichsten Gesichtspunkte diskutiert, dann Vorschläge gemacht und abschließend diejenigen benannt, die etwas dafür oder aber auch dagegen tun können.

5.1 Konzepte

5.11 Studienbegleitender Unterricht

Nach inzwischen verbreiteter Auffassung liegt ein entscheidenes Manko der gegenwärtigen Ausbildungssituation darin begründet, daß der medizin-psychologische Unterricht noch vor dem Ende der Vorklinik abbricht (KLEINE KOMMISSION). Die psychischen und sozialen Bedingungen und Folgen des Krankseins sollten aber auch gerade dann behandelt werden, wenn die Studenten tatsächlich Kontakt mit Kranken haben. Dies kann obligatorischen oder semi-obligatorischen Charakter haben (im Sinne von Wahl-Pflicht-Veranstaltungen). Es kann in Form von Seminaren (et-

wa zum Thema: Kinder im Krankenhaus), von Übungen (z.B. Training der
Gesprächsführung (BOLM 1978)) oder auch in Form von reflektierender
Verarbeitung von praktischen Erfahrungen (themenzentrierte Selbsterfahrung) geschehen oder in noch anderen Formen (z.B. Balint-Gruppen
im Praktischen Jahr).

Ob die Institutionen für Medizinische Psychologie, Psychosomatik oder
Psychotherapie hierfür federführend sind, ist letztlich nicht entscheidend, solange eine entsprechende Beteiligung bzw. die Kompetenz
zur Behandlung der jeweils anstehenden Probleme gewährleistet ist.
Von Hochschule zu Hochschule mögen hier unterschiedliche Konstruk-
tionen angebracht sein.

Studienbegleitend sollte jedoch nicht bedeuten, daß z.B. in den Organfächern den Vertretern der Psychologischen Medizin jeweils eine Stunde eingeräumt wird nach dem Motto: "Der Psychosomatiker hat das Wort".
Über den Charakter eines Alibis wird eine solche Beteiligung in den
seltensten Fällen hinausgelangen.

Im Idealfall - dessen Eintreten gegenwärtig nicht abzusehen ist - kann
man sich einen "psychosozialen Strang" oder eine "psychosoziale Schiene" vorstellen, die sich vom 1. Semester bis zum Praktischen Jahr gewissermaßen in Längsrichtung durch das Studium der Medizin zieht.
Diese müßte die Veranstaltungen und Lehrgegenstände aller Fächer der
Psychologischen Medizin, aber darüber hinaus die weiteren Fächer der
Sozialen Medizin (Medizinische Soziologie, Sozialmedizin, Arbeits-
medizin) sinnvoll aufeinanderbezogen umfassen.

5.12 Verwissenschaftlichung der Ausbildung und Praxisrelevanz

Populär ist die Klage, die Ausbildung in der Vorklinik sei "zu wissenschaftlich" und zu wenig praxisbezogen. Ihr liegt jedoch, was den
ersten Teil der Aussage betrifft, ein Mißverständnis zugrunde. Das
Grundstudium ist nämlich eher zu wenig wissenschaftlich, zu wenig
kritisch auf wissenschaftliche Positionen, deren Stringenz und Relevanz hin durchdacht (vgl. Abschnitt 3.3).

Der in der Medizinischen Psychologie schon angelegte kritische, auch
selbstkritische Grundzug ist aber grundsätzlich dazu angetan, eine
naive Übernahme von Handlungsrezepten zu vermeiden. Dieses Element
gilt es auszubauen durch Formen der Aneignung auch fortgeschrittenen
Wissens über das Basiswissen hinaus. Dies kann nicht allein in der
vorklinischen Grundausbildung geschehen. Verwissenschaftlichung darf
jedoch nicht als Deckname für eine theoretische Überfrachtung bei immer umfangreicherer Stoffvermehrung herhalten. Sie setzt vielmehr eine
"Entrümpelung", damit Reduktion des angeblich unverzichtbaren Grund-
wissens im Hinblick auf wirklich für späteres Handeln Relevantes oder
für das Verständnis von fortgeschrittenen Wissensbeständen Erfoder-
liches,voraus.

Verwissenschaftlichung und größere Handlungsrelevanz schließen sich
dann nicht aus, wenn die Ergebnisse praxisrelevanter Forschung aktuell
in den Unterricht einbezogen werden können. In der Vorklinik ist dies
jedoch oft nicht möglich; auch dies also ein Grund für eine *auch*
klinische Zuordnung.

Auch ein erhöhtes Engagement der Lehrenden kann erwartet werden -
durchaus nicht nur als Nebeneffekt - , wenn ihre Forschungstätigkeit
auch im Unterricht repräsentiert werden kann - ein "Hobby-Unterricht"
in entlegenen Spezialgebieten wäre jedoch nicht das Ziel, würde die
Vermittlung wesentlicher Grundlagen behindern.

Es braucht nicht besonders betont zu werden, daß ein wissenschafts-
feindliches und praxisirrelevantes Prüfungssystem einer Verwissenschaftlichung der Ausbildung im Wege steht.

In der Hochschulreformdiskussion der 60er und 70er Jahre hatte das
Konzept des "Forschenden Lernens" eine große Bedeutung in der Diskussion um eine qualifiziertere und für alle Beteiligten befriedigen-
dere Ausbildung (BAK 1970). Obwohl noch immer die meisten Mediziner
"ihren Doktor" machen, kommt ihrem eigenen Beitrag an diesem Produkt
des Wissenschaftsbetriebes oft nicht das Merkmal "Forschen" zu, weil
die Kompexität der Forschungsansätze und Methoden die Studierenden
vielfach auf die Rolle von Erhebungsassistenten und Auswertungsgehil-

fen beschränkt. Auch in der Psychologischen Medizin, speziell in der Psychotherapieforschung, fehlen den Studierenden in der Regel die Voraussetzungen, die sie erst nach dem eigentlichen Studium erwerben können. Bei der Erforschung mancher medizinisch-psychologischer Phänomene dagegen gäbe es grundsätzlich eher Möglichkeiten der Beteiligung von Studierenden am Forschungsprozeß, wenn sie durch Praktika und Famulaturen bestimmte Eigenerfahrungen zur Erforschung etwa von Merkmalen des Arzt-Patient-Verhältnisses mitbringen. Dies könnte sich in Dissertationen oder in Forschungspraktika niederschlagen. Im vorklinischen Pflichtkurs selbst ist natürlich keine echte Forschung möglich (vgl. TRAUE & WILKER 1977).

5.2 Vorschläge

5.21 Curriculum

(1) Um Vorstellungen von größerem Forschungs- und Praxisbezug realisieren zu können, erscheint es sinnvoll, nicht nur zwischen obligatorischen und unverbindlichen Veranstaltungen zu unterscheiden, sondern eine dritte Kategorie von Wahl-Pflicht-Veranstaltungen einzuführen: Der Student hätte dann die *Pflicht*, zwischen mehreren angebotenen Veranstaltungen zu *wählen*. So könnte er sich z.B. unter anderem für einen psychologisch-medizinischen Schwerpunkt entscheiden. Aber auch innerhalb der psychologisch-medizinischen Ausbildung könnte per Wahl-Pflicht-Prinzip eine interessengeleitete Schwerpunktbildung ermöglicht werden.

Dies gilt übrigens ebenso für die Dozenten, die so spezifischere Interessen verwirklichen könnten. An einigen Orten wird ein solches Vorgehen bereits in unterschiedlichem Ausmaß realisiert (z.B. Gießen, Hamburg, Hannover, München). Die in Abschnitt 2.11 genannten Lernziele ließen sich in unterschiedlichen Themenbereichen exemplarisch und übertragbar anstreben.

(2) Wünschenswert wäre die Einführung von medizinisch-psychologischen Veranstaltungen in den klinischen Abschnitten des Studiums (vgl. 5.11)

und von psychosomatisch-psychotherapeutischen Anteilen an den soma-
tisch-medizinischen Veranstaltungen der Klinik durch eine Novelle der
Approbationsordnung. Bereits jetzt aber sollte mehr als bisher mit
freiwilligen Veranstaltungen in den klinischen Abschnitten experimen-
tiert werden. Ohne derartige Vorleistungen, die leider oft Mehr-Lei-
stungen sein müssen, werden approbationsordnungs-relevante Veränderungen kaum zu erreichen sein. Dies sollte in enger Abstimmung zwischen den Fächern der Psychologischen Medizin geschehen. Schon heute
gibt es ermutigende Beispiele von Balint-Gruppen mit Studierenden im
Praktischen Jahr (FERCHLAND-MALZAHN 1980), mit themenbezogenen Ar-
beitsgruppen in den klinischen Semestern, mit einer Beteiligung von
Psychosomatik-Psychotherapie am Klinischen Untersuchungskurs etc.
(MEYER et al. 1980).

(3) Längerfristig sollte ein Integriertes Psychosoziales Kurssystem
geschaffen werden, das das gesamte Studium durchzieht. Dies dürfte jedoch erst Chancen haben, wenn auch die übrigen Bestandteile des Medizinstudiums in vergleichbarer Weise neu organisiert würden. Entsprechende Stimmen (z.B. gegen die drastische Trennung von Vorklinik und
Klinik) sind längst hörbar; gesetzliche Regelungen zeichnen sich jedoch noch nicht ab (vgl. KLEINE KOMMISSION 1980).

5.22 Prüfungssystem

(1) Eine erste Forderung betrifft eine grundlegende *Revision des
Gegenstandskatalogs* "Medizinische Psychologie und Medizinische Soziologie" im Sinne der in 3.3 angestellten Überlegungen. Hier wären z.B.
für die Klinik höchst relevante Themen wie Umgang mit Sterbenden, Tod,
Schmerz, aber auch Geburt, überhaupt Reaktionen auf Belastungssituationen, Bewältigungsprozesse und -mechanismen mit aufzunehmen. Wichtig aber ist auch eine Neustrukturierung, theoretische Durchdringung,
wie auch eine weitere "Entrümpelung".

(2) Das *Fragensystem* ist überprüfungsbedürftig. Statt zufällig zusam-
mengestellter Fragenmengen, die atomisierte, detailfixiertes Lernen
begünstigen, könnten "Gebiete" abgefragt werden, für die zusammen-

hängende Fragenkomplexe zu bearbeiten wären. Entsprechende Versuche der Prüfungskonstruktion gibt es seit langem (s. z.B. HUBBARD 1974).

(3) Weitergehende Forderungen gelten dem Prinzip der bundeseinheitlichen Zentralprüfung überhaupt. Auch unter Beibehaltung wesentlicher Grundsätze der gegenwärtigen Art der Prüfungsdurchführung ließe sich der Zusammenhang zwischen Lehre und Prüfung erhöhen, wenn die Prüfungen wieder in die *Kompetenz der Hochschulen* zurückgenommen würden, auch unter Beibehaltung der Kooperation mit dem IMPP in Mainz.

(4) Erst dann hätte die Frage der Einbeziehung mündlicher Elemente in die Prüfung einen Sinn, die neuerdings diskutiert wird (KLEINE KOMMISSION 1980). Wie vorgeschlagen, einfach zusätzliche, gleichwohl am Gegenstandskatalog orientierte, mündliche Prüfungen einzuführen, dürfte schon an Fragen der Personalkapazität scheitern.

(5) Das Wichtigste aber wäre, das in 3.3 erwähnte "andere Gleis" des Prüfungswesens auszubauen, nämlich die Kompetenz- und Wissens-Evaluation in den Kursen. Hier hätten dann andersartige Prüfungsverfahren ihren Platz, die problemorientierter, evtl. fallbezogen, auch handlungsorientierter sein könnten (vgl. DAHME et al. 1977; BOLM et al. 1981).

5.23 Institutionalisierung

Nur selten sind die Fächer der Psychologischen Medizin organisatorisch miteinander verbunden. Hierbei existieren im einzelnen die unterschiedlichsten Modelle. Die Psychosomatik ist z.B. Abteilung der Inneren Medizin oder ist mit der Psychotherapie zu einer eigenen Einheit verbunden. Die Psychotherapie kann aber auch Abteilung in einer Psychiatrischen Klinik sein, ebenso die Psychosomatik oder auch die Medizinische Psychologie. Die Medizinische Psychologie ist gelegentlich mit Psychosomatik oder Psychotherapie oder beiden verbunden, aber sie ist mancherorts auch völlig selbständig oder mit anderen vorklinischen Instituten zusammengeschlossen. Die Psychologischen Institute außerhalb der Medizin sind so gut wie nirgends direkt beteiligt.

Fast immer jedoch wird die Psychologie in der Medizin in den einzelnen Studienabschnitten von unterschiedlichen Personenkreisen vertreten und gelehrt. Häufig kooperieren diese überhaupt nicht, teilweise grenzen sie sich inhaltlich, fachlich oder gar ideologisch scharf voneinander ab.

Die Gründe hierfür liegen, abgesehen vom traditionellen Aufbau der Medizinischen Fakultäten, der praktisch dazu zwingt, ein eigenes Territorium zu erkämpfen und zu verteidigen, auf der inhaltlichen Ebene in der heterogenen Orientierung, man kann auch sagen Identität: die Psychosomatiker und Psychotherapeuten sind überwiegend, wenn auch nicht einheitlich, psychodynamisch orientiert; sie unterscheiden sich hierin von der Mehrheit der Vertreter der Psychiatrie, die ihrerseits über keine einheitliche Orientierung verfügen. Die Medizin-Psychologie ist womöglich noch heterogener, was die theoretische Orientierung angeht, teilweise bedingt durch die unterschiedliche akademische Herkunft ihrer Fachvertreter. Sehr grob vereinfacht, kommt ein Teil aus der Klinischen Psychologie der Universitäten (mit oft verhaltenstherapeutischer oder gesprächspsychotherapeutischer Orientierung), ein anderer aus der Psychologischen Medizin (mit überwiegend psychodynamisch-psychotherapeutischer Orientierung). Dabei enthält die letztgenannte Gruppe Psychologen wie Ärzte, aber auch die erstgenannte Gruppe kann in der Regel auf eine längere Tätigkeit im Rahmen der Medizin zurückblicken.

Auch der Forschungsbezug läßt unterschiedliche Schwerpunkte erkennen (z.B. Grundlagen- gegenüber Anwendungsorientierung), was u.U. die Verständigung erschwert.

Alles zusammengenommen, mag es illusorisch erscheinen, sich ein übergreifendes "Psychosoziales Zentrum" oder eine "Psychosoziale Fachrichtung" vorzustellen, in der alle Fächer der Psychologischen und der Sozialen Medizin ihre institutionelle Heimstätte finden können. Auch wäre eine entsprechende Neugliederung der gesamten medizinischen Fachbereich eine Voraussetzung hierfür. Längerfristig erscheint die-

se Perspektive jedoch m.E. unabdingbar, wenn wirklich eine umfassende
Psychologische Medizin an den Universitäten qualifiziert betrieben
werden soll.

5.3 Realisierung

Die vorgenannten Vorschläge und Anregungen richten sich an vielerlei
Adressaten, deren Mit- und Zusammenwirken in unterschiedlichem Maße
erforderlich ist.

(1) Die erste Gruppe sind "wir", d.h., die Medizin-Psychologen - Ärzte
wie Psychologen - , Psychosomatiker, Psychotherapeuten, aber auch die
Studenten, ebenso die Organärzte, also die "Betroffenen". Unsere Zuständigkeit sind Inhalte, Schwerpunkte und Methoden des Unterrichts,
der Kurse und Vorlesungen.

(2) Die Fachbereiche, Fakultäten, Ausschüsse, Kommissionen sind zuständig für Studienpläne, Anteil der Fächer und ihrer Veranstaltungen,
Definitionen von "förderlichen" (die das Fach anbieten) und ganz
freiwilligen Veranstaltungen, aber auch zuallererst für institutionelle Regelungen am jeweiligen Ort.

(3) Das Institut für Medizinische und Pharmazeutische Prüfungsfragen
(IMPP) in Mainz mit seinen Sachverständigen ist zuständig für den Gegenstandskatalog und für die Prüfungsfragen und hat dadurch einen erheblichen normierenden Einfluß auf die Gestaltung des Medizinstudiums.

(4) Das Bundesministerium für Jugend, Familie und Gesundheit erläßt in
Gemeinschaft mit dem Bundesrat als Vertretung der von den Auswirkungen
betroffenen Bundesländer die Approbationsordnung mit ihren Anlagen.

Nur ein Teil der als notwendig beschriebenen Veränderungen fällt also
in die Kompetenz der unmittelbar Betroffenen; die Rahmenbedingungen
werden anderswo geschaffen; dort Einfluß zu nehmen, ist unverzicht-
bar.

LITERATUR

BAK (1970) Forschendes Lernen - Wissenschaftliches Prüfen. Schriften der Bundesassistentenkonferenz 5, Bonn

BASLER, HD et al. (1978) Medizinische Psychologie II. Sozialwissenschaftliche Aspekte der Medizin. Kohlhammer, Stuttgart

BECKER, HS, GEER, B (1958) The fate of idealism in Medical School. Amer Social Rev 23: 50-56

BECKER-CARUS, CH, EHLERS, W, EHLERS-HAENSCHKE, W, KNEBUSCH, R (1974) Die Medizinische Psychologie und das Prüfungssystem im neuen Medizinstudium. Med Psychol 1: 67-75

BECKMANN, D (1981) Forschung in der Medizinischen Psychologie. MMW 123: 381-383

BEGEMANN, H (Hg.) (1976) Patient und Krankenhaus. Urban & Schwarzenberg, München

BOLM, G (1978) Interview-Training durch Interpersonal Process Recall. Med Psychol 4: 207-208

BOLM, G, DAHME, B, FERCHLAND-MALZAHN, E, LURZ, G, ROSEMEIER, HP, SENF, W, WILDGRUBE, K (1981) Unterricht in der Medizinischen Psychologie - ein Leitfaden für den Kurs. Urban & Schwarzenberg, München

DAHME, B, EHLERS, W, ENKE-FERCHLAND, E, ROSEMEIER, HP, SCHEER, JW, SCHMIDT, LR, WILDGRUBE, K (1977) Lernziele der Medizinischen Psychologie. Empfehlungen zu den Zielen und Methoden des Unterrichts. Urban & Schwarzenberg, München

DENEKE, FW, DAHME, B, KOCH, U, MEYER AE, NORDMEYER, J, STUHR, U (1977) Medizinische Psychologie. Böhlau, Köln

FERCHLAND-MALZAHN, E (1980) Arbeitsgruppe. Balint-Gruppen mit Studierenden im Praktischen Jahr. 3. Kongreß "Psychologie in der Medizin". Gießen

GÖTZE, P, SPEIDEL, H, REIMER, CH, DAHME, B, FLEMMING, B, HUSE-KLEIN-STOLL, G, MEFFERT, HJ (1979) Therapiemöglichkeiten psychopathologischer Syndrome nach Herzoperationen. Verh Dtsch Ges Inn Med 85: 1372

HARTMANN, F (1978) Notizen zu den Erwartungen der ärztlichen Praxis an eine Psychologie für Medizinstudenten. Med Psychol 4: 97-113

HAUSS, K (Hg.) (1976) Medizinische Psychologie im Grundriß. 2. Auf 1980. Hogrefe, Göttingen

HOHAGE, R, KÖHN, H (1976) Überlegungen und erste Erfahrungen zum Unterricht in Psychotherapie nach der neuen Approbationsordnung. Psychother Med Psychol 26: 151-157

HUBBARD, JP (1974) Erfolgmessung in der Medizinischen Ausbildung. Huber, Bern

JÄHRIG, CH (1978) Medizinische Psychologie in der Klinik. Med Psychol 4: 209-211

KÄCHELE H (1973) Der Unterricht in Psychotherapie - Überlegungen zu
den Zielvorstellungen und Möglichkeiten ihrer Realisierung. Ma-
terialien zur Psychoanalyse und analytisch orientierten Psychotherapie. Sektion C, Heft 5

KLEINE KOMMISSION (1980) Bericht über die Arbeit der "KLEINEN KOMMIS-
SION zu Fragen der ärztlichen Ausbildung und der künftigen Entwicklung im Bereich des ärztlichen Berufsstandes". Bundesministerium für Jugend, Familie und Gesundheit, Bonn

KOCH U (1979) Forschungsprojekte medizin-psychologischer Institutionen in der Bundesrepublik und Westberlin. Med Psychol 5:
269-273

KOCH U, SCHMELING CH (1978) Umgang mit Sterbenden - ein Lernprogramm für Ärzte, Medizinstudenten und Krankenschwestern. Med
Psychol 4: 81-93

KOCH U, SPEIDEL H, BALCK, F (1979) Ängste und Probleme von Dialysepatienten und ihrer Partner - Ein Vergleich verschiedener Dialysesettings. Verh Dtsch Ges Inn Med 85: 1365

KOLLE K (1967) Psychologie für Ärzte. Lehmanns, München

KRAEMER HJ, DUPPRE HJ, BOELCKE G, MICHAELIS J, VOIGTMANN K
(1976) IMPP - Institut für Medizinische und Pharmazeutische Prüfungsfragen - Aufgaben, Entwicklung, Analysen. Schmidt & Bödige,
Mainz

KRETSCHMER E (1922) Medizinische Psychologie. 14. Auf 1975. Thieme,
Stuttgart

MEYER AE, MÖHLEN K, ERMANN M (1980) Unterricht in Psychosomatischer
Medizin und Psychotherapie im Allgemeinen Klinischen Untersu-
chungskurs (AKU) - Erfahrungen aus Hamburg, Gießen und Mannheim.
Forum 4 während des 3. Kongresses "Psychologie in der Medizin"
Gießen

RICHTER HE (1978) Ist Psychosomatische Medizin überhaupt zu verwirklichen? psychosozial 2: 22-44

ROSEMEIER HP (1975) Medizinische Psychologie. 2. Auf 1978. Enke,
Stuttgart

SCHEER JW, BECKMANN D (1974) Die Medizinische Psychologie als
neues Pflichtfach im Medizinstudium - Planungen, Erfahrungen,
Probleme. Psychol Rundschau 25: 66-70

SCHEPANK H (1976) Modelle eines Praktikums der Psychosomatischen
Medizin und Psychotherapie. Z Psychosom Med Psychoanal
224-239

SCHMIDT LR (1979) Psychologische Vorbereitung auf belastende medizinische Maßnahmen, die bei Bewußtsein erfolgen. Med Psychol
5: 229-252

SCHNELLER T (1978) Die berufliche Situation des Arztes. In: BASLER
HD et al. (Hg) Medizinische Psychologie II. Sozialwissenschaftliche Aspekte der Medizin. Kohlhammer, Stuttgart

SCHNELLER T et al. (1980) Medizinische Psychologie III. Die Integration psychologischer Konzepte in die Medizin. Kohlhammer, Stuttgart

SOMMER R (1926) Der psychologische Unterricht der Mediziner mit besonderer Berücksichtigung der neuen Examensordnung. In: BÜHLER K (Hg) Ber. IX. Kongreß exp. Psychologie in München. Fischer Jena

SPEIERER GW (1974) Selbsterfahrungsgruppen als Lehrveranstaltungen und Dienstleistung der Medizinischen Psychologie? Med Psychol 1: 106-110

STEIGERWALD F, SCHMIDT LR (1976) Psychologie aus der Sicht von Studienanfängern im Fach Medizin: Kenntnisse und Interessen. Med Psychol 2: 183-198

TEWES U et al. (1978) Medizinische Psychologie. I. Psychologischer Kongreß für die Medizin. Kohlhammer, Stuttgart

TRAUE H, WILKER FW (1977) Das Ulmer Unterrichtsmodell der Medizinischen Psychologie. Med Psychol 3: 79-93

UEXKÜLL TH v (Hg) (1979) Lehrbuch der Psychosomatischen Medizin. Urban & Schwarzenberg, München

WIESENHÜTTER E (1960) Medizinische Psychologie für Vorkliniker. Urban & Schwarzenberg, München

WILDGRUBE K (1978) Zur Kritik am Gegenstandskatalog. In: BUSER K, KAUL U (Hg) Medizinische Psychologie/Medizinische Soziologie, ein Kompendium zum Gegenstandskatalog der Ärztlichen Vorprüfung. Fischer, Stuttgart

WIRSCHING M (1976) Zum Praxisbezug der Medizinischen Psychologie - Die Kontroverse um das Selbstverständnis eines neuen Unterrichtsfaches. Med Psychol 2: 199-207

WYSS D (1971) Lehrbuch der Medizinischen Psychologie und Psychotherapie für Studierende. Vandenhoeck & Ruprecht, Göttingen

3. Praxis der Medizinischen Psychologie

Lothar R. Schmidt

1. Einleitung

Die *Klinische Psychologie* weist außerhalb und innerhalb der Medizin
bereits eine lange praxisorientierte Tradition auf. Immerhin geht die
Gründung der ersten psychologischen Klinik durch WITMER in das Jahr
1896 zurück und auch in Deutschland entstanden zu Beginn des Jahrhunderts die ersten psychologischen Beratungsstellen. Die klinisch
orientierte Psychologie hat nach dem zweiten Weltkrieg einen großen
Aufschwung erlebt, der weiterhin anhält. Angesichts dieser großen Tradition und der ausgedehnten klinisch psychologischen Forschung ist es
erstaunlich, daß die klinisch psychologische Tätigkeit innerhalb der
Medizin bis vor wenigen Jahren im wesentlichen auf einige Kliniks-
typen und relativ wenige Fragestellungen eingeengt blieb (vgl.
SCHMIDT 1978a). Im wesentlichen beschränkten sich psychologische Forschung und Praxis in der Medizin auf psychiatrische und neurologische
Patienten mit einem schon länger erkennbaren Trend hin zu psychosomatischen Störungen. Bis in die jüngste Zeit blieb die praktische Tätigkeit in anderen stationären und ambulanten medizinischen Einrichtungen die Ausnahme und auch die Forschung auf diesen Gebieten kam nur
zögernd in Gang. So blieb die Bearbeitung psychologischer Fragestellungen in *allen* Bereichen der Medizin, die in diesem Kapitel angesprochen und in anderen Kapiteln dieses Buches exemplarisch ausführlicher behandelt werden, erstaunlich lange ein Stiefkind der Klinischen Psychologie. Eine Kommission der American Psychological Association (1976) stellte fest, daß während der Jahre 1966 bis 1973 nur

sehr wenige Publikationen vorlagen, die über die traditionellen Fragestellungen hinausgingen. In der Bundesrepublik Deutschland und anderen Ländern waren derartige Publikationen noch wesentlich seltener.

In jüngster Zeit setzte jedoch in den USA, aber auch in anderen angelsächsischen Ländern ein Boom ein, psychologische Fragestellungen im Bereich der Medizin über Psychiatrie, Neurologie und Psychosomatik[1] hinaus empirisch zu bearbeiten und praktisch anzugehen. Dabei zeigte sich eine Hinwendung zum "normalen" Patienten und seinen psychologischen Problemen sowie eine stärkere Beachtung der Arzt-Patient-Interaktion. Die Erweiterung der Palette psychologischer Fragestellungen in der Medizin hat sich in Neugründungen von Gesellschaften und Zeitschriften, in der Herausgabe von Sonderheften und in der Durchführung von Fachtagungen niedergeschlagen und zu begrifflichen, organisatorischen und berufsständischen Diskussionen angeregt.

In der Bundesrepublik Deutschland ist eine derartige Entwicklung vor allem erkennbar, seit das Pflichtfach *Medizinische Psychologie* eingeführt wurde. Zwar ist die Medizinische Psychologie primär ein Lehrfach (gewesen), jedoch hat sie die Forschung und die Praxis erheblich stimuliert. Deshalb ist den Ausführungen von POHLMEIER (1980, S. 283) nicht zuzustimmen: "Die Lehre steht für das Fach Medizinische Psychologie im Vordergrund. Das liegt am Auftrag des Gesetzgebers und am Gegenstand Arzt ...". Eine aktuelle Lehre der Medizinischen Psychologie kann sicherlich auf die Dauer nur in enger Verbindung mit Forschung und Praxis gewährleistet werden. In der Bundesrepublik mußte sich das neueingeführte Pflichtfach selbstverständlich *zunächst* von der *Lehre* her konstituieren, inhaltliche Festlegungen und neue

---

[1]Psychosomatik wird in diesem Artikel gebraucht als klassifikatorische Einheit für "typische" psychosomatische Störungen wie Asthma, Ulcus, essentielle Hypertonie usw. Psychologische Diagnostik und Intervention hinsichtlich dieser psychosomatischen Störungen werden ausgeklammert, weil darüber zahlreiche Publikationen vorliegen

didaktische Wege suchen (vgl. DAHME et al. 1977). Deshalb sind auch die meisten bisher erschienenen deutschsprachigen Lehrbücher der Medizinischen Psychologie auf den Gegenstandskatalog der Vorprüfung orientiert und eher Einführungen in die Psychologie als spezifisch medizinisch psychologische Beiträge. Erst die in jüngster Zeit erschienenen Bücher (z.B. DENEKE et al. 1977; BASLER et al. 1978; SCHNELLER et al. 1980) und einige in Vorbereitung befindliche Werke lassen spezifischere medizinisch psychologische Konturen erkennen.

Eine ähnliche Entwicklung spiegelt sich in den Publikationen der Zeitschrift "Medizinische Psychologie" und in der Verbandspolitik der Gesellschaft für Medizinische Psychologie wider.

Der erste Kongreß für Medizinische Psychologie in Ulm 1976 (Medizinische Psychologie, 1977, Band 3, Heft 1) enthielt noch ca. 60 % unterrichtsbezogene Beiträge und nur ca. 20 %, die sich mit praxisorientierter Forschung oder Berichten aus der Praxis beschäftigten. Die Situation hatte sich zum zwei Jahre später stattfindenden Hamburger Kongreß (Medizinische Psychologie, 1978, Band 4, Heft 3) erheblich geändert. Nunmehr waren unterrichtsbezogene Beiträge nur noch mit ca. 20 % und praxisbezogene mit ca. 40 % vertreten. Dieser Trend zeigte sich noch verstärkt auf dem 3. Kongreß in Gießen 1980.

Die Sektion Medizinische Psychologie der HPPS (heutige Gesellschaft für Medizinische Psychologie) hat schon sehr früh eine erste Lernzielkommission gebildet, der eine zweite Lernzielkommission und eine Unterrichtskommission folgten. Erst später wurde eine Forschungskommission gewählt, die ein Schwerpunktprogramm über "Emotionsforschung in der Medizin" (vgl. DAVIES-OSTERKAMP & PÖPPEL 1980) erstellt hat, das auch einige praxisorientierte Akzente enthält. Die stärkere Hinwendung zur Praxis der Medizinischen Psychologie manifestiert sich in der im Herbst 1979 gebildeten *Praxiskommission* der Gesellschaft für Medizinische Psychologie.

Tatsächlich sind fast alle Mitglieder der Gesellschaft für Medizinische Psychologie und der früheren Sektion Medizinische Psychologie praktisch unmittelbar oder vermittelnd tätig. Das gilt auch für weit-

aus die meisten Mitglieder, die an Einrichtungen beschäftigt sind,
die nicht an die Klinik, sondern an die Vorklinik angebunden sind.
Diejenigen Kollegen, die sich als Medizinische Psychologen verstehen
(definiert am Kriterium Lehre in Medizinischer Psychologie) repräsentieren jedoch - auch von in psychiatrischen, neurologischen und psychosomatischen Kliniken Tätigen abgesehen - keineswegs die gesamte Praxis
der Psychologie in der Medizin. Schon seit geraumer Zeit arbeiten
Klinische Psychologen, die sich nur wenig organisiert haben, in den
verschiedensten ambulanten und stationären Einrichtungen der Medizin
an unterschiedlichen Fragestellungen. Erstaunlicherweise sind diese
Aktivitäten in den Zeitschriften für Klinische Psychologie des In-
und Auslandes und den entsprechenden Hand- und Lehrbüchern bisher
fast nicht repräsentiert. Auch die Curricula der Klinischen Psychologie (vgl. WITTCHEN et al. 1979) sind bislang so gut wie nicht auf
diese Praxisfelder ausgerichtet.

Häufig wird die Frage aufgeworfen, ob die erweiterte psychologische
Tätigkeit in der Medizin als Klinische Psychologie oder als Medizinische Psychologie zu bezeichnen ist. Abbildung 1 soll diese Zuordnungs-
problematik veranschaulichen.

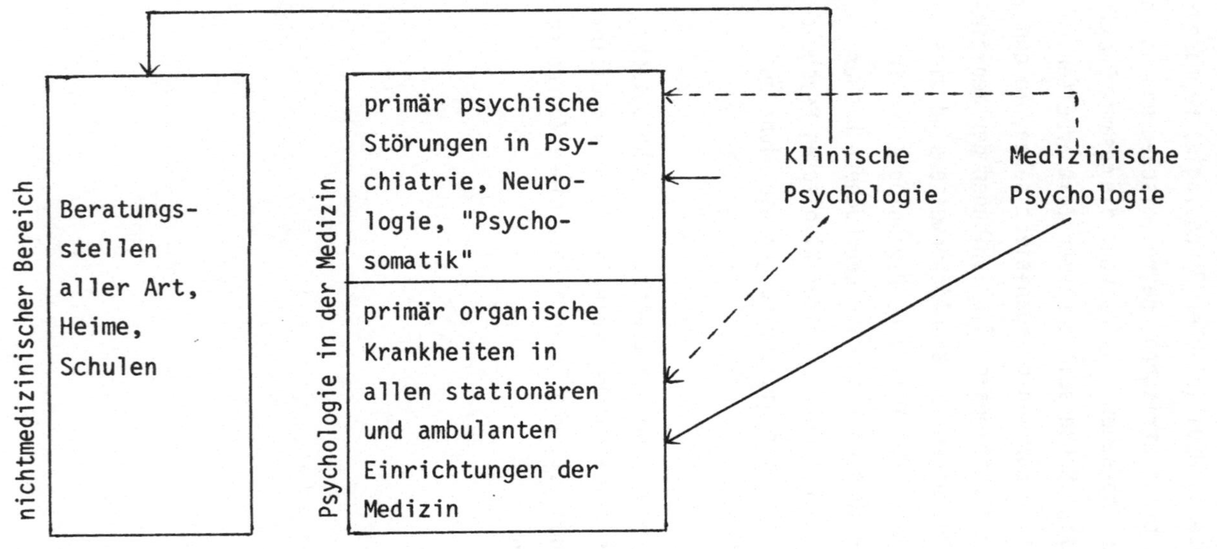

Abbildung 1: Die Gesamtheit der Fragestellungen in der Medizin zu deren Lösung psychologische Erkenntnisse und Methoden erforderlich sind, läßt sich am korrek-
testen als "Psychologie in der Medizin" kennzeichnen. Die Klinische Psychologie bezieht sich darüber hinaus auch auf eine große Zahl nichtmedizinischer
Einrichtungen und innerhalb der Medizin vor allem auf den Bereich, der mit
einem durchgezogenen Pfeil gekennzeichnet ist. Die Medizinische Psychologie
hat sich hingegen stärker auf andere Bereiche und Fragestellungen konzentriert.

Dennoch werden die Begriffe keineswegs einheitlich verwandt, sondern sind
bei manchen Autoren Synonyme, bei anderen kommt es zu einer Generalisierung
eines der beiden Begriffe oder zu einer extremen Einengung.

Wie die Abbildung verdeutlicht, ist die Klinische Psychologie, soweit
sie sich auf medizinische Einrichtungen bezieht, historisch vor allem
auf Psychiatrie, Neurologie und Psychosomatik hin orientiert, wobei
innerhalb dieser Praxisfelder bestimmte Fragestellungen dominieren.
Die Erweiterung typisch klinisch psychologischer Fragestellungen auf
andere Kliniken könnte ohne Schwierigkeiten als Klinische Psychologie
bezeichnet werden, da es sich hierbei in erster Linie um Patienten
handelt, die psychopathologisch in stärkerem Maße auffällig sind.
Schwieriger wird die Zuordnung, wenn es um die psychologische Verarbeitung von Krankheit und Krankenhausaufenthalt geht und erst recht,
wenn die sozialpsychologischen Aspekte der Arzt-Patient-Interaktion
im Vordergrund stehen. Diese Bereiche als Medizinische Psychologie
oder Behaviorale Psychologie zu bezeichnen, ist aber ebenfalls recht
willkürlich,und es ist deshalb auch bisher zu keiner einheitlichen
Sprachregelung gekommen. Am sinnvollsten dürfte die Bezeichnung
Psychologie in der Medizin (vgl. SCHMIDT 1978a, b, d) sein, wenn es
darum geht, die Praxisfelder und Fragestellungen in der Medizin fest-
zulegen, zu deren Bearbeitung *psychologische Erkenntnisse und Methoden*
erforderlich sind. Da es sich um Fragestellungen der Medizin handelt,
wurden diese zumindest teilweise von Ärzten erkannt und bearbeitet,
jedoch häufig ohne den Erkenntnisstand und die Methoden der modernen
Psychologie auszuschöpfen.

2. Praxisfelder und Fragestellungen der Psychologie in der Medizin

Die einleitend umrissenen Probleme hinsichtlich der Praxisfelder
und Fragestellungen der Psychologie in der Medizin sollen in diesem
Abschnitt präzisiert und exemplifiziert werden. Die potentiellen
Praxisfelder der Psychologie in der Medizin sind *alle stationären
und ambulanten Einrichtungen der Medizin.* Psychologische Methoden und
Erkenntnisse können nicht nur in Fachkliniken verschiedenster Aus-
richtungen, sondern auch in Allgemeinkrankenhäusern mit Gewinn eingesetzt werden und sollten sich sowohl auf Kliniksambulanzen wie auf
die Praxen niedergelassener Ärzte erstrecken. In den USA sind der-

artige Forderungen in weiten Bereichen seit langem keine Utopie mehr, während in der Bundesrepublik die Beschäftigung von Klinischen Psychologen in Fachkliniken die Ausnahme darstellt und mit Allgemeinkrankenhäusern und niedergelassenen Ärzten so gut wie keine Kooperation besteht.

Besonders erwähnenswert ist in diesem Zusammenhang eine Entwicklung in den USA, wonach in allen Krankenhäusern mit mehr als 100 Betten ein psychiatrischer Dienst (unter Einbeziehung von Psychologen) eingerichtet werden soll. THOMPSON et al. (1979) haben empirische Daten über diese Dienste für den Staat Alabama vorgelegt. Die Forderung, psychologische Dienste in Allgemeinkrankenhäusern und im gesamten medizinischen Bereich einzurichten, mag überzogen erscheinen, wird aber dann verständlich, wenn man bedenkt, bei wievielen Fragenstellungen in der Medizin psychologische Erkenntnisse und Methoden Leid und Kosten verhindern oder reduzieren könnten. ROSEN & WIENS (1979) haben mit einer empirischen Arbeit nachgewiesen, in welch erheblichem Maße die rechtzeitige psychologische Intervention das Aufsuchen medizinischer Einrichtungen vermindert.

Tabelle 1 gibt einen Überblick zu häufigen Praxisfeldern der Psychologie in der Medizin mit weiterführenden Literaturhinweisen.

Tabelle 1: *Praxisfelder* der Psychologie in der Medizin

Die Bereiche Psychiatrie, Neurologie und Psychosomatik wurden ausgeklammert.
Die Literaturangaben beziehen sich im wesentlichen
auf neuere Monographien und Sammelreferate oder
exemplarische empirische Untersuchungen

Übersichten	Rachman & Philips (1976), Olbrisch (1977), Budman & Wertlieb (1979), Sachs et al. (1979), Schneller et al. (1980)
Allgemeinkrankenhaus	Bradshaw (1975), Resnick (1975), Thompson et al. (1979)
Innere Medizin generell	Kinzel & Schmid (1972), Engelhardt et al. (1973), Köhle et al. (1977), Jährig (1978), Schmidt (1979), Schneller & Wildgrube (1980)
Kardio-logie	Bloom (1979), Egger (1979), Langosch & Brodner (1979), Schmidt (1979)
Dialyse	Cole et al. (1979)
Anästhesiologie und Chirurgie	Janis (1958), Howells (1976), Davies-Osterkamp (1977), Schmidt (1978c), Schneller & Wildgrube (1980)
Intensivmedizin	Freyberger (1976), Dahme et al. (1977)
Gynäkologie und Geburtshilfe	Senarclens (1975), Hepp (1976), Meyerowitz (1980), Schneller & Wild-grube (1980)
Pädiatrie	Veeneklas et al. (1975), Berger (1977), Melamed (1977), Biermann (1978), Basler et al. (1979), Bibace & Walsh (1979), Tefft & Simeonsson (1979), Wright (1979), Schneller & Wildgrube (1980)
Gerontologie	Howells (1975), Lebray (1979)
Schmerzkliniken	Sternbach (1974), Weisenberg (1975, 1977), Fordyce (1976), Degood (1979)
Rehabilitationskliniken	Egger (1979), Grzesiak (1979), Pavlou et al. (1979), Tewes & Mayer (1980)
Kurkliniken	Doubrawa (1976)
Familienmedizin	Authier (1979), Bibace & Walsh (1979)
Zahnmedizin	Sachs et al. (1979), Schmidt (1979), Schneller & Wildgrube (1980)

Im folgenden sei der Versuch unternommen, einige wichtige praktische
Fragestellungen der Psychologie in der Medizin zu umreißen, wobei
man je nach Zentrierung die Krankheit, die Arzt-Patient-Interaktion
oder das Krankenhaus in den Mittelpunkt rücken kann. Das Krankenhaus
ist jedoch unter psychologischen Aspekten nur insoweit von Bedeutung,
als es den Patienten oder die Arzt-Patient-Interaktion oder die Interaktionen von anderen Fachleuten mit Patienten beeinflußt. Es muß
betont werden, daß die folgenden Ausführungen nicht auf psychisch
auffällige Patienten beschränkt, nicht einmal in erster Linie auf
diese abgestimmt sind, sondern den "modalen" Kranken miteinschließen.

Zunächst seien einige psychologische Gesichtspunkte von *Krankheiten*
angesprochen. Hinsichtlich der Entstehung und Auslösung von Krankheiten (Krankheits*ursachen*) gilt es für den Psychologen, die psychosozialen Faktoren (einschließlich "Streß") und die Interaktionen dieser Faktoren mit somatischen Komponenten generell und im Einzelfall
zu analysieren. Ein wesentliches mit der Sozialmedizin und anderen
Fachrichtungen gemeinsam zu verwirklichendes Ziel muß dabei die Prävention sein.

Bei einer bereits *manifesten* Erkrankung gilt es, die psychischen Faktoren der Verarbeitung der Krankheit selbst und einzelner Symptome
zu analysieren und insbesondere die Bedingungen der Aufrechterhaltung
der Krankheit und ihrer Symptome (primärer und sekundärer Krankheitsgewinn) zu erfassen. Gerade auf dem Gebiet der Beachtung von "Konsequenzen" von Krankheiten hat die Psychologie, insbesondere die lerntheoretisch orientierte Verhaltensanalyse, große Fortschritte gemacht
(vgl. z.B. bei Schmerzen FORDYCE 1976; WEISENBERG 1977).

Nur etwas künstlich davon zu trennen sind die Krankheits*folgen*. Wichtige Fragestellungen für die Psychologie ergeben sich sowohl hinsichtlich der psychischen Folgen, die mit vielen organischen Krankheiten
unmittelbar zusammenhängen als auch der psychischen Verarbeitung sekundärer Krankheitsfolgen (verändertes Körperschema, Schmerzen, Prothesen, berufliche und soziale Probleme) und der Verarbeitung medizinischer Maßnahmen, die teilweise im Zusammenhang mit der Arzt-Patient-
Interaktion abgehandelt wird. Die Krankheitsfolgen bedürfen dann ei-

ner besonders intensiven psychologischen Beachtung, wenn es sich um Erkrankungen im Kindesalter, sehr schwere, chronische oder unheilbare Krankheiten handelt. Das gilt auch für solche Erkrankungen, bei denen Organersatz und lebenslang notwendige therapeutische Maßnahmen (z.B. Hämodialyse) notwendig sind. Die Schwere der Erkrankung kann dabei nicht an der "objektiven" Bedrohung oder der Einschätzung durch den behandelnden Arzt allein gemessen werden, sondern muß unbedingt die subjektive Einschätzung des Kranken und seiner Umwelt beachten. Soziale Bewertungen von Erkrankungen, Vorurteile u.ä. spielen in diesem Zusammenhang eine wichtige Rolle. Selbstverständlich lohnt sich auch bei leichteren Erkrankungen und bei Erwachsenen die Vorbeugung gegen Krankenhausängste und die Ablehnung ärztlicher Maßnahmen.

Die Krankheit ist nur schwer von der *Arzt-Patient-Interaktion* zu trennen und kann als intervenierende Variable dieser Interaktion angesehen werden (vgl. SCHMIDT 1980). Die verbalen Aspekte der Arzt-Patient-Interaktion, die in ihrer Bedeutung zur Diagnosefindung, Information, Beratung und Intervention gar nicht überschätzt werden können (vgl. ENGELHARDT et al. 1973; LEY 1977; SCHMIDT 1980 und Tabelle 2) seien an dieser Stelle nicht ausgeführt, statt dessen aber auf die Interaktionen eingegangen, die im wesentlichen nicht verbal sind und stärker das ärztliche Handeln betreffen (vgl. SCHMIDT 1980). Gerade in diesen Bereichen der *psychologischen Vorbereitung* auf ärztliche Maßnahmen und der *Nachbetreuung* nach erfolgten Maßnahmen kommt der Psychologie in der Medizin eine ganz erhebliche Bedeutung zu. Wie zahlreiche Forschungsarbeiten und Praxisberichte belegen, können gezielte psychologische Interventionen vor und nach chirurgischen Eingriffen (vgl. DAVIES-OSTERKAMP 1977) und vor medizinischen Maßnahmen, die bei Bewußtsein erlebt werden (vgl. SCHMIDT 1979) wesentlich zu einer Verbesserung der Arzt-Patient-Interaktion und der Bewältigung der Maßnahmen und der Krankheiten beitragen. Selbstverständlich beschränken sich diese Möglichkeiten nicht auf den ärztlichen Bereich, sondern schließen auch zahnärztliche Maßnahmen ein (vgl. Tabelle 2).

Tabelle 2: *Fragestellungen* der Psychologie in der Medizin

Psychologische Fragestellungen in den Bereichen der Psychiatrie, Neurologie und Psychosomatik wurden ausgeklammert.
Die Literaturangaben beziehen sich im wesentlichen auf neuere Monographien und Sammelreferate oder exemplarische empirische Untersuchungen

Übersichten		Martin (1975), Strain & Grossman (1975), Rachman & Philips (1976), Olbrisch (1977), Rachman (1977), Basler et al. (1978), König (1978), Schmidt (1978a, b, 1980), Buchkremer (1979), Budman & Wertlieb (1979), Pomerleau (1979), Sachs et al. (1979), Schneller et al. (1980), Stachnik (1980)
Information des Patienten, Befolgung ärztlicher Maßnahmen		Ley et al. (1976), Rachman & Philips (1976), Ley (1977a, b), Scheele (1978), Wildgrube (1978), Schmidt (1980), Schneller & Wildgrube (1980)
Betreuung von Patienten im Krankenhaus (oft Kinder)		Engelhardt et al. (1973), Veeneklas et al. (1975), Frey et al. (1976), Melamed (1977), Biermann (1978), Tewes (1978), Schmidt (1980)
Prävention im medizinischen Bereich	generell	Rachman & Philips (1976), Malzahn (1978), Authier (1979), Wertlieb (1979), Basler (1980), Davidson & Davidson (1980), Stachnik (1980)
	Krebs	Verres (1977, 1978)
	Herz-kreislauf	Kasl (1980), Leventhal et al. (1980), Meyer, Maccoby & Farquhar (1980), Meyer et al. (1980)
Rehabilitation im medizinischen Bereich	generell	Grzesiak (1979), Tewes & Mayer (1980)
	Herz-kreislauf	Egger (1979)
Vorbereitung auf und Verarbeitung von Operationen und Anästhesie	generell	Janis (1958), Abram (1975), Melamed & Siegel (1975), Howells (1976), Auerbach & Kilmann (1977), Davies-Osterkamp (1977), Schmidt (1978c), Schneller & Wildgrube (1980), Dony (in diesem Buch)
	Herzoperationen	Dahme et al. (1977), Flemming et al. (1978), Davies-Osterkamp & Möhlen (1978), Davies-Osterkamp & Salm (1980)

Fortsetzung Tabelle 2

Vorbereitung auf Maß- nahmen bei Bewußtsein (ohne Zahnmedizin)	Johnson & Leventhal (1974), Shipley et al. (1978), Kendall et al. (1979), Schmidt (1979), Shipley et al. (1979), Salm & Gottwik (1980)
Vorbereitung auf zahn- medizinische Maßnahmen	Melamed et al. (1978), Sachs et al. (1979), Schmidt (1979), Schneller & Wildgrube (1980)
Chronische Krankheiten und ihre Folgen, z.B. Prothesen (ausschließ- lich Dialyse)	Steinhauer et al. (1974), Longin & Rooney (1975), Speidel et al. (1975), Chapman & Cox (1977), Wirsching et al. (1977), Pavlou et al. (1979), Steinhausen (1979), Meyerowitz (1980), Tewes & Mayer (1980)
Dialyse	Anderson (1975), De-Nour & Czaczkes (1976), Steele et al. (1976), Balck et al. (1978), Cole et al. (1979), Hart (1979), Schneller & Wildgrube (1980)
Onkologie	Grissom et al. (1975), Simonton & Simonton (1975), Cullen et al. (1976), Prindull & Schulze (1978), Spinetta & Maloney (1978), Koocher et al. (1979), Meyerowitz (1980), Schneller et al. (1980)
Schmerzdiagnostik und -therapie	Sternbach (1974), Weisenberg (1975, 1977), Fordyce (1976), Metzger (1976), Scott & Barber (1977), Medert-Dornscheidt (1978), Degood (1979), Davies-Osterkamp & Pöppel (1980), Schneller & Wildgrube (1980)
Sterben und Tod	Spikes & Holland (1975), Weininger (1975), Easson (1976), Shady (1976), Herzig (1978), Koch & Schmeling (1978), Schmeling & Koch (1978), Steigerwald (1980)

Unter psychologischen Aspekten interessiert nicht nur die Arzt-Patient-Interaktion, sondern in gleichem Maße die Interaktion von Pflegekräften und anderen Personen im ärztlichen Umkreis mit den Patienten sowie mit den Angehörigen (vgl. SCHMIDT 1980).

Die Arzt-Patient-Interaktion im Krankenhaus und auf einzelnen Krankenstationen (z.B. Intensivstation) nehmen eine Sonderstellung ein und bedürfen deshalb einer sorgfältigen Analyse (vgl. ENGELHARDT et al. 1973; SCHMIDT 1978b; TEWES 1978; Tabelle 2).

Tabelle 2 enthält Spezifikationen zu diesen globalen Ausführungen über Fragestellungen der Psychologie in der Medizin und Hinweise auf Publikationen, die der weiterführenden Lektüre dienen können.

Nach dieser skizzenhaften Darstellung der Praxismöglichkeiten soll in einem kursorischen Überblick die Praxis*wirklichkeit* der Psychologie in der Medizin vor allem in der Bundesrepublik Deutschland charakterisiert werden, wie sie sich aus der Literatur, den Diskussionen auf verschiedenen Veranstaltungen der Gesellschaft für Medizinische Psychologie und zwei Umfragen des Vorstandes dieser Gesellschaft ergibt.

Trotz der sehr geringen Personaldecke der meisten Einrichtungen für Medizinische Psychologie sind die Praxisfelder insgesamt betrachtet - zumindest unter Einschluß praxisorientierter Forschung - außerordentlich breit gestreut. Allerdings ist zu bedauern, daß wegen fehlender Personalstellen viele der wesentlichen Praxistätigkeiten (z.B. Betreuung onkologischer Patienten) nur an einer oder wenigen Stellen und mit jeweils wenigen Patienten wahrgenommen werden können.

Hinsichtlich der Praxisfelder dominieren psychiatrische und neurologische Einrichungen, was schon dadurch begründet ist, daß viele medizinisch-psychologische Institutionen Abteilung solcher Kliniken sind oder aus diesen Kliniken hervorgingen. Erfreulicherweise haben die medizinischen Psychologen in der Bundesrepublik jedoch eine Vielzahl anderer Kliniken und Ambulanzen miteinbezogen.

Die in der Praxis von Medizinischen Psychologen bearbeiteten Fragestellungen weisen auch unter Ausklammerung der Problemstellungen in
Psychiatrie, Neurologie und Psychosomatik[2] ein weites Spektrum auf.
Sie reichen von präventiven Maßnahmen im Rahmen der Krebsvorsorge, bei
schieloperierten Kindern, bei Herzkatheterismus, in verschiedenen
chirurgischen Einrichtungen einschließlich der Herz-Thorax-Chirurgie
bis zur komplexen Betreuung von onkologischen Patienten, Dialysepatienten und ihren Angehörigen und Patienten auf Intensivstationen,
um nur einige wichtige Bereiche anzusprechen. Diese Fragestellungen
werden nicht ausschließlich direkt, sondern auch intermediär angegan-
gen, wobei sich die Multiplikatorfunktion Medizinischer Psychologen
auf die Beratung und Weiterbildung von Medizinstudenten, Ärzten und
Pflegekräften bezieht. Als intermediäre Interventionsmethoden werden
häufig Balint-Gruppen durchgeführt. Auf die in der Praxis der Psychologie in der Medizin angewandten Methoden wird in Abschnitt 3 ausführlicher eingegangen.

Einen relativ raschen Überblick zur Praxis in der Medizinischen Psychologie in der Bundesrepublik vermitteln die Zusammenfassungen des
2. Kongresses der Medizinischen Psychologie in Hamburg (Medizinische
Psychologie, 1978, Band 4, Heft 3, S. 183-246) und des 3. Kongresses
in Gießen (Eigendruck 1981). Die Breite der Praxis der Psychologie
in der Medizin in den USA wird durch ein Sonderheft der Zeitschrift
"Professional Psychology" (1979, Vol. 10, Nr. 4) und in ihren institutionellen und personellen Aspekten durch eine empirische Erhebung
von GOTTFREDSON & DYER (1978) besonders deutlich gemacht.

---

[2]Die Praxisfelder der Psychiatrie, Neurologie und Psychosomatik und
die in diesen auftretenden Fragestellungen werden keineswegs als
unwichtig oder bereits genügend geklärt angesehen, sondern gehören
selbstverständlich zu den zentralen Bereichen der Psychologie in
der Medizin. In diesem Kapitel werden sie jedoch ausgeklammert, weil
diese Fragestellungen bereits in vielen Publikationen der Klinischen
Psychologie ausführlich abgehandelt wurden

3. Psychologische Methoden für die Praxis der Psychologie in der Medizin

Die Darstellung und Beurteilung der bislang in der Praxis verwandten
und zu empfehlenden psychologischen Methoden im Bereich der Medizin
bereitet große Schwierigkeiten. Wie schwer es ist, psychologische
Methoden der Diagnostik, Beratung, Prävention und Intervention zu
evaluieren, ergibt sich schon aus der Vielfalt der Fragestellungen
der Psychologie in der Medizin, wie sie in Tabelle 2 angedeutet ist.
Die Fragestellungen reichen von diagnostischen und Vorbereitungsmethoden bei akuten Maßnahmen bis zu extremsten Eingriffen und von der
"üblichen" Arzt-Patient-Interaktion in der Praxis des niedergelassenen
Arztes bis zu Interaktionen in Kliniken für Patienten mit chronischen
Schmerzen oder bei Sterbenden. Hinzu kommt, daß die Psychologie bei
der Analyse der Reaktionen auf belastende Situationen und von Krisen
bislang konzeptuell relativ wenig anzubieten hat (vgl. SCHMIDT &
BECKER 1977; AUERBACH & KILMANN 1977). Im folgenden sollen nur einige
Aspekte der psychologischen Methoden für die Praxis der Psychologie
in der Medizin angesprochen werden.

In der *Psychodiagnostik* ist in den letzten Jahren ein Trend weg von
der Eigenschaftsmessung hin zur Zustandsmessung und zur Beachtung
situativer Variablen festzustellen. Bei der psychologischen Messung
in nicht-psychiatrischen und nicht-neurologischen Einrichtungen der
Medizin ist diese Tendenz besonders deutlich erkennbar. Sie geht wohl
vor allem darauf zurück, daß es sich um Patienten handelt, die zumindest vor ihrer körperlichen Erkrankung psychisch unauffällig waren
und deren Zustandsveränderungen deshalb wesentlicher sind als die
"Primärpersönlichkeit". Bei gravierenden, chronischen Erkrankungen
und erheblichen Eingriffen ist jedoch mit tiefgreifenderen Persön-
lichkeitsveränderungen zu rechnen, so daß zumindest in diesem Bereich
die Instrumente der Eigenschaftsdiagnostik mit Gewinn eingesetzt
werden können.

Bislang fehlt es fast völlig an umfangreichen Publikationen über die Psychodiagnostik in neuen Feldern der Medizin. Von KRUG (1977) werden vor allem traditionelle Fragestellungen mit herkömmlichen Meßinstrumenten aus der Schule CATTELLs bearbeitet. In den empirischen Untersuchungen zur Psychologie in der Medizin werden neben bekannten eher eigenschaftsbezogenen Fragebogen die unterschiedlichsten Meßvariablen verwandt, die nur selten hinsichtlich ihrer Gütekriterien überprüft wurden. Sehr häufig werden Zustandsangst (oft mit extrem kurzen Skalen) und Befindlichkeit erfaßt, wobei oft Selbsteinstufungen verlangt werden, die für bestimmte Bereiche der Medizin spezifisch und dadurch kaum miteinander vergleichbar sind (vgl. SCHMIDT 1979). Es besteht hierbei ein Dilemma zwischen anzustrebender Vergleichbarkeit einerseits und Validität, die bei bereichsübergreifenden Messungen gering ist, andererseits. Neben diesen Selbstratings werden Fremdratings von Ärzten, Psychologen und Pflegekräften am meisten verwandt. Obwohl im Zusammenhang mit somatischen Erkrankungen und ihrer psychischen Verarbeitung den Coping-Strategien in Diskussionen sehr viel Beachtung geschenkt wird, gibt es bisher kaum Skalen oder Ratingverfahren, die über die einfache Dimension der "Repression-Sensitization" hinausgehen. Über die erwähnten Verfahren hinaus werden relativ häufig psychophysiologische Messungen vorgenommen.

Nur selten wird diskutiert, inwieweit die mit Skalen oder psychophysiologisch erfaßten Zustandsveränderungen überhaupt psychologisch oder klinisch relevant sind. Es fehlt an Kriterien zur Beurteilung beispielsweise, bei welchem Ausmaß eine Veränderung individuell wirklich bedeutsam ist und als Stressor bezeichnet werden kann. Der Nachweis statistischer Signifikanz zwischen Gruppen kann diese Kriterien nicht ersetzen.

Zwei Entwicklungen auf dem Gebiet der Psychodiagnostik, die für weite Teile der Medizin von Bedeutung sein können, seien hervorgehoben. DAVIES-OSTERKAMP & SALM (1980) beschreiben ausführlich die Methodik, die sie verwandten, um in den medizinischen Belastungssituationen der Herzoperation und des Herzkatheterismus psychische Adaptationsprozesse differenziert zu erfassen. Im wesentlichen erarbeiteten sie die Adaptationsprozesse anhand von Ratings auf einer Reihe von Dimensionen, die sich an ausführliche halbstrukturierte Interviews anschlossen. Eine noch stärkere Strukturierung der Befragung mit unmittelbar an bestimmte Fragen gebundene Ratings und Entscheidungen - wie es in manchen psychiatrischen Interviews üblich ist (vgl. SCHMIDT & KESSLER 1976) - könnte auch auf diesem Gebiet erfolgreich eingesetzt werden. Allerdings bringt eine sehr starke Strukturierung zwangsläufig eine Bereichsspezifität mit sich, die den Vergleich verschiedener Patientengruppen erschweren kann.

Die Konstruktion eines für vielfältige Fragestellungen in der Medizin anwendbaren Fragebogens wurde von MILLON angestrebt. Das Millon Behavioral Health Inventory (MBHI) umfaßt 150 Items, die zu 20 Skalen zusammengefaßt werden (vgl. Tabelle 3).

Tabelle 3: 20 Skalen des Millon Behavioral Health Inventory
(nach MILLON et al. 1979)
Die Bezeichnung der Skalen ist so gewählt, daß sie einer Beantwortungsbevorzugung in Schlüsselrichtung entspricht

Personality style:	introversive personality inhibited personality cooperative personality sociable personality confident personality forceful personality respectful personality sensitive personality
Psychogenic attitude:	chronic tension recent stress premorbid pessimism future despair social alienation somatic anxiety
Psychosomatic correlate:	allergic inclination gastrointestinal susceptibility cardiovascular tendency
Prognostic index:	pain treatment responsivity life-threat reactivity emotional vulnerability

Erste Ergebnisse hinsichtlich der Gütekriterien liegen vor (vgl.
MILLON et al. 1979). Jedoch müssen auch nach Meinung der Autoren weitere Untersuchungen mit dem Instrument abgewartet werden.

Bei medizinischen Fragestellungen ist eine differenzierte Psychodiagnostik und damit auch die Verwendung eines derart elaborierten Fragebogens wie den von MILLON nicht immer möglich, da häufig extreme Bedingungen, z.B. Bewußtseinsstörungen, starke Schmerzen, Behinderungen durch Apparaturen, starke Einstellungs- und Konzentrationsstörun-
gen vorliegen. Sieht man von diesen Extremen ab, so bleibt für weite
Bereiche der Medizin der Anspruch einer differenzierten Psychodiagnostik gleichwohl bestehen.

Der primären und sekundären *Prävention* kommt im medizinischen Feld
ein hoher Stellenwert zu (vgl. VERRES 1977; BECKER 1978; BASLER 1980;
DAVIDSON & DAVIDSON 1980). Die Methoden sind zu komplex und zu heterogen, um sie in diesem Zusammenhang würdigen zu können. Um eine hinreichende Breitenwirkung zu erzielen, ist die Einbeziehung von Massen-
medien unabdingbar, wie sie in den USA von MEYER et al. (1980) bei
der Prävention von Herz-Kreislauf-Erkrankungen erfolgte. Die sich daran anschließenden Diskussionen von Experten sind unter methodischen
und inhaltlichen Aspekten der Prävention sehr interessant (vgl. KASL
1980; LEVENTHAL et al. 1980; MEYER, MACCOBY & FARQUHAR 1980).

Die auf Prävention und Intervention abzielende *Beratung* ist im
Feld der Medizin bisher kaum systematisch behandelt und empirisch untersucht worden. Schon deshalb sollte dieser universellen Methode das
besondere Augenmerk der Psychologie in der Medizin gelten. SCHMIDT
(1980) hat eine Reihe von Aspekten und Methoden zusammengestellt, die
im Beratungsgespräch von Bedeutung sind. Dabei kann man sich sowohl
auf die Erfahrungen der Psychologie in anderen Bereichen (vgl. SCHEL-
LER & HEIL 1977) und auf die Ergebnisse zur Verbesserung von Kommu-
nikationsabläufen zwischen Ärzten und Patienten (vgl. LEY et al. 1976;
LEY 1977a, b) stützen. Besonders notwendig erscheint es, die Beratung
patientenorientiert zu gestalten, dem Patienten einen Lernprozeß zu
ermöglichen und ihn progressiv mit den strukturellen und emotionalen

Problemen vertraut zu machen, anstatt ihn mit Direktiven und oft
schwer verständlichen Diagnosen und Maßnahmen zu konfrontieren. Die
verheerenden Folgen, die ohne adäquate Beratung eintreten können, haben beispielsweise ENGELHARDT et al. (1973) mit anschaulichen Beispielen belegt. Das Beratungsgespräch wird zumindest bei schwierigen
Fällen in der Regel durch spezifische psychologisch fundierte Vorbereitungsmaßnahmen und Nachbetreuungen zu flankieren sein (vgl.
SCHMIDT 1980).

Zur vorbereitenden und kurativen *Intervention* liegen bereits vielfältige Erfahrungen in verschiedenen Bereichen der Medizin vor, die
erfolgversprechend zu sein scheinen. Die Vorbereitung auf chirurgische Eingriffe (vgl. DAVIES-OSTERKAMP 1977; SCHMIDT 1978c) und auf
medizinische Maßnahmen, die bei Bewußtsein erfolgen (vgl. SCHMIDT
1979), stützt sich neben der gezielten Information des Patienten,
die differentiell erfolgen muß, vor allem auf eine größere Zahl gut
erprobter verhaltenstherapeutischer Techniken. Diese Techniken können
vor dem Eingriff, während bewußt erlebter Maßnahmen und danach ein-
setzen. Bei Kindern haben sich auch im zahnärztlichen Bereich vor
allem Methoden des Modellernens bewährt (vgl. MELAMED 1977; THELEN
et al. 1979; SCHMIDT 1979), die jedoch auch bei Erwachsenen erfolgreich benutzt werden können. Vor allem die Arbeiten von SHIPLEY et
al. (1978; 1979) mahnen jedoch zur Vorsicht, Modellernen generell
einzusetzen, da "Repressors" bei der Gastroskopie nach Modellernen
ängstlicher reagierten. Neben verschiedenen Entspannungsmethoden
(auch in Kombination mit anderen Verfahren) wurden vor allem die aus
der Verhaltenstherapie entwickelte Streßimpfung und die kognitive Restrukturierung erfolgreich erprobt (vgl. BAKAL 1979; MEICHENBAUM
1979; SCHMIDT 1979, 1980). Inzwischen gibt es eine Reihe von verhaltenstherapeutischen Verfahren, die bei speziellen Symptomen - auch
vorbereitend - gezielt verwandt werden können, wobei Schmerzen eine
besondere Beachtung fanden (vgl. WEISENBERG 1977).

Schließt man Patienten aus der Betrachtung aus, die weitgehend unabhängig von der Erkrankung schon psychisch auffällig sind, oder sehr
komplizierte Langzeitfälle, so wird bei eingetretenen Ausnahme- oder
Krisenzuständen das Repertoire der Krisenintervention (vgl. REITER

1975; BALDWIN 1980) bzw. die supportive Therapie (vgl. FREYBERGER
& SPEIDEL 1976) zum Tragen kommen. In vielen Fällen sind dann ausge-
feiltere, insbesondere die differenzierte Mitarbeit des Patienten er-
fordernde Therapieformen nicht anwendbar. Selbstverständlich können
diese nach Überwindung der akuten Krise eingesetzt werden.

Bei chronischen Erkrankungen, onkologischen Erkrankungen, Ersatz
wichtiger Organe, lebensbedrohlichen Krankheiten und in der Phase
des Sterbens sind die therapeutischen und rehabilitativen Methoden
verständlicherweise wesentlich heterogener und bezüglich des Erfolges,
der ohnehin selten eine echte Heilung sein kann, schwerer abzuschätzen.
In diesen Fällen finden neben stützenden Verfahren häufig auch analytisch orientierte Methoden Verwendung. Probleme und Methoden der
Rehabilitation wurden von TEWES & MAYER (1980) dargelegt. Zur Linderung oder Bewältigung oben angesprochener Problembereiche haben sich
in den letzten Jahren zunehmend Selbsthilfegruppen konstituiert
(vgl. MOELLER 1978).

Der mit den bislang vorliegenden Ergebnissen zur Psychodiagnostik
und Intervention im Feld der Medizin vertraute Diplom-Psychologe
kann bereits bei einer Vielzahl von Problemstellungen Hilfen anbieten. Bei einer Reihe von Fragestellungen setzt die verantwortungs-
bewußte praktische Anwendung psychologischer Methoden jedoch die weitere Entwicklung von Meßinstrumenten voraus. Diese sollen differentielle Ansatzpunkte für die Verwendung vorhandener Therapiemethoden
ergeben bzw. die Erarbeitung darauf abgestimmter therapeutischer Pro-
gramme ermöglichen. Das gilt vor allem auch dann, wenn die psychologischen Methoden an Ärzte und Pflegekräfte weitergegeben werden
sollen.

4. Personelle Ausstattung

Praxisbezogene Forschung und direkt praktische Tätigkeiten setzen
eine hinreichende personelle Ausstattung voraus, die zumindest in der

Bundesrepublik nicht annähernd vorhanden ist. Die Medizinische Psychologie verfügt zwar an fast allen Medizinischen Fakultäten über Professorenstellen, jedoch meist nur über eine solche. Mitarbeiterstellen sind in der Regel auch nur in geringer Zahl (oft nur eine Stelle) vorhanden. Daraus ergibt sich, daß an allen Medizinischen Fakultäten der Bundesrepublik Deutschland nur etwa 100 Fachleute (Diplom-Psychologen und Ärzte) auf dem Gebiet der Medizinischen Psychologie tätig sind. Bedenkt man die außerordentlich hohen Lehrverpflichtungen und zahlreiche andere Aufgaben, so muß es erstaunen, was von dieser kleinen Gruppe Medizinischer Psychologen in Forschung und Praxis geleistet wird.

In den USA ist die Situation der Medizinischen Psychologie wesentlich positiver. An Medical Schools waren im Jahre 1976 2336 Psychologen tätig (LUBIN et al. 1979), d.h. durchschnittlich fast 21 pro Medizinische Fakultät (NATHAN et al. 1979). Aus beiden Untersuchungen geht hervor, daß die Zuwachsraten in den USA pro Jahr weiterhin gut 10 % betragen, während in der Bundesrepublik seit langem eine Stagnation erkennbar ist. Aufgrund dieser wesentlich besseren personellen Ausstattung ist es nicht verwunderlich, daß praxisbezogene Forschung und praktische Tätigkeit von Psychologen in der Medizin in den USA ungleich höheren Stellenwert haben.

Unglücklicherweise sind die Klinischen Psychologen, die in Universitätskliniken (außer Psychiatrie und Neurologie) und anderen Kliniken arbeiten, bisher nach meiner Kenntnis nicht genügend erfaßt und zusammengeschlossen. Nicht einmal ihre Zahl ist annähernd bekannt. Während an Kurkliniken und Rehabilitationskliniken die Zahl Klinischer Psychologen stark zugenommen hat, sind Fachkliniken für Innere, Pädiatrie, Gynäkologie, HNO usw. sehr häufig noch ohne Psychologen, oder ein "Einzelkämpfer" muß sich mit einer Vielfalt von Aufgaben auseinandersetzen. An Allgemeinkrankenhäusern und in ambulanten Einrichtungen sind Psychologen in der Bundesrepublik so gut wie nicht beschäftigt. Die Publikationen mit Praxisrelevanz sind über verschiedenste Zeitschriften verstreut und lassen nicht genügend erkennen, welchen Stand die Praxis der Psychologie in der Medizin in der Bundesrepublik außerhalb der Medizinischen Psychologie i.e.S. erreicht hat.

5. Institutionalisierung und Modelle

In der Bundesrepublik stellt sich die Institutionalisierung der Psychologie wie folgt dar (vgl. SCHMIDT 1978a):

Von den Medizinischen Fakultäten wurden meist unabhängig von bestehenden klinisch-psychologischen Einrichtungen Abteilungen oder Institute für Medizinische Psychologie geschaffen und Psychologen oder Mediziner berufen, die vor allem das umfangreiche vorklinische Lehrangebot sichern sollen. In diesen Fällen ist die Medizinische Psychologie meist unkoordiniert mit anderen psychologischen Diensten in der Vorklinik angesiedelt.

An einigen Universitäten ist die Medizinische Psychologie Teil größerer sozialwissenschaftlicher Einheiten, die meist als Ganzes selbständig sind.

An einigen Universitäten wurden bestehende klinisch-psychologische oder psychiatrische oder psychotherapeutische Einrichtungen personell und in den Aufgaben um die Medizinische Psychologie erweitert. Von diesen Institutionen werden meist Aufgaben der Klinischen Psychologie oder Psychotherapie oder Psychiatrie zusammen mit der Medizinischen Psychologie i.e.S. wahrgenommen.

Sehr häufig wurde die Medizinische Psychologie nicht neu institutionalisiert, sondern die vorhandene Ausstattung benutzt, um zusätzliche neue Aufgaben, vor allem in der Lehre, zu übernehmen.

Um der Medizinischen Psychologie zu einer stärkeren Eigenständigkeit und Profilierung zu verhelfen und um Begriffsverwirrungen (beispielsweise hinsichtlich Medizinischer Psychologie und Klinischer Psychologie) zu vermeiden, scheinen *zentrale Einrichtungen* (vgl. SCHMIDT 1978a) erforderlich. Die Anbindung an einzelne Kliniken ist zwar hinsichtlich der Intensität der Interaktionen von Vorteil, reduziert aber das Spektrum von vornherein meist auf psychiatrische Fragestellungen.

Eine zentrale Einrichtung für Psychologie in der Medizin könnte Beratungen und Konsiliardienste durch einzelne Psychologen oder als Institution wahrnehmen. Dieses Modell führt aber zwangsläufig zu einer relativ großen Distanz zu den Kliniken und ihren Patienten. Sowohl in den USA als auch in der Bundesrepublik wird deshalb einem *Liaison-Service* der Vorzug gegeben. Wie in der Psychiatrie (vgl. STRAIN & GROSSMAN 1975) sind diese Dienste so aufgebaut, daß einzelne Mitglieder der zentralen Einrichtungen über längere Zeitspannen auf den Stationen mitarbeiten und dadurch dort sehr viel stärker integriert sind, jedoch andererseits die Beziehung zur Mutterdisziplin erhalten. Derartige praktische Dienste und die sie begleitenden längerfristigen Forschungsvorhaben setzen voraus, daß an den Einrichtungen Dauerstellen vorhanden sind.

Durch dieses Modell ist bereits die direkte Behandlung von medizinischen Patienten durch Psychologen (als Ergänzung der ärztlichen) impliziert. Daneben sollen jedoch praxisorientierte Forschungsergebnisse, wenn immer möglich, an Ärzte und Pflegepersonal weitergegeben werden, also eine intermediäre Intervention eingeleitet werden. Inwieweit diese Prävention und Intervention apersonal durch Broschüren, Tonbänder, Videofilme und Filme gestaltet werden kann, ist noch offen, Versuche dazu sind in größerer Zahl vorhanden. Im Augenblick scheint es jedoch problematisch, einen nicht-differentiellen Ansatz zu wählen (vgl. SCHMIDT 1980).

6. <u>Probleme der Praxis</u>

Wie bereits in der Einleitung erwähnt, ergibt sich zunächst ein Problem durch die unklare Firmierung, da in der Bundesrepublik die Begriffe Medizinische Psychologie, Klinische Psychologie, Psychologie in der Medizin und Psychologische Medizin nur sehr unzureichend definiert sind. In den USA ist die Situation ähnlich, wobei dort vor allem der Begriff Behaviorale Medizin in Mode gekommen, aber auch nicht scharf definiert ist (vgl. ASKEN 1979; MASUR 1979). Die Dis-

kussion um begriffliche Abklärung könnte man getrost ad acta legen,
wenn nicht davon abhinge, daß ein "Markenname" entsteht, der auch von
anderen Berufsgruppen und Laien rasch mit einer möglichst korrekten
Bedeutung versehen ist.

Wie in allen angewandten Disziplinen stellt auch im Bereich der
Psychologie in der Medizin die Praxis eine große Chance dar, da sie
am stärksten zur sichtbaren Profilierung vor allem in einer sehr
stark praxisorientierten Medizin beiträgt. Die Praxis der Psychologie in der Medizin birgt aber auch große Gefahren in sich, zumal
völlig unklar ist, wie die Vielfalt der Fragestellungen von der geringen Zahl von Fachleuten bearbeitet werden soll. Durch eine "breite" Übernahme von allen möglichen Aufgaben kann es zu einem Verschleiß
der wenigen Psychologen in der Medizin kommen, der Vorauskredit rasch
verspielt sein, vor allem dann, wenn übersteigerte Erwartungen von
Ärzten und Patienten vorliegen. Unbedingt erforderlich wäre eine Ko-
sten-Nutzen-Rechnung, aus der hervorgeht, in welchem Maß die psychologische Prävention und Intervention zur Verminderung von Beschwerden und zum Einsparen von Kosten beiträgt. Bei der kurzfristigen
Betrachtungsweise pro Patient kann es nämlich so erscheinen, als
würden durch die psychologische Betreuung der Pflegesatz bzw. die
ambulanten Kosten erhöht, auch wenn bei mittel- oder langfristiger
Betrachtung mit Sicherheit der umgekehrte Schluß gezogen werden muß
(vgl. ROSEN & WIENS 1979).

Um zu einer verantwortbaren Praxis der Psychologie in der Medizin zu
kommen, die auf die Dauer tragfähig ist, sind weit mehr und umfang-
reichere *Forschungsprojekte* erforderlich. Insbesondere fehlt es an
eigenständigen Entwicklungen der Psychologie in der Medizin, die bisher zu stark von der Übertragung von Erkenntnissen aus anderen psychologischen Bereichen zehrt. Neben der praxisorientierten Forschung
darf die Grundlagenforschung nicht vernachlässigt werden.

Um die Psychologie in der Medizin dauerhaft zu etablieren, muß unbedingt eine vermehrte *Ausbildung* im Hinblick auf diese Aufgaben erfolgen. Dabei scheint es sinnvoll, die Psychologie in der Medizin
als eine Spezialisierung innerhalb der Klinischen Psychologie anzu-

sehen, wie es in der Bundesrepublik Deutschland erstmals im Trierer Curriculum geschieht. Der "traditionelle" Klinische Psychologe und der Psychologe für die Medizin sollten demnach eine gemeinsame Grundausbildung von einigen Semestern erhalten und sich dann, soweit das im Studium möglich ist, bereits spezialisieren. Derartige Spezialisierungen sind vordringlich, wenn das Nachwuchsproblem gelöst werden und eine Implementierung der Psychologie in der Medizin Fortschritte machen soll. Vermutlich werden Stellenangebote und damit die personelle Ausstattung in dem Maße ansteigen, wie es der Psychologie in der Medizin gelingt, den verschiedenen Bereichen Angebote zu machen und eine, auch in den Augen anderer Berufsgruppen und der Patienten, wertvolle Tätigkeit zu leisten. Selbstverständlich sollen auch interessierte Ärzte durch gezielte Weiterbildungsangebote zur Übernahme von Aufgaben der Psychologie in der Medizin vorbereitet werden. Während Psychologen in Aus- und Weiterbildung mit den medizinischen Problemstellungen vertraut gemacht werden müssen, aber bereits über recht differenzierte Kenntnisse und Methoden der Psychologie verfügen, gilt es, bei den Ärzten gerade den neuesten Stand der Psychologie in Theorie und Praxis zu vermitteln.

In den USA sind einige Curricula für Psychologie in der Medizin in der Entwicklung oder in der Erprobung (vgl. OLBRISCH & SECHREST 1979; SWAN et al. 1980).

Viele Fragestellungen einer Psychologie in der Medizin können nur in *Zusammenarbeit mit anderen Berufsgruppen* bearbeitet werden. Eine enge Interaktion mit Ärzten verschiedener Fachrichtungen ist dabei selbstverständliche Voraussetzung. Kenntnisse über Krankenstationen, ärztliche Professionalisierung, ärztliches Handeln usw. sind zur Vermeidung von fundamentalen Mißverständen unbedingt erforderlich. Bei einer Reihe von Aufgaben der Psychologie in der Medizin besteht ein Konkurrenzverhältnis zu einer erweiterten Psychiatrie (vgl. HOWELLS 1976) oder Einrichtungen für Psychosomatik/Psychotherapie. Diese Disziplinen sind jedoch untereinander und von der Psychologie andererseits in ihren Fragestellungen und insbesondere in ihren Methoden derart verschieden, daß sie m.E. ohne Schwierigkeiten bei der Vielzahl der Problemstellungen nebeneinander oder noch besser integriert

existieren können. Eine überzogene berufsständische Abkapselung sollte von den Psychologen in der Medizin nicht versucht werden (ist
meist auch nicht vorhanden) und sollte bei den Vertretern anderer
Fachrichtungen so weit wie möglich abgebaut werden.

LITERATUR

ABRAM HS (1975) Psychiatry and surgery. In: FREEDMAN, AM, KAPLAN,
    HI, SADOCK, BJ (Eds.) Comprehensive textbook of psychiatry-II,
    vol. 2. Williams & Wilkens, Baltimore, S. 1759-1765

ANDERSON K (1975) The psychological aspects of chronic hemodialysis.
    Psychiat Ass J 20: 385-391

APA task force on health research (1976) Contributions of psychology
    to health research. Amer Psychol 31: 263-274

ASKEN MJ (1979) Medical psychology: Toward definition, clarification,
    and organization. Prof Psychol 10: 66-73

AUERBACH SM, KILMANN PR (1977) Crisis intervention: a review of
    outcome research. Psychol Bull 84: 1180-1217

AUTHIER J (1979) The family life cycle seminars: An innovation
    health care psychology program. Prof Psychol 10: 451-457

BAKAL DA (1979) Psychology and medicine. Tavistock, London

BALCK F, KOCH U, SPEIDEL H (1978) Zusammenhänge zwischen der Art
    der Partnerbeziehung und dem Erleben der Dialyse-Situation bei
    chronischen Dialysepatienten. Med Psychol 4: 221-222

BALDWIN BA (1980) Styles of crisis intervention: Toward a convergent
    model. Prof Psychol 11: 113-120

BASLER HD (1980) Medizinische-psychologische Interventionsmöglichkei-
    ten im präventiven Bereich. In: SCHNELLER T et al. (Hg.) Medi-
    zinische Psychologie III. Die Integration psychologischer Konzep-
    te in die Medizin. Kohlhammer, Stuttgart, S. 38-65

BASLER HD et al. (1978) Medizinische Psychologie II. Soziale Aspekte
    der Medizin. Kohlhammer, Stuttgart

BASLER HD, BISKUP KH, BRUNSCHÖN D (1979) Grenzen der individuellen
    Prävention des psychischen Hospitalismus. Med Psychol 5: 181-193

BECKER P (1978) Prävention psychischer Störungen. In: SCHMIDT LR (Hg.)
    Lehrbuch der Klinischen Psychologie. Enke, Stuttgart, S. 361-378

BERGER M (1977) Psychology in paediatrics and child care. In: RACHMAN
    S (Ed.) Contributions to medical psychology, vol 1. Pergamon,
    Oxford, S. 137-152

BIBACE R, WALSH ME (1979) Clinical developmental psychologists in
    family practice settings. Prof Psychol 10: 441-450

BIERMANN G (Hg) (1978) Mutter und Kind im Krankenhaus. Reinhardt,
    München

BLOOM LJ (1979) Psychology and cardiology: Collarboration in coronary treatment and prevention. Prof Psychol 10: 485-490

BRADSHAW PW (1975) Loosening the marital bonds of clinical psychology: Psychologists in the general hospital. New Zealand Psychol 4: 10-18

BUCHKREMER G (1979) Verhaltenstherapie bei somatischen Erkrankungen. Mitteilungen der DGVT 11: 78-113

BUDMAN SH, WERTLIEB D (Eds) (1979) Special issue: Psychologists in health care settings. Prof Psychol 10: 4

CHAPMAN CR, COX GB (1977) Anxiety, pain, and depression surrounding elective surgery: A multivariate comparison of abdominal surgery patients with kidney donors and recipients. J Psychosom Res 21: 7-15

COLE BH, STELZER S, BAYERSDORFER MU (1979) Development of an psychosocial program on a dialysis unit. Prof Psychol 10: 200-206

CULLEN JW, FOX BH, ISOM RN (Eds) (1976) Cancer: The behavioral dimensions. Raven, New York

DAHME B, EHLERS W, ENKE E, ROSEMEIER HP, SCHEER JW, SCHMIDT LR, WILDGRUBE K (1977) Lernziele der Medizinischen Psychologie. Empfehlungen zu den Zielen und Methoden des Unterrichts. Urban & Schwarzenberg, München

DAHME B et al. (1977) Die psychische Bewältigung von Herzoperationen und Intensivpflege. Med Psychol 3: 129-136

DAVIDSON PO, DAVIDSON SM (1980) Behavioral medicine: Changing health lifestyles. Brunner & Mazel, New York

DAVIES-OSTERKAMP S (1977) Angst und Angstbewältigung bei chirurgischen Patienten. Med Psychol 3: 169-184

DAVIES-OSTERKAMP S, MÖHLEN K (1978) Postoperative Genesungsverläufe bei Patienten der Herzchirurgie in Abhängigkeit von präoperativer Angst und Angstbewältigung. Med Psychol 4: 247-260

DAVIES-OSTERKAMP S, PÖPPEL E (1980) Emotionsforschung in der Medizin. Vandenhoeck & Ruprecht, Göttingen

DAVIES-OSTERKAMP S, SALM A (1980) Ansätze zur Erfassung psychischer Adaptationsprozesse in medizinischen Belastungssituationen. Med Psychol 6: 66-80

DEGOOD DE (1979) A behavioral pain-management program: Expanding the psychologist's role in a medical setting. Prof Psychol 10: 491-502

DENEKE FW et al. (Hg) (1977) Lehrbuch der Medizinischen Psychologie. Böhlau, Köln

DE-NOUR AK, CZACZKES JW (1976) The influence of patient's personality on adjustment to chronic dialysis. J Nerv Ment Dis 162: 323-333

DOUBRAWA R (1976) Probleme und Aufgaben der Kurpsychologie. Psychol Rundschau 27: 176-188

EASSON WM (1976) Psychological care of the dying child and his rela-
tives. In: HOWELLS JG (Ed) Modern perspectives in the psychiatric
aspects of surgery. Brunner & Mazel, New York, S. 671-686

EGGER J (1979) Klinische Psychologie in der rehabilitativen Kardio-
logie: ein Arbeitsmodell. Die Rehabilitation 18: 123-134

ENGELHARDT K, WIRTH A, KINDERMANN L (1973) Kranke im Krankenhaus.
Enke, Stuttgart

FLEMMING B et al. (1978) Die Beziehung von Persönlichkeitsvariablen
von Herzpatienten zu ihrem postoperativen psychopathologischen
Status. Med Psychol 4: 214-216

FORDYCE WE (1976) Behavioral methods for chronic pain and illness.
Mosby, St. Louis

FREY R, GERBERSHAGEN HU, MÜLLER KP (1976) Psychische Führung am
Krankenbett. Fischer, Stuttgart

FREYBERGER H (1976) Psychosomatic aspects of an intensive care unit.
In: HOWELLS JG (Ed) Modern perspectives in the psychiatric aspects
of surgery. Brunner & Mazel, New York, S. 549-569

FREYBERGER H, SPEIDEL H (1976) Die supportive Psychotherapie in der
klinischen Medizin. Bibl Psychiat 152: 141-169

GOTTFREDSON GD, DYER SE (1978) Health service providers in psychology. Amer Psychol 33: 314-338

GRISSOM JJ, WEINER BJ, WEINER EA (1975) Psychological correlates of
cancer. J Consult Clin Psychol 43: 113

GRZESIAK RC (1979) Psychological services in rehabilitation medicine:
Clinical aspects of rehabilitation psychology. Prof Psychol
10: 511-520

HART RR (1979) Utilization of token economy within a chronic dialysis
unit. J Consult Clin Psychol 47: 646-648

HEPP H (1976) Psychische Führung während der Geburt. In: FREY R et
al. (Hg) Psychische Führung am Krankenbett. Fischer, Stuttgart,
S. 17-23

HERZIG EA (Hg) (1979) Betreuung Sterbender. Rocom, Basel

HOWELLS JG (Ed) (1975) Modern perspectives in the psychiatry of
old age. Brunner & Mazel, New York

HOWELLS JG (Ed) (1976) Modern perspectives in the psychiatric aspects
of surgery. Brunner & Mazel, New York

JÄHRIG C (1978) Medizinische Psychologie in der Klinik: Ein Versorgungsmodell in der Inneren Medizin. Med Psychol 4: 209-211

JANIS IL (1958) Psychological stress - psychoanalysis and behavioral
studies of surgical patients. Academic Press, New York

JOHNSON JE, LEVENTHAL H (1974) Effects of accurate expectations and
behavioral instructions on reactions during a noxious medical
examination. J Personal Soc Psychol 29: 710-718

KASL SV (1980) Cardiovascular risk reduction in a community setting:
some comments. J Consult Clin Psychol 48: 143-149

KENDALL PC et al. (1979) Cognitive-behavioral and patient education interventions in cardiac catheterization procedures: The Palo Alto medical psychology project. J Consult Clin Psychol 47: 49-58

KINZEL W, SCHMID U (1972) Psychopathometrie bei internistischen Patienten. Arch Psychiat Nerv 216: 44-57

KOCH U, SCHMELING C (1978) "Umgang mit Sterbenden" - ein Lernprogramm für Ärzte, Medizinstudenten und Krankenschwestern. Med Psychol 4: 81-93

KÖHLE K, BÖCK D, GRAUHAN A (Hg) (1977) Die internistisch-psychosomatische Krankenstation. Rocom, Basel

KÖNIG W (Hg) (1978) Psychologie im Gesundheitswesen. Volk und Gesundheit, Berlin

KOOCHER GP, SOURKES BM, KEANE WM (1979) Pediatric oncology consultations: A generalizable model for medical settings. Prof Psychol 10: 467-474

KRUG SE (Ed) (1977) Psychological assessment in medicine. IPAT, Champaign, Ill.

LANGOSCH W, BRODNER G (1979) Ergebnisse einer psychologischen Verlaufsstudie an Herzinfarktpatienten. Z Klin Psychol 8: 256-269

LEBRAY PR (1979) Geropsychology in long-term care settings. Prof Psychol 10: 475-484

LEVENTHAL H, SAFER MA, CLEARY PD, GUTMANN M (1980) Cardiovascular risk modification by community-based programs for life-style change: Comments on the Stanford study. J Consult Clin Psychol 48: 150-158

LEY P (1977a) Psychological studies of doctor-patient communication. In: RACHMAN S (Ed) Contributions to medical psychology, vol 1. Pergamon, Oxford, S. 9-42

LEY P (1977b) Communication with the patient. In: COLEMAN C (Ed) Introductory psychology. Routledge & Kegan Paul, London, S. 321-343

LEY P, BRADSHAW PW, KINCEY JA, ATHERTON ST (1976) Increasing patients' satisfaction with communications. Brit J Soc Clin Psychol 15: 403-413

LONGIN HE, ROONEY WM (1975) Teaching denial assertion to chronic hospitalized patients. J Behav Ther Exp Psychiat 6: 219-222

LUBIN B et al. (1979) A symposium on psychologists in schools of medicine. Prof Psychol 10: 94-96

MALZAHN P (1978) Psychosoziale Variable als Barriere der Nutzung von Kindervorsorgeuntersuchungen. Med Psychol 4: 239-240

MARTIN MJ (1975) Psychiatry and medicine. In: FREEDMAN AM et al. (Eds) Comprehensive textbook of psychiatry - II, vol 2. Williams & Wilkins, Baltimore, S. 1737-1748

MASUR III FT (1979) An update on medical psychology and behavioral medicine. Prof Psychol 10: 259-264

MEDERT-DORNSCHEIDT G (1978) Zur psychophysiologischen Schmerzforschung. Med Psychol 4: 1-31

MEICHENBAUM DW (1979) Kognitive Verhaltensmodifikation. Urban &
Schwarzenberg, München

MELAMED BG (1977) Psychological preparation for hospitalization.
In: RACHMAN S (Ed) Contributions to medical psychology, vol 1.
Pergamon, Oxford, S. 43-74

MELAMED BG, SIEGEL LJ (1975) Reduction of anxiety in children facing
hospitalization and surgery by use of filmed modeling. J Consult
Clin Psychol 43: 511-521

MELAMED BG et al. (1978) Effects of film modeling on the reduction
of anxiety-related behaviors in individuals varying in level
of previous experience in the stress situation. J Consult Clin
Psychol 46: 1357-1367

METZGER R (1976) Verhaltensmodifikatiorische Ansätze bei chronischen
Schmerzzuständen. Unveröffentlichte Diplomarbeit, Saarbrücken

MEYER AJ, MACCOBY N, FARQUHAR JW (1980) Reply to Kasl and Leventhal
et al. J Consult Clin Psychol 48: 159-163

MEYER AJ et al. (1980) Skills training in a cardiovascular health
education campaign. J. Consult Clin Psychol 48: 129-142

MEYEROWITZ BE (1980) Psychosocial correlates of breast cancer and
its treatment. Psychol Bull 87: 108-131

MILLON T, GREEN CJ, MEAGHER RB jr (1979) The MBHI: A new inventory
for the psychodiagnostician in medical settings. Prof Psychol
10: 529-539

MOELLER ML (1978) Selbsthilfegruppen. Rowohlt, Reinbek

NATHAN RG, LUBIN B, MATARAZZO JD, PERSELY GW (1979) Psychologists
in Schools of Medicine 1955, 1964 und 1977. Amer Psychol 34:
622-627

OLBRISCH ME (1977) Psychotherapeutic interventions in physical
health. Amer Psychol 32: 761-777

OLBRISCH ME, SECHREST L (1979) Education health psychologists in
traditional graduate training programs. Prof Psychol 10: 589-595

PAVLOU M, JOHNSON P, DAVIS FA, LEFEBRE K (1979) A program of psychological service delivery in a multiple sclerosis center.
Prof Psychol 10: 503-510

POHLMEIER H (1980) Medizinische Psychologie. In: ASANGER R, WENNINGER
G (Hg) Handwörterbuch der Psychologie. Beltz, Weinheim, S. 282-
285

POMERLEAU OF (1979) Behavioral medicine: The contribution of the
experimental analysis of behavior to medical care. Amer Psychol
34: 654-663

PRINDULL G, SCHULZE S (1978) Psychologische Führung von Kindern mit
neoplastischen Erkrankungen. Deutsches Ärzteblatt 49: 2977-2979

RACHMAN SJ, PHILIPS C (1976) Arzt und Psychologe. - Ein Programm
zur Partnerschaft. Urban & Schwarzenberg, München

REITER L (1975) Krisenintervention. In: STROTZKA H (Hg) Psychotherapie. Urban & Schwarzenberg, München, S. 412-425

RESNICK MN (1975) Medical psychology: The approach in a general
hospital setting. Ontario Psychol 7: 7-10

ROSEN JC, WIENS AN (1979) Changes in medical problems and use of
medical services following psychological intervention. Amer
Psychol 34: 420-431

SACHS RH, EIBENGRODE CR, KRUPER DC (1979) Psychology and dentistry.
Prof Psychol 10: 521-528

SALM A, GOTTWIK MG (1980) Die Herzkatheteruntersuchung als psychische Belastung. MMW 122: 355-356

SCHEELE B (1978) Kognitions- und sprachpsychologische Aspekte der
Arzt-Patient-Kommunikation. Diskussionspapier 12, Ber. Psychol.
Inst., Heidelberg

SCHELLER R, HEIL FE (1977) Beratung. In: HERRMANN T et al. (Hg)
Handbuch psychologischer Grundbegriffe. Kösel, München, S. 74-85

SCHMELING C, KOCH U (1978) Gruppenerfahrungen mit dem Hamburger Lernprogramm "Umgang mit Sterbenden". Med Psychol 4: 201-202

SCHMIDT LR (1978a) Psychologie in der Medizin. In: SCHMIDT LR (Hg)
Lehrbuch der Klinischen Psychologie. Enke, Stuttgart, S. 29-45

SCHMIDT LR (1978b) Psychologie in der Medizin. Materia Medica
Nordmark 30: 57-66

SCHMIDT LR (1978c) Methoden der psychologischen Operationsvorbereitung. Anästhesiologische Information 19: 331-335

SCHMIDT LR (1978d) Klinische Psychologie. In: SCHMIDT LR (Hg)
Lehrbuch der Klinischen Psychologie. Enke, Stuttgart, S. 3-28

SCHMIDT LR (1979) Psychologische Vorbereitung auf belastende medizinische Maßnahmen, die bei Bewußtsein erfolgen. Med Psychol
5: 229-252

SCHMIDT LR (1981) Psychologische Aspekte der Information und
Vorbereitung des Patienten. In: JUNG H, SCHREIBER HW (Hg) Arzt
und Patient zwischen Therapie und Recht. Enke, Stuttgart, S. 104-126

SCHMIDT LR, BECKER P (1977) Psychogene Störungen. In: PONGRATZ LJ
(Hg) Handbuch der Psychologie, Bd. 8: Klinische Psychologie.
1. Halbband. Hogrefe, Göttingen, S. 330-434

SCHMIDT LR, KESSLER BH (1976) Anamnese. Methodische Probleme, Er-
hebungsstrategien und Schemata. Beltz, Weinheim

SCHNELLER T, WILDGRUBE K (1980) Medizinisch-psychologische Interventionsmöglichkeiten im kurativen Bereich. In: SCHNELLER T et
al. (Hg) Medizinische Psychologie III. Die Integration psychologischer Konzepte in die Medizin. Kohlhammer, Stuttgart, S. 66-139

SCHNELLER T et al. (Hg) (1980) Medizinische Psychologie III. Die Integration psychologischer Konzepte in die Medizin. Kohlhammer,
Stuttgart

SCOTT DS, BARBER TX (1977) Cognitive control of pain: Effects of multiple cognitive strategies. Psychol Rec 2: 373-383

SENARCLENS M de (1975) La femme d'aujourd'hui dans l'optique psycho-gynécologique. Schweiz Arch Neurol Neurochir Psychiat 117: 35-43

SHADY GA (1976) Death anxiety and care of the terminally-ill: A review of the cinical literature. Can Psychol Rev 17: 137-142

SHIPLEY RH, BUTT JH, HORWITZ B, FARBRY JE (1978) Preparation for a stressful medical procedure: Effect of amount of stimulus pre-exposure and coping style. J Consult Clin Psychol 46: 499-507

SHIPLEY RH, BUTT JH, HORWITZ EA (1979) Preparation to reexperience a stressful medical examination: Effect of repetitous videotape exposure and coping style. J Consult Clin Psychol 47: 485-492

SIMONTON OC, SIMONTON SS (1975) Belief systems and management of the emotional aspects of malignancy. J Transp Psychol. 7: 29-47

SPEIDEL H, v. KEREKJARTO M, KNAU B, PROBST P (1975) Psychische und psychosoziale Probleme bei Prothesenträgern: ein Vergleich zwischen Patienten mit Hüftendprothesen, künstlichen Herzklappen und unter chronischer Hämodialyse. Med Psychol 1: 127-158

SPIKES J, HOLLAND J (1975) The physician's response to the dying patient. In: STRAIN JJ, GROSSMAN S (Eds) Psychological care of the medically ill: A primer in liaison psychiatry. Appleton, New York, S. 138-148

SPINETTA JJ, MALONEY LJ (1978) The child with cancer: Patterns of comminication and denial. J Consult Clin Psychol 46: 1540-1541

STACHNIK TJ (1980) Priorities for psychology in medical education and health care delivery. Amer Psychol 35: 8-15

STEELE TE, FINKELSTEIN SH, FINKELSTEIN FO (1976) Hemodialysis patients and spouses. J Nerv Ment Dis 162: 225-237

STEIGERWALD F (1980) Die empirische Erfassung der Todesangst mit Fragebogen. Med Psychol 6: 54-65

STEINHAUER PD, MUSHIN DN, RAE-GRANT Q (1974) Psychological aspects of chronic illness. Pediatric Clinics of North America 21: 825-840

STEINHAUSEN HC (1979) Aufgaben der Kinder- und Jugendpsychiatrie bei chronischen Krankheiten und Behinderungen. Neurologie und Psychiatrie für die Praxis 5: 246-248

STERNBACH RA (1974) Pain patients. Academic Press, New York

STRAIN JJ, GROSSMAN S (Eds) (1975) Psychological care of the medically ill: A primer in liaison psychiatry. Appleton New York

SWAN GE, PICCIONE A, ANDERSON DC (1980) Internship training in be-havioral medicine: Program description, issues, and guidelines. Prof Psychol 11: 339-346

TEFFT BM, SIMEONSSON RJ (1979) Psychology and the creation of health care settings. Prof Psychol 10: 558-570

TEWES U (1978) Soziale Interaktion im Krankenhaus. In: BASLER HD et al (Hg) Medizinische Psychologie II. Soziale Aspekte der Medizin. Kohlhammer, Stuttgart; S. 53-71

TEWES U, MAYER B (1980) Medizinisch-psychologische Interventionsmöglichkeiten im rehabilitativen Bereich. In: SCHNELLER T et al. (Hg) Medizinische Psychologie III. Die Integration psychologischer Konzepte in die Medizin, Kohlhammer, Stuttgart, S. 140-205

THELEN MH, FRY RA, FEHRENBACH PA, FRAUTSCHI NM (1979) Therapeutic videotape and film modeling: A review. Psychol Bull 86: 701-720

THOMPSON JK, COLLINS FL, JENKINS CW (1979) The role of psychology and psychiatry in general hospital settings in Alabama. Prof Psychol 10: 793-799

VEENEKLAS GMH, GOBEE JIA, VAN DER KLOOT MEIJBURG WJ (1975) Kind im Krankenhaus. Thieme, Stuttgart

VERRES R (1977) Psychosoziale Faktoren der mangelnden Inanspruchnahme von Krebs-Früherkennungsuntersuchungen. Lang, Frankfurt

VERRES R (1978) Wie beeinflußt Angst vor Krebs die Motivation zur Krebsvorsorge? MMG 3: 153-160

WEININGER O (1975) The disabled and dying children: Does ist have to hurt so much? Ontario Psychol 7: 29-35

WEISENBERG M (Ed) (1975) Pain-clinical and experimental perspectives. Mosby, St. Louis

WEISENBERG M (1977) Pain and pain control. Psychol Bull 84: 1008-1044

WERTLIEB D (1979) A preventive health paradigm for health care psychologists. Prof Psychol 10: 548-557

WILDGRUBE K (1978) Die Arzt-Patient-Beziehungen. In: BASLER HD et al. (Hg) Medizinische Psychologie II. Soziale Aspekte der Medizin. Kohlhammer, Stuttgart, S. 33-52

WIRSCHING M et al. (1977) Psychosoziale Rehabilitation von Anus Präter-Trägern. Ein Vergleich von Krebs- und Colitis Ulcerosa-Patienten. Med Psychol 3: 119-128

WITTCHEN HU, GROEGER WM, DVORAK A (1979) Zur klinisch-psychologischen Schwerpunktbildung im Rahmen des Diplomstudienganges "Psychologie". Psychol Rundschau 30: 286-306

WRIGHT L (1979) A comprehensive program for mental health and behavioral medicine in a large children's hospital. Prof Psychol 10: 458-466

4. Psychologische Modelle zum psychosomatischen Krankheitsgeschehen

Friedrich-Wilhelm Deneke und Ulrich Stuhr

1. <u>Einleitung</u>

Wenn im Titel von psychologischen Modellvorstellungen zum psychosomatischen Krankheitsgeschehen die Rede ist, so darf dies nicht in
dem Sinn mißverstanden werden, als würde hier ein dualistisches Konzept von "Seele" gegenüber "Körper" vertreten. Das Funktionieren des
Organismus in Gesundheit und Krankheit ist vielmehr stets ein ganzheitliches Geschehen, in dem biologische, psychologische und soziale
Einflußfaktoren in einem hoch-komplexen Wechselwirkungsprozeß miteinander verschränkt sind (vgl. LIPOWSKI 1977). Sehr viele Aspekte
dieses *einen* Prozesses "Leben" sind unerforscht oder bestenfalls
durch (zum Teil sehr spekulative) Hypothesen vorläufig geordnet. Die
in diesem Beitrag dargestellten Modelle und empirischen Befunde sollen verständlich machen, wie psychologische Faktoren zur Ausbildung
und Aufrechterhaltung psychosomatischer Krankheitsprozesse beitragen
können.

Als psychosomatische Störungen werden dabei nicht nur die klassischen
Psychosomatosen wie Asthma bronchiale, Colitis ulcerosa, Ulcus etc.
bezeichnet, sondern alle Störungen mit körperlicher Leitsymptomatik,
die entweder nicht hinlänglich durch organische Prozesse erklärbar
sind (z.B. die sogenannten funktionellen Störungen), oder bei denen
psycho-soziale Zusammenhänge deutlich werden.

Die verschiedenen theoretischen Erklärungskonzepte werden dabei untergliedert einerseits in Modellvorstellungen, bei denen die traditionelle individuumzentrierte Sichtweise überwiegt (lerntheoretische und
psychoanalytische Ansätze), und andererseits in solche, die die Krankheit des Individuums im Kontext seiner sozialen, d.h. beruflichen und
familiären Situation zu begreifen versuchen. Wie jede Unterteilung
ist auch diese etwas willkürlich und nicht absolut trennscharf, sie
markiert nur unterschiedliche Schwerpunkte in den theoretischen Überlegungen. Abschließend werden die verschiedenen Theorieentwürfe im
Zusammenhang diskutiert und einige Überlegungen für die Praxis ange-
schlossen, die sich insbesondere auf die diagnostische Konzeptbildung
im Einzelfall und die damit unmittelbar verknüpfte Frage der Indikation zur Psychotherapie beziehen.

2. Überwiegend individuumzentrierte theoretische Vorstellungen

2.1 Psychoanalytische Konzepte

Dieser Abschnitt beginnt mit einem unspezifischen, d.h. allgemeinen
Krankheitsmodell. Danach sollen spezifische psychoanalytische Konzepte vorgestellt werden, die als konflikt- und ich-psychologische Theorieansätze untergliedert wurden. Das schließt nicht aus, daß psychologische Konflikte auch bei den ich-psychologischen (und umgekehrt
die Ich-Funktionen bei den konflikt-psychologischen) Modellen theoretisch relevant sind.

2.11 Das "giving up - given up" - Syndrom

Damit wird von ENGEL & SCHMALE (1978) ein Syndrom subjektiver Befindlichkeit beschrieben, das häufig dem Ausbruch somatischer, aber auch
psychiatrischer Erkrankungen vorausgehen soll und klinisch-phänomeno-
logisch durch folgende Einzelmerkmale charakterisiert wird:

"a) Es enthält eine affektive Qualität der Unlust, die sich in Worten
ausdrückt wie 'zu viel', 'es nützt alles nichts', 'ich halte es
nicht mehr aus', 'ich gebe auf' usw. Dies schließt zwei verschiedene Affektqualitäten ein: Hilflosigkeit, wenn sich die Gefühle
mehr auf das Versagen der Umwelt beziehen, und Hoffnungslosigkeit, wenn sie mehr dem eigenen Versagen zugeschrieben werden
und das Gefühl umfassen, das keine Hilfe von einem anderen einem
mehr helfen könne.

b) Der Patient erlebt sich selbst als nicht mehr intakt, nicht mehr
leistungsfähig, nicht mehr unter Selbstkontrolle, nicht mehr befriedigt und nicht mehr imstande, relativ autonom zu funktionieren.

c) Die Beziehungen zu Objekten, z.B. wichtige Bezugspersonen, werden
als nicht mehr sicher und befriedigend empfunden, und der Patient
fühlt sich von seinen Objekten aufgegeben oder er gibt sich selbst
auf.

d) Die wahrgenommene äußere Umwelt weicht wesentlich von den Erwartungen ab, die sich auf die Erfahrung der Vergangenheit stützen,
Erfahrungen, die nun nicht mehr als Leitlinie für das derzeitige
und zukünftige Verhalten dienen zu können scheinen.

e) Der Patient hat ein Gefühl, daß der Zusammenhang zwischen Vergangenheit und Zukunft verloren gegangen ist, so daß er nicht
mehr imstande ist, sich selbst mit Hoffnung oder Vertrauen in
der Zukunft zu erblicken. Daher erscheint ihm die Zukunft relativ düster und nicht lohnend.

f) Es besteht eine Tendenz, Gefühle, Erinnerungen und Verhaltensweisen, die mit ähnlich empfundenen Erlebnissen der Vergangen-
heiten in Beziehung stehen, wieder aufleben zu lassen."

Dieses Syndrom - das einander überlappende Phänomene zusammenfaßt -
muß, wie die Autoren betonen, nicht bei jedem Patienten vollständig
auftreten; Erscheinungsform, Intensität, zeitlicher Verlauf können
intra- und interindividuell schwanken. Ein realer oder nur phantasierter Objektverlust (z.B. Tod eines Angehörigen) soll diesen Komplex häufig auslösen.

Dieses Entmutigungssyndrom wird aber nur als *unspezifischer* Vorläufer für eine nachfolgende Erkrankung - die keinesfalls zwingend notwendig folgen muß! - aufgefaßt. Welches Organ bzw. welche Funktion
im Falle einer Erkrankung betroffen werden, hängt von der jeweiligen organischen Disposition (z.B. Vorerkrankungen, genetisch fixierten

Reaktionsbereitschaften, besonders mißlichen Umwelteinflüssen, Lebensgewohnheiten, den individuell spezifischen Konfliktsituationen ab bzw. von der besonderen Eigenart, wie diese Faktoren miteinander in Interaktion stehen.

2.12 Konfliktpsychologische Modelle

Die Psychoanalyse sieht im psychologischen Konflikt die entscheidende Determinante bzw. *das* verursachende Prinzip, um die Entstehung vor Symptomen "als Resultante der sich im Konflikt gegenüberstehenden Tendenzen, Strebungen oder Triebe zu begreifen" (LOCH 1971, S. 16). Der häufigste Fall sind Impuls-Abwehr-Konflikte. D.h. ins Bewußtsein drängenden - daher wird von "Impuls" gesprochen - Kräften wie Triebwünschen, Affekten, Vorstellungen, Phantasien wirken Abwehrkräfte entgegen, die ihr Bewußtsein verhindern. Übergeordnet motiviert wird diese Abwehrdynamik dadurch, daß unlustvolle Affekte (z.B. Scham, Trauer, Angst, Schuld) oder Handlungskonsequenzen (z.B. Strafe, Verachtung) vermieden werden sollen. Das Symptom wird als "Produkt" dieses dynamischen Kräftespiels aufgefaßt. Es ist insofern eine Kompromißbildung, als sich der abgewehrte Impuls in einer abgeschwächten oder maskierten Form im Symptom ausdrückt, - aber eben maskiert und nicht direkt oder offen, worin sich der Einfluß der Abwehrtätigkeit verdeutlicht.

Die Konversionsreaktion. Damit wird der "verkleidete" Ausdruck von abgewehrten Impulsen bezeichnet, die sich in *symbolischer Form* in körperlichen Symptomen darstellen. Entgegen der älteren Auffassung, wonach Konversionsreaktionen nur neuromuskuläre oder sensorisch-perzeptive Funktionen betreffen sollen, wird jetzt mehrheitlich angenommen (ENGEL & SCHMALE 1978), daß jedes Organsystem und jede Funktion zum symbolischen Ausdruck unbewußter (weil abgewehrter) seelischer Inhalte benutzt werden können. ENGEL (1970) nimmt dabei an, daß jeweils solche Organ-Systeme bzw. -Funktionen ausgewählt werden, die lebensgeschichtlich insbesondere unter dem (Objekt-) Beziehungsaspekt bedeutsam waren oder sind. Damit wird die gleichfalls frühere Position verlassen, Konversionsreaktionen ausschließlich auf sexuelle Konflikte der ödipalen Entwicklungsstufen zu beziehen. ENGEL (1970) beschreibt vier Muster, nach denen unbewußter Impuls und lebensgeschichtlicher Erfahrungshintergrund im Konversionssymptom verknüpft werden können:

1. "Das Konversionssymptom stellt wirklich eine passende Übersetzung des Wunsches und/oder der Abwehr des Wunsches ... in die 'Körpersprache' dar." (Beispiele: bei chronischem Reizhusten: ich möchte Dir was husten; bei sogenannter hysterischer Blindheit: ich will den Tatsachen nicht ins Auge sehen)."

2. "Es entspricht der Erinnerungsspur (nicht notwendigerweise bewußt) an eine frühere körperliche Erfahrung (oft ein körperliches Symptom), die zu einer Zeit in der näheren oder weiteren Vergangenheit vorlag, als die erwünschte Objektbeziehung relativ befriedigend war ... Es verhält sich nun, wie wenn das Wiederaufleben der vergangenen Symptome die Umstände der früheren Objektbeziehung wiederherstellen würde. Das alte Symptom wird benutzt, um die ersehnte Befriedigung zu symbolisieren, mit der es einst in Tat oder Phantasie verbunden war."

3. "Es entspricht entweder der tatsächlichen Erinnerung oder einer Phantasie eines vom Objekt erlebten Symptoms ... Das Symptom des Objekts wird also immer dazu benutzt, um die in der Beziehung gesuchte verbotene Befriedigung zu symbolisieren."

4. "Das Konversionssymptom kann auch einem vergangenen oder derzeitigen Wunsch entsprechen, daß das Objekt ein körperliches Symptom erleide (ENGEL 1970, S. 434-35)."

Die Spezifitätshypothese. Die Konfliktbewältigung nach dem Konversionsmodell ist nach ALEXANDER (1971) nur für solche Körpersyndrome möglich, an deren Genese neuromuskuläre oder sensorisch-perzeptive Funktionen beteiligt sind (s.o.). Für die klassischen psychosomatischen Störungen (wie z.B. Asthma, Colitis ulcerosa, Ulcus usw.) stellt er gleichfalls einen Konflikt als pathogenetisch primär wirksam heraus. Dieser Kernkonflikt führt aber nach einer grundsätzlich anderen, einer pathophysiologischen Modellvorstellung zu einer Körperstörung.

Mit Bezug auf CANNON (1920) unterscheidet ALEXANDER (1971) zwei elementare Verhaltenseinstellungen mit den entsprechenden autonomen Aktivierungen, die eingesetzt werden, um den Lebensanforderungen begegnen zu können: (1) "Vorbereitung auf Kampf oder Flucht in der Notsituation" (dominierende Aktivierung des sympathischen Astes des autonomen Nervensystems); (2) "Zurückziehen von auswärts gekehrter Aktivität" (parasympathische Aktivierungslage). Während es sich üblicherweise so verhält, daß der Organismus entsprechend der eingeleiteten Handlungsbereitschaft reagiert und in der folgenden Reaktion die vegetative Erregung abbaut, ist dieser Weg bei der psychosomatischen Symtombildung aus neurotischen Gründen blockiert, die Dauererregung bleibt bestehen und bewirkt mit der Zeit eine Körperfunktionsstörung.

Entsprechend der jeweiligen (sympathischen oder parasympathischen) Daueraktivierung lassen sich also zunächst zwei Gruppen von psychosomatischen Störungen unterscheiden. Beiden gemeinsam ist, daß die Handlung, die der psychophysiologischen Reaktionslage entspräche, vermieden wird. Verschieden ist dagegen die Art und Weise, *wie* dies geschieht:

1. "Bei Störungen mit einer sympathischen Oberaktivität schreitet der Organismus nicht zum Handeln, wenngleich er sich all den vorbereiteten Veränderungen unterwirft, die für das Handeln förderlich und notwendig sind. Wenn diesen Vorbereitungen die Handlung folgte, wäre der Vorgang normal. Die neurotische Natur des Zustandes besteht darin, daß der ganze physiologische Prozeß niemals zu Ende geführt wird (ALEXANDER 1971, S. 41)."

2. "Eine weitere Gruppe von neurotischen Personen reagiert auf die sich ergebene Notwendigkeit konzentrierter Selbsterhaltungs-Anstrengungen mit einem gefühlsmäßigen Sichzurückziehen vor der Handlung in einen Abhängigkeitszustand. Statt der rauhen Wirklichkeit ins Auge zu sehen, ist es ihre erst Regung, sich hilfesuchend umzukehren, wie sie es taten, als sie hilflose Kinder waren. Dieser Rückzug vor der Handlung ist eine Haltung, die für den ruhenden Organismus charakteristisch ist, und kann mit dem Ausdruck 'vegetativer Rückzug' belegt werden (ALEXANDER 1971, S. 38)."

Innerhalb jeder der beiden unterschiedenen Aktivierungsgruppen können sich wiederum verschiedene körperliche Funktionsstörungen ausbilden - bei parasympathischer Hyperaktivierung z.B. Asthma, Ulcus, Colitis ulcerosa. Hier kommt jetzt in der ALEXANDER'schen Konzeption die *spezifische Konfliktdynamik* ins Spiel. Er vermutet, daß einem jeweils

spezifischen emotionalen Spannungszustand - d.h. der jeweiligen Kon-
figuration von verdrängten aggressiven oder erotischen Impulsen, Versagungen, Schuldgefühlen - auch ein umschriebenes physiologisches
Reaktionsmuster zugeordnet werden kann, das dann für eine Krankheitseinheit charakteristisch sein soll. So wird z.B. vermutet, daß beim
Hypertoniker die Abwehr aggressiver Impulse, beim Ulcus-Patienten die
Abwehr oder mangelhafte Befriedigung von Versorgungswünschen, beim
Asthmatiker die Angst vor der Trennung von einer wichtigen Bezugsperson (z.B. der Mutter) psychodynamisch wichtige Faktoren darstellen.

In einer gründlichen Literaturübersicht zeigt WEINER (1977), daß die
von ALEXANDER (1971) beschriebenen krankheitsspezifischen Konfliktthemen bei einer bestimmten Anzahl von Patienten einer Symptomgruppe
zwar tatsächlich aufzufinden sind, diese Gruppen aber insgesamt
psychodynamisch keinesfalls homogen sind. Das jeweilige krankheits-
spezifische Thema scheint z.B. bei nicht mehr als 50 % der Asthma-
Patienten eine Rolle zu spielen; beim Duodenalulcus scheint es für
männliche, nicht aber für weibliche Patienten häufig zuzutreffen.
WEINER verweist auch darauf, daß ALEXANDER niemals behauptet hat, im
zentralen Konflikt läge die *alleinige* Ursache für eine psychosomatische Erkrankung, sondern daß er die Bedeutung weiterer co-determinie-
render Faktoren wie z.B. neuroendokrine Mechanismen oder genetisch
festgelegte Erkrankungsdispositionen anerkannte.

2.13 Ich-psychologische Konzepte

Zum besseren Verständnis der verschiedenen ich-psychologischen Entwürfe sollen zunächst einige knappe Anmerkungen zum Begriff des "Ich"
und seiner Entwicklung, auf die diese theoretische Modelle bezogen
sind, vorausgeschickt werden.

In der sogenannten Strukturhypothese hat sich die Psychoanalyse ein
Denkmodell geschaffen, um die "Seele" als einen geordneten bzw. un-
tergliederten "Apparat" darstellen zu können, der drei Untersysteme
umfaßt: Es, Ich und Über-Ich. Das Ich ist dabei durch seine verschiedenen, untereinander verknüpften Funktionen definiert, die verschiedenen Funktionsbereichen (Wahrnehmung, Gedächtnis, Abwehrtätigkeit, Lernen, Sprache, Denken, senso-motorische Kontrolle, Bewußt-
seinsfähigkeit, Realitätsprüfung, Regulierung und Neutralisierung
von Triebenergie) zugeordnet werden können. Das Ich ist in seiner
theoretischen Konzeption eine Art zentrales Steuer- und Regelorgan
zur Anpassung des Menschen an seine Umwelt, indem es z.B. zwischen
Triebwünschen, internalisierten moralischen Ge- und Verboten und den
Anforderungen der Realität vermitteln soll.

Unter entwicklungspsychologischem Gesichtspunkt wird für den menschlichen Organismus am Beginn des Lebens ein Zustand angenommen, "der durch ein niedriges Spannungsniveau und durch eine allgemeine, diffuse Verteilung noch undifferenzierter psychophysiologischer Energie innerhalb des frühesten, ebenfalls noch undifferenzierten Selbst charakterisiert" sei (JACOBSON 1978, S. 25). Reifungsbedingt und in der ständigen Interaktion mit der Pflegeperson (Mutter) differenzieren sich diese Triebkräfte zu den beiden Grundtrieben "Eros" und "Destruktionstrieb", wobei die libidinösen und aggressiven Triebe in den allermeisten Lebensvollzügen gleichzeitig, aber zu unterschiedlichen Anteilen "gemischt" wirken (vgl. BRENNER 1955). Für diese Entwicklung ist vermutlich wichtig, daß die Erfahrungen, die der Säugling im Kontakt mit seiner Pflegeperson macht, "mit Lust- und Unlust-Sensationen gekoppelt" werden (LOCH 1971, S. 24). Sofern erste Erfahrungen in Form von Gedächtnismustern gebildet und gespeichert wurden, läßt sich ableiten, daß der Säugling dazu neigt, die lust-vollen Erlebnisse zu wiederholen - beobachtbar etwa als freundlich-zugewandtes, "libidinöses" Verhalten, die unlust-vollen dagegen zu vermeiden. Im letzteren Fall kann das reifere Kleinkind mit besser entwickelter motorischer Koordinationsfähigkeit z.B. versuchen, die Quelle der Unlust kaputt zu machen (vgl. LOCH 1971). So werden erste Umrisse eines motivierten (libidinösen oder aggressiven) Verhaltens erkennbar. In einem Wechselprozeß von Reifungs- und Lernvorgängen, fortlaufend kontrolliert durch die Qualität der angenehmen oder unangenehmen Erfahrungen, stehen dem Säugling, später Kleinkind, im Bereich seiner Wahrnehmung, seines Gedächtnisses, der motorischen Kontrolle usw. zunehmend differenziertere Funktionen zur Aufrechterhaltung seiner psychophysiologischen Gleichgewichtslage (Homöostase) zur Verfügung. Parallel hierzu verläuft eine Entwicklung vom sogenannten Primär- und Sekundärprozeß. Damit werden zwei unterschiedliche seelische Funktionsweisen bezeichnet, die sich - in unserem Zusammenhang hier eingeschränkt auf die Qualität der kognitiven Prozesse, des "Denkens" - kurz folgendermaßen charakterisieren lassen: Das sekundärprozeßhafte Denken herrscht im bewußten Wach-Erleben vor, es ist das unserer Selbstbeobachtung unmittelbar zugängliche, den Gesetzen der Logik folgende, überwiegend sprachlich gefaßte Denken. Das primärprozeßhafte Denken, das sich in seiner formalen Struktur am Traumgeschehen veranschaulichen läßt, ist gerade durch fehlende Logik ausgezeichnet, es ist bildhafter, sprunghafter, oft ohne "sinnvolle" zeitliche Strukturierung usw. (vgl. BRENNER 1955). Man nimmt an, daß diese Art des Denkens in den Anfängen der Ich-Entwicklung vorherrscht, auch im Erwachsenenleben existiert, aber zunehmend mehr im bewußten Erleben durch das sekundärprozeßhafte Denken überlagert wird.

Der intimen Beziehung zur Mutter, auf die Säugling und Kleinkind wegen ihrer körperlichen und seelischen Unreife im hohen Maße angewiesen sind, wird eine entscheidende Bedeutung für die Entwicklung zugeschrieben; d.h. ob diese gesund verläuft oder pathologisch, und damit unter Umständen nicht oder nur schwer korrigierbare Dispositionen für spätere psychiatrische oder psychosomatische Erkrankungen gesetzt werden. MAHLER (1972) hat verschiedene Phasen in der Entwicklung der Beziehung zur Mutterperson (dem ersten "Objekt" des Kindes) herausgearbeitet. Anfänglich ist der Säugling in einem "Zustand primitiver halluzinatorischer Desorientiertheit (MAHLER 1972, S. 62)", noch unfähig, die bedürfnisbefriedigende Mutter als getrennt von sich

selbst zu erleben. Erst allmählich lernt er, ein Selbst von einem
Nicht-Selbst, Reize aus seinem Innern (aus seinem Körper) von Außen-
Reizen zu unterscheiden. U.a. wird diese Entwicklung dadurch eingeleitet, daß die Mutter das Kind zwangsläufig frustrieren muß, weil
sie nicht dauerhaft versorgend anwesend ist. Wenn der Säugling seine
Mutter, anfänglich noch unbestimmt, als irgendwie andere Person wahrnehmen kann, ist es wichtig, daß er innerhalb der "Zweieinheit Mutter-Kind" (MAHLER 1972, S. 21) durch die Mutter hinreichend Reiz-
Schutz, emotionale Sicherheit und Geborgenheit erfährt. Aufbauend auf
diese Sicherheit, kann er seine Freude an Eigenaktivität entfalten,
dabei seine inzwischen weiterentwickelten kognitiven und motorischen
Fähigkeiten nutzen, sich allmählich mehr von der Mutter lösen, um
sich allerdings immer wieder in einer "Wiederannäherung" (MAHLER)
ihrer zu versichern. So erreicht das Kind schließlich die Stufe der
Objektrepräsentanz: die Mutter ist innerlich, vorstellungsmäßig auch
dann dauerhaft präsent, wenn sie real nicht anwesend ist.

Mit diesen entwicklungspsychologischen Skizzen als Bezugsrahmen sollen jetzt einige Ich-psychologische Vorstellungen zur Ausbildung
psychosomatischer Störungen diskutiert werden.

Das Desomatisierungs-Resomatisierungskonzept (SCHUR 1978). Im Zusammenhang mit der Ausreifung und Entwicklung der Ich-Funktionen, insbesondere dem Sekundärprozeßdenken, soll es nach SCHUR (1978) zu
"einer zunehmenden De-Somatisierung der Reaktionen auf bestimmte Erregungen" kommen, "wobei das Schwergewicht sich allmählich vom Handeln auf das Denken verschiebt und somatisch-vegetative Abfuhrpro-
zesse immer mehr in den Hintergrund treten" (SCHUR 1978, S. 87-88).
Mit diesen Erregungen sind vor allem Korrelate von Affekten gemeint,
hier insbesondere des Angstaffektes. Angst ist die Reaktion des Ich
auf eine traumatische Situation, oder sie zeigt als sogenannte Sig-
nalangst eine bedrohliche Situation an. Eine wesentliche Voraussetzung
für die Fähigkeit des Ich, de-somatisiert zu reagieren, ist u.a. die
Ich-Funktion der Realitätsprüfung. Damit ist das Vermögen des Ich
gemeint, z.B. in Bedrohungssituationen zwischen realen und nur potentiellen Gefährdungen unterscheiden zu können [1].

---

[1]Auf eine weitere, von SCHUR für das desomatisierte Reagieren für
wichtig erachtete Ich-Leistung, die Neutralisierungsfunktion, soll
hier nicht eingegangen werden, weil dies eine breitere kritische
Diskussion erfordert

Unter besonderen Bedingungen, wie beispielsweise in traumatischen Situationen, die real sein mögen oder nur infolge neurotischer Wahrnehmungsverzerrungen mit Versagen der Realitätsprüfung zu einer Bedrohung werden, kann es nun zu einer "Resomatisierung" kommen: Das Ich funktioniert auf dem genetisch früheren Primärprozeßniveau (Regression), wobei wieder diffuse somatische (vegetative und/oder motorische) Reaktionen dominieren. Zu dieser Resomatisierung muß es aber nicht in jedem Fall kommen, wenn höher organisierte kortikale Funktionen und Anpassungshandlungen versagen - das hängt im Einzelfall von der "Gesamtkonstellation eines Individuums" (SCHUR 1978, S. 93) ab: seiner genetischen Ausstattung, spezifischen Umweltbedingungen, den Organsystemen, für die eine besondere Reaktionsbereitschaft erworben wurde.

Das Konzept der "zweiphasigen Abwehr" (vgl. MITSCHERLICH 1978).
MITSCHERLICH's Überlegungen beziehen sich vor allem auf die Bedingungen, die eine psychosomatische Krankheit chronisch werden lassen. Hierfür nimmt er an, daß eine neurotische Fehlentwicklung als Voraussetzung gegeben sein muß. Falls der Versuch, einen konfliktträchtigen Affekt in einem neurotischen Symptom oder mit Hilfe einer neurotischen Charakterstruktur zu bewältigen, keine dauerhafte Entlastung schafft, soll der von SCHUR (1978, s.o.) beschriebene Mechanismus der Resomatisierung eines Affektes in Gang kommen. Die Gefahr einer Organschädigung ist gegeben, wenn auf dem Hintergrund einer unlösbar erscheinenden Konfliktsituation und der damit im Zusammenhang stehenden resomatisierten Form der Affekt-Abfuhr bzw. -Bewältigung ein Organsystem übermäßig und andauernd innerviert wird. Ein realer oder phantasierter Objektverlust (z.B. Verlust einer wichtigen Bezugsperson) soll den Resomatisierungsprozeß anstoßen, indem er die Ich-Funktionen, die bis dahin noch eine (wenn auch neurotische) Realitätsbewältigung ermöglichten, entscheidend stört. Diese Störung der Ich-Funktionen soll sich subjektiv in Gefühlen von Hoffnungslosigkeit und Hilflosigkeit ausdrücken.

Damit stellt sich die Frage, welches Organsystem betroffen wird. Hier läßt sich das psychophysiologische Konzept der individualspezifischen Reaktion aufgreifen: experimental-psychologische Beobachtungen haben gezeigt, daß ein Individuum dazu neigt, in seelischen Belastungssituationen - unabhängig von der Art der jeweiligen Belastung - in konstanter Weise jeweils am "heftigsten" in einem bestimmten physiologischen Funktionsbereich zu reagieren (z.B. Erhöhung der Herzfrequenz). Bei der Ausbildung einer solchen individuellen Reaktionsstereotypie können genetische Faktoren und/oder entwicklungsgeschichtlich frühe Erfahrungen eine Rolle spielen. Solche Reaktionsmuster können den Verlauf der weiteren Entwicklung beeinflussen. So wird die Ausbildung einer psychosomatischen Störung als somatopsychisch-psychosomatische (ENGEL & SCHMALE 1978) Entwicklungsreihe denkbar, wie MIRSKY (1961/62) am Beispiel des Magenulcus hypothetisch entwickelt. Es wird vermutet, daß die Sekretionsrate des Magens - da schon bei Säuglingen erhöhte Pepsinogenspiegel nachweisbar sind [2] - primär biologisch determiniert wird. Hypersekretorische Kinder könnten in der Folge besonders ausgeprägte orale Bedürfnisse entwickeln, die nicht hinreichend zu befriedigen sind. Das Erfahrungsmuster "Ich brauche viel und kriege nicht genug" ist dann mit dem Organsystem bzw. den Funktionen des Magens gekoppelt. Versorgungsentzug und mangelhafte Geborgenheitssituationen werden schwer toleriert. Entsprechend entstehen unter Belastung dieser Art vermehrt orale Wünsche, und als deren physiologisches Korrelat steigt die Sekretionsrate an. Ein Ulcus kann sich ausbilden.

Das Konzept des "operativen Denkens" (vgl. de M'UZAN 1978). Die Autoren der sogenannten französischen Schule der Psychosomatik beschreiben eine, den *psychosomatischen* Patienten eigene, spezifische "psychosomatische Struktur" [3], deren Hauptmerkmal das "operative Denken" sei. Die Gedankengänge dieser Patienten seien schematisch, assoziations- und phantasiearm, am Konkreten haftend, extrem realitätsbezogen.

---

[2] Nach einer unveröffentlichten Untersuchung an unserer Abteilung (persönliche Mitteilung A.E. Meyer) waren allerdings die Serumpepsinogenspiegel bei Säuglingen über einen Zeitraum von 4 Monaten nicht stabil. Die Bedeutung dieses Befundes für die Gültigkeit des somatopsychisch-psychosomatischen Modells soll nicht kritisch diskutiert werden, weil es hier nicht in erster Linie um dessen Validierung, sondern um die Veranschaulichung des Denkansatzes geht

[3] "Alexithymie" ist ein alternativer Terminus, der weitgehend den gleichen Merkmalskomplex beschreiben soll

Ihre Sprache sei einfallslos, steril. Die Beziehungen, die diese Patienten hätten oder herstellten (z.B. zum Interviewer), seien statisch, unlebendig, unpersönlich; es seien eigentlich keine Beziehungen im Wortsinn ("Beziehungsleere"). Diese Kranken sollen andere Menschen immer nur wie sich selbst wahrnehmen können: ohne eine von ihnen selbst unterscheidbare besondere Eigenart ("projektive Reduplikation"). Der Grund für diese Verhaltenseigentümlichkeiten wird in einem strukturellen Ich-Defekt gesehen. Unter genetischen Gesichtspunkten (STEPHANOS 1979) wird eine besondere pathogene Rolle einer Mutter zugeschrieben, die - besitzergreifend, überängstlich, anklammernd - die Autonomieentwicklung des Kindes hemmt und damit die Abhängigkeit von ihr (dem Objekt) erhält. Die Theoriebildung ist aber einerseits noch keineswegs abgeschlossen (vgl. de M'UZAN 1978), andererseits zum Teil sehr spekulativ, so daß hier auf eine weitere Darstellung verzichtet wird.

CREMERIUS (1977) hat dieses Konzept sehr kritisch diskutiert:
(1) Eine solche Merkmalskombination sei auch bei Patienten mit neurotischer Symptomatik beobachtbar, sie sei also nicht spezifisch für psychosomatische Patienten, dagegen kennzeichnend für solche Patienten, die sich weigerten, zwischen ihrer Lebensgeschichte und ihrer Symptomatik einen Zusammenhang herzustellen.
(2) Die Patienten, die die französischen Autoren beobachteten, entstammen den unteren Bildungs- und Einkommensschichten. Somit sei zu bedenken, ob die beobachteten Phänomene nicht einfach Ausdruck der Verunsicherung, des sich-fremd-Fühlens in einer besonderen Untersuchungssituation seien (die Patienten wurden vor einer Beobachtergruppe interviewt) - einer Situation also, die besonders für Unterschichtangehörige unvertraut und verunsichernd sei, wogegen sie sich dann mit einer unpersönlichen, distanzierten Haltung zu schützen versuchten.

CREMERIUS (1977) nimmt dagegen an, daß die beobachteten Verhaltenseigentümlichkeiten auch neurosenpsychologisch zu verstehen seien (u.a. unter Rückgriff auf das MITSCHERLICH'sche Konzept). Andererseits betont er, daß sich in diesen Beobachtungsphänomenen *Sozialisationsstörungen* ausdrücken könnten. "Diese Menschen haben die übliche Verbindung zwischen Emotionen und Worten nicht entwickelt und leiden demzufolge an der Unfähigkeit, innere emotionale Vorgänge in Worten oder Phantasien auszudrücken" (CREMERIUS 1977, S. 307). Ein Zusammenhang mit den besonderen Sozialisationsbedingungen der Unterschicht wird vermutet. Umfangreiche eigene klinische Beobachtungen und sozialmedizinische Untersuchungen - nach HOLLINGSHEAD & REDLICH (1958) geben Unterschicht-Patienten weit überproportional häufiger körperliche Beschwerden an als Patienten höherer Sozialschichten - können diese Vermutung stützen.

Die psychosomatische Krankheit als qualifizierte Ich-Leistung. Den bisher erwähnten Erklärungsansätzen gemeinsam ist, daß jeweils ein "Versagen" oder eine entwicklungsbedingte, strukturelle "Schwäche" der Ich-Funktionen angenommen wird. Demgegenüber betonen Autoren wie BREDE (1978) und OVERBECK (1977) - der Grundgedanke ist schon bei MITSCHER-LICH (1967) angelegt -, daß die Ausbildung einer somatischen Leit-Symptomatik sehr wohl auch eine konstruktive, sinn-volle Ich-Leistung im Sinne der Anpassung und Konfliktbewältigung sein kann.

Während nämlich der seelisch Kranke mit neurotischer Symptomatik, z.B. einer schweren Phobie, oftmals ausgesprochen oder unausgesprochen auf Ablehnung durch seine Umwelt stößt und sozial isoliert wird, kann der körperlich kranke Patient den besonderen Schutzraum einer Krankenrolle beanspruchen, die gesellschaftlich legitimiert ist: dieser ist "wirklich" krank, damit schonungs-und pflegebedürftig. Der Körperkranke kann sich u.U. Wünsche und Bedürfnisse erfüllen, die er sich ansonsten ängstlich verwehren muß. Man denke z.B. an einen Ulcus-Patienten, der seine Versorgungs- und Abhängigkeitswünsche durch enormes Leistungsstreben abwehrt - bis sie in einem neuen Krankheitsschub, der ihn ja zur Schonung zwingt, zugelassen und zumindest teilweise befriedigt werden können. In der Entwicklungsreihe von einer Überforderungs- und Konfliktsituation - die unlösbar erscheint und in der sich der Patient allein fühlt - bis zur Ausbildung einer somatischen Funktionsstörung ist mit der Manifestierung der Körperkrankheit eine weitere Veränderung eingetreten: jetzt ist der Patient von der Verantwortung weitgehend entlastet. Diese obliegt vielmehr dem Arzt, den er allwissend und allmächtig phantasieren kann - ein Rollenangebot, das dem Selbstverständnis vieler Ärzte entspricht und dementsprechend angenommen wird. Somit hat sich die am Anfang der psychosomatischen Entwicklungsreihe unlösbar erscheinende Situation so umkonstelliert, daß der Patient hoffen kann, entlastet zu werden. Die Auseiandersetzung mit dem seelischen Konflikt kann vermieden werden, dieser ist gleichsam hinter dem Körpersymptom versteckt worden. Wie alle Abwehrvorgänge läuft auch dieser Prozeß unbewußt ab. OVERBECK (1977) diskutiert diesen konstruktiven, im Sinne der Anpassung vernünftig erscheinenden Abwehraspekt - Nutzung einer in der Krankenrolle

bereitgestellten "sozialen Nische" - sehr ausführlich. Er verweist
unter anderem auf klinische Beobachtungen, die diese Sichtweise stützen
können. So kann sich das Erleben seelischer Not oft deutlich beobachtbar reduzieren, wenn Patienten in psychotherapeutischer Behandlung
körperlich erkranken.

2.2 Lerntheoretische Konzepte

Wir möchten auf die detaillierte Darstellung experimentell gewonnener
Grundannahmen der Lerntheorie (vgl. u.a. HILGARD & BOWER 1970/71, KRAI-
KER 1973, KLIX 1973) verzichten zugunsten einer praxisbezogenen Darstellung, um die Möglichkeiten und Grenzen der Verwendbarkeit lern-
theoretischer Konzepte für die klinische Praxis zu verdeutlichen.
Denn es mehren sich Hinweise sowohl aus der therapeutischen Routine
(vgl. ZAUMSEIL 1977, GRAWE & DZIEWAS 1977, LAZARUS 1976) als auch der
Theoriediskussion (vgl. u.a. WESTMEYER 1976, FRIEDRICH et al. 1979),
daß die unter experimentellen Bedingungen und meist am Tier gewonnenen
lerntheoretischen Gesetze kritisch hinterfragt und verändert bzw. erweitert werden müssen, um therapeutisches Handeln begründen zu können.

Ausgangspunkt dieser Kritik ist, daß es die für den Einsatz herkömmlicher Verhaltenstherapie-Techniken notwendigen "isolierten Einzelsymptome" nicht gibt, sondern daß der Arzt oder Psychologe sich mit
komplexen Störungen konfrontiert sieht, die vom Patienten häufig als
undurchschaubar erlebt werden, die meist in die gesamte soziale Situation des Patienten integriert sind und sich nicht - wie SCHULTE (1974)
es vorschlägt - in eine Reihe von Einzelsymptomen sinnvoll aufglie-
dern lassen.

Bevor wir uns jedoch neueren Ansätzen der Lerntheorie zuwenden, sei
auf folgende Grundleitlinie verwiesen, an der man trotz aller Kritik
weiter festhält: Verhalten wird durch Umweltreize gesteuert bzw. kontrolliert. Das heißt, vorausgehende und nachfolgende Situationsmerkmale determinieren das Verhalten von Menschen in diesen Situationen.
Die traditionellen Musterbeispiele für diese Konzeption sind die sog.
Klassische Konditionierung, bei der vorausgehende, und die Instrumentelle Konditionierung, bei der nachfolgende Reize steuernd wirken.

Die bekannten Experimente zur *Klassischen Konditionierung* stammen von PAWLOW & WATSON. Grundlegend wichtig dabei ist der Vorgang, daß arteigene, ungelernte Reflexe (z.B. Speichelfluß) durch zeitlich-räumliche Kopplung eines natürlichen Auslösers (z.B. Nahrung) mit einem an sich neutralen Reiz (z.B. Ton) schließlich allein durch den ehemals neutralen Reiz ausgelöst werden können. Wie dieses Phänomen klinisch relevant werden kann, zeigen zwei Einzelfallstudien von DEKKER et al. (1957), in denen durch wiederholte Darbietung spezifischer Allergene - die Anfälle von Bronchialasthma auslösen konnten - zusammen mit neutralen Substanzen die Asthmaanfälle schließlich durch die neutralen Substanzen allein (sogar nur durch das Mundstück des Inhalationsapparates) ausgelöst werden konnten. Es sei jedoch darauf hingewiesen, daß die Ergebnisse aufgrund methodischer Mängel nicht unwidersprochen geblieben sind (vgl. WEINER 1977).

Dieses Lern-Phänomen wird dadurch erklärt, daß durch raumzeitliche Koppelung der ursprünglich neutrale Reiz schließlich ein Signal, eine Ankündigung des spezifischen Reizes ist, und es sich somit um eine Reaktion in Erwartung des spezifischen Reizes handelt (sog. S-S-Modell, vgl. STUHR 1977, S. 26).

Als *Instrumentelle Konditionierung* bezeichnen wir die häufig zu beobachtende Erscheinung, daß eine Verhaltensweise, die positive Effekte bzw. Erfolg nach sich zieht, in einer bestimmten Situation zu einem Mittel (= Instrument) der Bedürfnisbefriedigung wird. So kann z.B. Bauchschmerz für ein Kind vor einer Prüfungssituation zu einem Mittel werden, die Prüfung erfolgreich zu vermeiden, das dann - auch ohne willentliche Kontrolle - immer angesichts schwieriger Aufgaben eingesetzt wird. Wir sehen also, daß dieses Lernparadigma entscheidend vom Erfolg der gezeigten Verhaltensweise abhängt, so daß dieser Lerntyp auch als "Lernen am Erfolg" bezeichnet wird. Der zentrale theoretische Begriff ist dabei die Verstärkung, bei der ein Verstärker - das ist ein Reiz besonderer Qualität, siehe später, der einer Verhaltensweise folgt - die Wahrscheinlichkeit des Auftretens dieser Verhaltensweise erhöht. So steigt z.B. die Wahrscheinlichkeit, daß ein Patient sich einer ihm unangenehmen Behandlung unterzieht, wenn er nach jedem Behandlungsschritt gelobt (= verstärkt) wird. Der Wert eines Verstärkers bzw. das, was als Erfolg gilt, kann individuell sehr unterschiedlich sein. Sowohl durch positive Verstärkung, d.h. Geben von positiven Verstärkern wie z.B. Lob, Belohnung etc. als auch durch negative Verstärkung, d.h. Entzug von negativen Verstärkern wie Schmerz, Tadel etc. werden Verhaltensweisen aufgebaut und aufrechterhalten.

Interessant ist dabei, daß beide Lern-Muster, d.h. das Lernen durch Signale und das durch Erfolg, verschränkt auftreten können, so daß z.B. eine unter klassischer Konditionierung erlernte Reaktion (z.B. Asthma) durch nachfolgende Reize (z.B. vermehrte Zuwendung von nahestehenden Personen bei Anfällen) aufrechterhalten wird.

Über diese beiden Lernstufen hinaus geht das *Modell- oder Imitationslernen*. Denn wir wissen aus experimentellen Beobachtungen, daß komplexes Verhalten auch ohne direkte Vertärkung und wiederholtes Üben einzelner Reaktionsweisen gelernt werden kann (vgl. BANDURA, ROSS &

ROSS 1963 b). Modell-Lernen liegt grundsätzlich dann vor, wenn ein
Mensch Verhaltensweisen, die er an einer anderen Person beobachtet
hat, selbst zeigt. Bei umfassenderer Untersuchung zeigt sich jedoch
meistens, daß das Ausmaß des Modell- bzw. Beobachtungslernens von zahlreichen Zusatzbedingungen abhängt (vgl. ausführlich SECORD & BACKMAN
1964), so z.B. vom Status der Modell-Personen und auch vom Erfolg,
den die übernommenen Verhaltensweise nach sich zieht, was wiederum
auf die Verschränkung verschiedener Lern-Paradigma (hier mit dem Lernen am Erfolg) hinweist. Beispielhaft sei der Fall eines stationär
behandelten, sozial-gehemmten Patienten genannt, der spontan und vollständig einen Schiefhals ausbildete, nachdem er beobachtet hatte, daß
eine Patientin mit Schiefhals sehr viel Aufmerksamkeit auf der Station
auf sich ziehen konnte.

Wie man sich die inneren Vorgänge bei diesem Lerntyp über die bloße
Annahme multifaktorieller Bedingtheit hinaus (Kognition, sensomotorische Adaptation, Verstärkung) vorzustellen hat, blieb bislang offen.
Wir sind aber hier genau an jenem Punkt angelangt, der auch die Praktiker gegenüber diesen lerntheoretischen Modellvorstellungen, die durch
ihre Einfachheit bestechen, zunehmend kritisch werden läßt: Was läuft
eigentlich beim Lernen im Individuum ab? Die aus wissenschaftsideolo-
gischen Gründen (FRIEDRICH et al. 1979) gegen die spekulative Intro-
spektions-Psychologie entwickelte Grundannahme der "Black-Box" -
d.h. zur Erklärung von Verhaltensweisen werden innere, verdeckte Vorgänge bei Menschen (wie Denken, Phantasien etc.) als prinzipiell über-
flüssig erklärt (WATSON, SKINNER) - wird in jüngster Zeit von Praktikern zunehmend in Frage gestellt (vgl. GOLDFRIED & GOLDFRIED 1977,
ELLIS 1962, MAHONEY 1977).

Wenn man jedoch genauer in die Geschichte der experimentellen Lern-
theorie hineinsieht, findet man auch dort schon Hinweise auf die Möglichkeit, die Modelle zu erweitern. Es seien drei Beispiele kurz erwähnt:

1. Die Gruppe um PAWLOW machte schon früh die Entdeckung, daß die
   Experimente im Rahmen der Klassischen Konditionierung (s.o.)
   komplex ablaufen:

   - Auch innere Zustände, sog. interozeptive Reize (z.B. Hunger-
     gefühl) können mit äußeren sog. exterozeptiven Reizen verbun-
     den werden (vgl. Asthma-Beispiel).

- Gelernte Reize dienen als Signale, als Voranzeige für andere Reize, so daß Antizipation, d.h. die innere Vorwegnahme der Wirkung, notwendig eingeschlossen ist.

- Die neu gelernte Verhaltensweise tritt nicht als isolierte Verhaltenseinheit auf, sondern der gesamte Organismus reagiert anders.

2. Der Mensch besitzt ein sogenanntes Zweites Signalsystem, nämlich die Sprache, die über die Signale der konkreten Umweltreize hinaus Reaktionen auszulösen vermag. So konnte eine psychogalvanische Hautreaktion, die auf das Wort "surf" (Brandung) ausgebildet war, eher durch das *bedeutungs*ähnliche Wort "wave" (Welle) als durch das klangähnliche Wort "serf" (Leibeigene) ausgelöst werden (RAZRAN 1939). Dieser Vorgang wird semantische Konditionierung genannt.

3. Eine Erweiterung der klassischen Lerntheorie wurde durch TOLMAN (1932) eingeleitet, der ähnlich wie HULL sogenannte intervenierende Variablen, auch als Organismus-Variablen bezeichnet, zwischen steuernden Reizen und Verhalten annimmt. In dieser neo-behavioristischen Richtung wurden sogenannte "hypothetische Entitäten" eingeführt, die für die im Lebewesen nicht direkt zu beobachtenden Bereiche (Denken, Phantasien, Fühlen) stehen.

TOLMAN (1932) arbeitete mit Konstrukten wie Zweck, kognitive Überzeugung, Erwartung und Probehandeln als intervenierenden Variablen, die die innere Verarbeitung von Reizen und seine durch einfache Reiz-Reaktionsmuster nicht zu begründenden Versuchs-Ergebnisse erklären sollten (vgl. TOLMAN & HONZIK 1930).

Interessant ist nun, daß (wie oben angedeutet) in jüngster Zeit aus der Anwendung der Lern-Theorie in der klinischen Praxis, d.h. also in der Verhaltens-Therapie, Forderungen und Überlegungen erwachsen sind, die in eine ähnliche Richtung gehen, indem sie die herkömmlichen Modelle erweitern. Ohne daß die neuen Modelle streng wissenschaftslogisch mit den alten Lerngesetzen bislang in Einklang gebracht werden konnten, werden therapeutisch fruchtbare Ansätze diskutiert, die vor allem die diagnostische und therapie-planende Phase in der Verhaltenstherapie betreffen. Ihr Ausgangspunkt sind folgende kritische Überlegungen zur bisherigen Praxis:

- Zwischen Auslöserreiz, Verhaltensweisen, inneren Bedingungen und Verstärkern wird keine Wechselwirkung gesehen, sondern nur eine mono-"kausale" Beziehung.

- Isolierte Einzelsymptome gibt es selten, und für komplexe Störungen gibt es keine Theorie, die sich aus den herkömmlichen Ansätzen ableiten ließe.

- Das Verhalten wird meist nur reaktiv, d.h. von äußeren Bedingungen abhängig gesteuert gesehen.

- Die Beziehung zwischen den Patienten und Therapeuten wird vernachlässig bzw. ist durch die Theorie nicht abgedeckt.

- Der für den Menschen wichtige Bereich des inneren Erlebens, wie Fühlen, Phantasien, Denken etc., wird nicht berücksichtigt.

Die positiven Ansätze zur Erweiterung des lerntheoretischen Vorgehens aufgrund der oben genannten Kritikpunkte stützen sich dabei vor allem [4] auf Ansätze von MILLER, GALANTER & PRIBRAM (1973) sowie BANDURA (1977) und lassen sich auf zwei Aspekte reduzieren:

1. Berücksichtigung kognitiver Prozesse beim Patienten, d.h. besonders seine "bewußten Pläne" (GRAWE & DZIEWAS 1977), Erwartungen und Bewertungen (ZAUMSEIL 1977), in denen die inneren Bedingungen, aber besonders die Symbolisierungsfähigkeit des Menschen berücksichtigt werden sollen (sog. subjektiver Behaviorismus).

2. Berücksichtigung der Interaktion zwischen den inneren Bedingungen (Erwartungen z.B) und Verhaltensweisen einer Person und zwischen mehreren Personen (Interaktionsanalyse). Hierdurch wird dem Verhalten ein aktives Element zugeschrieben: es kann die Umwelt bzw. die Verhaltensweisen anderer verändern.

---

[4] Aufgrund des offen propagierten "technischen Eklektizismus" (LAZARUS 1976) kann jedoch letztlich alles herangezogen werden, was dem Therapeuten für die Therapie nützlich erscheint

Beide Aspekte sollen nach ZAUMSEIL (1977), GRAWE & DZIEWAS (1977) in ein hierarchisches Modell des Verhaltens bzw. in hierarchisch strukturierte Pläne einfließen bzw. dadurch beschreibbar sein. Der einzelne Plan und das Zusammenwirken aller Pläne werden mit Hilfe des kybernetischen Modells von MILLER, GALANTER & PRIBRAM (1973) als Regelkreise dargestellt, so daß es neben der herkömmlichen "horizontalen" Analyse des Verhaltens (z.B. ein Umweltreiz steuert das Verhalten) nun eine zusätzliche vertikale Ebene gibt. Denn beim Menschen werden mehrere Pläne gleichzeitig, sich gegenseitig steuernd, wirksam. Zum Beispiel ist der Plan eines Patienten, sich graue Anzüge zu kaufen, Teil des hierarchisch höher stehenden Planes, Aufmerksamkeit zu vermeiden (vgl. GRAWE & DZIEWAS 1977).

Entscheidend scheint uns aber zu sein, daß die Interpretation, die Berücksichtigung der Geschichte des Patienten und das Therapeut-Patient-Verhältnis im Rahmen der diagnostischen Phase der Verhaltenstherapie für die Therapieplanung wichtig werden. Dies sind tiefenpsychologische Ansätze, die aus dem positivistischen Selbstverständnis der Lern-Theorie heraus nicht mehr begründbar sind.

Wir sehen also, daß sowohl die Theoretiker als auch die Praktiker der Verhaltenstherapie auf lerntheoretische Grundlagen verweisen, über die sie sich längst hinausbewegt haben. Sicherlich ist es zu begrüßen, daß Verhaltenstherapeuten aufgrund ihrer klinischen Arbeit umdenken mußten, um dem spezifisch Menschlichen im Patienten besser gerecht zu werden (bis hin zur Annäherung an psychoanalytische Konzepte). Doch stehen sie in der Gefahr, jegliche Theorie zugunsten eines bloßen Pragmatismus aufzulösen (vgl. FRIEDRICH et al. 1979).

3. Theoretische Vorstellungen, in denen der Mensch im Kontext seiner sozialen Situation gesehen wird

3.1 Das Streßmodell unter besonderer Berücksichtigung der Arbeitsplatzsituation

"Streß" ist ein vieldeutiger Begriff und ein populäres Erklärungsmodell für seelische und körperliche Funktionsstörungen (vgl. DENEKE & DAHME 1977). Das Streß-Konzept, das in erster Linie die Beziehung eines Individuums zu seiner Umwelt zu erfassen versucht, umgreift verschiedene Teil-Vorgänge eines Prozesses: ein Organismus, der sich mit seinen psychologischen und physiologischen Funktionen in einer Gleichgewichtslage befindet,wird von inneren und äußeren Reizen (sog. Stressoren) so massiv gestört, daß gewöhnliche, automatisch oder reflexhaft ablaufende Reaktionen zur Gegenregulation nicht ausreichen. Komplexe psychologische, physiologische oder motorisch-verhaltensmäßige Reaktionsmechanismen (sog. Coping-Mechanismen) müssen aktiviert werden, um die Gleichgewichtslage wieder herzustellen. Bei diesem Ansatz geht es also im wesentlichen darum, einerseits belastende Lebensereignisse zu identifizieren, und andererseits die Fähigkeit eines Individuums abzuschätzen, auftretende Belastungen bewältigen zu können. Vor allem aufgrund tierexperimenteller Untersuchungen (vgl. DENEKE & DAHME 1977) kann man allgemein annehmen, daß die Gefahr einer psychophysiologischen Störung von Krankheitswert durch Streß-Einflüsse wächst, wenn folgende Bedingungen zusammenkommen: (1) die Reize wirken intensiv und dauerhaft ein; (2) die Streß-Situationen ereignen sich unregelmäßig, unvorhersehbar und damit unerwartet; (3) sie können durch eigene Verhaltensweisen nicht effektiv vermieden oder aufgehoben werden.

LAZARUS (1968, 1971) unterteilt die Coping-Mechanismen in direkte Aktionen (Angriffs- oder Vermeidungsverhalten, um den Stressor direkt auszuschalten bzw. zu vermeiden) und defensive Neueinschätzungen. Letztere dienen dazu, die Streß-Situation so umzudeuten, daß sie nicht mehr bedrohlich, unangenehm etc. erscheint. Gerade am Beispiel der defensiven Neueinschätzungen wird deutlich, daß hier Vorstellungen in

die Streß-Forschung eingeführt werden, die - wenn auch unter anderer
Wort-Etikette - der dynamischen Sichtweise der Psychoanalyse verwandt
sind bzw. aus dieser entliehen wurden.

Experimentelle und klinische Untersuchungen haben gezeigt, daß solche
Bewältigungsmechanismen die Streß-Reaktionen auf physiologischem Niveau dämpfen können - z.B. bei Filmbetrachtern, die mit bedrohlichen
Szenen konfrontiert wurden (LAZARUS & ALFERT 1964) oder bei Eltern,
die sich mit dem drohenden Tod ihrer leukämiekranken Kinder auseinandersetzen mußten (WOLFF et al. 1964).

In der sogenannten *Life-Event-Forschung* ist ein quantifizierender Zugang versucht worden, um Krankheitsgefährdungen vorhersagen zu können.
Dieser Forschungsrichtung liegt die Annahme zugrunde, daß mit der Häufung von belastenden Lebensveränderungen auch das zukünftige Erkrankungsrisiko wächst. "Belastung" wird gemessen, in dem man per Fragebogen oder Interview umschriebene Lebensveränderungen erfragt, diese
standardmäßig oder subjektiv gewichtet und zu einem Summenwert addiert.
Dieser Forschungsansatz wurde inzwischen in vielen, meist epidemiolo-
gischen (überwiegend allerdings retrospektiven) Studien realisiert. Der
vermutete Zusammenhang von Lebensbelastung und Erkrankungsrisiko läßt
sich zwar insgesamt gesehen bestätigen, aber die empirischen Korre-
lationsbeträge waren selten größer als r =.30 (vgl. STEGIE 1979) [5] .
Dieser mechanistisch anmutende Ansatz erwies sich also - ohne die Einbeziehung von intervenierenden Variablen, z.B. psychosozialen Kompen-
sationsmechanismen, oder die Analyse der *subjektiven Bedeutung* der
Lebensereignisse etc. - als zu vereinfachend, um die Krankheitsreak-
tionen prognostizieren zu können.

Am Beispiel des *Arbeitsbereiches* soll veranschaulicht werden, daß es
unumgänglich ist, die Modellvorstellungen qualitativ zu erweitern.

In den Theorien zur Psychosomatik und in der klinischen Routine (z.B.
Anamneseerhebung) wird im Gegensatz zur Erfassung biographischer und
familiärer Probleme dem Arbeitsplatz unserer Patienten relativ wenig

---

[5] STEGIE diskutiert diese Forschungsrichtung sowohl methodenkritisch
als auch in ihrer praktischen Relevanz

Beachtung geschenkt, obwohl der Patient als Arbeitnehmer einen Groß-
teil seiner Zeit dort verbringt, nämlich als Arbeiter durchschnittlich
10,16, als Angestellter 10,13 Stunden des Tages (MAASE 1976, S. 43).
Über den rein zeitlichen Aspekt hinaus gibt es aber vor allem zwei
Gründe, die die besondere Bedeutung der Arbeit für die Menschen unterstreichen:

1. In der Natur werden (meist) keine konsumreifen Güter bereitge-
   stellt, so daß die Menschen die Natur bearbeiten müssen (Pflü-
   gen, Kohleabbau etc.). In diesem Sinn ist Arbeit lebensnotwen-
   dige Existenzsicherung. Wenn wir diesen Aspekt vom Menschen aus
   betrachten, so erscheint er als Mangelwesen, das gegenüber dem
   Tier aufgrund seiner "Organprimitivität" und "Instinktreduktion"
   (GEHLEN 1962, PORTMANN 1962) gezwungen, aber auch befähigt ist,
   sich zu entwickeln, um der Natur das abzuringen, was es für seine Bedürfnisse braucht. Da Existenzsicherung meist in Kooperation mit anderen abläuft, ist hier der soziale Aspekt notwendig
   eingeschlossen.

2. Aus diesen existentiellen und anthropologischen Überlegungen ergibt sich, daß neben den Aspekt der Arbeit als "Mühsal" der der
   Selbstverwirklichung tritt. Denn der Mensch bringt sich während
   der Arbeit durch seine Ideen und Handlungen selbst in sein Ar-
   beitsprodukt ein, d.h. er vergegenständlicht sich.

WACKER (1976) hat in Anlehnung an eine sozialpsychologische Studie
zur Funktion der Arbeit in Amerika folgende Aspekte hervorgehoben, die
die Bedeutung der Arbeit für den Menschen unterstreichen: Arbeit ist
für den Menschen ein soziales Kontaktfeld, das ihm die Möglichkeit
bietet, Kompetenz zu gewinnen und das Gefühl zu erhalten, von anderen
gebraucht zu werden. Die Arbeit bildet dabei einen sozialen Orientie-
rungsrahmen, in dem das individuelle Realitätskonzept geprüft und aus-
gestaltet wird, so daß Kenntnisse und Fähigkeiten, die sich während
der Arbeit herausbildeten, zur Basis der persönlichen Identität werden. Wir haben die Bedeutung der Arbeit an den Anfang gestellt, um auf
die enge und für die Theorie psychosomatischer Prozesse relevante
Verknüpfung von Arbeit und Identität bzw. Selbstbewußtsein und damit
auf ihren eigenen Stellenwert hinzuweisen, der es u.E. nicht erlaubt,
sie als bloßes Ausdrucksfeld oder Auslöser individueller Krankheits-
dispositionen zu sehen.

An zwei ausgewählten Bereichen wollen wir die empirisch gesicherte Relevanz bestimmter Arbeitsbedingungen für psychosomatische Erkrankungen aufzeigen:

Das Beispiel der Nacht- und Schichtarbeiter
Nacht- und Schichtarbeit muß als bedeutender Streßfaktor angesehen werden, da Arbeitsbelastungen zu einem Zeitpunkt gefordert werden (z.B. nachts), wo die psychophysische Leistungsbereitschaft, gemessen an Körpertemperatur, Parametern des Herz-Kreislaufsystems sowie hormonellen Regelprozessen, gemindert ist und die soziale Beziehung zu anderen, insbesondere zur Familie, durch die Zeitverschiebung und mangelnde Koordinierbarkeit gestört ist. Die spezifische Streßwirkung besteht nach KARMAUS & SCHIENSTOCK (1979) deshalb vor allem in der eingeleiteten Umkehrung der biologischen Periodik sowie der Zerstörung sozialer Kontakte und des Zeitbewußtseins.

Als typische Beschwerden werden von Schichtarbeitern genannt: Schlafstörungen mit Folgebeschwerden wie Kopfschmerzen, Reizbarkeit und depressiver Stimmungslage; Verdauungsstörungen, die zu Magenbeschwerden und Magengeschwüren führen; Herz-Kreislauferkrankung. In diesem Rahmen kann nur angedeutet werden, was sich aus der "Unruhe und Unbeständigkeit", die durch den Schichtrhythmus in die Familie hineingetragen werden, sozial weiterhin ergeben kann: Verringerung gemeinsamer Aktivitäten führt zur Entfremdung; Verhaltenseinschränkung der Familienmitglieder, damit der Arbeitnehmer Ruhe im Schlaf findet; Belastung des Sexuallebens; mangelnde Teilnahme am kulturellen Leben; Gefahr der Isolation.

Beispiel des Verlustes eines Arbeitsplatzes
Als ein weiteres Beispiel für die Bedeutung des Arbeitsplatzes als Streßquelle sei eine kontrollierte Langzeitstudie von COBB (1974) kurz dargestellt, der über zwei Jahre die Folgen des Arbeitsplatzverlustes von Automobilarbeitern analysierte.

Dabei wurden neben dem wichtigen psycho-physiologischen Streß-Indikator Noradrenalin weitere physiologische Maße wie Kreatin, Harnsäure und Cholesterin und auch die psychosozialen Variablen soziale Unterstützung (social support) und psychische Abwehr mit den Werten einer Kontrollgruppe verglichen. Von den zahlreichen Ergebnissen sollen hier die folgenden hervorgehoben werden:

a) Die für die Streßwirkung relevanten Werte für Noradrenalin waren
   3 Monate vor Entlassung bis zu einem Jahr danach signifikant erhöht. Eine psychische Abwehrhaltung der Arbeiter, wie z.B. rigides
   und passives Verhalten, verringerte jedoch die Ausschüttung des
   Noradrenalins in der Phase der Ankündigung des Arbeitsplatzverlustes und im Augenblick des Verlustes selbst.

b) Arbeitnehmer, die angesichts des Arbeitsplatzverlustes eine hohe
   psychische Abwehrhaltung zeigten, wiesen nach 6 Monaten in der
   Variablen Kreatin eine plötzliche und extreme Erhöhung auf. Dies
   könnte so gedeutet werden, daß eine Abwehrhaltung nur begrenzte
   Zeit wirkt und es dann zu extremen Überschuß-Reaktionen kommen
   kann.

c) Die Werte für Harnsäure erhöhten sich signifikant während der Antizipation des Arbeitsplatz-Verlustes, und zwar besonders dann,
   wenn soziale Unterstützung fehlte (z.B. Kontakt zu engen Bezugspersonen, Teilnahme an sozialen Aktivitäten).

d) Für das in Verbindung mit coronaren Herzerkrankungen wichtige
   Cholesterin ist besonders auffällig, daß jene Arbeiter, die gute
   soziale Unterstützung von der Umwelt erhielten, für die gesamte
   Zeit bedeutsam geringere Werte hatten als jene, die wenig Unterstützung erfuhren.

COBB (1974) hebt die durch diese kontrollierte Studie relativ gut
gesicherte Verbindung von physiologischer Veränderung mit Streß aufgrund des drohenden oder eingetretenen Arbeitsplatzverlustes hervor;
er weist aber besonders auf die zukünftig weiter zu untersuchenden
Phänomene "psychische Abwehrhaltung" und "soziale Unterstützung" hin,
die die Streßreaktionen modifizieren können.

Es gibt mittlerweile eine Reihe wichtiger empirischer Arbeiten zur
Auswirkung von Arbeitsbedingungen auf den Menschen, deren umfassende
Darstellung diesen Rahmen überschreiten würde (vgl. hierzu u.a.
KORNHAUSER 1965, JAHODA et al. 1975, KARNER et al. 1978).

Im Augenblick scheinen Ansätze fruchtbar, die das herkömmliche Streß-
modell von SELYE (1974) erweitern wollen und sich nicht damit begnü-
gen - meist geringe - statistische Kovariation von Arbeits- und Krank-
heitsmerkmalen zu untersuchen. Beispielhaft für einen tiefergehenden
Ansatz seien FRICZEWSKI & THORBECKE (1976) erwähnt, die sich mit Co-
ronar-Herzerkrankung und der Arbeitssituation beschäftigten. Sie kom-

men zu folgendem theoretischen Modell: "Die Person am Arbeitsplatz ist bestimmten belastenden Situationen ausgesetzt (objektiver Streß). Diese werden nun individuell wahrgenommen. Ergebnis dieses Interpretationsprozesses, dessen Verlauf aus psychologischen Merkmalen der Personen erklärt wird, ist die subjektive Belastung (subjektiver Streß). In einem zweiten Schritt werden bestimmte individuelle Anpassungsstrategien ausgewählt - z.B. aktive Veränderung der Umwelt, Erlernen neuer Fähigkeiten, Verlassen der Situation oder auch defensive Strategien wie Leugnen oder Rationalisieren, wobei bei den aktiven Anpassungsstrategien der Erfolg, von den Hilfeleistungsbeziehungen zu Kollegen, Untergebenen oder Vorgesetzten abhängt. Die Auswahl dieser Anpassungsstrategien wird wiederum mit psychologischen Merkmalen der Personen erklärt. Vom Charakter dieser Reaktionen - geglückt, mißglückt - hängt es dann ab, ob es zur psychologischen und physiologischen Streßreaktion kommt (FRICZEWSKI & THORBECKE 1976, S. 195).

Dieses Modell, in dem die subjektive Verarbeitung (besonders Interpretation und Bewältigung von Belastung) einbezogen wird, führt von mechanistischen Vorstellungen fort zur ganzheitlichen Analyse sozialer, psychischer und somatischer Vorgänge (vgl. auch FRICZEWSKI 1979, LAZARUS 1978).

Neben den Aspekten der streßinduzierenden Ober- und Unterforderungen (vgl. FRANKENHAEUSER & GARDELL 1976) sowie deren subjektiver Verarbeitung sei abschließend erwähnt, daß vermehrt auf die persönlichkeitsbildende Wirkung der Arbeit (u.a. ULICH 1978) hingewiesen wird, indem Erfahrungen am Arbeitsplatz (z.B. technische Zwänge und Interaktionsformen) sich auf außerbetriebliches Verhalten in Familie und Freizeit auswirken (sog. carry-over-Hypothese). Eine verbindende Rolle zwischen arbeitsbezogener Tätigkeit, psychischer Repräsentanz und generellen Verhaltensweisen könnte dabei der sog. Handlungsstruktur-Theorie zukommen, nach der Tätigkeitsmerkmale über Internalisierungsprozesse zu psychischen Merkmalen werden (vgl. VOLPERT 1974, ULICH 1978, GROSSKURTH 1979), - ein arbeitspsychologischer Ansatz, der erst noch für die klinisch relevante Theoriebildung erschlossen werden muß (GLEISS 1977).

3.2 Familientheoretische Modelle

Abgesehen von zum Teil erheblichen Unterschieden in den theoretischen
Grundpositionen und dem sich daraus ergebenden therapeutischen Handeln, ist allen familientheoretischen Konzepten gemeinsam, daß sie
nach der funktionalen Bedeutung des Symptoms (des "identifizierten"
Patienten) für den Bestand der Familie und die Regulation der inner-
und außerfamiliären Interaktionsprozesse fragen. An einem vorange-
stellten, sehr anschaulichen Beispiel soll verdeutlicht werden, wie
sich eine somatische Reaktion von Krankheitswert im Kontext eines
Familienprozesses, der während eines diagnostischen Familien-Inter-
views eingeleitet wurde, verändert.

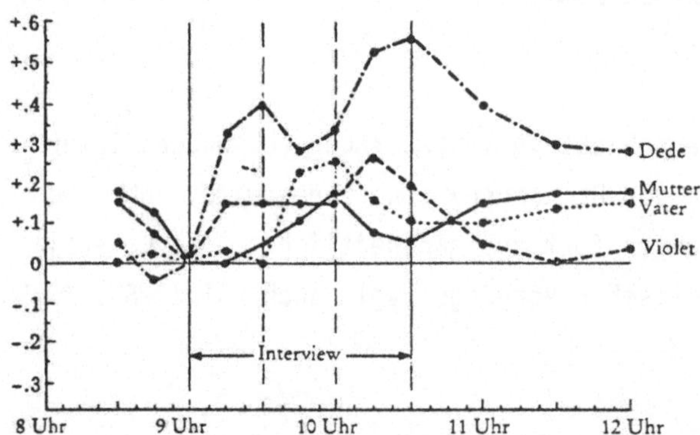

Abb. 1: Veränderung der FS-Werte der Familie C.
      Aus: MINUCHIN 1977, S. 20

Von MINUCHIN und Mitarbeitern (vgl. MINUCHIN 1977) wurde die Familie
C. untersucht, die aus Vater, Mutter und den Kindern Dede (17 J.) und
Violet (12 J.) besteht. Beide Kinder sind zuckerkrank. Dede ist als
"superlabile Diabetikerin" eine klinisch besonders problematische Pa-
tientin. Die diagnostisch-experimentelle Interview-Situation bestand
aus einem einstündigen Gespräch mit den Eltern allein, das die Kinder
durch einen Einwegspiegel mit Tonübertragung beobachteten, unmittel-
bar gefolgt von einem halbstündigen Gespräch unter Beteiligung der
Kinder. Bei sämtlichen Familienmitgliedern wurden in regelmäßigen
Abständen - und ohne den Interaktions-Prozeß wesentlich zu stören -
Blutproben entnommen, aus denen die Konzentration freier Fettsäuren
(FS) bestimmt wurde, die ein Indikator für die Streßbelastung ist.

Wie aus Abbildung 1 ersichtlich, steigt der FS-Spiegel bei beiden Kindern - viel deutlicher ausgeprägt allerdings bei Dede - schon während
der Phase, da sie die Eltern räumlich getrennt und ohne jede Kommu-
nikationsmöglichkeit nur beobachten. In der Phase des gemeinsamen Gesprächs mit den Eltern steigt der Spiegel bei Dede erheblich weiter
an, bei Violet nur kurzfristig, um dann wieder zu fallen. Dem entspricht, wie MINUCHIN ausführt, daß beide Kinder im Familiengefüge
sehr unterschiedliche Funktionen haben: Während beide Elternteile in
ihrem Konflikt miteinander versuchen, Dede auf jeweils ihre Seite zu
ziehen - Dede sich also nicht für einen Elternteil entscheiden kann,
ohne den anderen zu verprellen -, wird Violet in den elterlichen
Clinch nicht hineingezogen. Die FS-Werte beider Elternteile waren
angestiegen, während sie sich allein im Interview befanden, um deutlich zu fallen, als die Kinder hinzugenommen wurden.

"In dieser Familie wurde der eheliche Konflikt reduziert oder umgelei-
tet, sobald die Ehegatten elterliche Funktionen übernahmen. Die Kinder fungierten als konfliktumleitende Mechanismen" - wie MINUCHIN
(1977, S. 22) in seiner Interpretation der Befunde überzeugend ausführt.

Unter den verschiedenen familientheoretischen Erklärungsmodellen sollen hier die systemtheoretischen, strukturellen und konfliktbearbei-
tenden (psychoanalytisch orientierten) Entwürfe, die am differenzier-
testen theoretisch ausgearbeitet sind, kurz skizziert werden.

3.21 Der systemtheoretische Ansatz

Eine Familie entwickelt im Laufe ihrer Geschichte durch die ständige
Interaktion ihrer Mitglieder Regeln, die die Beziehungen der Mitglieder untereinander und das Verhalten jedes einzelnen steuern. Jedes
Mitglied beeinflußt durch sein Verhalten jedes andere und wird wiederum selbst von allen anderen beeinflußt. So ist es nach Auffassung
der Systemtheoretiker sinnlos bzw. willkürlich, in einem Familien-
system nach Ursachen (beispielsweise für die Krankheit *eines* Mitgliedes) zu suchen. Nicht im Verhalten jedes einzelnen, sondern in
den *Regeln des Systems* sehen sie die eigentliche Ursache der Erkrankung. Symptome werden hierbei als ein Teil des Systems bzw. als eine
spezielle Art der Kommunikation angesehen, die zur Aufrechterhaltung
des empfindlichen Gleichgewichts in der Familie dient und der Familie ihre Eigenart gibt.

Die Betrachtungsweise einer Familie als "sich selbst regulierendes System" geht vor allem auf Arbeiten der Palo Alto-Gruppe (BATESON, JACKSON, WATZLAWICK et al.) zurück, die in Anlehnung an die logische Typenlehre von WHITEHEAD & RUSSELL Paradoxien untersuchte, die pathologische Konsequenzen haben.

Paradoxien, d.h. Widersinnigkeiten aufgrund sich widersprechender Sinngehalte *eines* Sachverhaltes, entstehen dadurch, daß in der Sprache zwei Ebenen, nämlich die sogenannte Inhaltsebene, auf der die manifesten Sachverhalte ausgedrückt werden, und die sogenannte Beziehungsebene, auf der man Absichten vermittelt, durcheinander geraten können. Dies ist möglich, da sich Sprache auf sich selbst beziehen kann; dieses Phänomen (Sprechen über Sprache) wird als Meta-Kommunikation bezeichnet.

Der theoretische Ausgangspunkt ist hierbei, daß eine Aussage, die das ganze System betrifft und die Beziehung der Mitglieder untereinander regelt, nicht in der einzelnen, inhaltlichen Aussage enthalten sein kann, da das Ganze mehr ist als seine Teile. Ein klassisches Paradoxon ist z.B. die "Sei-Spontan-Paradoxie", in der die in sich widersprüchliche Regel eingeführt wird; nicht regelgebunden, sondern spontan zu sein (z.B. "Du sollst lernen wollen!", WATZLAWICK et al. 1974). "Lernen wollen" ist hierbei die inhaltliche Aussage, die aber durch das "Du sollst", das die Beziehung grundsätzlich regelt, paradox wird und wirkt. Jene Person, der die Aufforderung "sei spontan!" gilt, wird sich sicherlich irritiert fühlen; es kommt jedoch nur dann zu pathologischen Konflikten, wenn ungeachtet der logischen Absurdität es sich schon vorab um eine sogenannte asymmetrische Beziehung (z.B. Mutter-Kind, Vorgesetzter-Untergebener) handelt, also keine Meta-Kommunikation oder Flucht möglich ist und es sich um einen Befehl handelt, der befolgt werden muß (... aber nicht befolgt werden darf, um befolgt zu werden).

Es deutet sich hier an, daß die Art der Beziehung selbst wichtig ist. In der Systemtheorie unterscheidet man zwischen komplementären und symmetrischen Beziehungen (vgl. u.a. HALEY 1978). Bei der komplementären Beziehung ergänzt sich das Verhalten der Interaktions-Partner (z.B. der eine ist aggressiv und der andere nimmt alles hin), was zu einer starken Bindung und starren Rollenzuweisung führt. In der symmetrischen Beziehung wirken die Partner gleich "stark"; wir können einen Spiegeleffekt beobachten, in dem jeder Aktionspartner sich wie sein Partner benimmt (z.B. beide sind aggressiv). Für die psychosomatischen Erkrankungen scheint besonders die sogenannte pseudo-komplementäre Beziehung relevant, in der eine Person über ein pseudo-unterwürfiges, hier Krankheits-Verhalten Kontrolle bzw. Macht über

die Beziehung zu anderen erlangt. Der äußerlich "schwache" Partner
ist in Wahrheit also der eigentlich "starke". So bestand bei einer
19-jährigen Patientin der Erfolg ihrer Magersucht darin, über die
Symptomatik die Aufmerksamkeit und Wertschätzung der Eltern von den
Geschwistern abzuziehen und selbst über Jahre eine Schlüsselfunktion
in der Familie zu erlangen (WEDEL 1978). Aus systemtheoretischer Sicht
ist nach HALEY (1978) hierbei bezeichnend, daß die Patientin etwas
Auffälliges tut (z.B. abmagert) und gleichzeitig signalisiert, keine
Kontrolle über sich zu haben. Denn auf diese Weise kann der Patient
über "hilfloses" Verhalten, ausgedrückt als Kranksein, alle Interaktions-Partner zwingen, sich um ihn zu kümmern, so daß der Patient
die Kontrolle über die Beziehung bzw. das System erhält und eine
therapeutische Veränderung an diesem Punkt ansetzen muß (vgl. ausführlich WATZLAWICK, WEAKLAND & FISCH 1974).

3.22 Der strukturelle Ansatz

Neben den rein funktionalistischen bzw. systemtheoretischen Ansätzen
(s.o.) gibt es Modelle, in denen die funktionelle Betrachtung um den
strukturellen Aspekt erweitert wird. Der bekannteste Vertreter dieser
Richtung scheint MINUCHIN zu sein, der zwar von systemtheoretischen
Grundpositionen ausgeht (z.B. Funktion des Symptoms in der familiären
Homöostase), der aber speziell die Relationen, die die einzelnen Fa-
milien-Mitglieder untereinander verknüpfen - also die Struktur -,
untersucht. Die Erweiterung bzw. das Typische besteht darin, daß eine
enge Wechselwirkung (dialektische Beziehung) von Funktion und Struktur in einer Familie angenommen wird; denn dynamische Systeme - wie
die Familie - suchen sich zu einer gegebenen Funktion die optimale,
"bewährte" Struktur und umgekehrt. Im Gegensatz zur Systemtheorie
müssen aber bei der strukturellen Betrachtung inhaltliche Grundannahmen über die Relationen einer Familie gemacht werden, d.h. die Art
der Beziehungen bedarf einer typischen Kennzeichnung. MINUCHIN's allgemeiner Ansatz (1957) soll hier anhand der Entstehung psychosomatischer Krankheiten bei Kindern (MINUCHIN et al. 1975) dargestellt
werden. Er geht dabei von folgenden Annahmen aus:

1. Es gibt spezielle Organisations- bzw. Struktur-Typen von
   Familien, die eng in Beziehung zur Entstehung und Aufrechterhaltung der psychosomatischen Erkrankung des Kindes stehen.

2. Diese Symptomatik spielt eine Hauptrolle in der Aufrechterhaltung der Familien-Homöostase bzw. ist in die Kommunikation
   (feed-back-Prozesse) der Familie eingebunden.

Für die tatsächliche Entstehung der Krankheit sind aber drei sich ergänzende Faktoren notwendig:

1. Ein Kind hat eine organische bzw. physiologische Dysfunktion
   (z.B. Diabetes) oder ist dafür anfällig.

2. In der Familie gibt es eine Struktur, die folgende vier
   charakteristische Beziehungsaspekte ('transactional characteristics') beinhaltet:

   a) Vermaschung (enmeshment), d.h. in der Familie wird sehr
      stark aufeinander eingegangen, und man ist miteinander eng
      verbunden, so daß die familiären Teil-Systeme (Eltern:
      Kinder) nur schwach voneinander unterschieden sind und
      die Unterscheidung zwischen Selbst und anderen durch
      ständige "Übergriffe" der anderen gering ist. Ein Pro-
      blem oder ein Zweier-Gespräch wird durch Einschalten al-
      ler Familienmitglieder schnell unprägnant gemacht, also
      verdeckt bzw. verhindert.

   b) Überfürsorglichkeit (overprotectiveness), d.h. jeder ist
      grundsätzlich sehr am Wohlergehen der anderen Familien-
      mitglieder interessiert, so daß Themen wie Ernährung und
      Fürsorge für den anderen in der Interaktion besonders be-
      tont werden (z.B. Angebot von mehreren Taschentüchern
      beim kleinsten Schniefen). Ansätze von Kritik werden zu-
      gedeckt. Die Folge ist, daß die Fürsorglichkeit der El-
      tern die Entwicklung von Autonomie und Kompetenz bei den
      Kindern bremst bzw. verkümmern läßt und daß die Kinder
      wiederum Schuldgefühle den sich derart sorgenden Eltern
      gegenüber entwickeln.

   c) Rigidität, d.h. die Familie will den 'status quo' auf-
      rechterhalten, so daß in Phasen, in denen normalerweise
      rapide Entwicklungen bei Kindern ablaufen (z.B. Puber-
      tät), sich die eingefahrenen Beziehungen nicht ändern
      und so das Kind sich nicht frei entwickeln kann. Es wird
      meist eher erlaubt, daß das Kind in seinem auffälligen
      Verhalten (z.B. bei Magersucht nicht zu essen) sich
      "weiterentwickeln" darf, als daß sich die Familie in
      ihrer Struktur verändert.

d) Mangel an Potential, Konflikte zu lösen, d.h. die bisher
   dargestellten Beziehungscharakteristika verhindern die Entwicklung von Kompetenzen, die zur Lösung von Konflikten
   notwendig wären. Hinzu kommen meist auch ethische oder/
   und religiöse Grundsätze in Familien, die zur Verhinderung
   der Konfliktausbrüche herangezogen werden und so die Probleme ungelöst bestehen lassen.

3. Diese vier Strukturelemente bilden nach MINUCHIN den Kontext,
   damit eine Krankheit eine Funktion in der Kommunikation der
   Familie erhält. Die Hauptaufgabe des Symptoms scheint dabei
   die Verhinderung von Familien-Konflikten zu sein, indem das
   Kind in die elterlichen Konflikte eingebunden wird. Dafür gibt
   es vor allem drei Beziehungsmuster in Familien:

   a) die Triangulation: das Kind wird in eine Lage gebracht, bis
      es sich immer in Parteinahme für ein Elternteil gegen das
      andere befindet, wenn es sich ausdrücken will, bzw. jeder
      der Eltern will das Kind für seine Partei gewinnen.

   b) Eltern-Kind-Koalition: das Kind befindet sich in einer sta-
      bilen Koalition mit einem Elternteil gegen den anderen. Der
      ausgeschlossene Eltern-Teil wird dann meist versuchen, die
      Koalition zu beenden oder zu stören.

   c) Umleitung (detouring), d.h. die Eltern sind vereint und sie
      unterdrücken ihre Konflikte dadurch, daß sie das erkrankte
      Kind als ihr einziges Problem hinstellen bzw. es "benutzen",
      um sich als sorgende, gute Eltern herauszustreichen.

Neben der diagnostisch fruchtbaren Erweiterung der funktionellen Vorgehensweise um die von MINUCHIN postulierten strukturellen Aspekte
und besonders deren enge Wechselwirkung mit der Funktion des Symptoms
sprechen vor allem die Therapieerfolge bei der Behandlung von Familien
mit psychosomatisch erkrankten Kindern für den strukturellen Ansatz
(vgl. MINUCHIN et al. 1975).

3.2 3 Psychoanalytische Familienkonzepte

Psychoanalytische Beiträge zum familientheoretischen Verständnis des
Krankheitsgeschehens erweitern die traditionell individuumzentrierte
Sichtweise - ohne sie aber aufzugeben - , indem sie die Dynamik der
unbewußten Handlungsmotive der einzelnen Familienmitglieder zueinander in Beziehung setzen.

RICHTER (vgl. 1970) bietet einen rollentheoretischen Ansatz an, den er mit dem Konzept der psychosozialen Abwehr verknüpft. Er definiert Rolle als "das strukturierte Gesamt der bewußten und unbewußten Erwartungen, die Partner aufeinander richten" (S. 50). Wenn sich Interaktionspartner wechselseitig bestimmte Rollen zuschreiben und übernehmen, so ist das übergeordnete Leitmotiv für diesen Prozeß der Versuch, sich auf diesem Wege einer individuellen Konflikt-Problematik zu entledigen bzw. diese abzuwehren. Abwehrprozesse, in die andere Personen als das handelnde Subjekt mit einbezogen werden, bezeichnet man als psychosoziale Abwehrvorgänge. Sie erweitern das Repertoire der bekannten intra-individuell wirkenden Abwehrmechanismen wie z.B. Projektion, Verdrängung etc., die aber ihrerseits in das komplexe Wirkgefüge psychosozialer Abwehrleistungen eingebaut sein können. Wird also in dem Konzept der psychosozialen Abwehr das allgemeine Prinzip der interpersonalen Ausbeutung zum Zwecke individueller Konflikt-Entlastung beschrieben, so werden in den "Rollen" spezifische Konfigurationen von Handlungsvorschriften und Erwartungen an den Partner - gleichsam typische Verdichtungen oder Spezial-Fälle des allgemeinen Prinzips "psychosozialer Abwehr" - gezeichnet, die klinisch häufig beobachtbar sind. RICHTER (1970) unterscheidet die Rollen eines Partnersubstituts, eines Abbildes, des idealen Selbst, des Bundesgenossen, des negativen Selbst.

Im letzteren Fall wird ein Interaktionspartner dazu benutzt, die negativen Aspekte des eigenen Selbst-Bildes darzustellen - z.B. indem er den Part eines schwächlichen und ängstlichen Menschen zu spielen hat, womit eigene Schwäche und Ängstlichkeit an ihn abgetreten und das illusionäre Selbst-Konzept von Stärke und Unverletzbarkeit gerettet werden kann.

Die bisher dargestellten interaktionellen Austausch-Prozesse sind dazu geeignet, Beziehungen zwischen zwei Personen zu charakterisieren, nicht aber das Funktionieren der Familie in ihrer Gesamtheit verständlich zu machen. Hier versucht RICHTER (vgl. 1976), die psychoanalytische Denkweise in einen typologisierenden Ansatz einzubringen. Er unterscheidet grundsätzlich zwei Arten von Familiensystemen. Die erste Untergruppe ist charakterisiert durch "deutliche innere Aufspaltungsprozesse", d.h. die Gesamtfamilie zerfällt in "Gesunde" und "Kranke", verbunden mit der Tendenz, den schwachen Teil abzustoßen, damit der "gesunde" Teil der Familie sein Ideal von Vollkommenheit bewahren kann. Für die Familien der zweiten Untergruppe ist bezeichnend, daß sie ein "homogenes krankhaftes Leitmotiv" haben. So neigen die Mitglieder einer Familie mit paranoider Struktur beispielsweise dazu, familien-interne aggressive

Impulse auf das außerfamiliäre Umfeld zu projizieren, um sich dann in
einer gemeinschaftlichen Verteidigungshaltung gegen die Bedrohung von
"draußen" zu vereinigen - mit dem Gewinn, daß sich das aggressive Potential intern nicht entlädt.

STIERLIN und Mitarbeiter (1977, vgl. STIERLIN 1978, 1979) gehen von
(inzwischen) fünf elementaren, voneinander aber nicht völlig unabhängigen Orientierungs- und Ordnungsgesichtspunkten aus, die sie zur Erfassung und Beschreibung von Familien-Prozessen für wichtig erachten:

1. Die *bezogene Individuation*. In dieser Perspektive interessiert,
   inwieweit es den Mitgliedern einer Familie gelungen ist, sich
   selbst als relativ abgegrenzte, differenziert wahrnehmungsfähi-
   ge und unabhängige Individuen zu entwickeln und dabei *gleichzeitig* mit den anderen Mitgliedern in emotionalem und dialogischem
   Kontakt zu bleiben.

2. Die *Interaktionsmodi der Bindung und Ausstoßung*. In dieser bipolaren Dimension wird erfaßt, wie eng (bzw. lose) Eltern und Kinder ihre Beziehung ausgebildet haben, d.h. wie die Prozesse der
   bezogenen Individuation und der lebensgeschichtlichen unvermeid-
   baren Trennung von Eltern und Kindern gestaltet werden.

   In Anlehnung an die psychoanalytische Struktur-Hypothese werden
   drei Arten von Bindung beschrieben: a) Bindung auf der Es-Ebene
   (z.B. ein Kind wird übermäßig versorgt und langdauernd abhängig
   gehalten); b) Bindung auf der Ich-Ebene (z.B. ein Kind wird
   daran gehindert, eigenständig etwas wahrzunehmen und gedanklich
   zu ordnen, weil ihm die Eltern ständig ihre Wahrnehmungs- und
   Denkmuster aufzwingen); c) Bindung auf der Ober-Ich-Ebene (z.B.
   ein Kind wird zu absoluter Loyalität gegenüber und Treue zu den
   Eltern verpflichtet, es ist ständig von enormer Schuld für den
   Fall bedroht, daß es sich von den Eltern und deren Wertsystem
   lossagt).

   Kontrapunktisch hierzu wird von "Ausstoßung" gesprochen, wenn
   Kinder unangemessen früh und überfordernd auf sich selbst verwiesen und emotional nicht hinreichend unterstützt werden.

3. Die *Delegation*. In dieser Sicht wird untersucht, in welcher Richtung und in welcher Intensität Kinder, die sich naturgemäß ihren
   Eltern loyal verpflichtet fühlen, "beauftragt" werden, um in ihrem Leben abgewehrte Wünsche oder nicht erreichte Ziele der Eltern

zu realisieren. Kinder können an diesen Aufträgen zerbrechen, wenn sie z.B. intellektuell überfordert werden oder verschiedene miteinander unvereinbare Aufträge erhalten.

4. *Die Mehrgenerationen-Perspektive von Vermächtnis und Verdienst.* Diese vor allem von BOSZORMENYI-NAGY herausgearbeitete Perspektive trägt der Beobachtung Rechnung, daß häufig in Familien über mehrere Generationen hinweg Vermächtnisse weitergereicht werden, die z.B. in der Verpflichtung bestehen können, ein in früherer Generation erlittenes Unrecht zu kompensieren. Gemessen an diesen Verpflichtungen, die häufig miteinander schwer vereinbar sind, wird das einzelne Familienmitglied dann danach bewertet (oder bewertet sich selbst), ob es sich um die Familie "verdient" gemacht hat oder nicht.

5. *Status der Gegenseitigkeit.* Mit dieser bipolaren "Dimension" wird die Verbindung zu systemtheoretischen Ansätzen und Befunden hergestellt. Während sich bei positiver Gegenseitigkeit die Partner wechselseitig achten und im Dialog verständigen können, ist die innerfamiliäre Kommunikation bei negativer Gegenseitigkeit rigide eingeschränkt auf einen (häufig äußerst subtil geführten) Machtkampf, in dem keiner nachgiebig, einsichtig oder versöhnungsbereit ist. Diese rigide Kommunikationsstruktur ist für viele Familien mit einem Mitglied, das an Anorexia nervosa leidet (meist Mädchen), besonders typisch.

STIERLIN et al. (1977) stimmen mit anderen Autoren überein - siehe die Entsprechungen zu MINUCHIN (1977): oben im Text - , wenn sie die folgenden, häufig beobachtbaren Phänomene bei Familien mit einem psychosomatischen Symptomträger beschreiben: Die einzelnen Familienmitglieder sind in ihrer bezogenen Individuation gestört, sie nehmen den jeweils anderen undifferenziert und nur unscharf abgegrenzt von sich selbst wahr. Die *reale* Anwesenheit des anderen ist enorm wichtig, Trennung oder gar Verlust können kaum ertragen werden. Man ist wechselseitig stark aneinander gebunden. Beauftragungen spielen eine sehr große Rolle, die vor allem darin bestehen, die Familie zu versorgen, die Rolle eines verstorbenen

Mitgliedes zu übernehmen oder die Konflikte zwischen einzelnen Mitgliedern (überwiegend den Eltern) zu neutralisieren. Häufig beobachtbar sind Familiengeheimnisse, die gemeinschaftlich verleugnet werden und damit zu starken innerfamiliären Spannungen führen.

Daß sich verschiedene theoretische Sichtweisen wechselseitig nicht ausschließen müssen, sondern unter Umständen sinnvoll ergänzen können, haben OVERBECK & OVERBECK (1978) am Beispiel einer Familie mit einem asthmakranken Kind veranschaulicht, indem sie verschiedene familien-theoretische und individual-psychologische Konzepte zu einem umfassenden Verständnis des Krankheitsgeschehens zusammengefügt haben.

4. Zusammenfassende Beurteilung der verschiedenen psychologischen Theorien: Überlegungen und Schlußfolgerungen für die Praxis

Bei dem Bemühen um das Verständnis psychosomatischer Krankheiten haben wir es mit dem ganzen Menschen zu tun; der Vielzahl seiner konkreten Lebensbezüge und deren bewußten und unbewußten innerseelischen Repräsentanzen, seiner Entwicklungsgeschichte, seiner körperlich-seelischen "Ausstattung" mit ihren unendlich vielen Teilfunktionen, die in einem hochkomplizierten Wechselwirkungsprozeß miteinander verknüpft sind. Dies zu erwähnen, ist beinahe trivial, aber als Bezugsrahmen unerläßlich, wenn man versucht, den derzeitigen Stand der psychologischen Theorienbildung zum Verständnis psychosomatischen Krankheitsgeschehens zu überblicken.

Eine allgemein anerkannte Theorie psychosomatischer Störungen existiert nicht. Vielmehr kann man wohl behaupten, daß die psychosomatische Forschung in ihrem Bemühen um ein Verursachungskonzept in einem erkenntnistheoretischen Dilemma steckt:

a) die verschiedenen Ansätze bewegen sich auf einem relativ hohen Abstraktionsniveau, sind vage, unpräzise gefaßt und weit auslegbar. So gesehen, haben sie eine ähnliche Struktur, wie die von LAUCKEN (1974) untersuchten privat-psychologischen, sogenannten "naiven Verhaltenstheorien". Weil dehnbar definiert, sind sie durch Erfahrungen schwer korrigierbar: Die über einen Patienten vorliegenden Informationen können so umgedeutet werden, daß sie im Sinne einer jeweiligen Theorie "stimmig" werden.

b) Dem steht entgegen, daß die vorliegenden theoretischen Beiträge nicht "aus der Luft gegriffen" sind, sondern aus detaillierten, subtilen klinischen Beobachtungen und Erfahrungen abgeleitet wurden, die dann aber wiederum häufig unkritisch generalisiert wurden. Zudem muß es gerade wegen der offensichtlich komplexen Entstehungsbedingungen unmöglich erscheinen, präzise und eindeutig formulierte psychosomatische Theorien zu entwerfen. Dies wird hinlänglich klar, wenn man sich eine der "Kernannahmen" (LIPOWSKI 1977) verdeutlicht, die in der psychosomatischen Forschung allgemein akzeptiert wird: unsere bewußten und unbewußten Wahrnehmungen, Gedanken, Erinnerungen, Vorstellungen und Phantasien beeinflussen unsere organischen Prozesse und werden umgekehrt wieder durch Körpervorgänge und Umweltveränderung beeinflußt. Die Einbeziehung der inneren Erlebniswelt, der "symbolischen Aktivität" (LIPOWSKI 1977) ist also zum Verständnis psychosomatischer Krankheitsprozesse unerläßlich. Diese innere Welt eines Patienten ist jedoch nicht im naturwissenschaftlichen Sinne objektiv meßbar, sie ist vielfach (wenn nicht ausschließlich) nur interpretativ, deutend, sich einfühlend, also mittels psychologischer Prozesse im Diagnostiker und damit subjektiv zu erfassen. Das Problem besteht also darin: Ein umfassender, eindeutig operationalisierter Entwurf kann (gegenwärtig) nicht gelingen. Die nur möglichen vagen, vorläufigen Konzeptionen stehen aber in der Gefahr, in der Einzelfalldiagnostik beliebig anwendbar und in der empirischen Grundlagenforschung schwer überprüfbar zu sein, wenn man der Komplexität der Entstehungsbedingungen gerecht werden will und subjektive Daten (d.h. eine interpretative Verarbeitung von Informationen über Patienten) zulassen muß.

Da ein übergeordneter, gleichsam meta-theoretischer Ordnungsgesichts-
punkt fehlt, der die verschiedenen Hypothesen integrieren könnte, bestehen die einzelnen Zugänge noch weitgehend unverbunden nebeneinander. Es ist dabei leicht erkennbar, daß die theoretischen Schwerpunkte in den Entwürfen sehr heterogen sind. Sie schließen sich aber nicht
unbedingt wechselseitig aus, wenn man das psychosomatische Krankheitsgeschehen als einen *lebenslangen Prozeß*, der verschiedene Stadien
durchläuft, also als somatopsychisch-psychosomatische (ENGEL & SCHMA-
LE 1978) Entwicklungsreihe begreift, die permanent mit der realen
oder phantasierten Wirklichkeit des Patienten in Wechselwirkung steht.
Die verschiedenen theoretischen Zugänge können unterschiedlich gut
"greifen", um die verschiedenen Phasen und - während einer Phase -
die verschiedenen Facetten dieses *einen* Prozesses zu verstehen.

In einer zweiten "Kernannahme" zum gegenwärtigen Stand der psychosomatischen Forschung betont LIPOWSKI (1977), daß die menschlichen
Reaktionen auf spezifische Reizsituationen in hohem Maße *indivual-
spezifisch* sind, d.h. jeder Mensch reagiert mit "seinem" kognitiven,
emotionalen, verhaltensmäßigen und physiologischen Muster, das sich
in einem langen Reifungs- und Lernprozeß herausbildet und ständig
modifiziert.

Nun sind inzwischen bemerkenswerte Fortschritte erzielt worden, um
die Pathophysiologie der psychosomatischen Störungen, z.B. des Asthma
bronchiale, besser zu verstehen (vgl. WEINER 1977). Es ist denkbar,
daß in absehbarer Zeit ein empirisch gut gesichertes *pathophysiolo-
gisches* Modell existiert, das erklärt, *wie* z.B. ein Asthmaanfall abläuft. Damit ist aber in vielen Fällen noch nicht verständlich gemacht, *warum* es zum Anfall kommt (bei nicht-allergischem Asthma oder
wenn in einer Anfallssituation keine Allergene als Auslöser nachweisbar sind). Hier belegt ja gerade die klinische Erfahrung, daß oftmals psychologische Prozesse eine wichtige mitverursachende Rolle
spielen.

Damit haben wir wieder Anschluß an unsere bisherigen Überlegungen
zur psychologischen Theorienbildung gewonnen. Wir haben bislang auf
verschiedene Einzelgesichtspunkte verwiesen, die die Ätiologie psychosomatischer Krankheiten auch in psychologischer Hinsicht als komplex erscheinen lassen: (1) Man muß die Störungen als Prozeß begreifen. (2) Verschiedene soziale Interaktionsfelder sind als potentiell

wichtige Konfliktbereiche zu berücksichtigen. (3) Das subjektive,
unter Umständen nicht bewußte und daher nur erschließbare Erleben
der Patienten ist von hervorragender Bedeutung. (4) An der Ausbildung und Aufrechterhaltung eines Symptoms können mehrere Prozesse
gleichzeitig oder in zeitlicher Reihenfolge beteiligt sein (Mehrfach-
oder Überdetermination). (5) Entsprechend können sich die verschiedenen theoretischen Erklärungsmodelle unter Umständen sinnvoll ergänzen. (6) Das Krankheitsgeschehen zeigt ausgeprägt individual-
spezifische Züge. In dieser Sicht ist es eher unwahrscheinlich, daß
es jemals auch nur für eine umschriebene Symptomgruppe *die eine
Theorie* geben wird, die das Krankheitsgeschehen aus einem spezifischen
und über-individuell gleichen Bündel von Verursachungen erklären kann
und insofern auch exakte Prognosen erlaubt. So beschreibt WEINER
(1977), bezogen auf den derzeitigen Erkenntnisstand, beispielsweise
das Asthma bronchiale als "heterogenes" Krankheitsbild. Wir müssen
also vielmehr erwarten, daß die am Krankheitsprozeß beteiligten Faktoren bei verschiedenen Patienten auch in verschiedenen Konfigurationen zusammenwirken.

Diese im *Einzelfall* herauszuarbeiten, ist Aufgabe der psychologischen
Diagnostik, von der wir fordern müssen, daß sie möglichst breit angelegt ist, so daß viele Verursachungshypothesen und Konfliktbereiche,
die im Einzelfall möglicherweise relevant sein können, berücksichtigt
werden.

Wie sieht nun auf diesem Hintergrund die derzeitige diagnostische
Praxis aus? Diagnostiker und Therapeuten sind überwiegend *einer*
Schule verpflichtet (sie sind Psychoanalytiker, Verhaltenstherapeuten, Familientherapeuten etc.). Daraus ergeben sich zwei Probleme,
die eng miteinander verflochten sind: (1) Jeder Diagnostiker nimmt
seinen Patienten - weil eingeengt auf das Theoriekonzept seiner Schule - notwendigerweise selektiv wahr. Damit ist die Gefahr verbunden,
daß wichtige Aspekte, die außerhalb seines Gesichtsfeldes liegen,
unberücksichtigt bleiben. (2) Oft erweist es sich dann zusätzlich
noch, daß die Therapieform, die der Diagnostiker gelernt hat, für
seinen Patienten nicht geeignet erscheint. Er muß dann eine andere
Art der Behandlung vorschlagen, ohne aber hinreichend kompetent be-

urteilen zu können, ob diese für den Patienten geeignet ist, da für
viele Therapieformen empirisch begründete Indikationsregeln fehlen.
Weil also ein die verschiedenen Theorieansätze integrierendes Krankheitsmodell als Bezugsrahmen fehlt, ist der einzeln arbeitende Diagnostiker vielfach überfordert, wenn er das Krankheitsgeschehen umfas-
send verstehen und eine individuell angemessene Therapieindikation
stellen soll. Er kann der Komplexität des Krankheitsgeschehens nicht
gerecht werden.

Ein Modell für ein mehr ganzheitliches Vorgehen in Diagnostik und
Therapieplanung könnte so aussehen:

Verschiedene theoretische Erklärungsmodelle werden gleichzeitig herangezogen, indem Diagnostiker verschiedener Schulrichtungen unabhängig
voneinander ein und denselben Patienten explorieren und unter Rückgriff auf die relevanten Aspekte ihres theoretischen Rahmens eine
erste diagnostische Hypothese entwerfen. Die verschiedenen Konzepte
werden dann in einem Fallseminar aller Diagnostiker diskutiert und
zu einer integrierten Diagnose zusammengefaßt. Auf der Basis dieser
gemeinsamen Diagnose kann dann die Therapie-Zuweisung erfolgen. Mit
Hilfe dieses Vorgehens könnten drei relevante Ziele angestrebt werden:

1. Die Möglichkeiten der Kooperation und integrativen Konzeptbildung
   in einer heterogen zusammengesetzten Diagnostiker/Therapeutengrup-
   pe können systematisch erprobt werden. Eine solche Kooperation
   erscheint grundsätzlich sinnvoll, um der Komplexität des Krankheitsgeschehens gerecht zu werden. In diesem Modell wird also der
   bislang fehlende integrative Theorierahmen auf pragmatischem Wege
   (gleichsam künstlich) erzeugt, indem verschiedene theoretische
   Positionen durch die Zusammenarbeit in der Gruppe repräsentiert
   werden. Es ist dabei in der Praxis sicherlich nicht durchführbar,
   daß jeder Patient in einer Institution routinemäßig von allen Mitarbeitern, die verschiedene Fachrichtungen vertreten, gesehen wird.
   Sehr wohl denkbar ist aber, daß man für speziell ausgesuchte Patienten ein solches Fallseminar einrichtet, um die Möglichkeiten

und Grenzen der jeweils anderen Diagnostik- und Therapieschule im unmittelbaren Praxiszusammenhang zu erfahren. Insofern handelt es sich um ein Modell zum Lernen.

2. Zugleich ergibt sich speziell unter Forschungsgesichtspunkten die Möglichkeit, den Graben zwischen Theorie und Praxis zu überbrücken. Damit ist gemeint, daß Praktiker den Patienten sehr viel umfassender im Kontext seiner vielfältigen Lebensbezüge sehen, während vor allem einseitig positivistisch orientierte Forscher/Theoretiker die Vielfalt dieser Bezüge künstlich auf isolierte Aspekte reduzieren, vielfach ohne Wege aufzuzeigen, wie ihre Einzelbefunde wieder sinnvoll re-integriert werden können. Setzt man dagegen bei der klinischen Alltagsroutine an und versucht, diese Praxis zu systematisieren, so erscheint es in einem eher ganzheitlichen Forschungsansatz möglich, über eine zunehmende Verdichtung differenziert und interdisziplinär beschriebener Einzelfälle pathogenetisch relevante Invarianten oder Muster innerhalb einer Symptomgruppe zu ermitteln - sofern es solche Invarianten überhaupt gibt.

3. Auf der Basis der integrierten Diagnose läßt sich dann das weitgehend ungelöste Problem der differentiellen Therapiezuweisung praxisnah angehen, indem relevante Entscheidungsgesichtspunkte und Präferenzregeln - für den Fall, daß ein Patient für mehrere Therapieverfahren indiziert erscheint - interschulisch und kooperativ erarbeitet werden können.

<u>LITERATUR</u>

ALEXANDER F (1971) Psychosomatische Medizin. De Gruyter, Berlin

BANDURA A, ROSS D, ROSS SH (1963 b) A comparative test of status envy, social power and secondary reinforcement theories of identificatory learning. J Abnorm Soc Psychol 67: 527-534

BANDURA A (1977) Social Learning Theory. Prentice-Hall Inc., Englewood Cliffs, New Jersey

BREDE K (1978) Ein sozialpsychologischer Zugang zur Spezifität psychosomatischer Störungen. In: OVERBECK G, OVERBECK A (Hg) Seelischer Konflikt - körperliches Leiden. Rowohlt, Reinbek/Hamburg

BRENNER C (1955) An Elementary Textbook of Psychoanalysis. International Universities Press, New York

CANNON WB (1920) Bodily Changes in Pain, Hunger, Fear and Rage. Appleton, New York

COBB S (1974) Physiologic Changes in Men whose Jobs were abolished. J Psychosom Res 18: 245-258

CREMERIUS J (1977) Ist die "psychosomatische Struktur" der französischen Schule krankheitsspezifisch? Psyche 4: 293-317

DEKKER E, PELSER HE, GROEN J (1957) Conditioning as a cause of asthmatic attacks. J Psychosom Res 2: 97ff

DENEKE FW, DAHME B (1977) Psychophysiologie: Beiträge zur medizinischen Psychologie und Psychosomatik. In: DENEKE FW, DAHME B, KOCH U, MEYER AE, NORDMEYER J, STUHR U (Hg) Medizinische Psychologie. Böhlau, Köln

ELLIS A (1962) Reason and Emotion in Psychotherapy. Lyle Stuart, New York

ENGEL GL (1970) Psychisches Verhalten in Gesundheit und Krankheit. Huber, Bern

ENGEL GL, SCHMALE AH (1978) Eine psychoanalytische Theorie der somatischen Störung. In: OVERBECK G, OVERBECK A (Hg) Seelischer Konflikt - körperliches Leiden. Rowohlt, Reinbek/Hamburg

FRANKENHAEUSER M, GARDELL B (1976) Unterload and Overload in Working Life: Outline of a Multidisciplinary Approach. J Human Stress, Sept: 35-46

FRICZEWSKI F, THORBECKE R (1976) Arbeitssituation und koronare Herzkrankheiten. In: HAUG F (Hg) Argumente für eine soziale Medizin (VII). Argument, Berlin

FRICZEWSKI F (1979, unveröffentlicht) Betriebliche Primär-Prävention arbeitsbedingter Erkrankungen. Beitrag zum Soziologen-Tag, Berlin

FRIEDRICH W, NOACK KP, BÖNISCH S, BISKY L (1979) Zur Kritik des Behaviorismus. Pahl-Rugenstein, Köln

GEHLEN A (1962) Anthropologische Forschung. Rowohlt, Reinbek/Hamburg

GLEISS I (1977) Pathogene Anforderungsstrukturen der Arbeit - aus der Sicht des Tätigkeitsansatzes. In: FRESE M, GREIF S, SEMMER N (Hg) Industrielle Psychopathologie. Huber, Bern

GOLDFRIED MR, GOLDFRIED AP (1977) Kognitive Methoden der Verhaltensänderung. In: KANFER FH, GOLDSTEIN AP (Hg) Möglichkeiten der Verhaltensänderung. Urban & Schwarzenberg, München, Wien, Baltimore

GRAWE K, DZIEWAS H (1977) Interaktionelle Verhaltenstherapie. Vortrag auf dem Jahreskongreß der DGVT vom 28.9.-1.10.1977 in Berlin (Manuskript)

GROSSKURTH P (Hg) (1979) Arbeit und Persönlichkeit: berufliche Sozialisation in der arbeitsteiligen Gesellschaft. Rowohlt, Reinbek/Hamburg

HALEY J (1978) Gemeinsamer Nenner Interaktion. Strategien der Psychotherapie. Pfeiffer, München

HILGARD ER, BOWER GH (1970/71) Theorien des Lernens I, II. Klett,
Stuttgart

HOLLINGSHEAD A, REDLICH FC (1958) Social class and mental illness.
New York

HOLMES T, RAHE R (1967) The Social Readjustment Ratin Scale. J Psychosom Res 11: 213-218

JACOBSON E (1978) Das Selbst und die Welt der Objekte. Suhrkamp,
Frankfurt/M.

JAHODA M, LAZARSFELD PF, ZEISEL H (1975) Die Arbeitslosen von Marien-
thal. Suhrkamp, Frankfurt/M.

KARMAUS W, SCHIENSTOCK G (1979) Körperliche, psychische und soziale
Auswirkungen von Nacht- und Schichtarbeit. In: KARMAUS W, MÜLLER
V, SCHIENSTOCK G (Hg) Stress in der Arbeitswelt. Bund-Verlag,
Köln

KARNER W, SPREITZHOFER F, VOGT W, WINTERSBERGER H (1978) Die Arbeitswelt als zentraler Schädigungsbereich der Gesundheit. In: System-
analyse des Gesundheitswesen in Österreich, Bd. I, durchgeführt
i.A. des Bundeskanzleramtes am Institut für Höhere Studien und
Wissenschaftliche Forschung, Wien

KLIX F (1973) Information und Verhalten. Dt. V. d. Wiss., Berlin

KORNHAUSER A (1965) Mental Health of the Industrial Worker - Detroit
Study. Wiley, New York

KRAIKER Ch (Hg) (1973) Handbuch der Verhaltenstherapie. Kindler,
München

LAUCKEN U (1974) Naive Verhaltenstheorie. Stuttgart

LAZARUS AA (Hg) (1976) Angewandte Verhaltenstherapie. Klett, Stuttgart

LAZARUS RS (1968) Emotions and adaptation: Conceptual and empirical
relations. In: ARNOLD WJ (ed) Nebrasca symposium on motivation.
Univ. of Nebraska Press, Lincoln

LAZARUS RS (1971) The concepts of stress and disease. In: LEVI L (ed)
Society, stress and disease. vol I. Oxford University Press,
London

LAZARUS RS (1978) A Strategy for Research on Psychological and Social
Factors in Hypertension. J Human Stress Sept: 35-40

LAZARUS RS, ALFERT E (1964) The short-circuiting of threat. J Abnorm
Soc Psychol 69: 195-205

LIPOWSKI ZJ (1977) Psychosomatic Medicine in the Seventies: An Overview. Amer J Psychiat 134, 3: 233-244

LOCH W (1971) Grundriß der psychoanalytischen Theorie (Metapsychologie). In: LOCH W (Hg) Die Krankheitslehre der Psychoanalyse.
Hirzel, Stuttgart

MAASE K (1976) Arbeitszeit-Freizeit-Freizeitpolitik. Informationsbe-
richt Nr. 27 des Institutes für Marxistische Studien und Forschung
(IMSF), Frankfurt/M.

MAHLER MS (1972) Symbiose und Individuation. Klett, Stuttgart

MAHONEY MJ (1977) Reflections on the Cognitive-Learning Trend in
Psychotherapy. Amer Psychol 32, 1: 5-13

MILLER GA, GALANTER E, PRIBRAM K (1973) Plans and the structure of
behavior. New York, 1960. Deutsch: Strategien des Handelns.
Klett, Stuttgart

MINUCHIN S, BAKER L, ROSMAN BL, LIEBMAN R, MILMAN L, TODD ThC (1975)
An Conceptual Model of Psychosomatic Illness in Children. Arch
Gen Psychiat 32: 1031-1038

MINUCHIN S (1977) Familie und Familientherapie. Theorie und Praxis
struktureller Familientherapie. Lambertus, Freiburg i. Breisgau

MIRSKY IA (1961/62) Körperliche, seelische und soziale Faktoren bei
psychosomatischen Störungen. Psyche 15: 26

MITSCHERLICH A (1967) Krankheit als Konflikt. Studien zur psychosomatischen Medizin 2. Suhrkamp, Frankfurt/M.

MITSCHERLICH A (1978) Anmerkungen über die Chronifizierung psychosomatischen Geschehens. In: OVERBECK G, OVERBECK A (Hg) Seelischer
Konflikt - körperliches Leiden. Rowohlt, Reinbek/Hamburg

de M'UZAN M (1978) Zur Psychologie der psychosomatisch Kranken. In:
OVERBECK G, OVERBECK A (Hg) Seelischer Konflikt - körperliches
Leiden, Rowohlt, Reinbek/Hamburg

OVERBECK G (1977) Das psychosomatische Symptom - Psychische Defizienz-
erscheinung oder generative Ich-Leistung? Psyche 4: 333-354

OVERBECK A, OVERBECK G (1978) Das Asthma bronchiale im Zusammenhang
familiendynamischer Vorgänge. In: OVERBECK G, OVERBECK A (Hg)
Seelischer Konflikt - körperliches Leiden. Rowohlt, Reinbek/
Hamburg

PORTMANN A (1962) Zoologie und das neue Bild des Menschen. Rowohlt,
Reinbek/Hamburg

RAZRAN GHS (1939) Studies in configural conditioning: VI. Comparative
extinction and forgetting of pattern and of single-stimulus.
J Exp Psychol 24

RICHTER HE (1970) Patient Familie. Rowohlt, Reinbek/Hamburg

RICHTER HE (1976) Die Rolle des Familienlebens in der kindlichen
Entwicklung. Familiendynamik 1: 5-24

SCHULTE D (Hg) (1974) Diagnostik in der Verhaltenstherapie. Urban &
Schwarzenberg, München

SCHUR M (1978) Zur Metapsychologie der Somatisierung. In: OVERBECK
G, OVERBECK A (Hg) Seelischer Konflikt - körperliches Leiden.
Rowohlt, Reinbek/Hamburg

SECORD PF, BACKMAN CW (1964) Social Psychology. Mc Graw Hill, New
York

SELYE H (1974) Streß, Bewältigung und Lebensgewinn. Piper, München, Zürich

STEGIE R (1979) Probleme der life. event-Forschung. Vortragsmanuskript: 2. Tagung für Emotionsforschung im Medizinischen Bereich. 28. - 30.3.1979, Bad Homburg v.d.H.

STEPHANOS S (1979) Das Konzept der "pensée opératoire" und "das psychosomatische Phänomen". In: UEXKÜLL Th v. (Hg) Lehrbuch der Psychosomatischen Medizin. Urban & Schwarzenberg, München, Wien, Baltimore

STIERLIN H (1978) Psychosomatische Erkrankungen als Störungen der Differenzierung-Integration: Ein Ausblick auf die Familienpsychosomatik. In: OVERBECK G, OVERBECK A (Hg) Seelischer Konflikt - körperliches Leiden, Rowohlt, Reinbek/Hamburg

STIERLIN H (1979) Status der Gegenseitigkeit: die fünfte Perspektive des Heidelberger familiendynamischen Konzeptes. Familiendynamik 2: 106-116

STIERLIN H, RÜCKER-EMBDEN J, WETZEL N, WIRSCHING M (1977) Das erste Familiengespräch. Klett-Cotta, Stuttgart

STUHR U (1977) Motivation und Lernen. In: DENEKE FW, DAHME B, KOCH U, MEYER AE, NORDMEYER J, STUHR U (Hg) Medizinische Psychologie. Böhlau, Köln

TOLMAN EC, HONZIK CH (1930) Insight in rats. University of California Publications. Psychology 4

TOLMAN EC (1932) Purposive behavior in animals and men. Appleton-Century-Crofts, New York

ULRICH E (1978) Über mögliche Zusammenhänge zwischen Arbeitstätigkeit und Persönlichkeitsentwicklung. psychosozial 1: 44-63

VOLPERT W (1974) Handlungsstrukturanalyse als Beitrag zur Qualifikationsforschung. Pahl-Rugenstein, Köln

WACKER A (1976) Arbeitslosigkeit als Sozialisationserfahrung - Skizze eines Interpretationsansatzes. In: LEITHÄUSER Th, HEINZ WK (Hg) Produktion, Arbeit, Sozialisation. Suhrkamp, Frankfurt/M.

WATZLAWICK P, WEAKLAND JH, FISCH R (1974) Lösungen. Zur Theorie und Praxis menschlichen Wandels. Huber, Bern

WEDEL S (1978) Zur Entstehung, Diagnostik und Behandlung der Pubertätsmagersucht. In: Deutsche Gesellschaft für Verhaltenstherapie e.V. (Hg) Klinische Psychologie, Kongreßbericht II, Hamburg

WEINER H (1977) Psychobiology and human diease. Elsevier, New York, Oxford

WESTMEYER H (1976) Verhaltenstherapie: Anwendung von Verhaltenstheorie oder kontrollierte Praxis? Möglichkeiten und Probleme einer theoretischen Fundierung der Verhaltenstherapie. In: KRAIKER C, GOTTWALD P (Hg) Zum Verhältnis von Theorie und Praxis in der Psychologie. GVT, München

WOLFF CT, FRIEDMAN SB, HOFER MA, MASON JW (1964) Relationship between psychological defenses and mean urinary 17-hydroxy-corticosteroid excretion rates: I. Apredictive study of parents of fatally ill children. Psychosom Med 26: 576-591

ZAUMSEIL M (1977) Grundlagen und Verfahren des diagnostisch-therapeutischen Prozesses in der klinischen Psychologie. Unveröffentl. Manuskript, Psychologisches Institut III, Universität Hamburg

II. Psychologie medizinischer Eingriffe

Einführung

Susanne Davies-Osterkamp

Die Konfrontation mit einem schweren diagnostischen oder chirurgischen
Eingriff - wie technisch perfekt in der Durchführung und risikolos im
Ergebnis er im einzelnen Fall auch sein mag - stellt für den betroffenen Patienten potentiell immer eine Belastung dar. Die Heilmaßnah-
me ist immer auch eine Maßnahme, die eine Vielzahl von komplexen, widersprüchlichen psychischen Reaktionen auslösen kann: Hoffnung auf Erfolg, auf Minderung des Leidens, auf genauere Kenntnis über den eigenen körperlichen Zustand einerseits, Verletzungs- und Todesängste,
Angst vor dem Ergebnis, Gefühle von Ohnmacht und Hilflosigkeit andererseits. Die individuellen Reaktionsweisen eines Patienten sind nach allen klinischen Erfahrungen und empirisch-psychologischen Befunden in
ihrer Qualität und Intensität nicht aus der Art des ärztlichen Ein-
griffes ableitbar, ihr Einfluß auf die Verarbeitung des Eingriffs
- etwa den Verlauf der Anästhesie, den Verlauf einer endoskopischen
Untersuchung oder auch den Genesungsprozeß nach einer Operation - ist
unter Umständen beträchtlich.

Die Bedeutung psychischer Faktoren in der Verarbeitung medizinischer Eingriffe wurde besonders deutlich im Bereich der Herzchirurgie: Hier nahmen die postoperativen psychischen Störungen erfolgreich operierter Patienten zum Teil ein so gravierendes Ausmaß an, daß sie - nachdem die Mortalitätsraten aufgrund der Verbesserung der Operationstechnik erheblich gesunken waren - zu einem der Hauptprobleme in der postoperativen intensiv-medizinischen Betreuung wurden. Sie gaben auch Anlaß zu einer umfangreichen interdisziplinären Forschung zur Abklärung ihrer organischen und psychologischen Bedingungsfaktoren. Von DAHME und Mitarbeitern wird dargestellt, mit welchen methodischen und theoretischen Problemen dieser Forschungsbereich konfrontiert ist und welche Hauptergebnisse hier vorliegen.

Auch bei weniger spektakulären, eher routinemäßigen chirurgischen und diagnostischen Eingriffen ist der Einfluß psychischer Faktoren nicht unerheblich. Untersucht wurden hier im wesentlichen folgende Fragestellungen: (1) Welche typischen Reaktionsformen lassen sich bei Patienten in der Konfrontation mit medizinischen Eingriffen finden und welches sind ihre Bedingungsfaktoren; (2) welche Zusammenhänge bestehen zwischen diesen Reaktionsformen und der Verarbeitung des Eingriffs und (3) welche Interventionsmöglichkeiten psychologischer Art sind bei welchen Patienten geeignet, diese so vorzubereiten, daß die Verarbeitung des Eingriffs in psychischer und somatischer Hinsicht besser gelingt. Die Ergebnisse dieser Untersuchungen sind von DAVIES-OSTERKAMP für die Chirurgie zusammengefaßt; die Arbeit von DONY befaßt sich speziell mit der Anästhesie. SCHMIDT und SALM behandeln die Psychologie medizinisch-diagnostischer Eingriffe, wobei es in der Arbeit von SCHMIDT vor allem um die Wirkung von Vorbereitungsmaßnahmen geht, während SALM Ergebnisse einer eigenen umfangreichen empirischen Untersuchung zur Angstbewältigung bei der Konfrontation mit der Herzkatheteruntersuchung darstellt. Die Arbeiten überschneiden sich inhaltlich an einigen Stellen, da Angst und Merkmale der Angstbewältigung in der Psychologie medizinischer Eingriffe naheliegenderweise der am häufigsten untersuchte Merkmalsbereich ist. Die medizinpsychologische Forschung hat hier auch positiv auf die empirische Angstforschung zurückgewirkt, die ihre Ergebnisse bisher hauptsächlich aus künstlichen Belastungssituationen in Laborexperimenten oder der Psycho-

pathologie bezog. Möglicherweise wäre es für die medizinpsychologische
Forschung aber durchaus an der Zeit, sich im Zusammenhang mit der
Psychologie medizinischer Eingriffe auch stärker auf andere emotiona-
le Zustände - wie z.B. Aggression - zu konzentrieren.

Insgesamt sind die Ergebnisse der im folgenden zusammengefaßten Untersuchungen sicher noch zu uneinheitlich und lückenhaft, als daß sich
aus ihnen eindeutige Handlungsempfehlungen ableiten ließen. Es ist
jedoch zu vermuten (oder zu wünschen), daß diese Forschung auf die
ärztliche Praxis insofern rückgewirkt hat, als es eher selbstverständlich ist, das ärztliche Augenmerk auch auf die emotionale Betroffenheit des Patienten zu richten und diese zum Anlaß einer verstärkten
Kontaktaufnahme zu nehmen, die über routinemäßige Beruhigungsversuche
hinausgeht. Auch die Diskussionen um die Informations- und Aufklärungs-
pflicht des Arztes bei medizinischen Eingriffen können durch die Berücksichtigung dieser Befunde an Fruchtbarkeit nur gewinnen.

5. Angst und Angstbewältigung bei chirurgischen Patienten*

Susanne Davies-Osterkamp

1. <u>Einleitung</u>

Die vorliegende Arbeit bringt eine Übersicht über psychologische Prozesse bei chirurgischen Patienten. Aufgenommen in diese Übersicht sind
nur empirische Arbeiten und ausgeschlossen wurden solche, die psychosoziale Folgen von Operationen längerfristig untersuchten oder sich
mit speziellen psychologischen Problemen bei spezifischen Patientengruppen befaßten (z.B. postoperative Psychosen bei Herzoperationen
oder die Vorbereitung chirurgischer Eingriffe bei Kindern). Sofern
nicht anders vermerkt, befassen sich die dargestellten Arbeiten mit
sehr heterogenen Operationen aus dem Bereich der großen Chirurgie.
Thematisch wurde dabei hauptsächlich das Angsterleben von chirurgischen Patienten untersucht - wie es sich vor und nach Operationen
ändert und welche Wirkungen die präoperative Angst auf die Verarbeitung des Operationsereignisses hat. Wie schließlich im einzelnen darzustellen sein wird, ist auch die Entwicklung von psychologischen Vorbereitungsmaßnahmen für chirurgische Patienten wesentlich an der Entwicklung von Angstbewältigungstechniken orientiert. Ziel dieser Arbeit
ist damit auch, aufzuzeigen, daß ein Bezug auf umschriebene experimentalpsychologische Forschungsergebnisse - hier aus der Angst- und
Stressforschung - für medizinpsychologische Problemstellungen innerhalb der klinischen Medizin von praktischer Relevanz werden kann.
Angst wurde in der Mehrzahl dieser Untersuchungen als psycho-physio-
logisches Phänomen mit motorischen, physiologischen und subjektiven

* zuerst erschienen in: Medizinische Psychologie: 3: 169-184 (1977)

Komponenten aufgefaßt. Explizit untersucht wurden jedoch hauptsächlich die subjektiven Komponenten in der Selbstdarstellung der Patienten. Diese Akzentsetzung schließt aber natürlich nicht aus, daß bei
den im folgenden zu schildernden Zusammenhängen auch wesentlich die
physiologischen Komponenten der Angst beteiligt sind.

2. Stimmung und Befinden im Verlauf operativer Eingriffe

Ein bevorstehender operativer Eingriff impliziert eine physische Gefährdung, ist also als "Streß" zu klassifizieren, auf den Individuen
mit Angst reagieren. Die interindividuellen Differenzen in der Angstreaktion sind jedoch beträchtlich und unterliegen eher der subjektiv
empfundenen Bedrohlichkeit der bevorstehenden Operation als dem objektiven Ausmaß der Gefährdung. In der Differentiellen und Klinischen
Psychologie ist dieses Phänomen von einigen Autoren zur Validierung
bestimmter subjektiver Angstskalen und der ihrer Konstruktion zugrundeliegenden Konzepte untersucht worden - mit dem Resultat, daß wir
mehr darüber wissen, wie sich das Angsterleben im Verlauf von Operationen ändert. Die im Anschluß an CATTELL & SCHEIER (1961) vor allem
von SPIELBERGER (1972) vorgenommene Trennung zwischen "state"- und
"trait"-Angst wird hier bedeutsam.

Nach SPIELBERGER (1972) meint Angst als "state" den momentanen emotionalen Zustand einer Person bei der Konfrontation mit einer als bedrohlich eingeschätzten Situation. Angst als Persönlichkeitseigenschaft ("trait") bezeichnet dagegen die interindividuellen Differenzen in der Disposition, Situationen als gefährlich bzw. bedrohlich
wahrzunehmen und angesichts dieser Bedrohung mit -state-Angst zu reagieren. Personen mit hoher Angstbereitschaft schätzen relativ mehr
Situationen als gefährlich ein und reagieren im allgemeinen mit
einer intensiveren "state"-Angst als Personen mit niedriger Angstbereitschaft. Einige empirische Befunde scheinen weiterhin darauf hin-
zudeuten, daß die relative Erhöhung der aktuellen Zustandsangst dann
mit der allgemeinen Angstbereitschaft korreliert, wenn eine Bedrohung
des Selbstwertgefühls, nicht jedoch, wenn physische Gefahren antizipiert werden.

In Übereinstimmung mit diesen Konzepten zur Angst und Angstbereitschaft erbrachten Verlaufsuntersuchungen chirurgischer Patienten folgende Befunde: (1) Im prä- und postoperativen Vergleich finden sich
keine Veränderungen in Maßen zur allgemeinen Angstbereitschaft (vgl.
ROTHBERG 1965; SPIELBERGER et al. 1973; AUERBACH 1973; MARTINEZ-URRU-
TIA 1975). (2) Die Zustandsangst ist unmittelbar (1-2 Tage) vor der
Operation stark erhöht und nimmt im postoperativen Verlauf kontinuierlich ab (SPIELBERGER et al. 1973; AUERBACH 1973; MARTINEZ-URRUTIA
1975; WOLFER & DAVIS 1970; JOHNSON, LEVENTHAL & DABBS 1971). (3) Die
relative präoperative Erhöhung der state-Angst - bezogen auf das
Niveau in einem schon weitgehend beschwerdefreien postoperativen
Stadium - ist bei Patienten mit hoher und niedriger Angstbereitschaft
nicht verschieden (SPIELBERGER et al. 1973; AUERBACH 1973; MARTINEZ-
URRUTIA 1975). Nach Befunden von JANIS (1958) und AUERBACH (1973)
ist die Intensität präoperativer Angst auch nicht abhängig von der
Art oder Schwere des bevorstehenden chirurgischen Eingriffs.

3. Psychologische Determinanten des postoperativen Verlaufs

Eine der ersten systematischen Arbeiten über psychologische Prozesse
bei chirurgischen Patienten publizierte JANIS (1958) unter dem Titel
"Psychological Stress, psychoanalytic and behavioral studies of
surgical patients". Aus umfangreichen psychodynamischen Überlegungen
zu den Determinanten der Stressbewältigung sowie einer Reihe empirischer Befunde bei chirurgischen Patienten leitete JANIS einige
klare Empfehlungen für eine optimale psychologische Vorbereitung dieser Patienten ab, auf die in nachfolgenden Untersuchungen immer wieder Bezug genommen wurde. Wesentlichstes Ergebnis seiner Untersuchungen war die Aussage, daß der Grad der präoperativen Angst entscheidend für den Verlauf der Genesungsphase sei und damit auch genau hier
die psychologischen Maßnahmen zur Vorbereitung der Patienten ansetzen
müßten. Im folgenden Abschnitt werden diese Ergebnisse kurz zusammengefaßt und überprüft, inwieweit sie in späteren Untersuchungen repli-

ziert wurden. Die Frage nach den aus diesen Ergebnissen ableitbaren
Empfehlungen zur optimalen psychologischen Operationsvorbereitung
wird anschließend daran im folgenden Abschnitt behandelt.

JANIS (1958) gründete seine Hypothesen über den Zusammenhang zwischen
präoperativer Angst und postoperativen Verläufen auf psychodynami-
sche Überlegungen zur Stressbewältigung, die auch gut mit neueren
kognitionspsychologischen Konzepten zur Angst- und Angstbewältigung
vereinbar erscheinen (vgl. insbesondere LAZARUS, AVERILL & OPTON
1970 und EPSTEIN 1967). Bei der Auswahl der Reaktionsvariablen konzentrierte er sich auf zwei psychologische Bereiche, die nach seinen
Beobachtungen für den gesamten postoperativen Verlauf entscheidend
sein können: (1) Die Furcht vor körperlichen Schädigungen, die sich
postoperativ in starker Beunruhigung, emotionaler Spannung und Versuchen, Heilmaßnahmen auszuweichen oder zu verhindern, ausdrückt;
(2) externalisierter Zorn und Ärger, wie er sich postoperativ in
einer aggressiven Einstellung zum Pflegepersonal, Wutausbrüchen,
sowie Widerstand gegen pflegerische Maßnahmen zeigt (JANIS 1958,
S. 214). Nach JANIS sollen diese Reaktionsweisen wesentlich durch
das Ausmaß der präoperativen Angst bestimmt sein, wobei er einen
nicht linearen Zusammenhang postuliert: Bei Patienten mit einem
mittleren Grad präoperativer Angst sollen postoperative Störungen
dieser Art geringer sein als bei Patienten mit extrem hoher oder
extrem niedriger präoperativer Angst. Erstere sollen postoperativ
besonders starke Angst vor körperlicher Schädigung, letztere eine
besonders starke, aggressiv gefärbte Ablehnung der Pflegepersonen
bzw. der von ihnen durchzuführenden Maßnahmen zeigen (S. 217).

Überprüft wurden diese Hypothesen durch (1) ausführliche prä- und
postoperative Befragungen und Verhaltensbeobachtungen einer kleinen
Gruppe chirurgischer Patienten, die sich operativen Eingriffen der
verschiedensten Art unterzogen und (2) eine Fragebogenuntersuchung
bei einer weit größeren Anzahl von Personen, die retrospektiv Angaben zu dem Verlauf ihrer Operation machten. Beide Untersuchungen
bestätigten die Annahmen JANIS'. Zur Interpretation dieser Befunde
entwickelte JANIS eine Reihe von Erklärungen, die er allerdings
selbst als bruchstückhaft und weitgehend spekulativ bezeichnete.

Zentral für den Verlauf der Rekonvaleszenz sei eine konstruktive Einstellung des Patienten zur Operation, die ihre Gefahren und die möglichen postoperativen Beschwerden gedanklich und affektiv realisiert. In Anlehnung an das Konzept "Trauerarbeit" führte JANIS das Konzept "work of worrying" (übersetzbar mit Befürchtungsarbeit) ein; diese stelle den Patienten affektiv und kognitiv auf die bevorstehende Gefahr ein und schütze damit als gleichsam affektive Impfung in der aktuellen Stressituation vor emotionalen Störungen, dem allzu starken Gefühl von Hilflosigkeit, sowie tiefgehenden Enttäuschungen gegenüber Ärzten und Krankenschwestern. Eine notwendige Bedingung für eine solche konstruktive Einstellung zur Operation sei aber gerade ein gewisses (mittleres) Ausmaß an Angst vor der Operation. Diese könne sowohl situativ als auch durch die Persönlichkeitsstruktur eines Patienten bedingt sein. Bei der Mehrzahl der Patienten mit extrem intensiver präoperativer Angst sei dies Ausdruck einer chronischen psychoneurotischen Disposition; nur bei einer kleinen Gruppe dieser Patienten sei sie situativ - etwa durch eine inadäquate Vorbereitung - bedingt. Bei Patienten mit extrem niedriger präoperativer Angst lassen sich zwei Untergruppen unterscheiden: auf der einen Seite überkontrollierte Personen mit neurotisch bedingten Dispositionen zur chronischen Affektabwehr durch Verleugnung und Isolierung, auf der anderen Seite psychisch unauffällige Individuen, deren extrem geringe präoperative Angst aus einem Informationsmangel über Verlauf und Konsequenzen der bevorstehenden Operation resultiert. Gestützt wurden diese Erklärungsansätze durch einige weitere korrelative Daten aus der retrospektiven Untersuchung: (1) Beim Vergleich von Patienten, die über ihre bevorstehende Operation gut bzw. schlecht informiert waren, stellte sich heraus, daß informierte Patienten insgesamt ein höheres präoperatives Angstniveau hatten. Die relative Häufigkeit von Patienten mit extrem intensiver präoperativer Angst war jedoch etwa gleich groß in beiden Gruppen; es fanden sich aber in der uninformierten Gruppe relativ mehr Patienten mit extrem niedriger präoperativer Angst. (2) Emotionale Störungen in der Rekonvaleszenzphase traten bei der Gruppe uninformierter Patienten signifikant häufiger auf als in der Gruppe informierter Patienten.

Bei der kritischen Überprüfung der Befunde und interpretativen Hypothesen von JANIS (1958) stellt sich natürlich die Frage nach den Kriterien für einen "guten" bzw. "schlechten" postoperativen Verlauf. JANIS wählte hier Indikatoren für den emotionalen Zustand der Patienten, Angst und Aggression, die durch Selbst- und Fremdbeurteilungen festgehalten wurden. Andere Autoren setzten Kriterien wie subjektive Angaben über Schmerzintensitäten, die Menge der verordneten Schmerzmedikation, Dauer der postoperativen Hospitalisierung, die Inzidenz postoperativer organischer Komplikationen u.ä. Über die Interkorrelation solcher Maße ist bisher wenig bekannt. COHEN & LAZARUS (1973) wählten als abhängige Variablen die Dauer der Hospitalisierung in Tagen, Menge der Schmerzmedikation, postoperative "psychosomatische" Komplikationen und "negative psychologische Reaktionen" (Beschwerden der Patienten über die Pflege und psychopharmakologische Medikation). Bei einem N von 59 waren zwar vier der sechs Interkorrelationen statistisch signifikant, lagen aber nur zwischen .26 und .46. Auch WOLFER & DAVIS (1970) berichten von nur niedrigen Interkorrelationen einer Vielzahl postoperativer Variablen. Fehlende Übereinstimmungen in verschiedenen Untersuchungen zu den psychologischen Determinanten des postoperativen Verlaufs könnten also durchaus durch die Heterogenität der untersuchten abhängigen Variablen bedingt sein.

JANIS (1958) traf zwar explizit keine Unterscheidung zwischen "trait"- und "state"-Angst (vgl. Abschnitt 2), seine Formulierungen legen jedoch nahe, daß der kritische Prädikator für das postoperative Befinden die präoperative state-Angst ist. In Übereinstimmung mit dieser Interpretation finden sich in der Mehrzahl der Untersuchungen auch keine Zusammenhänge zwischen präoperativer *trait-Angst* und Variablen des postoperativen Verlaufs (vgl. ROTHBERG 1965; BRUEGEL 1971; JOHNSON et al. 1971). Sofern solche Zusammenhänge korrelationsstatistisch ermittelt wurden, scheinen sie am einfachsten über Komponenten der "emotionalen Labilität" erklärbar und damit auch möglicherweise unspezifisch für chirurgische Patienten in der Rekonvaleszenzphase. AUERBACH (1973) berichtet von einer signifikant negativen Korrelation zwischen präoperativer "trait"-Angst und dem Gesamtwert in einem Fragebogen zur emotionalen Anpassung an die

Hospitalisierung. MARTINEZ-URRUTIA (1975) ermittelte eine signifikant
positive Korrelation zwischen präoperativer "trait"-Angst und sub-
jektivem Schmerzscore in der Rekonvaleszenzphase.

Die Mehrzahl der bisher vorliegenden Untersuchungen zum Einfluß der
präoperativen *state-Angst* auf das postoperative Befinden läßt sich
nicht für eine kritische Überprüfung der Hypothesen von JANIS (1958)
heranziehen, da sie entweder nur *lineare* Zusammenhänge zwischen diesen Variablen überprüfen oder von einer unzureichenden Definition
des Ausmaßes präoperativer Angst ausgingen. COHEN & LAZARUS (1973)
fanden keinen Zusammenhang zwischen der Intensität präoperativer
Angst - bestimmt durch die Fremdbeurteilung der Tonbandaufzeichnungen eines präoperativen Interviews - und den postoperativen Variablen Dauer der Hospitalisierung, Schmerzmedikation, psychosomatische
postoperative Komplikationen sowie negative psychologische Reaktionen (vgl. S. 153). Letzteres Maß korrelierte allerdings signifikant
positiv mit der vor der Operation auf einer 10-Punkte-Skala angegebenen spezifischen Angst vor der Operation. MARTINEZ-URRUTIA
(1975) teilte eine Gruppe chirurgischer Patienten nach dem Ausmaß
ihrer Angst vor dem Operationsereignis in zwei Untergruppen ein und
stellte fest, daß Probanden mit hoher Angst postoperativ weniger (!)
Schmerzen angaben als Patienten mit niedriger Angst. Nichtlineare
Zusammenhänge wurden auch von dieser Autorin nicht überprüft. JOHN-
SON et al. (1971) stellten gerade diesen Aspekt in den Mittelpunkt
ihrer Untersuchung: 62 Patienten wurden nach den Werten auf der Subskala "Furcht" einer Stimmungsskala in drei Untergruppen geteilt.
Als abhängige Variablen wurden postoperativ neben der erneuten Erhebung der Stimmungsskala die Menge der Schmerzmedikation und die
Dauer der Hospitalisierung herangezogen. Während sich zwischen den
drei Gruppen keine Unterschiede in diesen "objektiven" postoperativen Variablen zeigten, erbrachten varianzanalytische Vergleiche Unterschiede zwischen den drei Gruppen in jenen Subskalen des Stimmungsfragebogens, die dysphorisches Befinden anzeigten; jedoch - und dies
wurde von den Autoren als Gegenbeweis der Annahmen JANIS' gewertet -
unterschieden sich allein die Patienten mit hoher präoperativer Angst
von den beiden anderen Gruppen, zwischen denen sich keine Unterschiede zeigten. Wie problematisch das Vorgehen und die Dateninterpreta-

tion dieser Autoren für eine kritische Überprüfung der Annahmen JANIS'
ist, zeigt jedoch eine weitere Untersuchung von AUERBACH (1973). Bei
einem Vorgehen wie JOHNSON et al. (1971) ermittelte der Autor ebenfalls keine U-förmige Beziehung zwischen der in einem Fragebogen erhobenen emotionalen Anpassung an die Situation des Krankenhauses in der
postoperativen Phase und dem Ausmaß präoperativer state-Angst. Wurde
jedoch nicht das absolute, sondern das *relative* Ausmaß präoperativer
Angst - bezogen auf das Niveau in einem schon weitgehend beschwerdefreien postoperativen Stadium - als Klassifikationsvariable herangezogen, ließen sich die nach JANIS zu erwartenden Unterschiede zwischen
den drei Gruppen auf einer Subskala des o.g. Fragebogens nachweisen.
Angesichts der Tatsache, daß dies bisher die einzige Untersuchung zu
sein scheint, welche die Hypothesen von JANIS zum Einfluß präoperativer Angst auf das postoperative Befinden in einem adäquaten Versuchs-
plan überprüft und stützt, scheint eine Replikation dieser Untersuchung bei einer Erweiterung der Kriteriumsvariablen dringend ange-
zeigt.

Neben der präoperativen Angst sieht JANIS (1958) in dem - durch sie
induzierten - "work of worrying" einen wesentlichen Prozeß für einen
komplikationslosen Verlauf der postoperativen Phase. Seine Formulierungen erinnern hier stark an die in neueren kognitionspsychologischen
Angsttheorien herausgehobenen Komponenten der Angstabwehr bzw. Angstbewältigung (vgl. insbesondere LAZARUS et al. 1970; LAZARUS & AVERILL
1970; EPSTEIN 1967). Da diese Konzepte auch bei der Entwicklung und
empirischen Überprüfung der im nächsten Abschnitt darzustellenden In-
terventionsmaßnahmen zur Vorbereitung chirurgischer Patienten eine wesentliche Rolle spielen, sowie auch vereinzelt Befunde zu ihrem Einfluß auf das postoperative Befinden vorliegen, seien wesentliche Aspekte dieser Theorie hier kurz skizziert.

Im Unterschied zu Triebmodellen der Angst, in denen Emotionen als moti-
vierend wirkende intervenierende Variablen aufgefaßt werden, konzep-
tualisiert LAZARUS Angst als Reaktion. Unter Einführung kognitionspsycho-
logischer Überlegungen kommt er weiter zu der Annahme, "... daß in einem Individuum bestimmte Dispositionen vorhanden sind, die es zur Auswahl von Reaktionen oder zur selektiven Aufmerksamkeit gegenüber gewis-

sen Stimulustypen veranlassen ... Auf der Basis solcher Dispositionen
verarbeitet das Individuum ... die Reizinformation durch ein kognitives Filter. Die daraus resultierende Einschätzung bestimmt, ob die
Situation als bedeutungsträchtig, bedrohlich, persistierend usw. bewertet wird. Diese Einschätzung beinhaltet auch eine Überprüfung der
verfügbaren Bewältigungsreaktionen und ihrer möglichen Konsequenzen.
Auf diese Weise schaffen die kognitiven Prozesse emotionale Reaktionen
aus der Wechselbeziehung Organismus-Umwelt und formen sie zu Ärger,
Furcht, Kummer usw. ... Die Rückmeldung der kontinuierlichen Wechselwirkung zwischen den emotionsauslösenden Bedingungen und den Konsequenzen der Bewältigungsbemühungen verändert die Kognitionen, aus der
Emotionen entstehen" (LAZARUS et al. in BIRBAUMER 1973, S. 170 ff).
Zwei grundlegende Typen von Bewältigungsmechanismen existieren für
Bedrohung oder antizipierte Schädigung. Direkte Aktionen wie Angriff
und Vermeidung oder gänzlich kognitive Prozesse, die als Neueinschätzung
("reappraisal") bezeichnet werden und dann im Vordergrund stehen sollen, wenn direkte Aktionen nicht möglich sind (LAZARUS et al., S. 171).
COHEN & LAZARUS (1973) untersuchten den Zusammenhang zwischen letzterem Aspekt der Angstbewältigung und dem postoperativen Befinden bei
61 chirurgischen Patienten.

Untersucht wurden die Bewältigungsstrategien "Vermeidung" versus "Vigilanz", welche die Autoren als gemeinsame Komponente solcher Konzepte
wie "repression-sensitization" (BYRNE 1961), "repression-isolation"
(vgl. GARDNER et al. 1959), sowie "avoidance-coping" (vgl. GOLDSTEIN
1959) ansehen. Kennzeichnend für vigilante Stile ist eine Akzentuierung der schädigenden Komponenten einer Situation im Neubewertungspro-
zeß, kennzeichnend für vermeidende Stile die Deutung möglicherweise
gefährdender Situationen als harmlos. Diese Abwehrstile wurden auf
zwei Ebenen erfaßt: (1) Als dispositionelle Variablen anhand einer von
EPSTEIN & FENZ (1967) modifizierten, d.h. um mit der Manifest Anxiety
Scale überlappende Items reduzierten, Version der Repression-Sensitization Skala (BYRNE 1961), sowie einem Satzergänzungstest zur Bestimmung der Dimension "Vermeidung-coping" nach GOLDSTEIN (1959).
(2) Anhand der Tonbandaufzeichnungen eines präoperativen Interviews
wurde der Bewältigungsstil der Patienten auf einer 10-Punkte Skala
als "vigilant" (Punktwert 8-10), "neutral" (Punktwert 4-7) oder "ver-

meidend" (Punktwert 1-3) klassifiziert bei folgender Definition der
Skalenpole. "Vermeidung": Die Diskussion emotional und physisch bedrohlicher Aspekte der Operation wird vermieden, der Patient weiß wenig über die bevorstehende Operation und die eigene Krankheit bzw.
vermeidet ein solches Wissen und die Diskussion dieser Thematik. "Vigilanz" wurde entsprechend als eine Thematisierung der Besorgnis über
die bevorstehende Operation, detailliertes Wissen über die Art des
Eingriffs, aktive Versuche, solche Informationen zu erhalten, definiert. Varianzanalytische Auswertungen mit den dispositionellen Bewältigungsstrategien als unabhängige und jeweils einem der vier Kriterien
für den operativen Verlauf (vgl. S. 153) als abhängige Variable erbrachten keine Unterschiede, mit der einzigen Ausnahme, daß nach dem
Satzergänzungstest als "coper" eingestufte Patienten mehr Schmerzmedikation erhielten als die beiden anderen Gruppen.

Überraschend konsistent waren die Ergebnisse zum Zusammenhang zwischen der aus dem präoperativen Interview beurteilten *aktuell eingesetzten* Bewältigungsstrategie der Patienten und ihrem postoperativen
Befinden: Als *"vigilant"* eingestufte Patienten zeigten in allen postoperativen Variablen einen *schlechteren* Verlauf als die beiden anderen Gruppen, signifikant waren die Unterschiede hinsichtlich der Dauer
der postoperativen Hospitalisierung, sowie der Inzidenz postoperativer
Komplikationen. Nachdem COHEN & LAZARUS (1973) aufgrund weiterer Datenanalysen wenig Evidenz für eine Erklärung dieses Zusammenhangs aus
einer intensiveren präoperativen Angst oder einer objektiv stärkeren
Stressbelastung bei vigilanten Patienten fanden, versuchten sie diesen aus der Diskrepanz zwischen ihrer präoperativen Einstellung und
ihren postoperativen Erfahrungen zu erklären. Vigilante Bewältigungsstrategien beinhalten eine aktive Einstellung zur Operation, ein aktives Suchen und Aufnehmen aller Informationen zu ihrer Durchführung
mit dem Ziel, hierdurch der eigenen Angst begegnen zu können. Demgegenüber stehen die objektiven Möglichkeiten zur Realisierung dieses
Stils in der postoperativen Phase, die zu Abhängigkeit und Passivität zwingt; die gewohnten Bewältigungsmechanismen können nicht mehr
wirksam werden, das eigene Unvermögen und die Verwundbarkeit wird
Patienten mit vigilanten Abwehrstilen besonders deutlich vor Augen
geführt. Gerade chirurgische Eingriffe wären hiernach zum Typ solcher

Stressoren zu rechnen, angesichts derer vermeidend-verleugnende Abwehrformen durchaus hilfreich und funktional wirken können (vgl. auch HACKETT & WEISMAN 1964). Ob diese Erklärung nun zutreffen mag oder nicht, die Befunde von COHEN & LAZARUS (1973) stehen in deutlichem Widerspruch zu der Hypothese von JANIS (1958) über die Bedeutung eines präoperativen "work of worrying", das sicher eher eine vigilante als eine vermeidende Angstbewältigungsstrategie meint. Darüber hinaus können sie auch für die Planung von psychologischen Vorbereitungsmaßnahmen von Bedeutung sein. So wäre etwa zu vermuten, daß eine detaillierte Aufklärung in der präoperativen Phase die vigilanten Patienten in ihren Bewältigungsstrategien noch bestärkt und damit das postoperative Befinden eher verschlechtert. Dies wäre schon ein Hinweis darauf, daß die Art vorbereitender Interventionen je nach Persönlichkeitsmerkmalen von Patienten unterschiedlich zu wählen sind.

4. Psychologische Vorbereitung chirurgischer Patienten

Es liegen bereits eine Reihe empirischer Untersuchungen vor, die von positiven Effekten psychologischer Vorbereitungsmaßnahmen berichten (ANDREW 1970; CHAPMAN 1969; DUMAS & LEONARD 1963; EGBERT, BATTIT, WELCH & BARTLETT 1964; HEALEY 1968; LANGER, JANIS & WOLFER 1975; LINDEMAN & VAN AERNAM 1971; SCHMITT & WOOLDRIDGE 1973; VERNON & BIGELOW 1974). Die in diesen Untersuchungen angewandten Methoden sind äußerst heterogen und reichen von höchst unpersönlich-technisch anmutenden Maßnahmen wie dem Abspielen eines Tonbands mit detaillierten Informationen über die Operation (ANDREW 1970) bis hin zu ausführlichen Gruppen- und Einzelgesprächen, in denen über alle Aspekte der bevorstehenden Operation informiert sowie auf die Erwartungen und Ängste einzelner Patienten stützend eingegangen wird (SCHMITT & WOOLDRIDGE 1973). Die auch in ihrer Forschungsmethodik qualitativ sehr uneinheitlichen, in ihren positiven Ergebnissen bezüglich der unterschiedlichsten Aspekte des postoperativen Verlaufs jedoch recht einheitlichen Untersuchungen sollen hier nicht im einzelnen dargestellt werden. Wir werden uns vielmehr auf jene Arbeiten beschränken, die ab-

zuklären versuchen, welche psychologischen Komponenten präoperativer
Vorbereitung das postoperative Befinden chirurgischer Patienten günstig beeinflussen und wie sich diese Zusammenhänge theoretisch begründen lassen.

Die Mehrzahl dieser Untersuchungen legte den Akzent auf die Wirkung
detaillierter Informationen über die bevorstehende Operation und die
in der postoperativen Phase möglicherweise auftretenden Schwierigkeiten. Diese Akzentsetzung läßt sich einerseits begründen anhand der
medizinpsychologischen und medizinsoziologischen Literatur zur Situation von Krankenhauspatienten und der Arzt-Patient-Beziehung, in der
die Frage einer detaillierten Aufklärung von Patienten zunehmend aus
dem Bereich spekulativer Argumentation rückt und einer empirischen
Bearbeitung unterzogen wird (vgl. WAITZKIN & STÖCKLE 1972). Andererseits hat auch die experimentalpsychologische Angst- und Stressforschung eine Reihe von empirischen Hinweisen geliefert zur Wirkung von
Informationen über bevorstehende Stressoren in der Modifikation von
Angst und Angstbewältigungsmechanismen.

In kognitionspsychologischen Angstmodellen wird der Unsicherheit über
ein bevorstehendes Ereignis eine entscheidende Bedeutung in der Angst-
entstehung zugeschrieben. Diese Unsicherheit mag sich auf die genauen
Stimulusmerkmale von Stressoren und/oder auf die zur Verfügung stehenden Reaktionsmöglichkeiten beziehen. Entsprechend können Informationen
erstens sowohl in den primären und sekundären als auch in den Neu-Be-
wertungsprozess eines Individuums eingreifen und damit Angstreaktionen
modifizieren (vgl. S. 156); sie können zweitens einer kognizierten
Reaktionsblockierung (vgl. EPSTEIN 1972; MANDLER 1972) entgegenwirken
bzw. instrumentale Kontrollmaßnahmen beim Individuum einleiten und
damit angstmindernd wirken (vgl. JOHNSON & LEVENTHAL 1974). Informationen können drittens spezifische Aspekte des bevorstehenden Ereig-
nisses hervorheben und damit über die Induktion spezifischer Angstbewältigungsmechanismen die Angstreaktion verändern (LAZARUS & ALFERT
1964; HOLMES & HOUSTON 1974). Jeder dieser Aspekte scheint für eine
detaillierte Aufklärung von Patienten über die bevorstehende Operation
zu sprechen. Entgegen einer solchen Erwartung schränken aber schon

die wenigen Arbeiten, welche die Wirkung von Informationen auf das
prä- und postoperative Befinden von chirurgischen Patienten untersuchten, eine solche Generalisierung ein.

LANGER, JANIS & WOLFER (1975) verglichen die Effekte folgender Vorbereitungsmaßnahmen: (1) Die Patienten erhielten detaillierte Informationen über die bevorstehende Operation, einschließlich zu erwar-
tender postoperativer Beschwerden; gleichzeitig wurden sie auf die
Kompetenz der Chirurgen und des Krankenpflegepersonals hingewiesen.
Im Sinne von JANIS (1958) vermuten die Autoren eine Erhöhung des präoperativen Angstniveaus durch diese Maßnahme; positive postoperative
Effekte wurden als Resultat einer durch die Informationen induzierten
"Befürchtungsarbeit" erwartet (vgl. S. 152). (2) In Anlehnung an verhaltenstherapeutische Selbstkontrolltechniken wurden die Patienten in
einer kognitiven Angstbewältigungsmethode unterwiesen (vgl. MEICHEN-
BAUM 1971). Ihr Ziel lag nicht in einer dauerhaften Angstreduktion,
sondern in der Entwicklung einer Fähigkeit, beim Auftreten von Angst
und Furcht eine Angstüberflutung z.B. dadurch zu vermeiden, daß der
Patient durch kognitive Aktivitäten seine Aufmerksamkeit auf längerfristige positive Konsequenzen der Operation lenkt. - Diese beiden
Maßnahmen wurden entweder einzeln oder in Kombination bei drei Gruppen von Patienten eingesetzt. Das Einüben der kognitiven Bewältigungsstrategie bewirkte schon präoperativ eine Reduktion der aktuellen
Angst und zeigte auch postoperativ nur positive Wirkungen. Dagegen ergaben sich keine Anhaltspunkte für eine hilfreiche Wirkung präoperativer Informationen. Diese resultierten in einem Anstieg der präoperativen Angst (vgl. JANIS 1958) - beurteilt durch das Pflegepersonal - ,
in der Menge der postoperativen Medikation mit Sedativa und Analgetika zeigten sich keine Unterschiede zu einer unspezifisch "behandelten"
Kontrollgruppe.

Sehr detailliert wurde die Wirkung von Informationen im Hinblick auf
postoperative Stimmungen und Einstellungen gegenüber dem Ärzte- und
Pflegepersonal ebenfalls von VERNON & BIGELOW (1974) untersucht. Die
Informationen über die Operation wurde den Patienten hier über ein
Tonbandgerät zugespielt. Informierte Patienten erwarteten häufiger
spezifische Beschwerden in der postoperativen Phase und gaben mehr

Vertrauen in das Ärzteteam an, während uninformierte Patienten eine
eher optimistisch-verleugnende Einstellung der Operation gegenüber
äußerten. In der Vielzahl der postoperativen Einstellungs- und Stim-
mungsvariablen zeigten sich Unterschiede allein in der Häufigkeit von
Beschwerden und Ärger über das Pflegepersonal, die bei uninformierten
Patienten relativ häufiger auftraten als bei informierten Patienten.
Da jedoch erstens die Inzidenz solcher Episoden unabhängig von der Inzidenz problemorientierter präoperativer Einstellung war und zweitens
die Informationen keine Intensivierung der präoperativen Angst be-
wirkten, bezweifeln die Autoren die Annahme JANIS' (1958), daß anti-
zipatorische Angst und "Befürchtungsarbeit" die wesentlichen Media-
toren sind, über die präoperativen Informationen eine Reduktion des
postoperativen Stress bewirken. Für diese Annahme brachte auch die
oben dargestellte Arbeit von LANGER et al. (1975) keine Anhaltspunkte; denn hier erwies sich gerade jene Interventionsstrategie als erfolgreich für den postoperativen Verlauf, welche im Mittel eine Reduktion der präoperativen Angst bewirkte.

Bemerkenswert an diesen beiden Arbeiten erscheint die implizite Annahme, die Art der vorbereitenden Intervention sei in ihrer Wirkung
unabhängig von bestimmten Persönlichkeitsmerkmalen der Patienten.
Ob Informationen über die bevorstehende Operation angsterregend oder
angstreduzierend wirken und inwieweit sie hierdurch den postoperativen Verlauf beeinflussen, mag entscheidend abhängen von der Intensität der präoperativen Angst und dem Stil der Angstabwehr eines Individuums. Die in Abschnitt 3 dargestellten Untersuchungen erbrachten
einige Hinweise auf die Relevanz gerade dieser psychologischen Variablen. Ein Patient mit starker präoperativer Angst und einem vigilanten
Abwehrstil wird auf sachliche Informationen über die bevorstehende
Operation sicher anders reagieren als ein Patient mit niedriger Angst
und einem vermeidend-verleugnenden Abwehrstil. Sowohl die Bereitschaft, solche Informationen aufzunehmen, als auch die Art ihrer Verarbeitung mag bei diesen beiden Typen von Patienten völlig verschieden sein. Nach einer Untersuchung von ANDREW (1970) kann eine Aufklärung das postoperative Befinden bei einer bestimmten Patientengruppe sogar verschlechtern. Die Autorin unterteilte chirurgische
Patienten nach einem Verfahren von GOLDSTEIN (1959) in die Unter-

gruppen "Vermeider", "Sensibilisierer" und Patienten mit einem "neutralen" Abwehrstil. Jeweils der Hälfte dieser Patienten wurde vor der
Operation ein Tonband mit sachlichen Erklärungen über die Art ihrer
Erkrankung und den Ablauf der Operation vorgespielt. Für "Sensibilisierer" erbrachte diese Intervention keine Veränderung des postoperativen Verlaufs; Patienten mit einem "neutralen" Abwehrstil profitier-
ten insofern, als sie postoperativ weniger Tage im Hospital verbrin-
gen mußten und weniger Medikamente benötigten. Für "Vermeider" be-
deutete dieser Eingriff in ihren Abwehrstil eine Verschlechterung des
postoperativen Verlaufs. Sie benötigten mehr Medikamente als solche
"Vermeider", die über die Operation keine besondere Aufklärung erhielten.

Aus den hier dargestellten Untersuchungen lassen sich vorläufig folgende Schlüsse und Empfehlungen ableiten:

(1) Eine Operationsvorbereitung, die sich auf die Vorgabe von Informationen beschränkt, ohne zu erfassen, welche psychologischen Prozesse solche Informationen bei den Patienten auslösen, läßt sich nicht
als eine psychologische Technik empfehlen, die eine günstige Beeinflussung des postoperativen Verlaufs bei *allen* Patienten verspricht.
Mit dieser Feststellung soll natürlich nicht von einer Aufklärung von
Patienten über ihre Operation, soweit es von ihnen gewünscht wird,
abgeraten werden. Eine solche von vielen Chirurgen ohnehin praktizier-
te Maßnahme kann jedoch nicht Hauptbestandteil eines psychologischen
Verfahrens sein, von dem zu erwarten wäre, daß es den Stress in der
postoperativen Phase generell wesentlich reduziert. (2) Sofern man
auf die Entwicklung einer Methode abzielt, bei der eine hohe Chance
besteht, daß die Mehrzahl chirurgischer Patienten von ihr profitiert,
erscheint eine weitere Untersuchung der kognitiven Angstbewältigungs-
technik von LANGER et al. (1975) vielversprechend. Diese Methode hat
nicht nur den Vorteil, daß sie das subjektive Empfinden einer Eigenkontrolle in einer Situation steigert, die ansonsten wesentlich durch
Hilflosigkeit und Abhängigkeit gekennzeichnet ist, sie kann auch jenen
Patienten, die zu einer chronischen Angstabwehr neigen - nach JANIS
(1958) und AUERBACH (1973) Patienten mit einem weniger günstigen postoperativen Verlauf - dahingehend sensibilisieren, daß eine bewußte

Wahrnehmung und Artikulierung von Angst angesichts einer Operation nicht unbedingt mit einer Angstüberflutung verbunden sein muß. (3) Wesentlicher als die Entwicklung und Erprobung einer spezifischen Technik für alle chirurgischen Patienten erscheint jedoch zunächst in Erweiterung und Replikation der unter 3. dargestellten Ansätze die Beantwortung der Frage, welche psychologischen Faktoren wesentlich für die Qualität des postoperativen Verlaufs sind. Diese Thematik kann nicht nur von theoretischer Bedeutung werden in der Überprüfung von klinisch-psychologischen Angst- und Stressmodellen, die ihre empirische Fundierung bisher noch weitgehend aus Laborsituationen mit äußerst künstlichen Stressoren beziehen. Sie ist von besonderer Relevanz für die Formulierung spezifischer Indikationen, die eine präventive psychologische Intervention bei chirurgischen Patienten erfordern. In diesem Zusammenhang erscheint insbesondere die Interaktion zwischen der aktuellen Angst und dem Abwehrstil weiterer Untersuchungen wert, aufgrund derer dann auch die präoperativen Ziele psychologischer Interventionen genauer zu klären wären. Sollen solche Interventionen tatsächlich unabhängig von dem Abwehrstil eines Patienten auf ein mittleres Angstniveau zielen? Sollte in die Intensität oder Qualität spezifischer Abwehrstile eingegriffen werden? Sollte eine psychologische Intervention, die auf die Induktion spezieller Bewältigungstechniken zielt, diese nach dem dispositionellen Abwehrstil eines Patienten wählen, wie es die empirischen Untersuchungen von LAZARUS und Mitarbeitern nahelegen (vgl. LAZARUS et al. 1970)? Die Bearbeitung dieser Fragen setzt zunächst einmal eine genauere Operationalisierung aktueller Angstbewältigungsmechanismen voraus. Sie erfordert darüber hinaus dann eine detailliertere Untersuchung auch der unmittelbaren präoperativen Effekte psychologischer Interventionen. Die Tatsache, daß die Mehrzahl der Untersuchungen sich bisher auf die Erfassung der Wirkung psychologischer Interventionen auf z.T. beliebig erscheinende postoperative Variablen beschränkt hat, hat sicher nicht zuletzt dazu beigetragen, daß die Frage spezifischer Indikationen weitgehend vernachlässigt worden ist.

5. <u>Schlußbemerkungen</u>

Für chirurgische Patienten ist das umschriebene Ereignis der bevorstehenden Operation nicht der einzige Stressor. Hinzu kommen die mit
der Rolle des Patienten im Krankenhaus verbundenen Umorientierungen
und Belastungen. Zu fragen wäre, ob psychologische Forschungsansätze,
die sich allein die Entwicklung spezifischer Indikationen für spezifische Operationsvorbereitungen zum Ziel setzen, überhaupt wesentlich
zu einer Verbesserung der Situation chirurgischer Patienten im Krankenhaus beitragen können. Ist von einer solchen Forschung vielleicht von
vornherein nur eine geringe Praxisrelevanz zu erwarten, wenn sie auch
durchaus von theoretischer Relevanz bezüglich spezifischer Angst- und
Stressmodelle werden kann? Die Lösung dieses Problems hängt entscheidend davon ab, in welchem Umfang die psychologische Betreuung chirurgischer Patienten sich auf die einseitige Modifikation von Patienten-
merkmalen in der Arzt-Patient-Beziehung beschränkt. Für chirurgische
Patienten und besonders für solche mit schweren Eingriffen steht die
Bewältigung dieses Stressors zunächst, d.h. präoperativ, sicher im
Vordergrund im Vergleich zu den allgemeinen Belastungen in der Rolle
des Krankenhauspatienten (vgl. SIEGRIST 1976). Von daher haben Interventionen und Hilfestellungen, die vorrangig hier eingreifen,
sicher ihre Berechtigung. Problematisch erscheint hingegen ein Vorgehen, das quasi auf eine präoperative psychologische Immunisierung
gegenüber allen möglichen postoperativen Ereignissen abzielt und eine
solche Interventionsstrategie als erfolgreich beurteilt, die Patienten postoperativ zu möglichst wenig Klagen über Ärzte, Pflegepersonal
und die eigene Verfassung, sowie Fragen zum Verlauf der eigenen Krankheit veranlaßt. Die Erforschung einer optimalen präoperativen psychologischen Betreuung chirurgischer Patienten sollte vielmehr integriert
werden in Studien zur Arzt-Patient-Interaktion, die den Akzent stärker
auf die Determinanten und Wirkungen spezifischer ärztlicher Verhaltensweisen - die sicher auch abhängig von Angstbewältigungsmechanismen
seitens der Ärzte sind - setzt.

LITERATUR:

ANDREW JM (1970) Recovery from surgery, with and without preparatory instruction, for three coping styles. J Personal Soc Psychol 15: 223-226

AUERBACH SM (1973) Trait-state anxiety and adjustment to surgery. J Consult Clin Psychol 40: 264-271

BRUEGEL M (1971) Relationship of preoperative anxiety to perception of postoperative pain. Nurs Res 20: 26-31

BYRNE D (1961) The repression-sensitization scale: rationale, reliability, and validity. J. Personal Soc Psychol 29: 334-349

CATTELL RB, SCHEIER IH (1961) The meaning and measurement of neuroticism and anxiety. Ronald Press, New York

CHAPMAN JS (1969) Effects of different nursing approaches upon psychological and physiological responses. Nurs Res 5: 1-7

COHEN, F, LAZARUS R (1973) Active coping processes, coping dispositions, and recovery from surgery. Psychosom Med 35: 375-389

DUMAS RG, LEONARD RC (1963) The effect of nursing on the incidence of postoperative vomiting. Nurs Res 12: 12-15

EGBERT LD, BATTIT GE, WELCH GE, BARTLETT MK (1964) Reduction of postoperative pain by encouragement and instruction. N Engl J Med 270: 825-827

EPSTEIN S (1967) Toward a unified theory of anxiety. In: MAHER BA (Ed) Progress in experimental personality research, vol 4. Academic Press, New York. Deutsch in: BIRBAUMER N (Hg) Neuropsychologie der Angst. Urban & Schwarzenberg, München (1973)

EPSTEIN S, FENZ WD (1967) The detection of areas of emotional stress through variations in perceptual threshold and physiological arousal. J. Exp Res Pers 2: 191-199

GARDNER RW, HOLZMAN PS, KLEIN GS, LINTON HB, SPENCE DP (1959) Cognitive control: a study of individual consistencies in cognitive behavior. Psychol Issues, No. 4

GOLDSTEIN MJ (1959) The relationship between coping and avoiding behavior and response to fear-arousing propaganda. J. Abnormal Soc Psychol 58: 247-252

HACKETT DP, WEISMAN AD (1964) Reactions to imminence of death. In: GROSSER GH et al. (Eds) The threat of impending disaster. MIT Press, Cambridge

HEALY KM (1968) Does preoperative instruction make a difference? Amer J. Nurs 68: 62-67

HOLMES DS, HOUSTON BK (1974) Effectiveness of situation redefinition and affective isolation in coping with stress. J Personal Soc Psychol 29: 212-218

JANIS IL (1958) Psychological stress: Psychoanalytic and behavioral studies of surgical patients. Wiley, New York

JOHNSON JE, LEVENTHAL H (1974) Effects of accurate expectations and behavioral instructions on reactions during a noxious medical examination. J Personal Soc Psychol 29: 710-718

JOHNSON JE, LEVENTHAL H, DABBS JM (1971) Contributions of emotional and instrumental response processes in adaptation to surgery. J Personal Soc Psychol 20: 55-64

LANGER EJ, JANIS IL, WOLFER JA (1975) Reduction of psychological stress in surgical patients. J Exp Soc Psychol 11: 155-165

LAZARUS RS, ALFERT E (1964) Short-circuiting of threat by experimentally altering cognitive appraisal. J. Abnormal Soc Psychol 69: 195-206

LAZARUS RS, AVERILL JR (1972) Emotion and cognition: with special reference to anxiety. In: SPIELBERGER CD (Ed) Anxiety, current trends in theory and research. Academic Press, New York

LAZARUS RS, AVERILL JR, OPTON EM (1970) Towards a cognitive theory of emotion. In: ARNOLD M (Ed) Feelings and Emotions. Academic Press, New York. Deutsch in: BIRBAUMER N (Hg) Neuropsychologie der Angst. Urban & Schwarzenberg, München (1973)

LINDEMAN CA, VAN AERNAM B (1971) Nursing intervention with the presurgical patient: The effects of structured and unstructured preoperative teaching. Nurs Res 20: 319-334

MANDLER G (1972) Helplessness: Theory and research in anxiety. In: SPIELBERGER CD (Ed) Anxiety: Current trends in theory and research. Academic Press, New York

MARTINEZ-URRUTIA A (1975) Anxiety and pain in surgical patients. J Consult Clin Psychol 43: 437-442

MEICHENBAUM DH (1971) Cognitive factors in behavior modification: Modifying what clients say to themselves. Research Report No. 25. Deutsch in HARTIG M (Hg) Selbstkontrolle. Urban & Schwarzenberg, München (1973)

ROTHBERG JS (1965) Dependence and anxiety in male patients following surgery: An investigation of the relationship between dependence, anxiety und physical manifestations of recovery following surgery in male patients. Unveröffentl Diss, New York University

SCHMITT F, WOOLRIDGE P (1973) Psychological preparation of surgical patients. Nurs Res 22: 108-116

SIEGRIST J (1976) Der Doppelaspekt der Patientenrolle im Krankenhaus: Empirische Befunde und theoretische Überlegungen. In: BEGEMANN H (Hg) Patient und Krankenhaus. Urban & Schwarzenberg, München

SPIELBERGER CD (1972) Anxiety as an emotional state. In: SPIELBERGER CD (Hg) Anxiety, current trends in theory and research. Academic Press, New York

SPIELBERGER CD, AUERBACH SM, WADSWORTH AP, DUNN TM, TAULBEE ES (1973) Emotional reactions to surgery. J Consult Clin Psychol 40: 33-38

VERNON DT, BIGELOW DA (1974) Effect of information about a potentially
    stressful situation on responses to stress impact. J Personal
    Soc Psychol 29: 50-59

WAITZKIN H, STOECKLE JD (1972) The communication of information about
    illness. Advances Psychosom Med 8

WOLFER JA, DAVIS CE (1970) Assessment of surgical patients' preopera-
    tive emotional condition and postoperative welfare. Nurs Res 19:
    402-415

6. Psychologische Aspekte im Bereich der Anästhesie

Manfred Dony

1. Einleitung

Seit den ersten in der Mitte des letzten Jahrhunderts durchgeführten
Äthernarkosen bis zum jetzigen Zeitpunkt hat die Anästhesie eine stür-
mische Entwicklung durchlaufen, wobei erst die heutige moderne Anä-
stesiologie die Durchführung der kompliziertesten chirurgischen Eingriffe erlaubt. Es ist daher nicht verwunderlich, daß bei dem raschen
medizinisch-technischen Fortschritt in diesem Bereich die Bedeutung
psychologischer Faktoren erst recht spät beachtet und untersucht wurde. Erst in den letzten 30 bis 40 Jahren findet man Untersuchungen
aus dem Bereich der Anästhesie, die sich genauer mit der psychologischen Verarbeitung des Narkose- und Operationsgeschehens und den dabei auftretenden emotionalen Reaktionen der Patienten beschäftigen.
Dabei besteht in der einschlägigen Literatur Übereinstimmung darüber,
daß starke Emotionen, insbesondere Angst, die häufig in der präoperativen Phase auftreten, zu physiologischen Veränderungen führen (wie
z.B. Erhöhung der Herzfrequenz, Veränderung des Herzrhythmus, Blut-
druckerhöhungen, Veränderung der Atemfrequenz, Veränderung in der
Kohlendioxydkonzentration des Blutes usw.), die die Durchführung der
Narkose erschweren bzw. sogar unmöglich machen können. Obwohl die
Sachverhalte allgemein bekannt sind und die beschriebenen psychophysiologischen Veränderungen das Narkoserisiko zum Teil deutlich erhöhen können, gibt es nur eine relativ geringe Zahl empirischer Untersuchungen zu diesem Problembereich.

In diesem Artikel soll daher versucht werden, die zum Teil recht verstreute Literatur schwerpunktmäßig darzustellen, um einen besseren Informationsstand bezüglich der vorhandenen Untersuchungsergebnisse zu vermitteln. Dies nicht zuletzt, um weitere Forschungen in diesem so wichtigen Bereich, in dem sich Psychologie und Medizin überschneiden, zu stimulieren. Im folgenden soll die relevante Literatur für die nachstehend aufgeführten Bereiche dargestellt werden:

a) Untersuchung und Messung emotionaler und physiologischer Reaktionen von Patienten im Vorfeld von Narkose und Operation.

b) Einfluß psychischer Faktoren (z.B. präoperative Angst, Einstellung zur Operation usw.) auf den Narkoseverlauf.

c) Vorbereitungsmaßnahmen auf die Narkose.

Es sei an dieser Stelle darauf hingewiesen, daß die separate Behandlung psychologischer Aspekte im Bereich der Anästhesie eine künstliche Trennung darstellt. Jeder Patient, der eine Narkose erhält, ist selbstverständlich auch ein Kranker und muß sich mit seinem Kranksein auseinandersetzen. Ebenso sind seine Krankenrolle innerhalb eines Krankenhauses, die Interaktionen mit Ärzten und Pflegepersonal als auch die bevorstehende Operation von eminenter Bedeutung. Diese Bereiche werden jedoch größtenteils in anderen Kapiteln dieses Buches abgehandelt und daher in diesem Kapitel nicht nochmals dargestellt.

Untersuchungen über den Einsatz von Hypnose und Akupunktur im Bereich der Anästhesie werden in diesem Artikel nicht abgehandelt.

2. Emotionale und physiologische Reaktionen von Patienten im Vorfeld von Narkose und Operation

Für den Patienten beinhaltet die bevorstehende Narkose und Operation eine gewisse physische Gefährdung, wobei Unsicherheit darüber herrscht, mit welcher Wahrscheinlichkeit ein negatives Ergebnis auftreten wird. Gleichzeitig ist es dem Patienten fast unmöglich, aktiv etwas zum Gelingen dieser Situation beizutragen, d.h. er hat keine Kontrolle über diese Situation. Da die Situation für den durchschnittlichen Patienten auch vollständig neu ist und er damit kaum auf ältere Erfahrungen zurückgreifen kann, muß die präoperative Phase als Stress-Situation bezeichnet werden, auf die insbesondere mit Angst reagiert wird. Es ist daher auch nicht verwunderlich, daß die Mehrzahl der hier zu referierenden Untersuchungen sich mit der Erfassung und Messung der Angst auseinandersetzt. Obwohl sich Angst auf einer physiologischen, motorischen und verbal-subjektiven Ebene manifestieren kann, wurden vorwiegend die subjektiven Komponenten in der Selbstdarstellung der Patienten untersucht. Dabei erwies sich eine Unterscheidung zwischen Angst als aktuellem emotionalen Zustand und Ängstlichkeit als Persönlichkeitseigenschaft als sinnvoll. SPIELBERGER (1972) führte dafür die Begriffe der state und trait anxiety ein. Situative bzw. Zustands-Angst (state anxiety) wird dabei definiert als ein vorübergehender emotionaler Zustand des menschlichen Organismus, der charakterisiert ist durch subjektive, bewußt wahrgenommen Gefühle der Spannung und Befürchtung, die mit einer erhöhten Aktivität des autonomen Nervensystems einhergehen. Die Zustands-Angst kann in ihrer Intensität variieren und sich über bestimmte Zeiträume hinweg verändern. Angst als Persönlichkeitseigenschaft (trait anxiety) bezieht sich auf relativ stabile individuelle Differenzen in der Angstbereitschaft, d.h. auf Unterschiede zwischen Menschen in der Tendenz, auf eine Vielzahl als bedrohlich eingestufte Situationen mit Erhöhung der Zustands-Angst zu reagieren.

Die Notwendigkeit einer Unterscheidung zwischen Zustands-Angst und Angstbereitschaft erwies sich in einer Anzahl von Verlaufsuntersuchungen bei chirurgischen Patienten. Es konnte z.B. festgestellt werden, daß sich die trait anxiety im prä- und postoperativen Vergleich kaum veränderte, während die Zustandsangst wenige Tage vor der Operation stark erhöht ist, sich jedoch im postoperativen Verlauf kontinuierlich verringert. Das Ausmaß der Abnahme der Zustandsangt vom präoperativen zum postoperativen Zeitpunkt ist jedoch unabhängig von der Höhe der Angstbereitschaft des Patienten.

Die Probleme der Angst und Angstbewältigung und deren Einfluß auf den postoperativen Verlauf sind bei DAVIES-OSTERKAMP (1977) und in diesem Buch ausführlich dargestellt worden und werden hier nicht weiter erörtert.

Im folgenden sollen insbesondere solche Untersuchungen referiert werden, die sich mit der Erfassung und Beschreibung von emotionalen und physiologischen Reaktionen im *Vorfeld der Narkose* beschäftigen. Dabei werden die Arbeiten in chronologischer Folge dargestellt, unabhängig von der Güte des methodischen Vorgehens und ihrer Aussagekraft. Dadurch soll für den Leser die Möglichkeit geschaffen werden, auch die Entwicklung der Untersuchungsmethodik in diesem Bereich genauer beurteilen zu können.

Im ersten Teil des folgenden Abschnitts werden die Arbeiten dargestellt, die mit psychologisch-psychiatrischen Methoden versuchen, die bei chirurgischen Patienten in der präoperativen Phase auftretenden emotionalen Reaktionen zu beschreiben und zu messen (subjektiv-verbale Ebene). Der zweite Teil behandelt die auf der physiologischen Ebene auftretenden Veränderungen.

2.1 Emotionale Reaktionen

Eine der ersten Untersuchungen (aus psychoanalytischer Sicht) zum Problem der präoperativen Angst wurde von JESSNER, BLOM & WALDFOGEL (1952) vorgelegt. Es wurden insgesamt 143 *Kinder* im Alter von 2 bis 14 Jahren, bei denen entweder eine Mandel- oder Polypenoperation durchgeführt wurde, untersucht. Jedes Kind wurde am präoperativen Tag von einem Kinderpsychiater sowohl beobachtet und, soweit wie möglich, interviewt. Gleichzeitig beobachteten die zuständigen Krankenschwestern die Kinder und machten Angaben über deren Verhaltensweisen und verbale Äußerungen am präoperativen Tag. Die Autoren konnten bei allen Kindern in gewissem Maße Angst und Spannung beobachten. Es schälten sich insgesamt vier Angstbereiche deutlich heraus:

1. Ängste, die sich bezüglich der Hospitalisierung (Trennungsängste) einstellten,

2. Erwartungsängste bezüglich der Narkose (Todesbefürchtung, Straf- und Hinrichtungsängste, Befürchtungen bezüglich aggressiver oder sexueller Attacken während der Narkose, Angst vor Kontrollverlust),

3. Operationsängste,

4. Angst vor Spritzen.

Die Untersucher waren darüber hinaus daran interessiert, inwieweit sich die Angstinhalte in Abhängigkeit vom Alter entwickelten. Die Ergebnisse sind in Tabelle 1 dargestellt.

Tabelle 1: Prozentuale Verteilung der Angstinhalte in Abhängigkeit vom Alter (nach JESSNER et al. 1952)

Angstinhalt	Alter in Jahren			
	bis 5	5-6,11	7-9,11	10-14
Trennungsangst	75 %	40 %	35 %	15 %
Narkoseangst	5 %	10 %	30 %	55 %
Operationsangst	10 %	30 %	30 %	25 %
Spritzenangst	10 %	20 %	5 %	5 %

Es ist aus Tabelle 1 zu schließen, daß die im Vordergrund stehenden Angstinhalte sich mit zunehmendem Alter verändern, d.h. während bei sehr jungen Kindern die Trennungsangst im Vordergrund steht, setzen sich ältere Kinder, insbesondere Kinder über 10 Jahre,mehr mit der Anästhesie und der Operation auseinander.

Zu den Untersuchungsergebnissen muß jedoch kritisch angemerkt werden, daß über Inhalt und Form des kinderpsychiatrischen Interviews keine Angaben gemacht werden, ebenso fehlen Hinweise auf die Art der Beob-

achtung bzw. auf die beobachteten Verhaltensbereiche. Weiterhin muß
angenommen werden, daß Anzahl und Validität der Informationen über
die bestehenden Ängste für die Gruppe der jüngeren Kinder gering waren.

CORMAN et al. (1958) untersuchten die in der präoperativen Phase auftretenden Ängste bei einer Gruppe *erwachsener* Patienten, bei denen
eine Vielzahl verschiedener, nicht genauer beschriebener Eingriffe
vorgenommen wurde. Der genaue Altersbereich der Patienten wurde nicht
angegeben. Alle Patienten wurden in der präoperativen Phase (eine genauere Zeitangabe ist in der Untersuchung nicht zu finden) psychiatrisch interviewt.

Die Autoren berichten, daß sie in rund 80 % ihrer Fälle präoperative
Ängste entdecken konnten, die sich in drei Bereiche aufteilten:
(1) Ängste bezüglich Krankheit und Krankenhausaufenthalt, (2) Anästhesieängste und (3) Operationsängste.

Rund 35 % der befragen Patienten berichteten über Ängste bezüglich
ihrer Krankheit, wobei Krebsangst (die keine medizinische Grundlage
hatte) im Vordergrund stand. Rund 50 % der Patienten äußerten Ängste
bezüglich der Anästhesie, insbesondere über die Möglichkeit, daß die
Anästhesie während der Operation unwirksam würde. Andere Patienten
befürchteten den Kontrollverlust während der Anästhesie.

Rund 40 % der Patienten äußerten darüber hinaus auch spezifische
Ängste bezüglich der Operation, insbesondere die Angst, während der
Operation zu sterben oder aber nach der Operation in irgendeiner Wei-
se verstümmelt zu sein.

Es fanden sich dabei keine signifikanten Korrelationen zwischen den
präoperativen Ängsten und den Variablen Alter, Geschlecht, Rasse und
Religion.

Als kritisch bei dieser Untersuchung muß angesehen werden, daß die
Stichprobe ungenau beschrieben ist und zum andern keine Angaben gemacht werden über Form und Inhalt des psychiatrischen Interviews. Da

hier kein standardisiertes Meßinstrument benutzt wurde, können auch
keine Angaben über die Intensität der Angst gemacht werden, Vergleiche
mit anderen Arbeiten sind aus diesen Gründen kaum möglich.

Eine weitere Untersuchung, insbesondere zum Auftreten von Anästhesieängsten bei chirurgischen Patienten, wurde von SHEFFER & GREIFENSTEIN
(1960) vorgelegt. Es wurden insgesamt 100 Patienten im Alter von 16
bis 65 Jahren ein bis zehn Tage *nach* verschiedenen operativen Eingriffen untersucht. Allen Patienten wurde ein Fragebogen vorgelegt, in
dem in einem ersten Teil allgemeine Daten zur Krankheitsvorgeschichte
und zu vorhergehenden Anästhesien und Operationen erhoben wurden. Der
zweite Teil des Fragebogens enthielt Items über das etwaige Bestehen
von psychogenen Symptomen und deren psychoorganischer Manifestation.
Die Items selbst sind nicht einzeln beschrieben. Die Autoren geben an,
daß sie nach Auswertung des Fragebogens und eines psychiatrischen Interviews bei rund 82 % ihrer Untersuchungsgruppe gewisse Ängste und
Befürchtungen bezüglich der Anästhesie feststellen konnten. Genauere
statistische Angaben über die Verteilung dieser Ängste auf verschiedene Bereiche und ihre Abhängigkeit von Alter und Geschlecht werden
nicht dargestellt.

In einem weiteren Teil der Untersuchung wurde die *Angstverarbeitung*
der Patienten genauer analysiert. Die Untersucher glauben, die folgenden Verarbeitungsmechanismen gefunden zu haben: Verleugnung, In-
tellektualisierung und Verzerrung der Realitätswahrnehmung. Bei 67 %
der Patienten wurden psychosomatische Veränderungen festgestellt, die
insbesondere in motorischer Unruhe, Muskelverspannung, zwanghaftem
Nägelbeißen, Haarereißen, Verlust des Appetits, vermehrtem Schwitzen
und in einer erhöhten Urinabgabe bestanden.

42 % der Patienten gaben an, in der präoperativen Phase Schlafstörungen gehabt zu haben, bei 38 % wurden depressive Verstimmungszustände festgestellt.

In einem letzten Schritt wurde der Zusammenhang zwischen der Anzahl
der angegebenen Beschwerden (emotionaler oder psychosomatischer Natur) und der Anzahl schon früher durchgeführter Narkosen und Operationen untersucht. Dabei zeigte sich, daß Patienten mit drei und mehr
Operationen in der vorhergehenden Anamnese deutlich mehr Symptome angaben als Patienten, die erstmalig operiert wurden. Inwieweit die
Zunahme der Symptomangaben statistisch signifikant ist, wird aus der
Untersuchung nicht ersichtlich. Zumindest könnte aus den angegebenen
Zahlen geschlossen werden, daß das mehrmalige Erleben der Operationssituation nicht zu einem Angstabbau führt, sondern eher zu einem vermehrten Auftreten psychosomatischer Störungen. Wie die Ergebnisse
nahelegen, tritt während der präoperativen Phase nicht nur Angst auf,
es werden vielmehr auch depressive Verstimmungszustände und psychosomatische Störungen beobachtet. Weiterhin muß angenommen werden,
daß die psychische Ausgangssituation chirurgischer Patienten abhängig
ist von schon früher erlebten Narkosen bzw. Operationen. Diese früheren Erfahrungen führen zumindestens nach den hier dargestellten Untersuchungsergebnissen eher zu einer Zunahme von psychischen Störungen.
Bei der Interpretation dieser Daten muß jedoch einschränkend festgestellt werden, daß auch in dieser Arbeit ein nicht weiter beschriebener Fragebogen (bzw. psychiatrisches Interview) verwendet wurde,
über dessen Gütekriterien nichts bekannt ist. Da die Patienten z.T.
erst 10 Tage nach der Operation untersucht wurden, ist die Genauigkeit ihrer Angaben über die präoperative Phase und die auftretenden
Verarbeitungsmechanismen schwer abzuschätzen.

Eine weitere Arbeit zur psychischen Situation chirurgischer Patienten legte RAMSY (1972) vor. Es wurden 382 Patienten im Alter zwischen
4 und 82 Jahren ein Tag vor der Operation untersucht. Bei allen Patienten wurde vom Anästhesisten ein Interview durchgeführt, das sich
auf die aktuelle und frühere Krankengeschichte bezog, wobei insbesondere frühere Narkose- und Operationserfahrungen erfragt wurden.
Daraufhin wurde den Patienten das am kommenden Tage bevorstehende
Anästhesie- und Operationsprogramm genauer erläutert. Falls die Patienten während des Interviews nicht spontan irgendwelche Ängste oder
Befürchtungen äußerten, wurden spezielle Fragen danach gestellt. Daran anschließend wurde eine klinische Einschätzung der Angst vorge-

nommen. Der Autor macht weder genaue Angaben über diese Einschätzung, noch werden die einzelnen Interview-Fragen genauer beschrieben.

Bei insgesamt 73 der befragten Patienten wurden präoperative Ängste durch das Interview aufgedeckt, wobei 70 % der Männer und 76 % der Frauen über Ängste berichteten. Die gefundene Differenz war statistisch nicht signifikant. Die verschiedenen von den Patienten angegebenen Befürchtungen bezogen sich auf drei Bereiche: (1) Anästhesieängste (62 %), (2) Operationsängste (15 %), (3) "verschiedene" Ängste (23 %). Die *anästhesiebezogenen Ängste* hatten die folgenden Inhalte:

a) Angst, nicht mehr aus der Narkose aufzuwachen (Todesängste),

b) Angst vor der Narkosemaske und den Spritzen,

c) Aufwachen aus der Narkose noch während des Operationsvorganges,

d) Schmerzen während des Operationsvorganges (wegen mangelhafter Narkose),

e) Sprechen unter der Narkose.

Bei den Patienten, die hauptsächlich über *Operationsängste* klagten, bezogen sich die Befürchtungen insbesondere auf den Erfolg der Operation. Unter der Gruppe *"verschiedene" Ängste* wurden insbesondere solche Befürchtungen aufgeführt, die Krankheitsangst (insbesondere Krebsangst) und Angst vor dem Unbekannten beinhalteten.

Der Faktor *"Schwere der Operation"* hatte keinen signifikanten Einfluß auf die Anzahl der angegebenen Ängste und Befürchtungen. Von den Patienten mit "großen" operativen Eingriffen gaben 77 % Ängste an, während Patienten, denen eine "kleine" Operation bevorstand, in 71 % der Fälle über vorliegende Ängste berichteten.

Den Einfluß des *Alters* der Patienten auf die Häufigkeit der Angst-
angaben ist aus den folgenden Zahlenangaben zu ersehen:

4 - 12 Jahre	55 %
13 - 21 Jahre	61 %
22 - 41 Jahre	84 %
42 - 61 Jahre	81 %
62 - 82 Jahre	57 %

Wie aus der Aufstellung zu entnehmen ist, war die Anzahl der angst-
äußernden Patienten für die jüngste und die älteste Gruppe am geringsten. Die Unterschiede sind statistisch signifikant.

Faßt man die Ergebnisse zusammen, so ist festzustellen, daß nach den
Angaben des Autors rund 73 % aller Patienten präoperative Befürchtungen äußern, wobei keine signifikanten geschlechtsspezifischen
Unterschiede gefunden wurden. Auch die Schwere der Operation hatte
keinen Einfluß auf die Anzahl der festgestellten Befürchtungen. Bemerkenswert ist, daß die Mehrzahl der geäußerten Ängste sich auf die
Anästhesie bezog. Es könnte sich dabei jedoch um ein Artefakt handeln, da der Untersucher selbst Anästhesist war und sich auch als
solcher vorstellte. Bezüglich der "Angsthäufigkeit" in Abhängigkeit
des Alters ist zu sagen, daß sowohl die jüngsten als auch die äl-
testen Patienten der Untersuchungsgruppe weniger Ängste angaben als
die Gruppe mit mittlerem Alter. Inwieweit die hier bezüglich des
Alters gefundenen Unterschiede wirklich aussagekräftig sind, ist
schwer zu beurteilen, zumal aus der Arbeit nicht hervorgeht, wie
z.B. 4- oder 5jährige Kinder bezüglich ihrer Angst befragt wurden.
Ähnliche Schwierigkeiten dürfte es u.U. auch bei der Befragung der
sehr alten Patienten gegeben haben.

Auch bei dieser Untersuchung muß kritisch vermerkt werden, daß kein
standardisiertes Meßverfahren benutzt wurde, sondern ein nur ausgesprochen ungenau beschriebenes Interview, ähnlich wie in den schon
dargestellten Arbeiten. Durch die Art des Vorgehens konnte lediglich
das Vorliegen bestimmter Ängste aufgedeckt werden, über deren Intensität kann nichts ausgesagt werden.

Eine weitere Arbeit zu diesem Problembereich wurde von RYAN (1975) vorgelegt. Es wurden 150 Patienten präoperativ mit einem Fragebogen untersucht. Soweit dies aus der Untersuchung zu entnehmen ist, beinhaltete der Fragebogen Items, die die Informationen der Patienten über die bevorstehende Operation und Narkose erfragen sollten. Weiterhin wurden spezielle Fragen zu dem Bestehen präoperativer Ängste gestellt.

Am Abend vor dem operativen Eingriff wurde bei jedem Patienten eine Anästhesievisite durchgeführt, wobei dem Patienten genau die bevorstehende Narkose und der operative Eingriff erklärt wurde.

Insgesamt 84 % der Patienten gaben an, irgendwelche präoperativen Ängste zu haben. Die Differenz zwischen männlichen und weiblichen Patienten war dabei nicht signifikant. Unter Berücksichtigung des Alters der Patienten fanden die Autoren für die Gruppe der 16- bis 30jährigen in 94,8 % der Fälle Angaben über das Vorliegen von Ängsten, für die Gruppe der 31- bis 60jährigen fand sich eine Zahl von 79 %, während 73 % der über 60jährigen Patienten über Ängste berichteten.

Die inhaltliche Klassifizierung der Ängste erbrachte drei Bereiche: *Krankheitsangst* (30 %), dabei bezogen sich die Befürchtungen der Patienten insbesondere darauf, daß bei ihnen während der Operation die Diagnose "Krebs" gestellt werden könnte. *Anästhesieangst* stand für 25 % der Patienten im Vordergrund. - Dabei befürchteten die Patienten insbesondere, daß sie von der Narkose nicht mehr aufwachen würden. Ein weiterer Teil befürchtete, daß die Anästhesie noch nicht tief genug sei bei Beginn der Operation bzw. daß die Wirkung der Narkose schon nachlassen könnte während des operativen Eingriffs.

Rund 17 % der Patienten machten sich hauptsächlich Sorgen um den *Operationserfolg*, während Ängste bezüglich postoperativ auftretender Schmerzen nur recht selten genannt wurden.

In einem weiteren Schritt wurde die Häufigkeit des Auftretens von
präoperativen Ängsten in Relation zu schon früher gemachten Opera-
tions- bzw. Narkoseerfahrungen untersucht. Es zeigte sich, daß die
Patienten, die in den zurückliegenden Jahren schon einige Operationen erlebt hatten, signifikant mehr Ängste angaben als Patienten, die
noch nie eine Narkose oder Operation erlebt hatten. Der Autor
schließt daraus, daß das vorherige Erleben von Narkose und Operation
keinen desensibilisierenden bzw. angstreduzierenden Einfluß habe.
Auch dieser Arbeit haften die gleichen Mängel bezüglich der Meßmethodik an wie den bereits referierten Untersuchungen.

Eine der wenigen deutschsprachigen Untersuchungen zur psychischen
Situation chirurgischer Patienten legten GALSTER & DRUSCHKY (1975)
vor. Die Absicht der Untersucher war zunächst, die präoperative
psychische Ausgangssituation chirurgischer Patienten mit Hilfe stan-
dardisierter psychologischer Tests quantifizierend zu beschreiben.
Das Endziel dieser Untersuchungsreihe ist nach Angabe der Autoren
die Konstruktion eines Fragebogens, dessen Indikatorfragen es dem
Anästhesisten ermöglichen sollen, schnell und ohne viel Aufwand Probleme der Patienten zu erkennen, um diese auch psychisch optimal auf
Narkose und Operation einstellen zu können. Die Autoren untersuchten
122 chirurgische Patienten im Alter von 22 bis 74 Jahren am Vortage
ihrer Operation. Bei der Mehrzahl der Operationen handelte es sich
um große bzw. kleine Eingriffe aus der Bauchchirurgie. Es wurden die
folgenden Testverfahren eingesetzt: Mehrfach-Wahlwortschatz-Test
(MWT), der Maudsley-Persönlichkeitsfragebogen (MPI), die Befindlichkeitsskala und die Beschwerdeliest nach von ZERSSEN (B-S, B-L).
Weiterhin wurde eine von den Autoren selbst entwickelte Kurzskala
zur Abschätzung des aktuellen Angstniveaus und ein Fragebogen über
die präoperative Beschäftigung der Patienten mit der Operation eingesetzt.

In einem ersten Schritt wurde festgestellt, wieviel Prozent der
Patienten überhaupt *Operationsängste* angaben. Es fand sich, daß 86 %
der Gesamtgruppe über das Bestehen von Ängsten klagten. Dabei gaben
26 % der Patienten an, unter starker Angst zu leiden. Der Anteil der
Frauen, die über starke Angst berichtete, war signifikant höher als

bei den Männern (38 %, 11 %). Die *Schwere der Operation* hatte dabei offensichtlich keinen Einfluß auf das Auftreten der Operationsangst, d.h. Patienten, die eine kleine bzw. große Operation erwarteten, gaben in 86 bzw. 91 % der Fälle Angst an. Interessant ist dabei, daß nur 10 % der Patienten über das Vorliegen von Anästhesieängsten berichteten.

Anhand der Angstskala wurde die Gesamtgruppe je nach der Ausprägung ihres präoperativen Angstniveaus in eine Gruppe mit niedrigem, in eine mit mittlerem und eine mit hohem Angstniveau aufgeteilt. Für jede dieser Gruppen wurde dann das Profil ermittelt für das aktuelle psychische Befinden und über die allgemeinen Beschwerden. Dabei fand sich, daß Patienten mit hohem präoperativem Angstniveau sich als deutlich schwermütiger, entschlußloser, verstimmter, zurückgezogener, gespannter, scheuer usw. bezeichnen als die Patienten mit mittlerem oder niedrigem Angstniveau. Die Befindensstörungen stiegen nach einer monotonen Funktion mit dem Angstniveau an. Ähnliches fand sich auch für die Beschwerdeangaben, d.h. ängstlichere Patienten gaben häufiger an, unter Müdigkeit, Appetitlosigkeit, Angstgefühlen, Verstopfung, Energielosigkeit usw. zu leiden. Auch hier schienen offensichtlich die angegebenen Beschwerden monoton mit dem Angstniveau anzusteigen. Zur Ermittlung globaler Unterschiede zwischen den Gesamttestwerten bildeten die Autoren zwei Extremgruppen. Es fand sich, daß die Gesamttestwerte der Niedrigängstlichen fast der Norm der Gesunden entsprachen, während die Testwerte der Hochängstlichen deutlich davon abwichen, d.h. es fanden sich signifikant höhere Werte auf der Befindlichkeitsskala und auf der Beschwerdeliste. Ebenso fand sich für die Hochängstlichen ein deutlich höherer Neurotizismuswert im MPI und ein deutlich erniedrigter Extraversionswert im gleichen Test. Zudem beschäftigen sich die Patienten mit hohem Angstniveau erheblich mehr gedanklich mit der Operation und machten sich mehr Sorgen um sie.

Um festzustellen, inwieweit die einzelnen Variablen untereinander korrelierten bzw. interpretierbare Faktoren bildeten, wurde eine Faktorenanalyse durchgeführt. Es wurden drei Faktoren, die für den präoperativen Zustand der Patienten charakteristisch waren, gefunden. Dabei unterschieden sich die Faktoren für Männer und Frauen kaum merk-

lich. Es fand sich einmal ein *Angstfaktor*, der durch die Variablen
Operationsangst, Sorge um die Operation, gedankliche Beschäftigung
mit der Operation, allgemeine Angst und Befindlichkeit charakterisiert wurde. Der zweite Faktor beinhaltete *psychovegetative Allge-*
meinstörungen, d.h. es fanden sich hohe Ladungen auf den Variablen
psychovegetative Labilität, Introversion, Befindlichkeit und Beschwerden. Der dritte Faktor beinhaltete eine Verminderung der gei-
stigen Differenzierungsfähigkeit vor schweren Operationen mit den
Variablen Schwere der Operation und Extremisierung in der Beurteilung der eigenen Person.

Die Untersuchung von GALSTER & DRUSCHKY unterscheidet sich von den
vorher referierten Arbeiten insbesondere dadurch, daß vorwiegend
standardisierte Tests benutzt wurden, die nachprüfbare Aussagen ermöglichen. Die mitgeteilten Untersuchungsergebnisse sprechen dafür,
daß die präoperative psychische Ausgangssituation mehrdimensional
erfaßt werden muß und daß es nicht genügt, wie dies in den schon
dargestellten Arbeiten geschehen ist, nur das Auftreten von Angst
und deren Inhalt zu erfassen und zu beschreiben.

Bevor wir die Untersuchungen zur Erfassung der emotionalen Reaktionen chirurgischer Patienten in der präoperativen Phase kurz zusammenfassen, erscheint es uns notwendig, einige *kritische Anmerkungen*
bezüglich der in den einzelnen Arbeiten verwandten *Untersuchungs-*
methodik zu machen. In der Mehrzahl der Arbeiten werden zwar ausreichend große Stichproben benutzt, die Beschreibung dieser Stichproben ist jedoch z.T. mangelhaft. In einigen Untersuchungen wird
der Altersbereich der untersuchten Patienten nicht genau angegeben
oder das Alter streut sehr stark. Häufig fehlen auch genauere Angaben über die Art und Schwere der bevorstehenden Operationen. Ein
Teil der Autoren geht offensichtlich von der Annahme aus, daß die
Schwere der bevorstehenden Operation keinen Einfluß auf die Art und
Anzahl der auftretenden emotionalen Reaktionen hat. Die Schwereein-
stufung der Operation lediglich von chirurgischer Seite kann nicht
als ausreichend bezeichnet werden, da sie u.U. nicht übereinstimmt
mit der subjektiven Beurteilung der Operation durch den Patienten.

Bezüglich der in den einzelnen Arbeiten verwandten *"Meßinstrumente"* zur Erfassung der emotionalen Reaktion in der präoperativen Phase muß festgestellt werden, daß fast ausschließlich unstandardisierte Verfahren zur Anwendung kamen wie z.B. Verhaltensbeobachtung, psychiatrisches Interview und von den Autoren selbst konstruierte Fragebögen, die in der Regel ungenau beschrieben sind. Die Aussagefähigkeit der Untersuchungsergebnisse ist daher eingeschränkt, zum andern sind verschiedene Arbeiten nur schwer miteinander vergleichbar. Durch die Art des Vorgehens ist in der Mehrzahl der Untersuchungen nur eine inhaltliche Beschreibung der auftretenden emotionalen Veränderung möglich. Es können daher auch kaum Aussagen gemacht werden über die Intensität der auftretenden emotionalen Reaktionen in der präoperativen Phase und über deren Relevanz für die Qualität des Narkoseverlaufs. Weiter muß festgestellt werden, daß relativ einseitig nur das Auftreten von Angst in der präoperativen Phase untersucht wurde, wobei die notwendige Unterscheidung zwischen Zustands-Angst und Ängstlichkeit als Persönlichkeitsmerkmal unterblieb. Das Problem der möglicherweise auftretenden Verleugnung und Verdrängung und deren Einfluß auf die Validität der Angstmessung blieb ebenfalls unberücksichtigt. Weiterhin fehlen Arbeiten zum Auftreten anderer emotionaler Veränderungen (z.B. Aggressivität, Depressivität), die ebenfalls für die Qualität des Narkoseverlaufs von Wichtigkeit sein könnten. Trotz dieser Vorbehalte soll an dieser Stelle eine *orientierende Zusammenfassung* versucht werden.

Unabhängig von den Faktoren Alter, Geschlecht, Schwere der Operation und Anzahl der schon erlebten Operationen wurden in den einzelnen Arbeiten drei Hauptbereiche bezüglich des Angstinhalts festgestellt: Anästhesieangst, Operationsangst, Krankheitsangst.

Für den Bereich der Anästhesie bestehen bei den Patienten vorwiegend die Befürchtungen, nicht mehr aus der Narkose aufzuwachen bzw. wegen einer nicht ausreichend tiefen Anästhesie während der Operation Schmerzen zu empfinden.

Die Operationsängste beziehen sich hauptsächlich auf den Operationserfolg bzw. auf die Möglichkeit, nach der Operation in irgendeiner
Form verstümmelt bzw. körperlich verunstaltet zu sein.

Im Bereich der Krankheitsängste steht die Angst im Vordergrund, daß
die bevorstehende Operation wegen einer bestehenden Krebskrankheit
durchgeführt werden könnte bzw. daß diese Diagnose nach der Operation
gestellt werden könnte.

Betrachtet man lediglich das Auftreten von verschiedenen *präoperativen
Ängsten* (unabhängig von ihrer Intensität und ihrem Inhalt), so ist
nach den vorliegenden Untersuchungsergebnissen anzunehmen, daß die
Mehrzahl der Patienten unter präoperativen Ängsten leidet. In den
einzelnen Arbeiten werden Zahlen zwischen 73 und 92 % angegeben. Soweit der Einfluß des *Geschlechts* auf das Auftreten von Ängsten untersucht wurde, fanden sich meist keine signifikanten Unterschiede zwischen männlichen und weiblichen Patienten. Angaben über die Intensität der Angst finden sich lediglich bei GALSTER & DRUSCHKY (1975).
Diese Autoren konnten feststellen, daß Frauen signifikant häufiger
angaben, starke Angst zu haben als Männer. Auch das *Alter* hat u.U.
einen Einfluß auf das Auftreten der Ängste. Soweit der Alterseinfluß
analysiert wurde, stellte sich die Tendenz heraus, daß Patienten, die
unter 25 Jahre alt sind und Patienten, die über 60 Jahre alt sind,
weniger häufiger Ängste angaben als Patienten aus dem dazwischen liegenden Altersbereich.

Die *Schwere der Operation* (chirurgische Einstufung) scheint nach den
vorliegenden Untersuchungen keinen Einfluß auf das Auftreten von präoperativen Ängsten zu haben, d.h. Patienten mit einer schweren Operation äußern nicht häufiger Ängste als Patienten, denen eine leichtere
Operation bevorsteht. Dazu muß jedoch ausgeführt werden, daß die Einstufung der Schwere der Operation von chirurgischer Seite vorgenommen
wurde, die der Schwere-Einstufung durch den Patienten nicht entsprechen muß.

In einigen Arbeiten wurde auch der Einfluß von *früheren Narkose- und Operations-Erfahrungen* auf das Auftreten von Ängsten untersucht. Es scheint so zu sein, daß frühere Operations- und Narkoseerfahrungen keinen desensibilisierenden Einfluß haben, sondern eher zu einem vermehrten Auftreten von Angst und psychosomatischen Störungen führen. Dies muß bei der Beurteilung der psychischen Ausgangssituation chirurgischer Patienten berücksichtigt werden.

2.2 Physiologische Reaktionen

Im folgenden sollen beispielhaft zwei Untersuchungen dargestellt werden, die sich mit physiologischen Veränderungen in der präoperativen Phase beschäftigen. Die Autoren gehen dabei von der Tatsache aus, daß die präoperative Phase eine Streßsituation darstellt, bei der auch hormonelle Veränderungen auftreten können.

FRANKSSON & GEMZELL (1955) untersuchten die Frage, inwieweit in der präoperativen Phase auftretende "psychische Spannung" (dieser Begriff wird von den Autoren nicht genauer definiert) zu physiologischen Veränderungen führt. Als Index für eine physiologische Veränderung wurde die Konzentration von 17-Hydroxikortikosteron im Blut gemessen. Es wurden insgesamt 33 Patienten im Alter von 26 bis 75 Jahren untersucht, wobei jeweils zu einer genau festgelegten Tageszeit zwei Tage, ein Tag und am Tag vor der Operation eine Blutprobe entnommen wurde. Für jeden Untersuchungstag wurde dann die Hormonkonzentration im Blut bestimmt. Die geringsten Konzentrationswerte fanden die Autoren zwei Tage vor der Operation, eine mittlere Erhöhung fand sich am Tag vor der Operation und die höchste Konzentration wurde am operativen Tage gemessen. Die Unterschiede von einem zum anderen Tage waren dabei hoch signifikant (p < .001). Dabei erreichten 79 % der Patienten ihren höchsten Hormonwert am operativen Tag. Am Tage der Operation fanden sich keine Unterschiede in den gemessenen Werten zwischen Männern und Frauen und zwischen jungen und alten Patienten. Da die untersuchten Probanden endokrinologisch unauffällig waren und auch während der Untersuchungszeit keine Medikamente bekamen, führen die Autoren die hormonelle Veränderung auf die mit der herannahenden Operation zunehmende

psychische Spannung zurück. Obwohl anzunehmen ist, daß die erhöhte
Ausschüttung von Kortikosteroiden auch die Einleitung der Narkose beeinflußt, wurde dieser Sachverhalt nicht untersucht. Es wurde in der
vorliegenden Arbeit auch nicht der Versuch unternommen, die "psychische Spannung" mit Hilfe psychologischer Meßmethoden zu erfassen.

Auch PRICE, THALER & MASON (1957) analysierten die Beziehung zwischen
emotionalen Zuständen und der Konzentration von adreno-kortikalen
Hormonen (17-Hydroxikortikosteron). Es wurden insgesamt 24 Patienten
im Alter von 19 bis 47 Jahren untersucht. Alle Patienten waren endokrinologisch unauffällig und erwarteten eine Operation aus dem Bereich
der Thorax- und Herzchirurgie. Am Tage vor der Operation wurde jeder
Patient psychiatrisch interviewt (wobei vorwiegend die Bereiche der
Krankheit und Operation des Patienten besprochen wurden). Das Interview wurde auf Band mitgeschnitten und anschließend wurde der Inhalt
unabhängig voneinander von einem Psychologen und einem Psychiater
auf einer 8 Punkte-Skala bewertet. Bewertungsmaßstab war dabei offensichtlich die *allgemeine Emotionalität* des Patienten bzw. die Summe
aller eher negativ getönten Gefühle. Die Autoren betonen dabei, daß
nicht nur die Variable Ängstlichkeit beurteilt wurde, sondern auch
das allgemeine emotionale Betroffensein der Patienten in der präoperativen Phase.

Zusätzlich zu diesem Interview wurde der Rorschach-Test durchgeführt
und weitere nicht genau beschriebene projektive Testverfahren. Ebenso wurde am präoperativen Tag bei jedem Patienten zum gleichen Zeitpunkt eine Blutprobe entnommen und die Hormonkonzentration festgestellt.

Es ergab sich eine signifikante Korrelation zwischen dem Interview-
rating und dem Hormonwert von .46 (Psychiater) und von .59 für den
Psychologen, d.h. je "emotionaler" der Patient beurteilt wurde, um
so höher war auch die entsprechende Hormonkonzentration.

Es fanden sich weiterhin signifikante Korrelationen zwischen der
Höhe der Hormonkonzentration und den folgenden Rorschach-Variablen:
Introversionstendenz (.63), hoher Prozentsatz von unangenehmen In-

halten (.60) und schlechte Formerfassung (.53). Der Rorschachfaktor "angstgetönte Inhalte" korrelierte nicht mit dem Hormonwert.

Die Untersucher schließen aus ihrem Untersuchungsergebnis, daß das adrenokortikale System auf emotionale Prozesse reagiert. Die gefundene hormonelle Veränderung ist jedoch nach Ansicht der Autoren nicht die Reaktion auf einen einzelnen spezifischen emotionalen Zustand (wie z.B. Angst), sondern vielmehr die Reaktion auf eine Summe von emotionalen Reaktionen in der präoperativen Phase, wobei diese Gefühlszustände noch am ehesten durch eine unspezifische negative Getöntheit gekennzeichnet sind.

Obwohl beide Untersuchungen an einer mangelhaften Definition der gemessenen psychologischen Varibalen kranken, bleibt doch festzuhalten, daß ein gewisser Zusammenhang festgestellt werden konnte zwischen emotionalem Zustand des Patienten und entsprechenden hormonellen Veränderungen. Leider wurde in beiden Arbeiten der Einfluß dieser hormonellen Veränderung auf den Narkoseverlauf, insbesondere auf die Narkoseeinleitung, nicht untersucht.

3. <u>Der Einfluß psychologischer Faktoren auf den Narkoseverlauf</u>

Während im letzten Abschnitt lediglich die Untersuchungen zum Auftreten emotionaler und physiologischer Reaktionen in der präoperativen Phase dargestellt wurden, sollen im folgenden zwei Arbeiten referiert werden, die sich mit dem Einfluß psychischer Faktoren (z.B. Angst) auf Einleitung und Verlauf der Narkose befassen.

WILLIAMS et al. (1969) versuchten ein physiologisches Meßinstrument zu finden zur Erfassung der präoperativen Angst bei chirurgischen Patienten. Sie gingen dabei von der Beobachtung aus, daß bei Patienten, denen ein Sedierungsmittel verabreicht wurde, ab einer bestimmten Sedierungsschwelle die spontane galvanische Hautreaktion (GSR) erlischt. Die Dosis, bei der dieser Sachverhalt eintritt, ist jedoch

bei unterschiedlichen Patienten verschieden. Es sollte die Hypothese
überprüft werden, inwieweit die benötigte Einleitungsdosis eines bestimmten Narkosemittels abhängig ist von der präoperativen Angst des
Patienten. Zu diesem Zwecke untersuchten die Autoren 10 Frauen im
Durchschnittsalter von 39 Jahren, bei denen Operationen aus dem Bereich der Gynäkologie durchgeführt werden sollten. Am präoperativen
Tag wurde den Patientinnen zur Erfassung der präoperativen Angst die
Angstskala von CATTELL & SCHEIER (1963) vorgelegt. Am gleichen Tag
wurde dann auch eine "Pseudonarkose" durchgeführt. Jeder Patientin
wurde eine bestimmte Narkosedosis von Thiopental-Natrium verabreicht,
wobei die Konzentrationshöhe dieses Mittels in Relation gesetzt wurde
zur Körpergröße. Gleichzeitig wurde die spontane Hautreaktion gemessen und festgestellt, wieviel des Narkosemittels benötigt wurde,
bis eine gewisse Narkosetiefe erreicht wurde, nämlich bis zu dem
Zeitpunkt des Erlöschens der spontanen Hautreaktion.

Es fand sich eine signifikante Korrelation zwischen dem Angstwert und
der Menge des benötigten Narkosemittels, die Korrelation betrug .69.
Dabei ist zu berücksichtigen, daß es sich bei der durchgeführten Narkose
um eine Pseudonarkose am präoperativen Tage handelte, d.h. es war nicht
sicher, wie weit die Ergebnisse vom präoperativen Tag auf den Narkoseverlauf am operativen Tag generalisiert werden konnten. Zu diesem
Zwecke wurden die Narkosedosis am präoperativen Tag und die Narkosedosis, die am operativen Tag tatsächlich benötigt wurde, miteinander
korreliert. Es fand sich eine signifikante Korrelation von .83 zwischen beiden Werten.

Obwohl die Untersuchungsergebnisse lediglich auf einer kleinen Stichprobe beruhen, legen sie zumindest den Schluß nahe, daß erhöhte Angst
die Einleitung der Narkose im Sinne einer Dosiserhöhung erschweren
kann. Wie diese Dosiserhöhung erklärt werden könnte, wird von den Autoren nicht angegeben. Es ist jedoch möglich, daß die erhöhte Angst
zu physiologischen Veränderungen führt (vgl. dazu die schon referierten Arbeiten von FRANKSSON & GEMZELL und von PRICE, THALER & MASON),
und somit eine Dosiserhöhung notwendig machte. Die Arbeit müßte mit
größeren Stichproben wiederholt werden, wobei es u.U. sinnvoll wäre,

eher die Situationsangst der Patienten zu messen, da mit LEVITT (1971)
angenommen werden muß, daß die von den Autoren benutzte Angstskala
eher den Faktor Ängstlichkeit als Persönlichkeitseigenschaft mißt
und weniger die Zustandsangst.

Eine weitere Untersuchung zur Abklärung des Einflusses psychischer
Faktoren auf den Narkoseverlauf wurde von DONY & FRANK (1978) vorge-
legt. Die Autoren untersuchten 115 Patienten aus dem HNO-Bereich am
Vortag und am Operationstag. Die folgenden *Variablen* gingen in die
Untersuchung ein: Patienten-Rating auf einer 7-Punkte-Skala über die
Bereiche: vermutete Schwere der Operation, Informationsbedürfnis bezüglich der Operation, Operations- und Narkoseangst. Darüber hinaus
wurden die Situationsangst (state anxiety) der Patienten mit dem
STAI von SPIELBERGER et al. (1970) und der Faktor "emotionale Labilität" mit der Skala N aus dem FPI gemessen. Zusätzlich gab der
Anästhesist am Tage vor der Operation ein Rating ab über den Grad
der Ängstlichkeit und Gespanntheit jedes Patienten. Ebenso wurde am
gleichen Tage beim Vorbereitungsgespräch auf Narkose und Operation
der Blutdruck und die Pulsfrequenz durch den Narkosearzt ermittelt.

Am *Tage der Operation* gab der Anästhesist ein Rating ab über die
Stärke der Angst des Patienten kurz vor Einleitung der Narkose. Weiterhin gab der Anästhesist bezüglich des Narkoseverlaufs drei Ein-
stufungen ab: (a) Verlauf der Einleitung der Narkose, (b) Verlauf der
Narkose während der Operation, (c) etwaige Narkosedosiserhöhung über
der Erwartungsmenge. Aus diesen drei Ratings wurde ein Summenwert
für den Narkoseverlauf gebildet.

Zur Untersuchung der Frage, inwieweit es möglich ist, unter Ausnutzung
aller bis zum Zeitpunkt der Einleitung der Narkose gemessenen Variablen eine *Vorhersage auf den Narkoseverlauf* zu machen, wurde eine Dis-
kriminanzanalyse durchgeführt, in die insgesamt 15 Variablen eingin-
gen. Es ergab sich eine hochsignifikante Trennung zwischen der Gruppe
mit unauffälligem bzw. kompliziertem Narkoseverlauf, wobei 82 % aller
Fälle richtig klassifiziert bzw. vorhergesagt werden konnten.

Die folgenden Variablen erhielten die höchsten Trenngewichte: Systolischer Blutdruck vor Einleitung der Narkose, Angstrating durch den Anästhesisten am Operationstag, Pulsfrequenz am Tag vor der Operation, diastolischer Blutdruck vor Einleitung der Narkose.

Auch mit Hilfe der lediglich am *präoperativen Tag* gemessenen Variablen war wiederum eine signifikante Trennung zwischen den beiden Gruppen möglich, wobei insgesamt 78 % aller Patienten richtig klassifiziert wurden. Dabei trugen die folgenden Variablen am stärksten zur Trennung bei: Patientenrating der Schwere der Operation, systolischer Blutdruck, Pulsfrequenz und Angstrating des Anästhesisten.

Die Untersuchungsergebnisse deuten zwar darauf hin, daß es mit Hilfe der beschriebenen Variablen möglich ist, die Gruppe der Patienten mit unauffälligem von der Gruppe der Patienten mit komplizierterem Narkoseverlauf zu trennen, wobei jedoch zu bemerken ist, daß die Variablen Narkose-Operations- bzw. Situationsangst in überraschend geringem Maße zur Trennung zwischen den beiden Gruppen beitrugen, d.h. zwischen beiden Gruppen bestanden innerhalb dieser Variablen keine großen Mittelwertsdifferenzen. Daraus darf jedoch nicht geschlossen werden, daß Narkose- oder Operationsangst bzw. die Situationsangst keinen Einfluß auf den Narkoseverlauf hätten. Es dürfte sich dabei eher in starkem Maße um eine Besonderheit der HNO-Patientengruppe handeln, d.h. Operationen aus diesem Bereich wurden von den Patienten insgesamt als relativ wenig bedrohlich erlebt, so daß der mögliche Einfluß der erwähnten Faktoren auf den Narkoseverlauf u.U. nicht richtig zur Darstellung kommen konnte. Es ist daher unerläßlich, ähnliche Untersuchungen auch mit solchen Patienten durchzuführen, denen sowohl objektiv als auch subjektiv gravierende Operationen, wie z.B. Eingriffe aus dem Bereich der Herz- oder Abdominalchirurgie, bevorstehen.

4. Vorbereitungsmaßnahmen auf die Narkose

In Anlehnung an SCHMIDT (1978) verstehen wir unter psychologischen
Vorbereitungsmaßnahmen alle Methoden und Techniken, die darauf abzielen, Einleitung und Verlauf der Narkose sowie Aufwachphase und
den organischen und psychischen postoperativen Zustand des Patienten
zu erleichtern und zu verbessern. Die psychologische Operationsvorbereitung kann erfolgen: (a) verbal durch die Kommunikation zwischen
Arzt und Patient, (b) über Vorstellungen und andere verdeckte nicht
direkt beobachtbare Reaktionen des Patienten und (c) durch Rückmeldung psychophysiologischer Meßwerte an dem Patienten.

In den hier referierten Arbeiten wurde insbesondere untersucht, inwieweit die genaue Informationsvermittlung bezüglich der bevorstehenden Narkose und Operation einen positiven Einfluß auf den psychischen
als auch physiologischen Zustand chirurgischer Patienten hat. Innerhalb der anästhesiologischen Literatur gibt es zwar eine Anzahl von
Vorschlägen, wie man die Vorbereitung auf Narkose und Operation vor-
nehmen solle, die Anzahl der empirischen Arbeiten zu diesem Bereich
ist jedoch gering. Es sollen hier nur solche Arbeiten dargestellt
werden, die den Einfluß bestimmter Vorbereitungsmaßnahmen auf den
psychologischen Status der Patienten und auf die Einleitung und den
Verlauf der Narkose überprüften.

Eine der ersten Arbeiten in diesem Bereich wurde von JACKSON (1951)
vorgelegt. Es sollte festgestellt werden, inwieweit eine ausführliche
kindgemäße Vorbereitung im Sinne einer genauen Informationsvermittlung einen positiven Einfluß hat auf die psychologische Situation
des Kindes direkt vor Einleitung der Narkose bzw. auf den Narkoseverlauf. Es wurden insgesamt 30 Kinder im Alter zwischen 5 und 7 Jahren in die Untersuchung aufgenommen, wobei - soweit dies ermittelbar
ist - vorwiegend Mandeloperationen durchgeführt wurden. Am Vorabend
vor der Operation erfolgte die folgende Vorbereitung: der Anästhesist,
der auch am nächsten Tage die Anästhesie durchführte, bemühte sich
in einem nichtdirektiven Gespräch darum, Angaben von dem Kind oder
der begleitenden Mutter über frühere Anästhesieerfahrungen bzw. über

die schon durch die Eltern erfolgte Vorbereitung auf die Operation zu
erhalten. In einem weiteren Schritt wurde dem Kind ausführlich erklärt, daß es während der Operation schlafe und keine Schmerzen ver-
spüren würde. Ebenso wurde die Narkosemaske gezeigt, und das Kind
konnte sie anfassen. Weiterhin wurden genau die körperlichen Sensa-
tionen und Gefühle beim Eintreten der Narkose sowie der Operations-
raum und die Kleidung des OP-Personals beschrieben.

Die Autorin berichtet die folgenden Ergebnisse für die so vorbereitete Kindergruppe: (a) deutliche Verringerung der Narkosedosis, (b)
Verringerung der Narkoseeinleitungszeit, (c) Verkürzung des Exita-
tionsstadiums. Bezüglich der Narkoseeinleitungsdosis gibt die Autorin an, daß diese nur ein Drittel der sonst aus der Erfahrung bekannten Narkosedosis entsprach. Die Zeit für die Narkoseeinleitung habe
weniger als 10 Minuten betragen, was deutlich unter dem üblichen Zeitraum liege. Ebenso habe das Exitationsstadium nur wenige Sekunden ge-
dauert. Kritisch zu diesen Ergebnissen muß gesagt werden, daß die
recht beeindruckenden positiven Ergebnisse stark dadurch relativiert
werden, daß keine Kontrollgruppe in dieser Untersuchung benutzt wurde, sondern die erreichten Experimentalwerte gegen die Werte aus der
"Erfahrung" gesetzt werden. Ebenso ist aus der Untersuchung nicht zu
entnehmen, welche Aspekte der Vorbereitung im einzelnen den beschriebenen positiven Effekt erzielte.

Auch EGBERT et al. (1963) untersuchten den möglichen Einfluß einer
durch den Anästhesisten am präoperativen Tag durchgeführten informa-
tiven Visite auf den psychologischen Zustand von Patienten kurz vor
Einleitung der Narkose. Zu diesem Zwecke wurden 218 Patienten im Alter über 14 Jahren, bei denen eine Vielzahl verschiedener nicht genau beschriebener Operationen durchgeführt wurde, untersucht. Die
Gesamtgruppe wurde in 4 Gruppen aufgeteilt: (a) Kontrollgruppe (ohne
präoperative Visite und sedierender Prämedikation), (b) Prämedika-
tionsgruppe (dieser Gruppe wurde 1 Stunde vor der Operation eine sedierende Prämedikation verabreicht), (c) Visitengruppe (diese Patienten erhielten keine sedierende Prämedikation), (d) Gruppe mit Visite
und Prämedikation.

In der präoperativen Visite wurden den Patienten genaue Informationen
vermittelt, die sich auf ihren körperlichen Zustand sowie auf die genaue Schilderung des Narkoseverlaufes und der Operation bezogen. Ebenso wurden die möglicherweise zu erwartenden Schwierigkeiten am postoperativen Tage erläutert. Kurz vor Einleitung der Narkose wurden die
Patienten von einem weiteren Anästhesisten, der über das Untersuchungs-
ziel nicht unterrichtet war, dahingehend beurteilt, wie schläfrig und
nervös sie waren. Zusätzlich mußte ein Gesamtrating abgegeben werden,
inwieweit der psychologische Zustand für die Durchführung einer Narkose adäquat war, ebenso wurde der Patient gefragt, wie schläfrig
oder nervös er sich fühlte. Genauere Angaben über die Definition
dieser Kriterien finden sich in der Arbeit nicht.

Es zeigte sich, daß die Gruppe mit der *präoperativen Visite* sich weniger nervös fühlte und auch als weniger nervös eingestuft wurde. Ebenso wurde der psychologische Zustand der informierten Patienten als
adäquater für die Durchführung einer Narkose eingestuft. Die Patientengruppe mit *Prämedikation und Visite* wurde als noch weniger nervös
und als etwas adäquater eingestuft, ohne daß die Differenzen zur
reinen Visitengruppe signifikant verschieden gewesen wären. Die Autoren schließen aus ihren Ergebnissen, daß eine präoperative Visite
die Patienten in einen adäquateren emotionalen Zustand für die Durchführung einer Narkose versetzt, als dies lediglich durch Verabreichung von sedierenden Mitteln möglich wäre. Inwieweit die Patientengruppe mit informativer Visite einen komplikationsloseren Narkoseverlauf hatten als die anderen Gruppen, wurde nicht untersucht.

Kritisch muß angemerkt werden, daß die Beurteilung des emotionalen
Zustandes der Patienten vom meßtheoretischen Standpunkt aus nicht befriedigt. Weiterhin gingen die Autoren offensichtlich von der Überlegung aus, daß das Informieren eines Patienten durchgehend eine positive Wirkung hat, unabhängig von der präoperativen Angst des Patienten, deren Verarbeitungsmechanismen und Persönlichkeitseigenar-
ten. Da diese Faktoren in der Untersuchung präoperativ nicht gemessen wurden, kann man nicht davon ausgehen, daß das Informieren des
Patienten schlechthin eine positive Wirkung haben wird.

Eine weitere Untersuchung zum Einfluß eines vom Anästhesisten geführten präoperativen Informationsgespräches auf den Narkoseverlauf wurde von COLLINS & MOORE (1970) vorgelegt. Es wurde eine Kontrollgruppe von 21 Patientinnen und eine gleich große Experimentalgruppe untersucht, wobei alle Patientinnen eine Operation aus dem Bereich der Gynäkologie erwarteten. Am präoperativen Tage wurde die Experimentalgruppe vom Anästhesisten ausführlich über die bevorstehende Anästhesie aufgeklärt. Zusätzlich bemühte sich der Anästhesist etwaige falsch verstandene Informationen zu eruieren und Mißverständnisse abzubauen. Als Kriterium für den Einfluß dieser Vorbereitung auf den Narkoseverlauf wurde die Gesamtmenge des notwendigen Narkosemittels für Einleitung und Aufrechterhaltung der Narkose während der gesamten Operationsdauer benutzt. Es zeigte sich, daß für die Gruppe der informierten Patienten die benötigte Menge an Narkosemittel 21 % unter der uninformierten Gruppe lag. Diese Differenz war statistisch signifikant, sie verringerte sich jedoch auf 12 %, wenn man die Menge der benötigten Narkosemittel in Relation zum Körpergewicht und zur Dauer der Operation setzte. Diese Differenz war nicht mehr signifikant, deutete jedoch eine deutliche Tendenz dahingehend an, daß informierte Patienten eine geringere Narkosedosis benötigen als unvorbereitete Patienten.

Aufgrund dieser Untersuchungsergebnisse kann nicht geschlossen werden, daß eine Vorbereitung auf die Narkose einen durchgehend positiven Effekt hat, da die Informationsvermittlung unabhängig von der psychologischen Situation und den Persönlichkeitsmerkmalen der Patienten erfolgte. Es ist auch nicht auszuschließen, daß bei einigen Patientinnen die Informationsvermittlung sogar zu einer Erhöhung der Narkosedosis führte.

Einen anderen Weg zur psychologischen Vorbereitung auf die Anästhesie von Kindern beschritten VERNON et al. (1974). Sie untersuchten eine Kontroll- und Experimentalgruppe (N = 19) im Alter zwischen 4 und 9 Jahren, bei denen eine Leistenbruch-, Mandel- oder Polypenoperation durchgeführt wurde. Während die Kontrollgruppe nicht auf die Narkose vorbereitet wurde, wurde der Experimentalgruppe wenige Minuten vor Einleitung der Narkose ein Film vorgeführt, in dem die

Einleitung und Durchführung der Narkose bei zwei Jungen und zwei Mädchen im vergleichbaren Alter der Experimentalgruppe gezeigt wurde. Die Kinder im Film zeigten keine Zeichen von Aufregung und Angst, es wurde also eine "erfolgreiche" Narkosedurchführung dargestellt. Dabei wurde der Film in den Räumen und mit dem gleichen Personal gedreht, das dann tatsächlich auch die Narkose vornahm. Der Film sollte sowohl Informationen über die gesamte Durchführung der Narkose vermitteln, als auch den Kindern die Möglichkeit schaffen, ein *"erfolgreiches Modell"* in dieser Situation zu beobachten. Man ging dabei von der Überlegung aus, daß diese Faktoren einen günstigen Einfluß auf die psychische Verfassung der Kinder kurz vor Einleitung der Narkose haben könnten. Der psychologische Status der Kinder wurde dadurch erfaßt, daß ein über die Untersuchungsziele nicht informierter Anästhesist auf einer 7-stufigen Skala die Stimmungslage der Kinder beurteilte. Dabei wurde die Beobachtungszeit in vier Phasen aufgeteilt: Ein erstes Rating wurde auf dem Weg zum Operationssaal abgegeben, der zweite Zeitraum beinhaltete die Zeit vom Eintritt in den OP-Raum bis zur Einleitung der Narkose, die dritte Phase bezog sich auf die erste Minute der Einleitung der Narkose, während die vierte Phase sich auf den letzten Teil der Einleitungsphase der Narkose bezog.

Bezüglich der ersten zwei Zeitpunkte wurden für die Experimentalgruppe signifikant niedrigere Werte festgestellt als für die Kontrollgruppe, d.h. die Experimentalgruppe war zu diesen zwei Zeitpunkten deutlich ruhiger und gefühlsmäßig adäquater in ihrem Verhalten als die Kontrollgruppe, die keinen Film sah. Für die Phase drei (erste Minute der Einleitung der Narkose) fand sich noch ein fast signifikanter Unterschied zugunsten der Experimentalgruppe ($p < .10$). Innerhalb der vierten Phase fanden sich keine signifikanten Unterschiede. Die Autoren schließen aus ihren Untersuchungsergebnissen, daß das Vermitteln von Informationen über einen Film, bei dem gleichzeitig auch ein Modellernen stattfinden könnte, einen positiven Einfluß hat auf den psychologischen Zustand in der zeitlichen Phase kurz vor bzw. bei Beginn der Anästhesie. Die Untersucher weisen selbst darauf hin, daß das Anschauen eines Filmes lediglich visuelle Informationen liefern kann, die nicht unbedingt mit den nichtvisuellen Reizen, die bei der tatsächlichen Anästhesie auftreten, übereinstimmen müssen.

Sie glauben aber, daß durch zusätzliche verbale Informationen eine
weitere positive Beeinflussung des psychologischen Zustandes von chirurgischen Patienten erreicht werden könnte. Kritisch muß angemerkt
werden, daß die Prämedikation für die Experimental- und Kontrollgruppe
nicht genau identisch war und zum andern wurde nicht abgeklärt, inwieweit lediglich das Zeigen eines Filmes einen positiven Einfluß hat
und somit u.U. auch Angst reduzieren könnte. Es ist aufgrund des Un-
tersuchungsaufbaues auch nicht festzustellen, ob lediglich die durch.
den Film vermittelte Information oder das Lernen am Modell die beschriebenen positiven Wirkungen hatte. Trotzdem muß hier festgehalten
werden, daß in dieser Untersuchung ein recht interessanter Ansatz gewählt wurde, insbesondere zur psychologischen Vorbereitung von Kindern, bei denen eine sachliche Information u.U. nicht in dem Ausmaß
möglich ist wie bei Erwachsenen.

Unter dem Aspekt der *Aktivität* des Patienten untersuchten PRANULIS
et al. (1975) den Einfluß einer präoperativen Instruktion auf den Narkoseverlauf. Dabei wurden insgesamt 20 Patienten jeweils durch Zufall auf eine sogenannte aktive bzw. passive Gruppe aufgeteilt. Die
aktive Gruppe wurde zur Kooperation mit dem Narkosearzt angehalten,
dem sie genau ihre körperlichen Zustände schildern sollte. Weiterhin
sollten die Patienten alle Fragen, die sie in irgendeiner Form bezüglich der Narkose interessierten, an den Narkosearzt richten. Ebenso
wurden sie dazu angehalten, sich etwaige Erleichterungen zu erbitten.
Die passive Gruppe wurde dahingehend instruiert, sich einfach den
qualifizierten Ärzten und Schwestern anzuvertrauen, ohne irgendwelche
eigenen Anstrengungen zu unternehmen. Am operativen Tag wurde zu verschiedenen Zeitpunkten der Blutdruck und die Pulsfrequenz der Patienten gemessen. Der einzig signifikante Unterschied zwischen beiden
Gruppen bestand in der geringeren Pulsfrequenz der aktiven Gruppe kurz
nach Einleitung der Narkose. Die weiteren Untersuchungsvariablen erbrachten keinen Unterschied, insbesondere keinen Unterschied bezüglich
der Qualität des Narkoseverlaufs. Die Autoren schließen aus ihren
Untersuchungsergebnissen, daß, obwohl der gesamte Narkoseverlauf bei
beiden Gruppen nicht signifikant verschieden war, eine Instruktion,
die den Patienten das Gefühl der aktiven Kontrolle über die Situation
vermittelt, einen Einfluß auf die Pulsfrequenz hat, wobei die verrin-

gerte Pulsfrequenz von den Untersuchern als positiv bezeichnet wird.
Kritisch zu diesen Ergebnissen muß angemerkt werden, daß sie nur auf
einer sehr geringen Stichprobengröße basieren, zum anderen wurde die
"aktive" oder "passive" Instruktion unabhängig von irgendwelchen Pa-
tientencharakteristika zur Anwendung gebracht, so daß eine Aussage
über Interaktionen zwischen bestimmten Persönlichkeitsmerkmalen und
der Art der Instruktion nicht gemacht werden können.

WILLIAMS et al. (1975) untersuchten den Einfluß verschieden gestalteter
Informationsvermittlung auf den Narkoseverlauf in Abhängigkeit von der
Höhe der Angst der Patienten. Die präoperative Angst wurde mit der
Angstskala von CATTELL & SCHEIER gemessen und die Gesamtgruppe in
eine hoch ängstliche und gering ängstliche Untergruppe aufgeteilt. Jeweils mit einer Hälfte der Untergruppen wurde wiederum ein kursori-
sches oder supportives präoperatives Gespräch geführt. Das kursorische präoperative Interview, das vom Anästhesisten durchgeführt wurde,
war zeitlich sehr eng begrenzt und vermittelte nur die gröbsten Informationen über Narkose und Operation in einer sehr sachlichen Atmosphäre. Das supportive Interview war dahingehend charakterisiert, daß
in einem längeren Gespräch dem Patienten genaue Informationen übermittelt wurden. Gleichzeitig versuchte der Anästhesist ein gutes Verhältnis zum Patienten herzustellen. Für die so gewonnenen 4 Untergruppen wurde die Narkoseeinleitungsdosis ermittelt, d.h. die Dosis
an Narkosemittel, die notwendig war, bis zum Erlöschen der spontanen
Hautaktivität (s. WILLIAMS et al. 1969). Es zeigte sich, daß innerhalb der Patientengruppen mit kursorischer präoperativer Visite, die
Gruppe mit geringer Angsthöhe eine signifikant höhere Einleitungsdosis benötigte, als alle anderen Untergruppen. Zwischen den restlichen
Untergruppen fanden sich im Gruppenvergleich keine signifikanten Unterschiede bezüglich der Einleitungsdosis. Die Ergebnisse deuten darauf hin, daß bei gering ängstlichen Patienten eine kursorische Aufklärung zu einer Erschwerung der Narkoseeinleitung führte, während die
hochängstlichen Patienten noch von einem rein kursorischen Interview
profitieren. Für die Patienten mit supportiver Visite fanden sich bezüglich der Einleitungsdosis keine signifikanten Unterschiede zwischen
ängstlichen und weniger ängstlichen Patienten, wobei beide Gruppen-
mittelwerte unter dem Wert der wenig ängstlichen Patienten mit kurso-

rischem Interview lagen. Die Autoren schließen daraus, daß ein supportives Interview wenig ängstliche Patienten nur gering beeinflußt, während die Angst der hoch ängstlichen Patienten durch ein supportives Interview reduziert wird und damit auch die entsprechende Einleitungsdosis verringert wird.

Die hier dargestellten Ergebnisse deuten darauf hin, daß eine Interaktion besteht zwischen der Art der Narkosevorbereitung und der Angsthöhe der Patienten. Auffälligerweise hatte das kursorische Interview den negativsten Einfluß auf die gering ängstlichen Patienten, u.U. gerade die Patientengruppe, die auch im Ernstfalle am wenigsten ausführlich aufgeklärt wird, da sie dem Anästhesisten und Chirurgen als relativ stabil erscheint. Bei der Interpretation der vorgelegten Ergebnisse sollte jedoch berücksichtigt werden, daß diese auf nur geringen Stichprobengrößen beruhen und zum anderen, daß mit größter Wahrscheinlichkeit nicht die Situationsangst der Patienten, sondern eher mit der verwandten Angstskala die Angst als Persönlichkeitseigenschaft gemessen wurde. Es wäre also notwendig, weitere Untersuchungen durchzuführen, in denen neben der Angstbereitschaft auch die Situationsangst gemessen würde.

5. Schlußbemerkungen

Das umschriebene Ereignis einer Narkose und Operation dürfte für den chirurgischen Patienten eine Streßsituation darstellen, in der es zu einer Anzahl von emotionalen und physiologischen Veränderungen kommen kann, die einen Einfluß auf den Narkoseverlauf haben können.

Wie den hier referierten Arbeiten zu entnehmen ist, treten bei der Mehrzahl chirurgischer Patienten in der präoperativen Phase eine Anzahl verschiedener *Ängste* auf. Die vorliegenden Untersuchungsergebnisse ergeben jedoch (auch wegen der mangelhaft ausgearbeiteten Meßmethodik) mehr einen inhaltlichen Aufschluß über die bevorstehenden Ängste, Aussagen über die Intensität dieser Ängste und deren Einfluß

auf den Narkoseverlauf sind beim jetzigen Wissensstand nur in sehr
begrenztem Maße möglich. Die meisten Forscher setzen sich fast ausschließlich mit der präoperativen Angst auseinander, wobei die möglicherweise ebenfalls auftretenden emotionalen Reaktionen, wie z.B.
Aggressivität oder Depressivität und deren Einfluß auf den Narkoseverlauf bis jetzt noch nicht ausreichend untersucht wurde.

Im Zusammenhang mit der in der präoperativen Phase auftretenden emotionalen Reaktion kommt es auch zu *physiologischen (hormonellen)
Veränderungen*, deren Wirkung auf den Narkoseverlauf in weiteren Untersuchungen noch genauer abgeklärt werden müßte.

Die bis jetzt vorliegenden Untersuchungsergebnisse über die Wirkung
psychologischer Interventionen auf die Qualität des Narkoseverlaufs
lassen zumindest die Vermutung zu, daß eine positive Beeinflussung des
Patienten im Sinne einer komplikationsloseren Narkosedurchführung
möglich ist. Die in unserem Artikel dargestellten Arbeiten gehen jedoch fast ausschließlich von der impliziten Annahme aus, daß eine
psychologische Vorbereitung, insbesondere eine vorbereitende Information, schlechthin einen positiven Effekt haben wird, unabhängig von
bestimmten Persönlichkeitsmerkmalen der Patienten. Daß die vorbereitende Information ohne Berücksichtigung weiterer Persönlichkeits-
charakteristika nicht die optimale Vorbereitung sein kann, ist un-
schwer an den Ergebnissen von WILLIAMS et al. (1975) abzulesen, als
auch an den Arbeiten zum Einfluß psychologischer Vorbereitungen auf
den postoperativen Verlauf (vgl. hierzu z.B. DAVIES-OSTERKAMP 1977).
Es kann also nicht darum gehen, eine allgemeine psychologische Vorbereitung zu konzipieren, die mehr oder weniger alle Patienten positiv
beeinflußt und zu einer allgemeinen Immunisierung über Stressfaktoren
führt. Es ist vielmehr notwendig, die einzelnen psychischen Faktoren
herauszuarbeiten, die wesentlich sind für die Qualität des Narkoseverlaufs, wobei in diesem Zusammenhang insbesondere die Interaktion
zwischen der aktuellen Angst und dem Abwehrstil der Patienten von
Wichtigkeit sein dürfte. Wir sind mit DAVIES-OSTERKAMP (1977) der
Meinung, daß die Erforschung einer optimalen präoperativen psychologischen Betreuung von chirurgischen Patienten eingebettet sein muß
in allgemeine Studien zur Arzt-Patient-Interaktion, wobei auch die

Wirkungen spezifischer ärztlicher Verhaltensweisen und die Situation
des Kranken in der Institution Krankenhaus genauer abgeklärt werden
müssen. Erst wenn dies geschehen ist, wird es möglich sein, eine optimale, d.h. eine differentielle, auf den jeweiligen Patienten abge-
stimmte psychologische Vorbereitung vorzunehmen. Betrachten wir die
bis jetzt vorliegenden Untersuchungsergebnisse zum Einfluß psychologischer Faktoren auf den Narkoseverlauf, so muß man feststellen, daß
mehr offene Fragen als gesicherte Forschungsergebnisse vorliegen. Dies
sollte jedoch u.E. nicht zu Resignation führen, sondern als eine
Herausforderung angesehen werden für die kollegiale Zusammenarbeit von
Ärzten und Medizin-Psychologen in diesem so wichtigen Forschungs- und
Anwendungsbereich.

LITERATUR

CATTELL RB, SCHEIER IH (1963) Handbook for the IPAT Anxiety Scale
    Scale Questionnaire. IPAT, Champaign, Ill.

COLLINS NW, MOORE RC (1970) The effect of a preanesthetic interview
    on the operative use of thiopental sodium. Anesth Anal 49: 872-
    876

CORMAN HH, HORNICK EJ, KRITCHMAN M, TERESTMA N (1958) Emotional reac-
    tions of surgical patients to hospitalization, anesthesia and
    surgery. Amer J Surg 96: 646-653

DAVIES-OSTERKAMP S (1977) Angst und Angstbewältigung bei chirurgi-
    schen Patienten. Med Psychol 3: 169-184

DONY M, FRANK J (1979) Der Einfluß einiger psychologischer Faktoren
    auf den Narkoseverlauf.In:ECKENSBERGER LH (Hg) Bericht des 31.
    Kongresses der Deutschen Gesellschaft für Psychologie, Mannheim
    1978. Hogrefe, Göttingen

EGBERT LD, BATTIT GE, TURNDORF H, BEECHER HK (1963) The value of the
    preoperative visit by an anesthesist. J Amer Med Ass 185: 553-
    555

FRANKSSON C, GEMZELL CA (1955) Adrenocorticale activity in the pre-
    operative period. J Clin Endocrin Metab 15: 1069-1072

GALSTER JV; DRUSCHKY KF (1975) Bedingungen für Indikatorfragen zur
    Einschätzung des Patientenverhaltens. Ein Versuch der Quantifi-
    zierung der präoperativen psychischen Situation des chirurgischen
    Patienten. In: RÜGHEIMER E (Hg) Jahrestagung der Deutschen Ge-
    sellschaft für Anästhesiologie und Wiederbelebung 1974. Perimed,
    Erlangen

JACKSON K (1951) Psychologic preparation as a method of reducing the emotional trauma of anesthesia in children. Anesthesiology 12: 293-300

JESSNER L, BLOM GE, WALDFOGEL S (1952) Emotional implications of tonsellectomy and adenoidectomy on children. Psychoanal Study Child 7: 126-169

LEVITT EE (1971) Die Psychologie der Angst. Kohlhammer, Stuttgart

PRANULIS MF, DABBS JM, JOHNSON JE (1975) General anesthesia and the patient's attempts at control. Soc Behav Personal 3: 49-54

PRICE DB, THALER M, MASON JW (1957) Preoperative emotional states and adreno cortical activity. A.M.A. Arch Neurol Psychiat 77: 646-656

RAMSAY MA (1972) A survey of pre-operative fear. Anesthesia 27: 396-402

RYAN DW (1975) A questionnaire survey of preoperative fears. Brit J Clin Prac 29:3-6

SCHMIDT LR (1978) Methoden der psychologischen Operationsvorbereitung. Anästhesiologische Inform 8: 331-335

SCHEFFER MB, GREIFENSTEIN FE (1960) The emotional responses of patients to surgery and anesthesia. Anesthesiology 21: 502-507

SPIELBERGER CD, GERSUCH RL, LUSHENE RE (1970) Manual for the State-Trait-Anxiety Inventory. Consulting Psychologists Press, Palo Alto

SPIELBERGER CD (1972) Anxiety as an emotional state. In: SPIELBERGER CD (Ed) Anxiety, current trends in theory and research. Academic Press, New York

VERNON DT, BAILEY WC (1974) The use of motion pictures in the psychological preparation of children for inductions of anesthesia. Anesthesiology 49: 68-72

WILLIAMS JGL, JONES JR, WILLIAMS B (1969) A physiological measure of preoperative anxiety. Psychosom Med 31: 522-527

WILLIAMS JGL, JONES JR, WORKHOVEN MN, WILLIAMS B (1975) The psychological control of preoperative anxiety. Psychophysiology 12: 50-54

7. Psychologische Vorbereitung auf belastende medizinische Maßnahmen, die bei Bewußtsein erfolgen*

Lothar R. Schmidt

1. Einleitung

Obwohl die Gründung der ersten psychologischen Klinik in das Jahr
1896 zurückreicht und die Klinische Psychologie in den westlichen
Ländern mit Abstand die stärkste angewandte psychologische Disziplin
geworden ist, blieb sie in Praxis und Forschung auf erstaunlich wenig Bereiche eingeengt. Bei Erwachsenen sind Diagnostik und Therapie
im Rahmen der sog. "Kleinen Psychiatrie" und erst in jüngster Zeit
bei Psychosen und psychosomatischen Krankheiten vorherrschend, während bei Kindern Leistungsprobleme und Verhaltensstörungen die wesentlichen Fragestellungen darstellen. In der Medizin hat die Klinische Psychologie in psychiatrischen und neurologischen Kliniken
schon seit Jahrzehnten eine große Bedeutung erlangt. Nur zögernd
hat sie in pädiatrischen und psychosomatischen Kliniken und noch
viel zu selten in anderen Kliniksbereichen (z.B. Gynäkologie, Uro-
logie, Innere Medizin), in Allgemeinkrankenhäusern und in Arztpraxen
Fuß gefaßt.

Eine moderne Klinische Psychologie im medizinischen Bereich müßte hinsichtlich der herkömmlichen Fragestellungen auf alle medizinischen
Einrichtungen ambulanter und stationärer Art erweitert werden. Noch

---

* zuerst erschienen in: Medizinische Psychologie 5: 229-252 (1979)

wichtiger erscheint jedoch eine Erweiterung der Fragestellungen selbst
i.S. einer wissenschaftlich fundierten *Psychologie in der Medizin*
(vgl. SCHMIDT 1978a,b). Diese Erweiterung ist zumindest partiell
durch die Einführung der ursprünglich als Lehrfach konzipierten Disziplin "Medizinische Psychologie" erreicht worden, stößt jedoch
durch die unzureichende personelle und sächliche Ausstattung der meisten medizinisch-psychologischen Einrichtungen sehr rasch an Grenzen
(vgl. DAHME et al. 1977, SCHMIDT 1978c, BECKMANN et al. 1981).

Besonders überraschend ist die Tatsache, daß sich die Klinische Psychologie und die Psychologie generell mit den in der Medizin sehr häufig
auftretenden *Streß- und Krisensituationen* kaum befaßt hat. Es handelt
sich dabei um belastende Situationen (chirurgische und diagnostische
Eingriffe), durch die viele Patienten, die vor diesen Ereignissen
psychisch unauffällig waren, gefährdet erscheinen. Diese meist un-
vermeidbaren Situationen sind nicht nur geeignet, in der Praxis die
Ergebnisse psychologischer Forschung zum Wohle von Patienten einzusetzen, sondern auch psychologische Hypothesen und Theorien in Real-
situationen zu überprüfen und zu validieren. Allzu oft greift die
Streßforschung auf Analogstudien mit mehr oder weniger motivierten
Pbn zurück oder bezieht sich auf zu komplexe Ereignisse (z.B. Kriege,
Naturkatastrophen), die zudem hinsichtlich ihres Auftretens schwer
vorhersagbar sind.

Alleine in der Bundesrepublik werden jährlich Abermillionen von belastenden medizinischen und zahnmedizinischen Maßnahmen durchgeführt,
auf die meist eine nicht sehr gezielte Vorbereitung erfolgt. Fast
jeder Mensch wird im Laufe seines Lebens einige dieser Maßnahmen "erleiden", woraus sich alleine schon die große Relevanz für die psychologische Praxis und Forschung ergibt. Die unbestrittenen Fortschritte
der Technik in der Medizin können die psychische Belastung von Eingriffen und anderen Maßnahmen nur selten lindern und führen außerdem
nicht dazu, daß Ärzte sich mit dem Bereich der psychologischen Vorbereitung intensiv auseinandersetzen, abgesehen davon, daß die meisten Ärzte nicht hinreichend über die Möglichkeiten der modernen empirischen Psychologie informiert sind. Deshalb ist es notwendig, *daß
Psychologen ihre Erkenntnisse systematisch auf den Bereich der Medizin
übertragen.*

In den meisten Fällen dürften chirurgische Eingriffe die Patienten
am stärksten belasten. Dieser Bereich ist seit der bahnbrechenden
Arbeit von JANIS (1958) nach erstaunlich langer "Inkubationszeit" in
den letzten Jahren recht intensiv bearbeitet worden. Darüber liegen
mehrere Sammelreferate vor (vgl. HOWELLS 1976, AUERBACH & KILMANN
1977, DAVIES-OSTERKAMP 1977, SCHMIDT 1978d). Trotz vieler in der Praxis und vor allem in der Theorie offener Probleme sind die Ergebnisse außerordentlich ermutigend und zeigen, daß die gezielte differentielle Operationsvorbereitung nicht nur die psychische Verarbeitung
von Operationen erleichtert, sondern auch tiefgreifende Auswirkungen
auf den somatischen Heilungsprozeß haben kann. Vor allem in den
neueren Arbeiten, wie der von DAVIES-OSTERKAMP & MÖHLEN (1978) ist
ein Trend erkennbar, die Persönlichkeit der Patienten und die Verläufe der Angst und Angstbewältigung multivariat zu erfassen und damit
eine Basis für den differenzierten Einsatz psychologischer Interventionsmethoden zu schaffen.

Die meisten größeren chirurgischen Maßnahmen laufen ohne Bewußtsein
des Patienten ab. Die Vorbereitung des Patienten erfolgt dabei auf
die Narkose und die Operation einerseits (vgl. DONY 1980) und auf die
postoperative Phase andererseits (vgl. DAVIES-OSTERKAMP 1977). Diesen
Eingriffen steht eine Fülle von medizinischen und zahnmedizinischen
Maßnahmen gegenüber, die bei *Bewußtsein* des Patienten durchgeführt
werden (vgl. Tabelle 1, Seite 204).

Die Maßnahmen in Tabelle 1 erheben keinen Anspruch auf Vollständigkeit und sind weitgehend unsystematisch zusammengestellt. Eine einheitliche Systematik für solche Maßnahmen ist schwer denkbar, da sie
völlig verschiedene Fachdisziplinen und Organe betreffen können und
vor allem die objektive Gefährdung durch eine Maßnahme (z.B. in der
Beurteilung von Fachleuten) mit der subjektiven Sichtweise des Patienten keineswegs übereinstimmen muß. Besonders große Diskrepanzen bestehen beispielsweise in der Beurteilung der Belastung durch Lumbal-
punktionen. Inwieweit die in Tabelle 1 zusammengestellten Maßnahmen
eine Belastung darstellen, die durch gezielte Vorbereitungsmaßnahmen
reduziert werden muß, bleibt zumindest für Injektionen, Punktionen,
Anlegen von Verbänden, Entfernen von Gips und viele zahnärztliche

Tab. 1: Zusammenstellung einiger ärztlicher und zahnärztlicher
        Maßnahmen, die bei Bewußtsein erfolgen

Chirurgische Eingriffe mit Lokal- oder Lumbalanästhesie oder
Akupunktur

Stereotaktische Operationen

Herzschrittmachereinbau

Dialyse mit zahlreichen Einzelmaßnahmen

Geburt

endoskopische Untersuchungen

Katheterismus

Injektionen unterschiedlicher Art, Lokalisation und Dauer, z.B.
auch während radiologischer Untersuchungen

Punktionen (insbesondere Lumbalpunktion)

Akupunktur

Prothesen verschiedenster Art

Fädenziehen, Verbände Gips und dgl.

Zahnärztliche Maßnahmen mit oder ohne Lokalanästhesie, mit
breiter Streuung von einfachen nichtschmerzhaften Untersuchungen über zahnerhaltende und prothetische Maßnahmen bis zu
chirurgischen Eingriffen

Verrichtungen weitgehend offen. Dazu wäre eine groß angelegte empirische Erhebung, die Variablen wie Lebensalter, Geschlecht, aktuelle
und überdauernde Persönlichkeitsvariablen sowie die Umgebung, in der
die Maßnahme erfolgt (z.B. Arztpraxis, Krankenhaus), enthält, erforderlich. Darüber hinaus müßten Analysen durchgeführt werden, welche Bestandteile der Maßnahmen streßauslösend wirken und inwieweit
die Eingriffe deshalb bedrohlich erlebt werden, weil ihr Ergebnis
negative Konsequenzen haben kann.

Vor allem unter Beachtung der längerfristigen Aspekte sind die meisten
der in Tabelle 1 zusammengestellten Maßnahmen somatisch und psychisch
weniger belastend als größere chirurgische Operationen. Allerdings

kann kurzfristig, dadurch daß die Maßnahmen erlebt werden, der Streß
größer sein und zumindest bei einigen Patienten eine interventions-
bedürftige Krisensituation entstehen.

Hinsichtlich der *psychologischen Vorbereitung* besteht der Vorteil,
daß diese nicht nur prospektiv erfolgen, sondern *während* der Durchführung *einer Maßnahme* selbst zur Auswirkung kommen kann, da der Patient bei Bewußtsein ist. Mit anderen Worten, die Vorbereitung auf
die Narkose und die Operation muß bis zur Einleitung der Narkose
"gegriffen" haben, da ab diesem Zeitpunkt der Patient sich nicht mehr
gezielt mit dem Eingriff auseinandersetzen kann. Auch auf die postoperative Phase muß weitgehend präoperativ vorbereitet werden. Hingegen kann die psychische Verarbeitung bewußt erlebter Maßnahmen während deren Durchführung vom Fachmann und vom Patienten gezielt *fort-
gesetzt* werden (z.B. während einer Geburt). Während der Durchführung
dieser Maßnahmen kommt es, im Gegensatz zu Eingriffen unter Narkose,
häufig zu offen beobachtbaren Reaktionen. Diese Reaktionen können im
akuten Fall Anlaß zur Krisenintervention durch den Fachmann sein,
aber auch beispielsweise mit Hilfe von Film- und Videoaufzeichnungen
zur Vorbereitung anderer Patienten dienen. Aus diesem Grunde wird
auf bewußt erlebte Maßnahmen häufig mit Hilfe des Modeling vorbereitet.

Von den in Tabelle 1 aufgelisteten Maßnahmen werden hier nur wenige
behandelt. Dafür gibt es verschiedene Gründe. Zunächst ist diese
Übersicht weniger darauf ausgerichtet, für die Praxis bestimmte Vorbereitungstechniken zu liefern, sondern die damit verbundenen Aspekte
exemplarisch darzustellen und zu diskutieren. Zum anderen ist eine
Reihe von Vorbereitungsmethoden in ihren psychologischen Auswirkungen nicht hinreichend empirisch untersucht, und die Vermutungen von
Fachleuten sollen nicht ungeprüft weitergegeben werden. Schließlich
sind manche Vorbereitungsprogramme zu komplex und erstrecken sich
über einen zu langen Zeitraum, um sie hinreichend präzise untersuchen zu können (z.B. Geburt unter Einschluß aller Schwangerschafts-
bedingungen, Prozeß der Dialyse) oder die damit behandelten Patienten
sind unabhängig von der Maßnahme stark beeinträchtigt oder zu heterogen (z.B. Patienten, die stereotaktisch operiert werden).

Somit beschränken sich die folgenden Ausführungen auf solche *Maßnahmen*, die relativ *umschrieben* sind und zu denen *empirische Untersuchungen* vorliegen, die ein Minimum an Standards erfüllen. Bei Erwachsenen werden vor allem die Bereiche der Gastroskopie und des Herzkatheteris- mus ausführlich behandelt und zahnärztliche Maßnahmen nur gestreift, während bei Kindern der Schwerpunkt der Darstellungen auf dem zahn- medizinischen Bereich liegt und einige medizinische Maßnahmen (Injek- tionen, Entfernung des Gipses und Herzkatheterismus) nur beispielhaft angesprochen werden.

2. Verlauf von Maßnahmen ohne adäquate Vorbereitung

Auf die Gefahren fehlender, falscher und ungewollter Information von Patienten haben u.a. ENGELHARDT et al. (1973) und SCHMIDT (1980) hin- gewiesen. Bei fehlender fachmännischer Information können Fehlinfor- mationen durch Mitpatienten oder Besucher, fälschlicher Selbstbezug von Abläufen, die anderen Patienten gelten und dgl. zu psychischen und organischen Beeinträchtigungen führen, wobei es zusätzlich zu einem Vertrauensschwund gegenüber Ärzten und Pflegepersonal sowie zur Nichtbefolgung von medizinisch notwendigen Maßnahmen und Verord- nungen kommen kann. Glücklicherweise kann man heute davon ausgehen, daß Patienten über die meisten Maßnahmen schon aus juristischen Grün- den zumindest routinemäßig und überblicksartig informiert werden und Ärzte und Pflegepersonal auch Versuche zur psychologisch adäquaten Information des Patienten unternehmen. Allerdings ist zwischen diesen Versuchen und den Möglichkeiten der modernen empirischen Psychologie oft eine große Diskrepanz zu erkennen, die es zu überwinden gilt (vgl. SCHMIDT 1980).

Wie vielfach empirisch nachgewiesen wurde, reicht die routinemäßige Information in den meisten Fällen nicht aus, eine optimale Vorberei- tung auf belastende medizinische Maßnahmen zu gewährleisten.

Schon JANIS (1958) konnte bei *chirurgischen Eingriffen* die Überlegenheit der gezielten Information gegenüber routinemäßiger Aufklärung
belegen. Spätere Untersuchungen haben gezeigt, daß darüber hinaus
andere Techniken der Vorbereitung einbezogen werden müssen (vgl.
DAVIES-OSTERKAMP 1977, SCHMIDT 1978d, 1980). Dabei wurde häufig festgestellt, daß die Vorbereitung auf die Persönlichkeit des Patienten
abzustimmen ist und zumindest Zustandsangst, Angstverläufe, Bewältigungsstrategien sowie andere überdauernde und situationsgebundene
Persönlichkeitsmerkmale zu beachten sind. Wenn auch die Varianz, die
auf die Situationen (Maßnahmen) zurückgeht, sehr groß ist, so darf
für die einzelnen Maßnahmen trotzdem kein von der Persönlichkeit un-
abhängiger "Einheitsverlauf" erwartet werden. Auf die Bedeutung der
Vorbereitung auf chirurgische Eingriffe und den postoperativen Verlauf sei hier nicht weiter eingegangen, sondern die Betrachtungen
auf solche Eingriffe beschränkt, die bewußt erlebt werden.

Die meisten Ergebnisse zu routinemäßigen Vorbereitungen auf *Eingriffe,*
die *bei Bewußtsein* erfolgen, werden im nächsten Abschnitt den gezielten Vorbereitungen gegenübergestellt. Hier sollen nur einige Hinweise auf die psychische Verarbeitung solcher Maßnahmen gegeben werden.

Die allgemeinen Auswirkungen unzulänglicher Vorbereitung von *Kindern*
im Krankenhaus wurden beispielsweise von VEENEKLAS et al. (1975) und
BIERMANN (1978) herausgestellt. Hinsichtlich zahnärztlicher Maßnahmen gibt es zahlreiche Hinweise darauf, daß bei einem großen Prozentsatz nicht vorbereiteter Kinder während der ersten Kontakte mit dem
Zahnarzt zumindest bei bestimmten Maßnahmen starke Störungen und nicht
selten disruptives Verhalten auftreten (vgl. MACHEN & JOHNSON 1974,
SAWTELL et al. 1974, MELAMED, HAWES et al. 1975, MELAMED, WEINSTEIN
et al. 1975), wobei auf unterschiedliche Reaktionen in der Abfolge
der Zahnarztbesuche zu achten ist (vgl. VENHAM et al. 1977). Wie
mehrfach aufgezeigt wurde, können nicht gezielt vorbereitete zahnärztliche Maßnahmen zu Belastungen auf seiten des Kindes, des Zahn-
arztes und der Mutter führen.

Bei *Erwachsenen* ergab sich beim Herzkatheterismus in Selbst- und Fremdratings vermehrt Angst, wenn die Patienten nicht oder nicht gezielt vorbereitet wurden (vgl. KENDALL et al. 1979). In Untersuchungen zur psychischen Verarbeitung der Gastroskopie zeigten, global betrachtet, die unvorbereiteten Patienten höhere Angstwerte, erhöhte Herzfrequenzen und einen stärkeren Bedarf an Transquilizern (vgl. JOHNSON et al. 1973, JOHNSON & LEVENTHAL 1974, SHIPLEY et al. 1978), allerdings erwiesen sich *differentielle* Effekte als bedeutsamer. JOHNSON & LEVENTHAL (1974) fanden, daß Patienten über 50 Jahre gegenüber jüngeren sehr unterschiedlich reagierten und bei den älteren Patienten zumindest eine Vorbereitungsmaßnahme ungünstigere Resultate erzielte als die routinemäßige Aufklärung. Gravierende Unterschiede in den Angstverläufen von Repressors und Sensitizers ergaben sich bei SHIPLEY et al. (1978) bei noch nicht gastroskopierten Patienten und bei SHIPLEY et al. (1979) bei Patienten, die bereits früher gastroskopiert worden waren (vgl. Abschnitt 3).

Derartige Ergebnisse belegen, daß der Verlauf von medizinischen und zahnmedizinischen Maßnahmen ohne psychologisch gezielte Vorbereitung, bezogen auf jede einzelne Maßnahme unter Beachtung von biographischen Variablen, Persönlichkeitsvariablen und Auseinandersetzungsstrategien, früheren Erfahrungen, Diagnose und dgl., sorgfältig erhoben werden muß. Obwohl eine gezielte fachmännische Information und spezielle psychologisch fundierte Vorbereitungstechniken in der Regel der routinemäßigen Vorbereitung überlegen sind, gilt dies *nicht unbedingt für alle Patienten und alle Maßnahmen.* Es ist stets darauf zu achten, ob es durch bestimmte Techniken der Vorbereitung bei bestimmten Patientengruppen zur Streßinduktion kommen kann. Ehe die bislang erarbeiteten psychologischen Vorbereitungsmethoden bei medizinischen und zahnmedizinischen Maßnahmen routinemäßig angewandt werden können, müssen replizierte Untersuchungen vorliegen, die ein Minimum der erwähnten Variablen enthalten (vgl. Abschnitte 4 und 5).

3. Ergebnisse der psychologischen Vorbereitung auf belastende medizinische und zahnmedizinische Maßnahmen, die bei Bewußtsein erfolgen

Die psychologisch fundierte Vorbereitung des ärztlichen und zahnärztlichen Patienten auf Maßnahmen, die bei Bewußtsein erfolgen, strebt folgende sich häufig ergänzende *Zielsetzungen* an: Einen möglichst streßarmen und komplikationslosen Verlauf diagnostischer und therapeutischer Maßnahmen sowie Vorbeugung gegen Angst, Vermeidungsverhalten und andere psychische Abwehrhaltungen bei zukünftigen Maßnahmen.

Die Tabellen 2 und 3 enthalten einige Informationen zu den Stichproben, den Vorbereitungsmethoden, den Meßvariablen und zu den wichtigsten Ergebnissen von empirischen Untersuchungen mit Erwachsenen einerseits und Kindern andererseits.

Aus den Tabellen 2 und 3 geht hervor, daß neben gezielten Informationen über die Maßnahmen und ihre sensorischen Komponenten vor allem verhaltenstherapeutische und lerntheoretisch fundierte *Vorbereitungsmethoden* benutzt werden, insbesondere Modeling, Coping-Strategien, systematische Desensibilisierung, Entspannungstechniken und gelegentlich Methoden des operanten Konditionierens. Im Gegensatz dazu wird auf chirurgische Eingriffe ohne Bewußtsein sehr viel stärker mit gezielten Informationen und nur selten mit Entspannungstechniken und Coping-Strategien sowie Modeling vorbereitet (vgl. AUERBACH & KILMANN 1977).

Die *Meßvariablen* beziehen sich ganz überwiegend auf die Erfassung von Angst und Spannung mit Hilfe verschiedener Indikatoren, wie Dosierung von Beruhigungsmitteln, Veränderungen der Herzfrequenz und anderer physiologischer Meßwerte, motorische Variablen, Fremd- und Selbstratings der Angst und verschiedene Fragebogen zur Erfassung mehr oder weniger situationsspezifischer Ängste. Die Strategien der Auseinandersetzung mit der Angst werden hingegen weniger beachtet und meist mit Hilfe einer Repression-Sensitization-Skala erfaßt.

Tab. 2: Übersicht zur Vorbereitung auf einige medizinische und zahnmedizinische Maßnahmen bei *Erwachsenen*

Autoren	Maßnahme	Gesamt-stichprobe	Vorbereitungs-methoden	Meßvariablen	wichtigste Ergebnisse
JOHNSON et al. (1973)	Gastro-skopie	N = 99 nicht älter als 60 Jahre vorher nicht mehr als 2 Gastroskopien	(1) sensorische Deskription (N = 34) (2) Beschreibung der Prozedur (N = 30) (3) Kontrollgruppe, routinemäßige Vorbe-reitung (N = 35) bei (1) und (2) wur-den Tonbänder von 7 1/2 Minuten Dauer und 11 Fotographien dargeboten	Diazepamdosierung Veränderung der Herzfrequenz, Bewegungen als Spannungsindikator, Würgen, Unruhe	Methoden (1) und (2) geringere Diazepamdosierung; Methode (1) weni-ger Spannung und Unruhe differentielle Geschlechts-Effekte
JOHNSON & LEVENTHAL (1974)	Gastro-skopie	N = 48 durchschnitt-liches LA = 50 Jahre vorher keine Gastroskopie	(1) sensorische Des-kription (N = 13) (2) Verhaltensin-struktion (N = 14) (3) Kombination von (1) und (2) (N = 11) (4) Kontrollgruppe (N = 10)	Diazepamdosierung Veränderung der Herzfrequenz, Be-wegungen als Span-nungsindikator, Würgen, Zeit bis zur Einführung des Gastroskops	Methoden (1) und (3) am positiv-sten, differen-tielle Alters-effekte für Pa-tienten über und unter 50 Jahren
SHIPLEY et al. (1978)	Gastro-skopie	N = 60 50 männlich, 10 weiblich LA 22 bis 80 Jahre, durch-schnittliches LA = 53 Jahre vorher keine Gastroskopie	(1) Videoband mit Coping-Modell, einmal (2) Videoband mit Coping-Modell,dreimal (3) Kontrollgruppe mit neutralem Videoband (N = je 20)	Veränderungen der Herzfrequenz, Fremdrating der Angst, Valium-dosierung, STAI, Selbstrating der Angst (retrospektiv) Repression-Sensiti-zation (auch als Kriteriumsvariable)	besonders wichtig: *differentielle* Effekte für Re-pressors und Sen-sitizers (vgl. Text)

Fortsetzung Tab. 2

SHIPLEY et al. (1979)	Gastroskopie	N = 36 33 männlich. 3 weiblich LA 22-80 Jahre durchschnittliches LA = 54 Jahre, vorher alle bereits Gastroskopieerfahrung	(1) Videoband mit Coping-Modell, einmal (2) Videoband mit Coping-Modell,dreimal (3) Kontrollgruppe mit neutralem Videoband (N = je 12)	Fremdratings der Angst, Diazepamdosierung, Veränderung der Herzfrequenz, STAI, Selbsteinschätzung der Beeinträchtigung, Würgen, Versuche und Zeit bis zur Einführung des Gastroskops, Repression-Sensitization (auch als Kriteriumsvariable)	besonders wichtig: *differentielle* Effekte für Repressors und Sensitizers (vgl. Text)
KENDALL et al. (1979)	Herzkatheterismus	N = 44 alle männlich, LA 39-77 Jahre, durchschnittliches LA 57 Jahre, etwa 2/3 der Patienten hatten vorherige Erfahrungen mit Herzkathetern	(1) kognitiv-behavioral (2) gezielte Information und Demonstration (Patient Education) (3) Aufmerksamkeits-Placebo (4) Kontrollgruppe, routinemäßige Vorbereitung (N = je 11)	Fremdrating des Verhaltens während des Katheterismus durch Arzt und MTA STAI Self-Statements Inventory (SSI)	Methode (1) bewährte sich besonders gut und Methode (2) gut hinsichtlich der Zustandsangst, wobei ähnliche Ergebnisse bei den Ratings erzielt wurden

Fortsetzung Tab. 2

SHAW & THORESEN (1974)	Zahnarztvermeidung	N = 36 9 männlich, 27 weiblich, durchschnittliches LA = 30 Jahre, durchschnittliche Zahnarztvermeidung 3,7 Jahre	(1) Modeling mit Entspannung (2) systematische Desensibilisierung (3) Aufmerksamkeits-Placebo (Coping-Strategien unspezifisch) (4) Kontrollgruppe (Warteliste) (N= je 9)	spezifische und unspezifische Angstmessungen, Einstellungen gegenüber zahnärztlichen Maßnahmen	Methode (1) besonders positiv hinsichtlich des Zahnarztbesuches (7 von 9 gegenüber 4 von 9 bei Methode (2), 1 bei Methode (3) und 0 in der Kontrollgruppe) zahlreiche Verbesserungen hinsichtlich der Meßvariablen bei den Methoden (1) und (2)
KLEPAC (1975)	Zahnarztvermeidung, mehrere Jahre kein Zahnarztbesuch	N = 5 Studenten, 2 männlich, 3 weiblich, LA 18-25 Jahre	(1) systematische Desensibilisierung (2) Methode (1) und Erhöhung der Schmerztoleranz	Dental Fear Scale	Durch das kleine N eher als Fallstudien anzusehen
AUERBACH et al. (1976)	Zahnextraktion (operativ)	N = 63 31 männlich, 32 weiblich, LA 19-74 Jahre, durchschnittliche LA = 33 Jahre	(1) Spezifische Information (2) Generelle Information jeweils Tonband von ca. 7 Minuten Dauer	Locus of Control STAI Dental-Anxiety-Scale	Ingesamt keine Effekte, jedoch einige *differentielle* Auswirkungen des "Locus of Control"

Fortsetzung Tab. 2

WROB- LEWSKI et al. (1977)	Zahn- arzt- vermei- dung	N = 27 8 männlich, 19 weiblich, LA 18-48 Jahre, durchschnitt- liches LA = 26 Jahre	(1) Symbolisches Mo- deling und Muskelent- spannung (2) Symbolisches Mo- deling ohne Entspannung (3) Aufmerksamkeits- Placebo, 7 Gruppen- sitzungen â 45 Minuten N = je 9. Bei (1) und (2) jeweils Hierarchien auf Videobändern	Dental-Anxiety- Scale, Fear Survey Schedule, Behavioral Avoidance, Test, Angstthermometer	Methode (1) er- wies sich als positiver

Tab. 3: Übersicht zur Vorbereitung auf einige zahnmedizinische und medizinische Maßnahmen bei *Kindern*

Autoren	Maßnahme	Gesamt-stichprobe	Vorbereitungs-methoden	Meßvariablen	wichtigste Ergebnisse
MACHEN & JOHNSON (1974)	Zahnarzt (Zahnerhaltungsmaßnahmen)	N = 31 LA 3-5 Jahre vorher keine Zahnarzterfahrung; mindestens 2 kariöse Zähne	(1) Gefilmtes Modell mit positivem Verhalten (11 Minuten) (N = 10) (2) Desensibilisierung mit Hierarchie (N = 11) (3) Kontrollgruppe (N = 10)	Verhaltensrating	Bei den Methoden (1) und (2) zeigten sich weniger negative Verhaltensweisen
SAWTELL et al. (1974)	Zahnarzt (Bewegen des Stuhles, Untersuchung, Prophylaxe, Fluoridanwendung, Röntgen	N = 73 LA 27-154 Monate, keine vorherige Zahnarzterfahrung	(1) Desensibilisierung mit Hierarchie (2) Operante Verhaltensmodifikation (mit sozialen Verstärkungen) (3) Modeling auf Videoband mit einem nichtängstlichen Probanden (4) Placebo (Unterhaltung mit einem Assistenten in weißer Kleidung) (5) Kontrollgruppe Bei (1) bis (4) jeweils 13 Minuten Dauer	Operationalisierung der Kooperation, z.B. Trennung von der Mutter, Widerstand gegen Behandlung, Streßerleben	Keine signifikanten Methoden-Effekte, jedoch zwischen den Behandlungssituationen große Unterschiede

Fortsetzung Tab. 3

MELAMED, HAWES et al. (1975)	Zahnarzt (Prohylaxe, Untersuchung, Zahnerhaltungsmaßnahmen)	N = 16 LA 5-11 Jahre vorher keine Zahnarzterfahrung	(1) Film eines Coping-Modells von 13 Minuten Dauer, 4jähriger schwarzer Junge (2) Kontrollfilm (N = je 8)	Children's Fear Survey Schedule Schweißabsonderung Angstrating Kooperationsbereitschaft	Methode (1) signifikant weniger disruptive Verhaltensweisen während Zahnerhaltungsmaßnahmen und geringeres Angstrating
MELAMED, WEINSTEIN et al. (1975)	Zahnarzt (Prophylaxe, Untersuchung, Zahnerhaltungsmaßnahmen)	N = 14 LA 5-9 Jahre vorher keine Zahnarzterfahrung (N = 11) vorher nicht in dieser Zahnklinik (N = 3)	(1) Film eines Coping-Modells von 13 Minuten Dauer, 4jähriger, schwarzer Junge (2) Kontrollgruppe (Zeichnen) (N = je 7)	Children's Fear Survey Schedule disruptives Verhalten	Methode (1) signifikant weniger disruptive Verhaltensweisen während Zahnerhaltungsmaßnahmen und geringeres Angstrating
MELAMED et al. (1978)	Zahnarzt (Zahnerhaltungsmaßnahmen)	N = 80 LA 4-11 Jahre alle ohne vorherige Zahnextraktion, ohne vorherige Zahnarzterfahrung (N = 32)	(1) Mastery-Modell, 10 Minuten, 7jähriger Junge (2) Filmdemonstration, 10 Min., ohne Modell (3) Kurzmodell, 4 Min. (4) Kurze Filmdemonstration, 4 Minuten (5) Kontrollfilm	Angstfragebogen Angstrating zahlreiche psychophysiologische Messungen	Kontrollgruppe nicht signifikant von Experimentalgruppen verschieden, Modeling meist günstiger als Demonstration, *differentielle* Effekte hinsichtlich Lebensalter und vorheriger Zahnarzterfahrung
CASSELL (1965)	Herzkatheterismus	N = 40 LA 3-11 Jahre	(1) Puppenspiel vor und nach Katheterismus mit Information und Ausagieren (2) Kontrollgruppe (N = je 20)	Fremdrating Verhalten beim Katheterismus Verhalten im Krankenhaus	Bei (1) weniger Störungen während des Herzkatheterismus und größere Bereitwilligkeit zur Rückkehr ins Krankenhaus

Fortsetzung Tab. 3

JOHNSON et al. (1975)	Gipsentfernung (meist einfache Brüche)	N = 84 52 männlich, 32 weiblich, LA 6-11 Jahre durchschnittliches LA = 8 Jahre, vorher nie in Gips (N = 79)	(1) Beschreibung der Gefühle (2) Beschreibung des Vorgehens (3) Kontrollgruppe (N = je 28) Bei (1) und (2) Tonband von 2 1/2 Minuten Dauer	Streßerleben Pulsfrequenz Angsteinstufung nach Bildvorlagen	Bei (1) signifikant weniger Streßerleben als bei (3); Pbn bei (2) lagen zwischen (1) und (3)
VERNON (1974)	Injektionen	N = 30 LA 4-9 Jahre, hospitalisiert wegen kleinerer chirurgischer Eingriffe	(1) Modelle *ohne* Schmerzreaktion (2) Modelle *mit* Schmerzreaktion (3) Kontrollgruppe (N = je 10) Bei (1) und (2) Film mit 8 Jungen und 8 Mädchen zwischen 4 und 11 Jahren, die eine Injektion erhielten	Geschwisterposition (auch als Kriteriumsvariable) Rating der Stimmung Einschätzung von Schmerzreaktionen	Bei (2) geringste und bei (1) stärkste Schmerzreaktionen

In fast allen hier dargestellten Bereichen ergeben sich zumindest für einzelne Vorbereitungsmethoden und hinsichtlich einer oder mehrerer Meßvariablen signifikante *positive Effekte*, wobei jedoch, soweit es geprüft wurde, diese Effekte *häufig differentiell* für verschiedene Untergruppen sind.

Auf die Untersuchungen, die in Tabelle 2 und Tabelle 3 übersichtsartig dargestellt sind, soll nur zum Teil ausführlicher eingegangen werden. Hinsichtlich der *Gastroskopie* haben SHIPLEY et al. (1978, 1979) die sorgfältigsten Untersuchungen durchgeführt. Beide Arbeiten belegen, daß vom Coping-Stil abhängige differentielle Reaktionen wesentlich bedeutungsvoller sind als die globale Beurteilung der Patienten. Während nach den Ergebnissen von SHIPLEY et al. (1978) bei Sensitizers das einmalige Betrachten eines Filmes mit einem Coping-Modell zu deutlich geringeren Anstiegen der Herzfrequenz führt und bei dreimaliger Betrachtung ein weiterer Abfall festzustellen ist, ergab sich bei den Repressors eine umgekehrte U-Funktion. Ohne Betrachtung des Films lag der Anstieg der Herzfrequenz bei dieser Gruppe relativ niedrig und stieg bei einmaliger Betrachtung sprungartig an. Erst nach dreimaliger Darbietung des Films wurden geringfügig geringere Herzfrequenzveränderungen als bei der Kontrollbedingung festgestellt (vgl. Abb. 1, S. 218).

Diese Untersuchung schloß nur solche Patienten ein, die vorher nicht gastroskopiert worden waren. Noch gegenläufiger sind die Ergebnisse bei SHIPLEY et al. (1979) hinsichtlich der Patienten mit vorheriger Gastroskopieerfahrung. Wie aus Abbildung 2 (S. 219) hervorgeht, ergibt sich bei Sensitizers ein ähnlicher Verlauf wie in der erstgenannten Untersuchung, jedoch steigen die Herzfrequenzveränderungen bei Repressors überraschenderweise auch bei dreimaliger Betrachtung des Films weiter an.

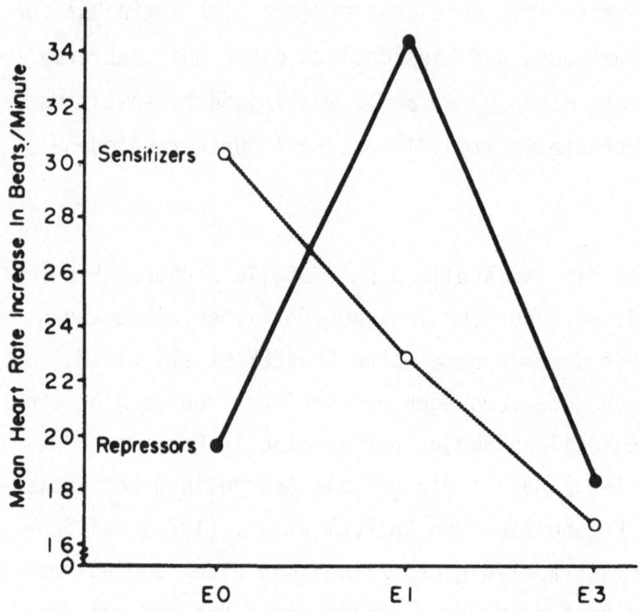

Abb. 1: Mittlerer Anstieg der Herzfrequenz während der ersten fünf
Minuten der Gastroskopie für "Repressors" und "Sensitizers"
unter drei Bedingungen (SHIPLEY et al. 1978, S. 504):

Bedingung E0 = Kontrollvideoband

Bedingung E1 = Videoband über Gastroskopie mit einem
"Modell", einmalige Darbietung

Bedingung E2 = Videoband über Gastroskopie mit einem
"Modell", dreimalige Darbietung

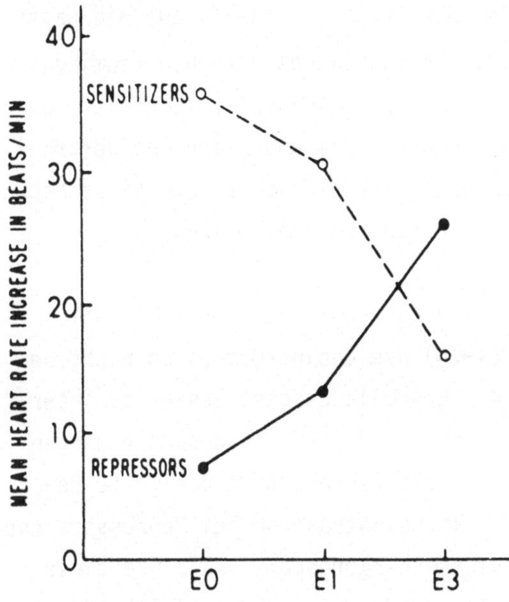

Abb. 2: Mittlerer Anstieg der Herzfrequenz während der ersten fünf
Minuten der Gastroskopie für "Repressors" und "Sensitizers"
unter drei Bedingungen (SHIPLEY et al. 1979, S. 489):

Bedingung EO = Kontrollvideoband

Bedingung E1 = Videoband über Gastroskopie mit einem
"Modell", einmalige Darbietung

Bedingung E2 = Videoband über Gastroskopie mit einem
"Modell", dreimalige Darbietung

Die Autoren schließen daraus, daß *Sensitizers* intensiv auf die Gastroskopie vorbereitet werden sollen, während dieses Vorgehen (zumindest
mit Hilfe des Modeling) bei *Repressors* eher kontraindiziert ist, da
sie wahrscheinlich mit ihren üblichen Abwehrmechanismen und Verarbei-
tungsstrategien derartige Maßnahmen besser überstehen und diese Mechanismen nicht ohne weiteres "durchbrochen" werden sollten.

Bedauerlicherweise wurde in den Untersuchungen von JOHNSON et al.
(1973) und JOHNSON & LEVENTHAL (1974) die Coping-Dimension nicht berücksichtigt. Vielleicht wären die Ergebnisse sonst besser zu interpretieren. Insbesondere wäre es denkbar, daß die insgesamt entgegen
den Erwartungen der Autoren nicht zur Streßreduktion geeignete Beschreibung der Prozedur bzw. Verhaltensinstruktion bei Repressors und
Sensitizers differentielle Reaktionen hervorgerufen hat. Wie diese
Untersuchungen darüber hinaus belegen, müssen differentielle Effekte
hinsichtlich des Lebensalters und des Geschlechts, die wiederum bei
SHIPLEY nicht eingehen, berücksichtigt werden.

Obwohl nur eine Untersuchung zum *Herzkatheterismus* bei Erwachsenen
vorliegt, sei diese etwas näher dargestellt, da sie relativ differenziert ist. KENDALL et al. (1979) verglichen zwei Kontrollgruppen
(routinemäßige Vorbereitung und weitgehend unspezifische Aufmerksam-
keitszuwendung) mit zwei Experimentalgruppen. Die eine Experimentalgruppe ("Patient Education") wurde mit Hilfe von Herzmodellen und
Schrifttum gezielt vorbereitet. In der anderen Experimentalgruppe
("kognitiv-behavioral") wurde ein kognitives Verhaltenstraining durchgeführt, wobei die den Patienten eigene Strategien der Streßauseinan-
dersetzung herausgearbeitet und trainiert wurde, Stressoren benannt,
streßbezogene Gefühle interpretiert wurden und mit Hilfe von Selbst-
enthüllungen ("self-discosure") des Therapeuten Modellwirkungen erzielt werden sollten. Abbildung 3 (S. 221) enthält die Ergebnisse hinsichtlich der Zustandsangst (Selbstrating), die mit denen der Beurteilung durch Arzt und MTA gut übereinstimmen.

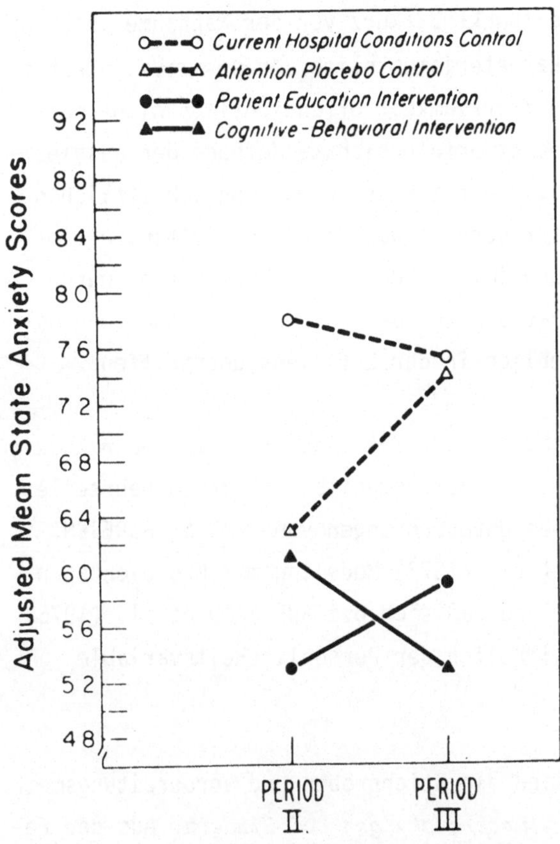

Abb. 3: Mittlere für Ausgangswerte korrigierte Werte der Zustands-
angst für die 4 Gruppen (KENDALL et al. 1979, S. 55):

Zeitpunkt II bezieht sich auf die Zustandsangst nach der
Vorbereitung einen Tag vor der Maßnahme; Zeitpunkt III
unmittelbar nach dem Herzkatheterismus.

Danach bewähren sich zum Zeitpunkt 2 (kurz vor der Maßnahme) noch drei
Methoden. Während des Herzkatheterismus blieb der positive Effekt der
weitgehend unspezifischen Aufmerksamkeit offensichtlich nicht mehr
aufrecht erhalten. Die zunächst erfolgreichste Methode der ausgiebi-
gen Erklärung des Vorgehens, die flankiert wurde von schriftlichen
Ausführungen, die auch sensorische Vorwarnungen enthielten, erwies
sich während der Untersuchung immer noch als recht günstig, wurde
jedoch von der kognitiv-behavioralen Vorbereitung mit etwas ungünsti-
geren Ausgangswerten schließlich in der Effizienz übertroffen.

Die Ergebnisse der Untersuchungen zur *Zahnarztangst* bzw. *-vermeidung*
bei *Erwachsenen* sind wegen ihrer Heterogenität schwer zu beurteilen.
Wichtig erscheint, daß in den Untersuchungen von SHAW & THORESEN
(1974) und von WROBLEWSKI et al. (1977) Modeling mit Muskelentspan-
nung besonders effektiv war und daß sich bei AUERBACH et al. (1976)
differentielle Effekte hinsichtlich der Persönlichkeitsvariable
"Locus of Control" ergaben.

Etwas besser vergleichbar sind die Stichproben und Vorbereitungsmethoden hinsichtlich der *Zahnarztuntersuchungen bei Kindern*. Aus der relativ stark operationalisierten Arbeit von SAWTELL et al. (1974) geht
vor allem hervor, daß die Art der zahnärztlichen Maßnahmen von besonderer Bedeutung ist. In den Untersuchungen mit Zahnerhaltungsmaßnah-
men ergaben sich - trotz aller methodischen Mängel - Hinweise auf die
Wirksamkeit von Modellfilmen, aber auch der in-vivo-Desensibilisie-
rung. Wiederum wurden in der einzigen Arbeit, die es erlaubt, differentielle Effekte festzustellen (MELAMED et al. 1978), solche hinsichtlich des Lebensalters und der vorherigen Zahnarzterfahrung ermittelt.

Die übrigen Untersuchungen bei Kindern sind schon deshalb nur mit
Vorsicht zu interpretieren, weil sie ohne Replikation geblieben sind.
Auf die bezüglich der Vorbereitung sehr komplexen Arbeit zum Herzkatheterismus von CASSELL (1965) sei nicht näher eingegangen. Interessant ist ein Ergebnis von JOHNSON et al. (1975), die bei der Gipsent-
fernung eine Überlegenheit der Beschreibung von Gefühlen gegenüber
der Beschreibung des Vorgehens feststellten, da ähnliche Resultate

von JOHNSON et al. (1973) und JOHNSON & LEVENTHAL (1974) bei der
Gastroskopie Erwachsener gefunden wurden. Aus der Arbeit von VERNON
(1974) scheint besonders erwähnenswert, daß sich Coping-Modelle zur
Vorbereitung auf Injektionen bei Kindern wesentlich besser bewährten
als "Mastery"-Modelle.

4. Methodenkritische Diskussion der bisherigen Ergebnisse

Die insgesamt ermutigenden Ergebnisse der psychologisch fundierten
Vorbereitung auf belastende ärztliche und zahnärztliche Maßnahmen bei
Bewußtsein dürfen nicht dazu führen, diese unkritisch hinzunehmen bzw.
sie gar für die Anwendung in der Praxis als genügend abgesichert zu
betrachten. Viele der bisher vorgelegten empirischen Untersuchungen
enthalten extreme *methodische Mängel*, nur wenige können als methodisch
hinreichend abgesichert gelten.

Die Diskussion sei mit den Stichproben begonnen, die auf den ersten
Blick betrachtet mit wenigen Ausnahmen hinsichtlich der Gesamtzahl der
Patienten hinreichend bis recht groß sind. Dieser positive Eindruck
ändert sich jedoch, wenn man die Gesamt- und Teilstichproben näher
analysiert. Bei den Untersuchungen zur Gastroskopie und zum Herzkatheterismus Erwachsener fällt beispielsweise die enorme Altersstreuung
auf, die vom Jugend- bis ins hohe Alter reicht. Fast alle Untersuchungen enthalten sowohl männliche als auch weibliche Patienten in wechselnden Anteilen. Bedenkt man, daß häufig *differentielle Effekte* für Lebensalter und Geschlecht (sowohl hinsichtlich der Verhaltensratings
als auch der physiologischen Meßwerte) gefunden wurden bzw. zu erwarten sind, so dürften derart heterogene Stichproben nicht gebildet
werden. Hinzu kommt, daß die Patienten hinsichtlich ihrer Krankheitsgeschichte nicht genügend charakterisiert und vermutlich heterogen
sind. Da bisherige Krankenhauserfahrungen, Befürchtungen über die
jetzige Erkrankung und viele andere Einflußgrößen von Bedeutung sein
können, müßte auch in dieser Hinsicht etwas mehr Homogenität angestrebt werden.

Diese Einwände werden besonders gravierend, wenn man die Größe der
Teilstichproben mit heranzieht. Aufgegliedert nach Vorbereitungsmethoden enthalten die Teilstichproben oft nur noch gut 10 Patienten. Diese
werden dann aber, wie beispielsweise in der Untersuchung von SHIPLEY
et al. (1979), auf der Dimension Repression-Sensitization weiter untergliedert, wobei Patienten mit mittleren Werten entfallen. Bei derart kleinen Stichproben sind Mittelwertsberechnungen eigentlich nicht
mehr erlaubt und weitreichende Interpretationen unzulässig. In den
Untersuchungen von MELAMED, HAWES et al. (1975) und MELAMED, WEINSTEIN
et al. (1975) umfassen die Teilstichproben ohnehin nur 8 bzw. 7 Pbn.

Unverständlich bleibt, warum in manchen Untersuchungen *ganz wenige
Patienten einer bestimmten Kategorie* überhaupt eingeschlossen werden.
Beispielsweise enthält die Arbeit von JOHNSON et al. (1975) 5 Kinder,
bei denen vorher schon einmal ein Gips entfernt wurde (N = 84) oder
in der Untersuchung von MELAMED, WEINSTEIN et al. (1975) werden 11 Kinder ohne vorherige Zahnarzterfahrung zusammen mit 3 anderen analysiert,
die zwar schon Zahnarzterfahrungen hatten, aber bisher nicht in der
Zahnklinik waren, in der die Untersuchung durchgeführt wurde. Von
SHIPLEY et al. (1979) wurden die Reaktionen auf eine Gastroskopie bei
36 Männern und nur 3 Frauen untersucht.

Problematisch sind auch *Mischstichproben* aus bisher mit bestimmten
Maßnahmen *vertrauten* und *nichtvertrauten* Patienten, wenn dieser Unterschied in der Datenanalyse nicht beachtet wird. Beispielsweise besteht die Stichprobe von KENDALL et al. (1979) zu 2/3 aus Patienten
mit bisheriger Erfahrung mit Herzkathetern und 1/3 ohne, oder die von
MELAMED et al. (1978) aus gut 1/3 Kindern ohne vorherige Zahnarzterfahrung und 2/3 mit Erfahrung, aber ohne Zahnextraktion.

Auf die ärztlichen und zahnärztlichen *Maßnahmen* wird in Abschnitt 5
detaillierter eingegangen. Zu bemängeln ist, daß in den meisten Untersuchungen der Belastungsgrad und die Ursachen der Belastungen nicht
detailliert analysiert wurden. Am besten operationalisiert sind die
zahnärztlichen Verrichtungen in der Arbeit von SAWTELL et al. (1974).

Um die Belastung durch Maßnahmen und die Wirkung von Vorbereitungsmethoden besser als bisher abschätzen zu können, müßten die *Meßvariablen* gezielter ausgewählt und oft auch zahlreicher sein als in den
meisten bisherigen Untersuchungen. Meist sind die Meßvariablen bislang eingeschränkt auf Fremd- und Selbstratings der Angst, Beobachtung von Verhaltensweisen, vor allem während der Durchführung von
Maßnahmen, spezifische Skalen (z.B. Erfassung der Zahnarztangst) oder
physiologische Messungen, insbesondere Herzfrequenz, seltener Schweiß-
sekretion und Ausmaß der Bewegung. Außerdem werden gelegentlich die
Dosierungen von Beruhigungsmitteln und anderen Medikamenten erfaßt.
Selbst die bis jetzt häufig als wesentlich erkannte Coping-Dimension
"Repression-Sensitization" fehlt in vielen Untersuchungen, obwohl
diese allein sicherlich nicht ausreicht, um Coping-Strategien hinreichend zu überprüfen (vgl. DAVIES-OSTERKAMP & MÖHLEN 1978).

Die *Vorbereitungsmethoden* sind von Untersuchung zu Untersuchung kaum
vergleichbar, und oft fehlt es an Aussagen darüber, wie die Treat-
ments durchgeführt wurden, z.B. in welchen Abständen die mehrmalige
Betrachtung eines Coping-Filmes erfolgte. Manche vorbereitenden Informationen erscheinen zu langatmig, gemessen an der Bedeutung der
Maßnahme (z.B. AUERBACH et al. 1976) oder zu verbal bzw. zu abstrakt.
Die Aufmerksamkeits-Placebo-Bedingungen zeigen teilweise derart starke
Effekte, daß Zweifel bestehen, ob es sich überhaupt um echte Kontrollbedingungen handelt. Beispielsweise lagen bei KENDALL et al. (1979)
in der Aufmerksamkeits-Kontrollgruppe zumindest zum Zeitpunkt 2 (unmittelbar vor der Untersuchung mit Herzkathetern) starke Effekte vor
und bei SAWTELL et al. (1974) ergab die Unterhaltung von Vorschul-
kindern mit einem Zahnarztassistenten im weißen Kittel günstige Resultate. Unter ökonomischen Aspekten positiv zu bewerten ist, daß
die meisten Vorbereitungsmethoden in kleinen Gruppen oder im Falle
von Filmen ohne Zeitverbrauch eines Fachmannes eingesetzt werden
können. Solche Methoden können in der Praxis jedoch nur verwandt
werden, wenn gesichert ist, daß durch sie keine Angstinduktion entsteht, und es sich um psychisch nicht auffällige Patienten handelt.

Die *Ergebnisse* der bisherigen Untersuchungen sind aus den bereits erwähnten und anderen Gründen nur unter großen Einschränkungen interpretierbar.

Die *Interpretation* ist oft viel zu optimistisch und zu weit von der statistischen Basis entfernt. Gelegentlich finden sich gänzlich unzulängliche Angaben, wie sie etwa von MELAMED, HAWES et al. (1975) gemacht werden, wenn bei einer sehr kleinen Stichprobe von einem Anstieg disruptiven Verhaltens von einer Situation zur anderen von 256 % gesprochen wird.

Unerlaubt erscheinen auch verschiedene Detaildiskussionen von Ergebnissen, wie bei MELAMED et al. (1978), wenn kein Unterschied zwischen den verschiedenen Vorbereitungsmaßnahmen und der Kontrollgruppe besteht.

Vor allem fehlt es an Kriterien zur Abschätzung der *klinischen Relevanz*, auch bei vorhandener statistischer Signifikanz. So stellt sich beispielsweise die Frage, ob die Erhöhung der Herzfrequenz bei der Gastroskopie durchschnittlich oder in Einzelfällen Werte annimmt, die in irgendeiner Form als bedrohlich anzusehen sind. Noch stärker kann man daran zweifeln, ob die Unterschiede in der Angsteinstufung, wie sie beispielsweise von KENDALL et al. (1979) mitgeteilt wurden (vgl. Abb. 3), tatsächlich von großer Bedeutung sind, da die Absolutbeträge relativ geringe Unterschiede aufweisen. Die Unterschiede in den Angstverläufen zu bestimmten Untersuchungszeitpunkten mit bestimmten Vorbereitungsmethoden bleiben dann zwar immer noch wissenschaftlich interessant, jedoch sind sie möglicherweise von geringer praktischer Bedeutung. Ähnliches gilt für Untersuchungen zu Schmerzreaktionen bei Injektionen oder den Verhaltensweisen bei der Entfernung eines Gipses. Hier wie bei den meisten Zahnarztuntersuchungen müßte überprüft werden, ob die Vorbereitungsmethoden einen überdauernden Effekt haben und weitere medizinische oder zahnmedizinische Maßnahmen leichter durchzuführen sind als bei Kontrollgruppen.

Zur Abschätzung der praktischen Bedeutung der Ergebnisse im *Einzelfall*
dürften nicht nur Mittelwerte und Standardabweichungen mitgeteilt werden, sondern wären auch Angaben darüber erforderlich, wieviele Probanden einer bestimmten Kategorie zuzuordnen sind. Nur dann wären
Hypothesen über das atypische Verhalten einzelner Patienten zu bilden. Zu begrüßen wären weitergehende Versuche der *Klassifikation*,
wie sie beispielsweise im Bereich der Operationsvorbereitung von
DONY & FRANK (1979) im Anschluß an Diskriminanzanalysen durchgeführt
wurden.

Fehlende oder nur geringe Unterschiede können darauf zurückgehen, daß
Untergruppen mit gegenläufigen Tendenzen zusammengefaßt wurden, ohne
daß dies bei der Versuchsanordnung festzustellen war (z.B. Repressors
und Sensitizers). Andererseits werden in den Untersuchungen oft unter
wechselnden Aspekten Gesamtgruppen gebildet, obwohl vorher differentielle Effekte festgestellt wurden, dies insbesondere von MELAMED
et al. (1978) sowie von JOHNSON et al. (1973) und JOHNSON & LEVENTHAL
(1974). Ebenso ist es problematisch, ständig wechselnde Teilgruppen
zu bilden und diese wie unabhängige Stichproben zu interpretieren, da
es sich immer wieder um die gleichen (meist nicht allzu zahlreichen)
Patienten in unterschiedlichen Kombinationen handelt und damit extre-
mere Reaktionsweisen einiger weniger Patienten zu überstarken Effekten führen können.

5. Allgemeine Diskussion und Schlußfolgerungen

Die meisten Untersuchungen zur psychologischen Vorbereitung ärztlicher
und zahnärztlicher Maßnahmen sind pragmatisch, ohne weitreichenden
Theoriebezug angelegt. Dadurch gelang es zwar relativ schnell, interessante, erfolgversprechende Ergebnisse vorzulegen, jedoch sind die
meisten Arbeiten nicht leicht in den Bezugsrahmen der psychologischen
Forschung einzuordnen. Vielleicht erklärt es sich daraus und aus der
inhaltlichen Verschiedenheit, daß die psychologische Vorbereitung

ärztlicher Maßnahmen in der einschlägigen psychologischen Fachliteratur bislang kaum einen Niederschlag gefunden hat. Die folgende Diskussion soll einige bisher zu wenig beachtete Voraussetzungen dieses Forschungsbereiches verdeutlichen.

Hinsichtlich der ärztlichen und zahnärztlichen *Maßnahmen* fehlt es an breit angelegten, miteinander vergleichbaren Analysen über ihren *Verlauf ohne gezielte psychologische Vorbereitung*. Mit verschiedenen Meßvariablen müßte ermittelt werden, welche Maßnahmen von wievielen Patienten als belastend erlebt werden und bei welchen Maßnahmen es zu ausgesprochenen Krisenreaktionen kommt. Dabei genügt jedoch nicht die Globalanalyse, sondern es gilt herauszufinden, welche *Teilaspekte einer Maßnahme* zu welchen Belastungsreaktionen führen und welche Bedeutung dabei Vorerfahrungen zukommt. Es muß also ermittelt werden, welche unmittelbaren und längerfristigen Konsequenzen Teilschritten der Maßnahmen zugeschrieben und welche Affekte dadurch ausgelöst werden.

Im Falle der ärztlichen Maßnahmen gilt es dabei insbesondere den Bewußtseinsgrad des Patienten, das "Setting" (z.B. Krankenhaus gegenüber Arztpraxis) und mit der Maßnahme möglicherweise antizipierte diagnostische oder therapeutische Ergebnisse zu berücksichtigen. Selbstverständlich müssen auch biographische Variablen einfacher und komplexer Art beachtet werden. Es liegt beispielsweise auf der Hand, daß die meisten Maßnahmen bei Kindern andere Probleme aufwerfen als bei Erwachsenen.

Allgemein betrachtet gilt es, unter *objektiven* Aspekten (differenzierte Beurteilung durch Fachleute, psychophysiologische Messungen und dgl.) und unter *subjektiven Aspekten* (Erleben des Patienten bezogen auf Teilaspekte der Maßnahme) eine *Taxonomie der Stressoren* zu entwickeln. Dabei müssen die verschiedenen Aspekte der Streßwahrnehmung und -verarbeitung (vgl. LAZARUS 1966, AVERILL 1973) berücksichtigt werden. Welche Schwierigkeiten eine solche Klassifikation von Belastungssituationen bereitet, wenn nur die Bedingungen der "Vorhersagbarkeit" und "Kontrollierbarkeit" berücksichtigt werden, geht aus einem Ansatz von PRYSTAV (1979) hervor. Allerdings wären nur mit Hilfe derart übergreifender Klassifikationsversuche die Belastungen durch ärztliche und zahnärztliche Maßnahmen hinreichend mit denen in anderen Bereichen des Lebens vergleichbar.

Zumindest als Fernziel müßte die Einordnung der Maßnahmen in eine *Handlungstheorie* (vgl. BOESCH 1976) angestrebt werden, wodurch sowohl die funktionelle Bedeutung der Maßnahme als auch ihre möglichen Resultate auf einer breiteren theoretischen Basis erkennbar würden. Durch eine solche handlungstheoretische Betrachtungsweise könnten die Vorbereitungsmethoden und die durch das Individuum selbst zu setzenden Regulationen in den funktionellen Zusammenhang gebracht werden. Die theoretischen Ansätze zum Coping können als *ein* Bestandteil innerhalb einer Handlungstheorie angesehen werden.

Eine Analyse der Maßnahme (Stressoren) ist nicht möglich, ohne umfassendere psychologische *Diagnostik*, da Stressoren meist nur durch Streßreaktionen ermittelt werden können. Die *Meßvariablen* zur Erfassung von Stressoren müßten zahlreicher sein und vor allem gezielter ausgewählt werden, als es bisher der Fall ist. Außerdem müßten die Messungen zu verschiedenen Zeitpunkten durchgeführt werden, wie es beispielsweise in einem anderen Bereich, nämlich bei Herzoperationen, von DAVIES-OSTERKAMP & MÜHLEN (1978) versucht wurde. Neben dem Konstrukt der Angst müßten unbedingt andere Persönlichkeitseigenschaften und -zustände erfaßt werden und insbesondere eine Operationalisierung der noch wenig differenzierten Erfassung von Coping-Strategien erfolgen. Außerdem müßte eine umfassende Analyse des Zusammenhangs zwischen Persönlichkeitseigenschaften und -zuständen einerseits und Coping-Dimensionen andererseits angestrebt werden. Selbstverständlich müssen die Meßvariablen unterschiedliche Ebenen (Verhalten, Erleben, physiologische Abläufe) berücksichtigen und aufeinander beziehen.

Die Auswahl und Anwendung von *Vorbereitungsmethoden* setzt sowohl eine sorgfältige Analyse der Maßnahmen, auf die vorbereitet werden soll, als auch eine Analyse der "therapeutischen" Literatur voraus. Bisher ist die Vielzahl der Möglichkeiten zur Vorbereitung bei weitem nicht ausgeschöpft worden. Andererseits fällt auf, daß der medizinsiche Bereich in theoretischen und indikationsbezogenen Übersichten zur Verhaltensmodifikation und Psychotherapie oft ausgespart ist. So vermiß man bei BANDURA (1971, 1979) oder bei BAUER (1979) eine Einordnung des Modellernens im medizinischen Bereich, wohingegen THELEN et al. (1979) in ihrem Sammelreferat eine Reihe von solchen Ergebnissen berücksichtigt haben.

Auch für die Vorbereitungsmethoden müßte eine multidimensionale *Taxonomie* entwickelt werden, die jedoch in der Praxis auf große Schwierigkeiten hinsichtlich der Dimensionalität und der Vielzahl intervenierender Variablen stößt (vgl. SCHMIDT 1978d, 1980).

Die bisher in empirischen Untersuchungen verwandten Methoden zur Vorbereitung medizinischer und zahnmedizinischer Maßnahmen bei Bewußtsein sind oft pragmatisch ausgewählt (z.B. Entspannung, Vorwarnung) oder an verhaltenstherapeutische Konzepte angelehnt (z.B. Modeling, systematische Desensibilisierung, kognitive Verhaltensmodifikation). Dabei fällt auf, daß die meisten Methoden hinsichtlich des Anwendungszeitpunktes, der Dauer und der Wiederholung nicht diskutiert und variiert werden. Viele Maßnahmen, etwa der kognitiven Verhaltensmodifikation, wurden viel zu kurz vor dem Ereignis und über zu kurze Zeitspannen ohne Wiederholung eingesetzt, um optimal zu wirken. In anderen Bereichen erprobte Methoden, wie beispielsweise die "Streßimpfung" oder kognitive Restrukturierungen (vgl. MEICHENBAUM 1979) werden hingegen über viel längere Zeiträume und in aufeinander bezogenen Teilschritten angewandt. Es ist zwar nicht davon auszugehen, daß die verhaltenstherapeutischen Techniken im Bereich der Vorbereitung von ärztlichen Maßnahmen den gleichen Umfang haben müssen wie bei der Anwendung in der Psychopathologie, bedenkt man aber, daß Patienten vor Eingriffen in ihrer Aufmerksamkeit, Wahrnehmung und Lernfähigkeit beeinträchtigt sind, so dürften einmalig angewandte kurze Verfahren in ihren Effekten von vornherein begrenzt sein.

Weiter fällt auf, daß nur selten Vorbereitungsmethoden und Interventionen während eines Eingriffs kombiniert werden. Gerade weil die Patienten während der Maßnahmen bei Bewußtsein sind, liegt eine

Kombination von vorbereitenden und begleitenden Methoden nahe. Beispielsweise kann auf eine Maßnahme durch Modeling oder kognitive Restrukturierung vorbereitet werden und während der Durchführung der Maßnahme gezielte "Vorwarnungen" (z.B. hinsichtlich Schmerzen) und "Entwarnungen" benutzt werden. Ebenso können Entspannungs- oder Atemübungen, die in der Vorbereitungsphase benutzt wurden, in der belastenden Situation selbst gezielt eingesetzt werden. Auch in diesen Fällen ist jedoch eine ausreichend lange Trainingsphase erforderlich.

Das Hauptziel der empirischen Erprobung von Vorbereitungsmethoden sollte es sein, sie *differentiell* einzusetzen, zugeschnitten auf die *Persönlichkeit* einerseits und die ärztlichen und zahnärztlichen *Maßnahmen* und ihre Teilaspekte andererseits, wobei Interaktionen anzunehmen sind. Es ist nicht zu erwarten, daß Vorbereitungsmethoden entwickelt werden können, die für alle Persönlichkeiten gleich gut geeignet sind (vgl. DAVIES-OSTERKAMP 1977, für den Bereich der Operationen).

Zu diskutieren ist auch, ob die Ziele der Vorbereitung sich in der Entlastung der aktuellen Situation erschöpfen oder längerfristige Vorbereitungen (z.B. bei Kindern auf die Sequenz von Maßnahmen) versucht werden, und ob die Vorbereitung lediglich spezifische Situationen und Reaktionen betreffen soll oder eine Generalisierung angestrebt wird. Die Entscheidung darüber wird beispielsweise vom Lebensalter, von der Gesamtsituation der Erkrankung und ihrer Behandlung in ambulanten oder stationären Einrichtungen und anderen Bestimmungsgrößen abhängen.

Auf Fragen der Stichprobengröße und -zusammensetzung sowie der Datenanalyse und Interpretation der Ergebnisse wurde in Abschnitt 4 eingegangen. Die experimentellen Designs müssen sicher noch ausgefeilter und der Komplexität der Fragestellung, wie sie oben umrissen wurde, angepaßt werden. Andererseits ist vor zu komplexen Untersuchungen, die zu viele Variablen gleichzeitig analysieren wollen, zu warnen. Erforderlich sind statt dessen *systematisch aufeinander aufbauende Untersuchungen* zu den verschiedenen Komponenten.

Aus den Überlegungen zur Vorbereitung auf medizinische und zahnmedizinische Maßnahmen ergeben sich *berufsständische Schlußfolgerungen* und Konsequenzen für die Ausbildung von Fachleuten. In der Forschung ist eine enge Kooperation zwischen Ärzten und Psychologen erforderlich, um die berufsbedingten Schwerpunkte der Betrachtung zu koordinieren. Diese Kooperationsnotwendigkeit stellt sich selbstverständlich auch in der Praxis. Zwar ist zu hoffen, daß in absehbarer Zeit eine Reihe von weitgehend standardisierten Methoden an entsprechend ausgebildete Ärzte weitergegeben werden kann, jedoch sind zur weiteren Verbesserung dieser Methoden und zur Anwendung bei schwierigen Patienten und besonders schwierigen Maßnahmen sicherlich Dauerstellen für spezialisierte Diplom-Psychologen in allen Kliniktypen erforderlich. Diese gezielte Vorbereitung kann nur durch den Spezialisten übernommen werden, der die neueste Literatur kennt, die Methoden der empirischen Psychodiagnostik und eine Reihe von Vorbereitungsmethoden beherrscht (vgl. SCHMIDT 1980). Es schiene jedoch problematisch, wenn nur von Fall zu Fall ein Psychologe konsiliarisch zugezogen würde, zumal Spezialisten oft fehlen. Diese Spezialisten müßten ständig in ambulanten bzw. stationären Einrichtungen tätig sein, damit sie mit den verschiedenen Problemstellungen, mit den anderen Fachleuten und den Patienten dauernd vertraut bleiben. Das gilt auch dann, wenn keineswegs alle Patienten und nicht alle Maßnahmen speziell vorzubereiten sind.

Um die psychologische Versorgung von ärztlichen Patienten besser als bisher sicherzustellen, muß die Aus- und Weiterbildung der Medizinstudenten und Ärzte intensiviert werden, müssen Pflegekräfte, die meist an psychologischen Problemen stark interessiert sind, ein gezielteres und umfangreicheres Angebot erhalten und schließlich Psychologiestudenten schon im Studium auf die psychologischen Probleme des ärztlichen Patienten vorbereitet werden. Nur durch solche *Aus- und Weiterbildungsangebote* können Fachleute verschiedener Disziplinen allmählich die zahlreichen Probleme der *psychologischen Betreuung* im Krankenhaus und in ambulanten Einrichtungen sicherstellen, wobei die hier in den Vordergrund gerückte Vorbereitung auf medizinische und zahnmedizinische Maßnahmen bei Bewußtsein nur einen kleinen Ausschnitt innerhalb eines sehr großen Problemkreises darstellt.

LITERATUR

AUERBACH SM, KILMANN PR (1977) Crisis intervention. Psychol Bull 84: 1189-1217

AUERBACH SM, KENDALL PC, CUTTLER HF, LEVITT NR (1976) Anxiety, locus of control, types of preparatory information, and adjustment to dental surgery. J Consult Clin Psychol 44: 809-818

AVERILL JR (1973) Personal control over aversive stimuli and its relationship to stress. Psychol Bull 80: 286-303

BANDURA A (ed) (1979) Psychological modeling. Aldine-Atherton, Chicago. Deutsch: Sozial-kognitive Lerntheorie. Klett, Stuttgart 1979

BAUER M (1979) Verhaltensmodifikation durch Modellernen. Kohlhammer, Stuttgart

BECKMANN D, DAVIES-OSTERKAMP S, SCHEER JW (Hg) (1981, im Druck) Medizinische Psychologie - Forschung für Klinik und Praxis. Springer, Berlin-Heidelberg-New York

BIERMANN G (Hg) (1978) Mutter und Kind im Krankenhaus. Reinhardt, München

BOESCH EE (1976) Psychopathologie des Alltags. Huber, Bern

CASSELL S (1965) Effect of brief puppet therapy upon the emotional responses of children undergoing cardiac catheterization. J Consult Psychol 29: 1-8

DAHME B, EHLERS W, ENKE E, ROSEMEIER HP, SCHEER JW, SCHMIDT LR, WILDGRUBE K (1977) Lernziele der Medizinischen Psychologie. Urban & Schwarzenberg, München

DAVIES-OSTERKAMP S (1977) Angst und Angstbewältigung bei chirurgischen Patienten. Med Psychol 3: 169-184

DAVIES-OSTERKAMP S, MÖHLEN K (1978) Postoperative Genesungsverläufe bei Patienten der Herzchirurgie in Abhängigkeit von präoperativer Angst und Angstbewältigung. Med Psychol 4: 247-260

DONY M, FRANK J (1979) Der Einfluß einiger psychologischer Faktoren auf den Narkoseverlauf. In: ECKENSBERGER LH (Hg) Bericht über den 31. Kongreß der DGfPs, Band 2. Hogrefe, Göttingen, S. 448-449

ENGELHARDT K, WIRTH A, KINDERMANN L (1973) Kranke im Krankenhaus. Enke, Stuttgart

HOWELLS JG (ed) (1976) Modern perspectives in the psychiatric aspects of surgery. Brunner & Mazel, New York

JANIS IL (1958) Psychological stress - psychoanalytic and behavioral studies of surgical patients. Academic Press, New York

JOHNSON JE, KIRCHHOFF KT, ENDRESS MP (1975) Altering children's distress behavior during orthopedic cast removal. Nurs Res 24: 404-410

JOHNSON JE, LEVENTHAL H (1974) Effects of accurate expectations and behavioral instructions on reactions during a noxious medical examination. J Personal Soc Psychol 29: 710-718

JOHNSON JE, MORRISSEY JF, LEVENTHAL H (1973) Psychological preparation for an endoscopic examination. Gastrointestinal Endoscopy 19: 180-183

KENDALL PC et al. (1979) Cognitive-behavioral and patient education interventions in cardiac catheterization procedures. J Consult Clin Psychol 47: 49-58

KLEPAC RK (1975) Successful treatment of avoidance of dentistry by desensitization or by increasing pain tolerance. J Behav Ther Exp Psychiat 6: 307-310

LAZARUS R (1966) Psychological stress and coping process. McGraw-Hill. New York

MACHEN JB, JOHNSON R (1974) Desensitization, model learning, and the dental behavior of children. J Dent Res 53: 83-87

MEICHENBAUM DW (1979) Kognitive Verhaltensmodifikation. Urban & Schwarzenberg, München

MELAMED BG, HAWES RR, HEIBY E, GLICK J (1975) The use of filmed modeling to reduce uncooperative behavior of children during dental treatment. J Dent Res 54: 797-801

MELAMED BG, WEINSTEIN D, HAWES R, KATIN-BORLAND M (1975) Reduction of fear-related dental management problems with use of filmed modeling. J Amer Dent Assoc 90: 822-826

MELAMED BG, YURCHESON R, FLEECE EL, HUTCHERSON S, HAWES R (1978) Effects of film modeling on the reduction of anxiety-related behaviors in individuals varying in level of previous experience in the stress situation. J Consult Clin Psychol 46: 1357-1367

PRYSTAV G (1979) Die Bedeutung der Vorhersagbarkeit und Kontrollier-barkeit von Stressoren für Klassifikationen von Belastungs-situationen. Z Klinische Psychologie 8: 283-301

SAWTELL RO, SIMON JF, SIMEONSSON RJ (1974) The effects of five preparatory methods upon child behavior during the first dental visit. J Dentistry for Children 41: 37-45

SCHMIDT LR (1978a) Psychologie in der Medizin. In: SCHMIDT LR (Hg) Lehrbuch der Klinischen Psychologie. Enke, Stuttgart

SCHMIDT LR (1978b) Psychologie in der Medizin. Material Medica Nordmark 30: 57-66

SCHMIDT LR (1978c) Fünf Jahre Unterricht in Medizinischer Psycho-logie: Entwicklung und gegenwärtiger Stand eines neuen Faches. Med Psychol 4: 187-194

SCHMIDT LR (1978d) Methoden der psychologischen Operationsvorberei-tung. Anästhesiologische Informationen 19: 331-335

SCHMIDT LR (1980, im Druck) Psychologische Aspekte der Information und Vorbereitung des Patienten. In: JUNG H, SCHREIBER HL (Hg) Arzt und Patient zwischen Therapie und Recht. Enke, Stuttgart

SHAW DW, THORESEN CE (1974) Effects of modeling and desensitization in reducing dentist phobia. J Consult Psychol 21: 415-420

SHIPLEY RH, BUTT JH, HORWITZ B, FARBRY JE (1978) Preparation for a
stressful medical procedure. J Consult Clin Psychol 46: 499-507

SHIPLEY RH, BUTT JH, HORWITZ EA (1979) Prepartion to reexperience
a stressful medical examination. J Consult Clin Psychol 47: 485-
492

THELEN MH, FRY RA, FEHRENBACH PA, FRAUTSCHI NM (1979) Therapeutic
videotapes and film modeling: A review. Psychol Bull 86: 701-720

VEENEKLAS GMH, GOBEE JIA, VAN DER KLOOT MEIJBURG WJ (1975) Kind im
Krankenhaus. Thieme, Stuttgart

VENHAM L, BENGSTON D, CIPES M (1977) Children's response to sequen-
tial dental visits. J Dent Res 56: 454-459

VERNON DTA (1974) Modeling and birth order in responses to painful
stimuli. J Personal Soc Psychol 29: 794-799

WROBLEWSKI PF, JACOB T, REHM LP (1977) The contribution of relaxation
to symbolic modeling in the modification of dental fears.
Behav Res Ther 15: 113-115

Die Wiedergabe der Abbildungen 1 - 3 wurde uns freundlicherweise
genehmigt durch die American Psychological Association.

8. Psycho-Somatik der Herzchirurgie

Bernhard Dahme, Barbara Flemming, Paul Götze, Gisela Huse-Kleinstoll, Heinz-Jörg Meffert und Hubert Speidel

1. <u>Einleitung</u>

Die Entwicklung der Herzchirurgie - besonders die Einführung der extrakorporalen Zirkulation (ECC) mit Hilfe der Herz-Lungen-Maschine -
ist beispielhaft für die Entwicklung neuer medizinischer Technologie:
Einerseits wurde ein enormer Fortschritt in der Behandlung von Krankheiten erzielt, die früher als unheilbar galten, andererseits entstanden eine Reihe von Folgeproblemen, gerade auch psychologischer
Art. Wenn diese auch in der längerfristigen individuellen Prognose
als weniger gravierend erscheinen mögen als die Nichtbehandlung eines
Herzvitiums, können sie doch keineswegs einfach als "quantité negli-
geable", also als unvermeidliche, aber "nicht gravierende" Nebener-
scheinung in Kauf genommen werden.

Es fiel schon früh auf (FOX 1954), daß nach Herzoperationen psychische Störungen absolut und im Vergleich zur allgemeinen Chirurgie besonders häufig sind (detaillierte Übersicht bei GÖTZE 1980). Nach
Operationen am offenen Herzen sind psychische Störungen häufiger und
ausgeprägter als nach Operationen am geschlossenen Herzen.

Die Störungen sind phänomenologisch sehr unterschiedlich. Ihre klinische Bedeutung ist nicht unerheblich, da sie den Aufenthalt in der
Intensivstation verlängern, die postoperative Pflege erschweren und
darüber hinaus mit Komplikationen in der postoperativen Hämodynamik
und im Stoffwechsel verbunden sind (POLONIUS et al. 1980).

Ihre relative Bedeutung für die herzchirurgische Praxis nahm in den letzten Jahren zu, da aufgrund des Fortschritts in der chirurgischen Technik die ursprünglich hohe Mortalitätsrate auf zum Teil weit unter 5 % sank und diese damit nicht mehr das vorherrschende Problem der herzchirurgischen Praxis darstellt.

In den letzten 20 Jahren sind die psychischen Störungen nach Herzoperationen durchaus von Herzchirurgen, Kardiologen, Psychiatern und Psychologen untersucht worden. Es fand eine interdisziplinäre Forschung statt, wie sie sonst wohl kaum in einem anderen psycho-somatischen Problembereich anzutreffen ist. Eine Literaturübersicht für den Zeitraum von etwa 1965 - 1978 von SPEIDEL et al. (1978) führt allein 97 Artikel auf, ohne daß dort der Anspruch auf Vollständigkeit erhoben wurde.

Aus dieser Forschung wurde deutlich:

(1) Die psychischen Störungen können nicht ausschließlich als Ausdruck morphologischer und metabolischer Komplikationen verstanden werden.

(2) Die zum Teil heftigen psychischen Krankheitssymptome stellen nur einen Teil der psychischen Probleme um die Herzoperationen herum dar.

(3) Für die psychischen Störungen und Probleme konnten keine einfachen organischen oder psychologischen "Ursachen" ermittelt werden.

(4) Es besteht nach wie vor eine gewisse therapeutische Hilflosigkeit gegenüber diesen - sehr heterogenen - psychischen Auffälligkeiten und Besonderheiten.

2. <u>Theoretische und methodische Probleme der Ursachenforschung</u> <u>psychischer Störungen nach Herzoperationen</u>

Schon bald nach Einführung der ECC wurde evident, daß eine einfache
Ursache-Wirkungskette, nämlich: Herzkrankheit, Herzoperation, Kreis-
laufinsuffizienz, Sauerstoffmangel (Hypoxie) und daraus resultieren-
der (hoffentlich nur) temporärer Hirnschaden nicht ausreichte zur Erklärung psychischer Störungen nach Herzoperationen (vgl. RODEWALD
1980), da dieser sowohl nach langer extrakorporaler Zirkulation, in-
traoperativem Blutdruckabfall, aber auch nach physiologisch eher un-
komplizierten Operationen, z.B. nach Mitralklappenersatz auftreten.
Ein alternatives, notwendigerweise natürlich komplexeres pathogene-
tisches Modell konnte bisher jedoch nicht entwickelt werden. - Es
spricht heute einige Evidenz dafür, daß dies auch nur schwerlich gelingen wird, daß (1) die postoperativen Auffälligkeiten in ihrer Phäno-
menologie sehr heterogen sind, (2) die potentiellen neurophysiologi-
schen und neurobiochemischen Mechanismen cerebraler Schädigungen bedingt durch das Herzvitium und/oder die Operation und postoperative
Versorgung gänzlich unbekannt sind und (3) nicht zuletzt psychologische Mechanismen der kognitiven Verarbeitung der postoperativen Situation, die u.a. durch extreme Abhängigkeit von Apparaturen zur Kontrolle bzw. Aufrechterhaltung von vitalen Funktionen gekennzeichnet ist,
eine Rolle spielen. So kann man etwa vermuten, daß eine akzentuierende
Abwehr zu einer Aggravation der psychopathologischen Symptomatik führen kann. - Ein mit den heutigen Mitteln experimenteller oder empirischer Forschung kaum überprüfbares Vektormodell der psychischen Störungen nach Herzoperationen wurde von CASTON (1980) vorgestellt.

Das Fehlen oder die Unzulänglichkeit theoretischer Modellvorstellungen der Genese postoperativer psychischer Störungen oder psychologischer Besonderheiten hat in der Forschung mehr zu einem Such- denn
zu einem Hypothesen-testenden Verhalten geführt. Es wurde nach spezifischen organischen und/oder psychologischen Randbedingungen dieser
Störungen oder nach anderen Variablen, die mit den Störungen zusammenhängen, g e s u c h t.

Gefördert wurde diese Haltung durch eine gewisse "Datenflut", wie sie bei Herzoperierten wegen der empfindlichen und komplizierten intra-operativen physiologischen Bedingungen im präoperativen "check-up" sowie in der intra- und postoperativen Überwachung anfallen. Die relativ lange prä- und postoperative Hospitalisierung von herzchirur-gischen Patienten erleichterte auch die Erhebung von psychologischen Daten.

Methodisch können die Untersuchungen von Randbedingungen oder Zusam-menhängen mit anderen Variablen der psychischen Störungen durchweg als "ex post facto" - Untersuchungen angesehen werden (KERLINGER 1954). Die Untersuchungsverfahren können in zwei Gruppen unterteilt werden:

(1) Vergleich von Patienten-Gruppen, die aufgrund einer oder mehrerer Variablen (sogenannten Prädiktoren) aufgeteilt wurden; unter-sucht wird, ob diese Gruppen sich in einer oder mehreren "Krite-riumsvariablen" im Mittel unterscheiden, z.B. ob die Dauer der extrakorporalen Zirkulation (Kriterium) bei einer Gruppe post-operativ psychopathologisch auffälliger Patienten im Durchschnitt länger war als bei einer Gruppe ohne derartige Symptome. - Eine Sonderform dieser Methode ist der Extremgruppenvergleich, wie er u.a. von FLEMMING (1977) angewandt wurde zur Untersuchung des Einflusses der individuellen Angstbereitschaft (als Persönlich-keitsvariable) auf die postoperative psychologische Symptomatik.

(2) Prüfung korrelativer Zusammenhänge von prä-, intra- und post-operativen organischen und psychologischen Variablen mit den post-operativen Störungen.

Beide Ansätze sind jedoch erkenntnistheoretisch problematisch:

(1) Es kann immer nur eine mehr oder minder zufällig ausgewählte Stichprobe von Patienten untersucht werden. Unkontrollierte oder unkontrollierbare Selektionseffekte können zu einer Verzerrung der Gruppenbildung bei der ersten Methode und der Korrelations-koeffizienten bei der zweiten führen. Oft sind derartige Selek-

tions-Effekte nicht prinzipiell so leicht identifizierbar wie
etwa ungleiche Alters- oder Geschlechtsverteilung.

(2) Statistische Signifikanztests sind bei der Methode des Vergleichs
von Gruppen, die so gebildet wurden, daß eine Gesamtstichprobe
aufgrund einer oder mehrerer Variablen vollständig in Untergruppen aufgeteilt wurde, streng genommen ungültig. Die Signifikanzprüfung setzt voraus, daß die Personen der Untersuchungsgruppen
zufällig ausgewählt oder den Gruppen zufällig zugeordnet werden.
Beim Gruppenvergleich psychopathologisch auffälliger vs. unauf-
fälliger Patienten wäre dies allenfalls durch Zufallswechsel von
auffälligen bzw. unauffälligen Patienten aus der Gesamtstichprobe
näherungsweise erreichbar.

(3) In den meisten Untersuchungen über die "Ursachen", Bedingungen
oder Begleiterscheinungen der psychischen Störungen wird eine Vielzahl von Signifikanztests immer wieder an der gleichen Stichprobe
vorgenommen. Nun kann man relativ einfach zeigen, daß selbst bei
idealen Voraussetzungen der zufälligen Stichprobenerstellung und
stochastischer Unabhängigkeit der Signifikanztests - beide Bedingungen sind meist nicht erfüllt - die Irrtumswahrscheinlichkeit
der Gesamtheit der Signifikanztests mit ihrer Anzahl potentiell
ansteigt (BORTZ 1980, S. 321, DAHME 1980). Sowohl für die obige
Art des Gruppenvergleichs (vollständige Untergruppierung einer
Stichprobe) als auch für die Vielzahl der Korrelationen der Variablen untereinander gilt, daß die tatsächliche Irrtumswahrscheinlichkeit der Signifikanztests der Mittelwertsunterschiede als auch der
Korrelationskoeffizienten meist größer als das nominell errechne-
te Signifikanzniveau ist.

Das bedeutet also, daß bei den in den meisten Untersuchungen üblichen
mehrfachen statistischen Signifikanztests viele Mittelwertsunterschiede oder Korrelationskoeffizienten, von denen berichtet wird, daß sie
auf dem 5 % - Niveau signifikant sind, tatsächlich eine viel höhere
Irrtumswahrscheinlichkeit haben, also möglicherweise "nicht signifikant" sind.

Überblickt man die Vielzahl der empirischen Untersuchungen über organische und psychologische "Bedingungen", so fällt vor allem die ungeheure Widersprüchlichkeit der Ergebnisse auf: Untersuchung A deckte einen Zusammenhang der Variablen x mit der Störung y auf, während in Untersuchung B kein Zusammenhang zwischen x und y, stattdessen zwischen y und z gefunden wurden. - Mögliche Gründe dafür sind:

- nicht-repräsentative Stichproben bzw. Stichprobenunterschiede zwischen verschiedenen Untersuchungen;

- mangelnde Objektivität und Zuverlässigkeit (im testtheoretischen Sinne) der Erhebungsinstrumente;

- die multiple statistische Signifikanzprüfung.

Gravierend sind besonders der erste und dritte Grund, weil sie zu falsch positiven Resultaten, nämlich einer zu großen Zahl fälschlicherweise signifikanter Mittelwertsunterschiede oder Korrelationen führen können, während der zweite Mangel sich eher konservativ auswirkt, d.h. an sich bestehende Mittelwertsunterschiede oder Korrelationen werden nicht identifiziert.

In der "Ursachenforschung" der psychischen Störungen nach Herzoperationen stehen wir also vor einem Dilemma: Es wurde die Unzulänglichkeit bisher verwandter Methoden aufgezeigt, aber es steht keine bessere alternative Methodik zur Verfügung. Eine denkbare Alternative in Form der experimentellen Tierforschung dürfte für dieses Gebiet wenig ergiebig sein. Auch die Autoren dieses Aufsatzes haben die hier kritisierte Such- und Test-Strategie in extenso angewandt (zusammengefaßt in: SPEIDEL et al. 1978, SPEIDEL & RODEWALD 1980, BECKER et al. 1981). Die Methodenkritik (weiter ausgeführt bei DAHME 1980) wurde deswegen hier so ausgeführt, um beim Leser Verständnis für und nicht nur Kopfschütteln über die Widersprüchlichkeit der Ergebnisse in diesem Gebiet zu erwecken. Diese methodischen Probleme sind auch keineswegs spezifisch, sondern allgemein für die "Feldforschung" in

den Humanwissenschaften. Aufgrund der Vielzahl der Untersuchungen zu
den Bedingungen der postoperativen Psychosen werden sie in diesem Gebiet nur besonders auffällig.

Aus den methodischen Überlegungen soll für diese Übersicht folgende
Konsequenz gezogen werden: Es werden nur solche "Ursachen", Bedingungen oder Begleiterscheinungen der psychischen Störungen berichtet,
die sich in mehreren unabhängigen Untersuchungen herausgestellt haben, oder theoretisch erklärbar sind, oder aber interessant für weitere Forschung sind.

3. Phänomenologische Klassifikation der postoperativen psychischen Störungen

Bevor man versucht, psychische Störungen nach Herzoperationen aufgrund bestimmter pathophysiologischer oder psychologischer Eigentüm-
lichkeit vorherzusagen, muß man zunächst klären, welcher Art sie
eigentlich sind. Erst wenn sie genau beschrieben und ggf. in Syndrome
klassifiziert sind, ist es erfolgversprechend, gezielt der Ursachen-
Frage nachzugehen.

Die Literatur weist auf eine uneinheitliche Symptomatik hin. Allerdings sind deren Beschreibungen nur wenig vergleichbar. Dies liegt
wohl ganz wesentlich begründet in der uneinheitlichen Terminologie
im Gebrauch psychopathologischer Syndrome (etwa des Deliriums-Be-
griffs, vgl. LIPOWSKI 1967) sowie der sehr uneinheitlichen Befunder-
hebung. - Auch die klinische Beobachtung zeigt die Verschiedenheit
der Symptomatik und die erheblichen Veränderungen während des postoperativen Verlaufs.

Dies berücksichtigend, haben einige Autoren sich um eine multivariate
Erfassung der psychopathologischen Symptome bemüht. Außerdem versuchten sie diese zu spezifischen Syndromen zu gruppieren, entweder
intuitiv aufgrund psychiatrischer Erfahrung oder aber in objektiver

statistischer Weise mit Hilfe von Faktorenanalysen der Korrelations-
struktur der erfaßten Symptome. Mit Hilfe dieser Methode identifizierten FREYHAN et al. (1971) drei verschiedene Syndrome psychopathologischer Dysfunktion nach Operationen am offenen Herzen: (1) ein delirantes, (2) ein paranoid-halluzinatorisches Syndrom und (3) Stimmungs-
störungen. - Mit einem sehr ähnlichen Erfassungsinstrument (s. unten)
fanden wir in unseren eigenen Untersuchungen mit Hilfe der Faktorenanalyse sehr ähnliche "Syndrome", nämlich (1) psycho-organische,
(2) paranoid-halluzinatorische Symptome und (3) emotionale Störungen
(DAHME et al. 1977, DAHME & GÖTZE 1980).

QUINLAN et al. (1974) fanden zwei Hauptkomponenten psychischer Störungen nach Herzoperationen: (1) Desorientierung und (2) dysphorisches
Befinden.

Eine Übersicht über intuitiv-klinische Klassifikationsversuche gibt
GÖTZE (1980, S. 8-10).

Um die Erhebung und Klassifikation möglichst gleichförmig und inter-
subjektiv überprüfbar zu machen, sind wir bei unseren Versuchen einer
phänomenologischen Beschreibung und Gruppierung der Symptome folgenden Weg gegangen (zusammengefaßt bei GÖTZE 1980):

(A) Erhebung der psychischen Symptomatik mit Hilfe eines anerkannten
    und erprobten Schätzverfahrens. Wegen seiner relativ größten Ver-
    breitung im deutschsprachigen Raum wurde das AMDP- (früher AMP-)
    System ausgewählt. Im Vordergrund stand der Teil III: Psycher
    Befund (ANGST et al. 1969, AMDP-Manual 1979). In leicht modifi-
    zierter Form wurden damit die psychopathologischen Symptome quan-
    titativ hinsichtlich Auftreten und Schweregrad eingeschätzt, so
    daß jeder Patient zu mehreren Erhebungszeitpunkten durch ein
    Symptomprofil gekennzeichnet wurde.

(B) Automatische, statistische, multivariate Klassifikation mit Hilfe
    einer sogenannten Clusteranalyse (SPÄTH 1975, ECKES & ROSSBACH
    1980). Dabei wurden von 99 Patienten die Symptomprofile der ersten
    vier postoperativen Tage gemäß ihrer Ähnlichkeit so in disjunkte

Klassen gruppiert, daß die Varianz der Symptomatik in jeder Gruppe (engl.: "cluster") möglichst klein ist im Verhältnis zu den
Unterschieden zwischen den Gruppen, d.h. es wird versucht, in
ihrer Symptomatik möglichst homogene, gut trennbare Gruppen zu
bilden. Die ersten Ergebnisse dieser Analyse sind ausführlich bei
GÖTZE (1980) beschrieben. Aufgrund einer Neuauswertung des AMDP-
Befundbogens und anschließender Cluster-Analyse identifizierten
wir die folgenden psychopathologischen "Syndrome" bzw. Symptomgruppen (DAHME et al. 1981).

(1) Etwa 1/4 der Patienten war postoperativ psychopathologisch
    völlig unauffällig (N=28).

(2) Eine etwas größere Gruppe setzte sich aus relativ unauffäl-
    ligen Patienten zusammen (N=32). Am 2. und 3. postoperativen
    Tag weist diese Gruppe leichte Symptome ängstlicher und ange-
    spannter Depression sowie - nur am 2. Tag - geringfügige Ent-
    fremdungserlebnisse auf.

(3) Bei ebenfalls etwa 1/4 der Patienten (N=23) manifestierten
    sich postoperativ ein leichtes psycho-organisches Syndrom
    mit folgenden Beeinträchtigungen: etwas reduziertes Bewußt-
    sein, Aufmerksamkeits- und Gedächtnisstörungen und verlang-
    samtes Denken, aber keine Orientierungsstörungen. Gepaart
    sind diese kognitiven Dysfunktionen mit etwas ängstlicher,
    subdepressiver, gespannt-dysphorischer, affektstarrer und
    apathischer Grundstimmung. Diese Symptomatik bleibt als re-
    lativ konstantes Muster über die ersten 4 postoperativen
    Tage erhalten, geht jedoch am 4. Tag in der Intensität zurück.

(4) Eine Gruppe von 8 Patienten, als deren Leitsymptom man eine
    aggressiv-mißtrauisch, zurückgezogene Haltung ansehen kann.
    Während diese Patienten am 1. Tage psychopathologisch völlig
    unauffällig sind, entwickeln sie am 2. Tag eine ausgeprägte
    "produktive" Symptomatik mit Wahnvorstellungen, Entfremdungs-
    erlebnissen (Derealisation, Depersonalisation), Sinnestäu-
    schungen und - an diesem Tag am stärksten ausgeprägt - feind-

seliges, zurückgezogenes mißtrauisches Verhalten. Am 3. und 4. Tag ist nur noch diese Leitsymptomatik in abnehmender Tendenz beobachtbar.

(5) 4 Patienten hatten ein schweres psycho-organisches Syndrom mit Störungen der Wahrnehmung und Psychomotorik. Dieses Syndrom ist schon am 1. Tage ausgeprägt, am stärksten am 2. und auch am 4. postoperativen Tag noch deutlich beobachtbar. Im Vordergrund stehen Störungen vor allem der situativen Orientierung, des Bewußtseins (Vigilanz), der Aufmerksamkeit und des formalen Denkens. Während aller 4 Tage ist sehr deutlich ein Verlust der Eigenkontrolle im Denken und Fühlen feststellbar (perseverierendes, umständliches Denken, eher inadäquate euphorische Momente, Selbstmordgedanken).

(6) Ebenfalls bei 4 Patienten trat ein manifest delirantes Syndrom auf. - Dieses Syndrom nimmt vom 1. - 4. Tag an Intensität zu und klingt erst in den nachfolgenden Tagen langsam ab. Reduziertes Bewußtsein, Aufmerksamkeits- und Gedächtnisstörungen, verlangsamtes Denken treten schon am 1. Tag auf, ebenso leicht ängstlich-gespannte Stimmung. Wahnvorstellungen sind am 3. und vor allem am 4. Tage Leitsymptom. Auch die mehr hirnorganisch gefärbte Symptomatik nimmt während der ersten 4 postoperativen Tage zu. Wie in der 4. Gruppe sind die paranoid-halluzinatorischen Tendenzen begleitet von Aggressivität, Mißtrauen und Rückzugstendenzen. (Genaue Fallbeschreibungen dieser Patientengruppe findet man bei GÖTZE 1980, S. 45-47).

Aus der Beschreibung der einzelnen "Syndrome" wird deutlich, wie verschiedenartig die postoperativen psychischen Störungen hinsichtlich der Qualität, Intensität, aber auch im Verlauf sind. Ein wesentliches Charakteristikum aller beschriebenen Symptomatiken - mit Ausnahme der leichten psycho-organischen Störungen (Gruppe 3) - ist deren maximale Ausprägung erst am 2. oder 3. postoperativen Tag mit milderer oder gar keiner psychischen Symptomatik am 1. Tag. Auch dies ist ein Zeichen dafür, daß ein einfaches Modell intra-operativer cerebraler Schädigung nicht zur Erklärung hinreicht.

In einer Nachuntersuchung 3-4 Wochen nach der Operation waren die
meisten Symptome deutlich zurückgegangen, es ließen sich bei etwa
der Hälfte der Patienten noch Verstimmungen oder psychomotorische
Störungen, aber auch leichte bis mittlere Auffassungs-, Konzentra-
tions- und Merkfähigkeitsstörungen sowie Verlangsamung der Denkab-
läufe feststellen (GÖTZE 1980, S. 48-50).

Bisher sind langfristige Nachwirkungen der frühpostoperativen psychischen
Störungen empirisch nicht gesichert. Vereinzelte Beobachtungen lassen
diskrete Nachwirkungen im Erleben und Verhalten durchaus vermuten.
Dies wird von uns z.Zt. in einer Studie zur längerfristigen Rehabilitation der Herzoperierten untersucht.

4. <u>Erleben und Verhalten während der postoperativen Situation</u>
   <u>im Krankenhaus</u>

Der Aufenthalt in der Intensivstation (IS) nach der Operation ist
für den Beobachter von außen gekennzeichnet durch die maximale pro-
tektive Überwachung des Patienten. Dies mag einerseits sein Sicherheitsgefühl stärken, andererseits kann die vitale Abhängigkeit von
dieser Überwachung auch als belastend und ängstigend empfunden werden (FRANK et al. 1972). Nach MEFFERT et al. (1980) hätten viele
Patienten - nachträglich befragt - mehr Ruhe und Schlaf, gedämpftes
Licht, Orientierungshilfen wie Uhr, Kalender, eine verabredete Zei-
chensprache während Intubation und mehr Besuch gewünscht. Die Umgebung ist für den Patienten durch die Unvertrautheit, Mangel an In-
timität und Abgrenzungsmöglichkeit, maximale Abhängigkeit, Monotonie,
Orientierungserschwernis, Reizüberflutung durch Monitoren, Untersuchungen, Behandlungsmaßnahmen sowie häufige Schlafunterbrechung gekennzeichnet. Die äußeren Bedingungen wurden eine zeitlang nach dem
populären Stress-Modell als so pathogen eingeschätzt, daß die während des Intensivstationsaufenthaltes beobachteten psychopathologi-

schen Phänomene als "intensive care syndrom" (McKEGNEY 1966) angesehen wurden, eine Modellvorstellung, die heute als zu simplifizie-
rend betrachtet werden muß.

Auch von den Patienten, die postoperativ nicht psychopathologisch
auffällig wurden, werden in der unmittelbaren postoperativen Phase
große psychische Anpassungs- und Bewältigungsprozesse verlangt.

Es wurden Versuche unternommen, "typisches" Erleben der postoperativen Situation auf der Intensivstation zu erfassen und zu beschreiben.

Aufgrund einer Exploration der Patienten nach dem IS-Aufenthalt mit
Hilfe eines Fragebogens und eines halbstrukturierten Interviews fanden DAHME et al. (1977) auf korrelationsstatistischem und faktoren-
analytischem Wege 4 unabhängige Erlebenskomplexe:

- Stress der Intensivbehandlung wegen ihres nervenaufreibenden
  und ängstigenden Charakters,

- Angst und Hoffnungslosigkeit mit dem Gefühl, die Intensivbehandlung nicht zu überleben, das unangenehme bzw. peinliche
  Wahrnehmen postoperativer psychischer Auffälligkeiten,

- Bedürfnis nach Ablenkung und Kommunikation; die Geräte werden als bedrohlich empfunden und das Mitgefühl anderer wird
  vermißt; aber auch, wenn auch nicht sehr ausgeprägt:

- eine gewisse Anhänglichkeit an die IS, die vermutlich auf
  Personen mit größerem Sicherheitsbedürfnis zutrifft (vgl.
  KIMBALL 1969: "Symbiotische Einstellung zur Krankheit"):
  Die Betreuung auf der IS wird als angenehmer als die jetzi-
  ge Station erlebt.

Letzterem entspricht die Beobachtung, daß viele Patienten die Verlegung von der IS in eine reguläre Station als angsterregend erleben.
KLEIN et al. (1968) haben als deren Folge sogar Herzarrhythmien beobachtet, KIMBALL (1980) spricht von Verlegungsphänomenen.

DAVIES-OSTERKAMP et al. (1980) identifizierten aufgrund einer standardisierten Fremdbeobachtung der Stimmung des Patienten, seines affektiven Verhaltens und seines Verhaltens gegenüber anderen Patienten, Schwestern und Ärzten zwei unabhängige Dimensionen des Erlebens und Verhaltens auf der Intensivstation:

- eine depressiv-unglückliche

  oder

- eine aggressiv-feindselige Grundstimmung und Haltung.

Es erhebt sich hier natürlich die Frage, wie spezifisch diese Erlebens- und Verhaltensweisen für Patienten nach Operationen am offenen Herzen sind. Sind sie nicht eher allgemeine psychische Reaktionen nach vergleichbar schweren Operationen? Diese Frage läßt sich nur schwer beantworten, da es hierzu keine Untersuchung mit Vergleichsgruppen gibt. Dies ist weniger ein allgemeiner untersuchungstechnischer Mangel, als vielmehr ein fast unlösbares Problem der Definition adäquater Vergleichsgruppen.

Spezifischer für die Herzoperierten scheint jedoch der postoperative Verlauf sowohl der vorher beschriebenen psychischen Störungen im engeren Sinne als auch allgemeiner des Erlebens und Verhaltens auf der IS zu sein:

Während sich viele Patienten am 1. postoperativen Tag relativ gut fühlen, geht es ihnen am 2. Tag schlechter. Dieser vorübergehenden Verschlechterung, die dem Höhepunkt in der Ausprägung vieler psychischer Störungen am 2. und 3. postoperativen Tag entspricht, liegt ein gesetzmäßiger Verlauf vitaler Parameter mit einer Abweichung der hämodynamischen Regelung von der Norm im Sinne einer "postoperativen Krankheit" zugrunde. Diese Abweichungen sind am markantesten hinsichtlich der arteriovenösen O_2-Differenz, des Herzzeitvolumens und des O_2-Verbrauchs (POLONIUS 1977, POLONIUS et al. 1980). Da bei Patienten mit starker Angst und/oder psychomotorischer Erregung (vor allem also während postoperativer Psychosen) der O_2-Verbrauch gesteigert ist und nur durch vermehrte O_2-Ausschöpfung kompensiert werden kann, erwachsen aus der psychologischen Situation des Patienten auch ernsthafte organmedizinische Komplikationen, die zur Vermeidung eines Katabolismus dringend behandelt werden müssen (POLONIUS et al. 1980).

5. Zusammenhänge zwischen postoperativen psychischen Störungen und organischen Befunden

Trotz großen Forschungsaufwandes haben wir heute keine gesicherten Aussagen über "Ursachen" der psychischen Störungen nach Herzoperationen. Einige methodische Gründe für die Schwierigkeiten der Ursachenforschung in diesem Gebiet wurden oben (Teil 2 dieses Artikels) genannt. Die folgenden Aussagen repräsentieren also nur Korrelationen zwischen den psychischen und organischen Befunden.

Sehr widersprüchlich sind in der Literatur Ergebnisse zur Abhängigkeit der psychischen Störungen von Alter, Geschlecht und Art der Herzerkrankung (vgl. GÜTZE 1980, S. 16).

In unserer Untersuchung fanden wir weder in der frühen postoperativen (ca. 1 - 4 Tage) noch in der späten Phase (ca. 3 - 4 Wochen) signifikante *Geschlechtsunterschiede* weder hinsichtlich psychischer Störungen überhaupt noch in Bezug auf deren Art und Schweregrad (GÜTZE 1980, S. 59 ff).

Vom *Alter* der Patienten sind die postoperativen psychischen Störungen jedoch deutlich abhängig: In der frühen postoperativen Phase sind die überhaupt gestörten im Durchschnitt um 5 Jahre älter als die psychisch unauffälligen Patienten (50 vs. 45 Jahre). - Hinzu konnte folgender Trend beobachtet werden: Die von der Symptomatik her deutlich mehr hirnorganisch bestimmten (clusteranalytisch gefundenen) Syndrome (vgl. in Teil 3 die Gruppen (5) und (6)) weisen durchschnittlich ein höheres Lebensalter auf als etwa die 4. Gruppe von Patien-

ten mit paranoid-halluzinatorischem Syndrom, gepaart mit affektiv-
emotionalen und psychomotorischen Störungen. Auch in der späten postoperativen Phase sind die Patienten mit hirnorganischer Symptomatik
deutlich älter (durchschnittlich 7 - 12 Jahre je nach Schweregrad)
als die unauffälligen Patienten und solche mit einem psychomotorischen
Verstimmungssyndrom (GÖTZE 1980, S. 59 ff).

Statistisch signifikante Zusammenhänge zwischen *Art der Herzkrankheit*
und postoperativer psychopathologischer Auffälligkeit überhaupt sowie
Art und Schweregrad wurden nicht gefunden. Dies mag in der kleinen
Fallzahl einiger Herzvitien begründet sein. - Zwar wurden tendenziell
in der frühen postoperativen Phase Patienten mit koronarer Herzkrankheit relativ häufiger auffällig (15/26 = 58 %) als Patienten mit
Klappenvitien (29/56 = 52 %). Speziell gilt dies für die Gruppe (3)
(vgl. Teil 3), nämlich die Patienten mit leichtem psycho-organischen
Syndrom mit affektiv-emotionalen und psychomotorischen Störungen
(ängstlich, subdepressiv, gespannt-dysphorisch, affektstarr und apa-
thisch) und besonders die Gruppe (4) mit paranoid-halluzinatorischem
Syndrom, gepaart mit feindseligem, zurückgezogenem Verhalten.

Unterteilt man jedoch die Klappenvitien, so ergibt sich hier eine
große Streuung hinsichtlich der relativen Häufigkeit psychischer Störungen: Die höchste Inzidenzrate hatten in unserem Kollektiv die Mehr-
klappenvitien (9/13 = 69 %), Aorten- und Mitralklappenvitien dagegen
eine geringere Häufigkeit (Aortenklappenvitien: 11/23 = 48 %, Mitralklappenvitien: 9/20 = 45 %). Betrachtet man nur die schweren, also
psychotischen Störungen (Cluster-Gruppen (3) - (6); vgl. Teil 3),
so ist bemerkenswert, daß deren Inzidenzrate bei den Aortenvitien
deutlich niedriger (2/23 = 9 %) als bei Mitral- und Doppelklap-
penvitien ist (16/24 = 22 %). Diese Daten lassen den Schluß zu:
Aortenvitien werden häufiger aber leichter, Mitralvitien seltener
aber deutlich schwerer postoperativ psychisch auffällig.

Erwähnenswert erscheint uns auch, daß nur Klappenpatienten postoperativ delirant werden (Gruppe (6) in Teil 3), nämlich jeweils ein Patient mit Mitralstenose, Aorteninsuffizienz, einmal Aorten- und Mitralvitium und einmal Mitralvitium kombiniert mit einer koronaren
Herzkrankheit (GÖTZE 1980, S. 51 ff).

In der späten postoperativen Phase sind fast die gleichen Tendenzen
über die Verteilung der psychopathologischen Auffälligkeiten auf verschiedene Herzkrankheiten zu beobachten wie in der frühen postoperativen Phase (GÖTZE 1980, S. 62 ff).

Es sei noch einmal darauf hingewiesen, daß diese Ergebnisse nur Trends
in unseren Daten repräsentieren und statistisch nicht signifikant
sind. - So kommen RABINER et al. (1975), die als einzige bisher eine
vergleichbare Untersuchung durchgeführt haben, zum entgegengesetzten
Ergebnis, nämlich daß Patienten mit Klappenvitien häufiger psychopathologisch auffällig werden als Patienten mit koronarer Herzkrankheit. Vermutlich sind also solche pauschalen Vergleiche nicht sehr
sinnvoll, da auch in unserer Untersuchung große Unterschiede in Häufigkeit und Schweregrad der psychischen Störungen gerade innerhalb
der Gruppe der Klappenvitien gefunden wurden. Mit Ergebnissen von BLACH-
LY & STARR (1964) und KORNFELD et al. (1965) stimmt unser Befund überein,
daß Patienten mit Mehrklappenfehlern postoperativ psychopathologisch
am häufigsten auffällig wurden.

Interessanter als solche nosologischen Zusammenhänge zwischen Herzkrankheit sowie Alter und Geschlecht mit den psychischen Störungen
ist jedoch die Frage, welche pathophysiologische und metabolische
sowie neurologisch-pathologisch-anatomische Korrelate zu den psychischen Störungen identifizierbar sind. - Hier soll in erster Linie
auf pathophysiologische und metabolische Zusammenhänge eingegangen
werden.

In der am häufigsten vertretenen Hypothese werden die psychischen
Störungen auf cerebrale Minderdurchblutung und Sauerstoffmangel zurückgeführt. - Nach unserem heutigen Erkenntnisstand scheint die
cerebrale Hypoxie bei psycho-organischer Symptomatik ein bedeutsamer
- vielleicht auch pathogener - Faktor zu sein:

Die meisten psychisch auffälligen Patienten unserer Untersuchung befinden sich in der Gruppe (3) (N = 23, vgl. Teil 2) mit leichtem
psycho-organischen Syndrom, kombiniert mit affektiv-emotionalen Stö-

rungen und apathischer Grundhaltung. In dieser Gruppe befinden sich
fast ausschließlich psycho-organisch auffällige Patienten nach koro-
narchirurgischen Operationen. Dominantes Merkmal im postoperativen
klinischen Verlauf ist eine arterielle Minderdurchblutung aufgrund
ausgeprägter Linksherzinsuffizienz (HUSE-KLEINSTOLL 1980).

In der Gruppe (5) von 4 Patienten mit einem schweren psycho-organischen Syndrom ist prä- und postoperativer Sauerstoffmangel ein durch-
gängiges Leitsymptom, bedingt durch Störungen

- der Sauerstoffaufnahme (Komplikationen im Bereich der
  Lunge)

- des Transports durch verminderte Sauerstoffträger
  (verstärkte Anämie)

- der Zirkulation aufgrund von Linksherzinsuffizienz (besonders hohe linke Vorhofdrucke).

Schmerzklagen und motorische Unruhe direkt nach der Operation führ-
ten zur Gabe starker Analgetika zusammen mit Sedativa, wodurch die
psycho-organischen Symptome *verstärkt* wurden. Diese hatten ihren
Höhepunkt am 2. postoperativen Tag entsprechend dem somatischen Tief-
punkt dieser Patienten im postoperativen Verlauf. Transfusionen von
Erythrozyten-Konzentraten am 2. und 3. postoperativen Tag verbesserten den körperlichen und psychischen Zustand deutlich.

Die Gruppe (4) der Patienten mit aggressiv-mißtrauischer, zurückgezogener Haltung und paranoid-halluzinatorischen Symptomen unterscheidet sich in den meisten physiologischen Parametern kaum oder gar
nicht von den psychopathologisch unauffälligen Patienten: generell
waren die Systemdrucke (mittlerer arterieller Druck, systolischer
Blutdruck etc.) eher hypoton. In dieser Gruppe wurden Patienten häufiger vom Schrittmacher stimuliert als in den übrigen Gruppen, um das
Herz-Zeit-Volumen zu erhöhen. Auffällig ist bei diesen Patienten, daß
sie

- im gesamten postoperativen Verlauf die größten zeitlichen
  Abstände in den Sitzwachenkontrollen aufwiesen und

- deutlich seltener prä- und auch am 2. postoperativen Tag über
  Schmerzen klagten und entsprechend auch weniger Analgetika benötigten.

Die Patienten der Gruppe (6) mit einem deliranten Syndrom zeigten einige Besonderheiten im Vergleich zu allen übrigen psychopathologischen
Gruppen. Diese Gruppe umfaßte nur 4 Patienten, so daß diese Ergebnisse
natürlich noch der Prüfung in weiteren Untersuchungen bedürfen:

- Diese Patienten hatten schon vor der Operation auffällig hohe
  Blutdruckspitzen (systolischer Blutdruck: 156 mm Hg gegenüber
  ca. 135 mm Hg im Mittel der übrigen Gruppen).

- Auch nach der Operation ist der systolische Blutdruck im Mittel
  deutlich höher und der diastolische leicht höher als in den anderen Patientengruppen.

- Vom 1. zum 2. postoperativen Tag steigt der Druck im linken
  Vorhof rapide an (von durchschnittlich 11.7 auf 16.6 mm Hg)
  und verbleibt mindestens bis zum 4. postoperativen Tag auf
  diesem hohen Niveau.

- Bei einem Patienten ist im gesamten postoperativen Verlauf eine
  extrem niedrige zentralnervöse Sauerstoffsättigung zu beobachten (Mittelwert des postoperativen Verlaufs: 34.4 % gegenüber
  72.7 % der übrigen 3 Patienten und 72.0 % der psychopathologisch unauffälligen Patienten).

- Wegen einer positiven Wasserbilanz am 1. Tag nach der Operation
  erhielten alle Patienten entwässernde Medikamente (Diuretika)
  an den ersten beiden postoperativen Tagen, was in dieser Patientengruppe zu einem schnelleren und größeren Anstieg des
  Harnstoff-Stickstoffs im Serum führte als bei den anderen Symptomgruppen (max. 40 mg % am 3. postoperativen Tag).

- Auffällig waren in dieser Gruppe auch Elektrolytstörungen mit
  besonders niedrigen Natriumserumwerten.

Es scheint so, daß die forcierte Entwässerung die Patienten sensibel
für Wahrnehmungsstörungen macht (HUSE-KLEINSTOLL et al. 1979, 1980;
vgl. auch EGERTON & KAY, 1964 und MORSE, 1976). - In diesem Zusammenhang sei auf Erfahrungen aus der Gerontopsychiatrie verwiesen, daß
bei älteren Patienten oft Verwirrungszustände schnell wieder verschwin-
den, wenn der Flüssigkeitsspiegel durch Infusionstherapie deutlich an-
gehoben wird (MÜLLER 1967).

Die hier berichteten Korrelate von psychischen Störungen und (patho-)
physiologischem Verlauf nach der Operation am offenen Herzen können
allenfalls als Bausteine zur Modellbildung pathophysiologischer Ursachen der psychischen Symptome betrachtet werden. Aus den berichteten Beobachtungen und Ergebnissen seien deswegen folgende datenge-
stützte Protokollaussagen bzw. Hypothesen für weitere Untersuchungen
formuliert:

(1) Hämodynamische Insuffizienz und cerebraler Sauerstoffmangel
    (Hypoxie) sind bedeutsame Ursachen psycho-organischer Symp-
    tome mit vorwiegend kognitiven Defiziten (Bewußtseins-, Auf-
    merksamkeits-, Gedächtnis- und Denkstörungen).

(2) Patienten mit Klappenersatz sind eher von cerebralen Störun-
    gen mit kognitiven Defiziten und eventuell auch emotionalen
    Fehlanpassungen bedroht als Koronarpatienten.

(3) Koronarpatienten haben häufiger präoperativ psycho-organische
    Symptome als Klappenersatz-Patienten, aber keine bedeutsame
    postoperative Steigerung dieser Häufigkeit.

(4) Klinische Insuffizienz vor der Operation erhöht die Wahr-
    scheinlichkeit postoperativer psycho-organischer Symptome.

(5) Verbesserte Operationstechniken und postoperative Pflege ver-
    bessern auch die kognitive Funktionstüchtigkeit der Patienten
    nach der Operation.

(6) Die Entwicklung schwerer und komplexer psychischer Symptome,
    wie sie im Delir gegeben sind, werden neben den oben ange-
    sprochenen Ursachen psycho-organischer Symptome auch durch

Dehydrationseffekte verursacht. - Möglicherweise führt diese zur paranoid-halluzinatorischen Symptomatik, wenn zugleich auch eine psycho-organische Symptomatik gegeben ist.

(7) Delirante Symptome steigern den Sauerstoffverbrauch des Organismus und führen zu großen arterio-venösen Differenzen
im Sauerstoffgehalt des Blutes.

6. Zusammenhänge zwischen postoperativen psychischen Störungen und psychologischen Daten

Das Forschungsinteresse konzentrierte sich hier auf 3 Fragestellungen:

(1) Gibt es präoperative psychologische Besonderheiten, etwa
Funktionsbeeinträchtigungen kognitiver Leistungen (Wahrnehmung, Gedächtnis, Denken, visuo-motorische Koordina-
tion), emotionale oder Verhaltens-Besonderheiten, die in
Beziehung zu postoperativen psychologischen Defiziten
stehen?

(2) Gibt es Persönlichkeitseigenschaften, die zu bestimmten
psychologischen (kognitiven, emotionalen, behavioralen)
Fehlanpassungen oder psychopathologischen Symptomen prä-
disponieren?

(3) Welche situativen Merkmale befördern oder erschweren den
postoperativen psychischen Genesungsverlauf?

Zu 1: Wenn man cerebrale Minderdurchblutung präoperativ als Folge des
Herzvitiums und intraoperativ während des extrakorporalen Kreislaufs
als *die* Ursache postoperativer Psychosen ansieht (vgl. 5), so liegt
es nahe, die Leistungsfähigkeit des Gehirns vor und nach der Operation mit Hilfe neuropsychologischer (hirnorganischer) Tests zu untersuchen.

Dies geschah erstmalig durch ZAKS (1959), der eine ausgeprägte Leistungsminderung bei visuo-motorischen Aufgaben fand und die postoperativen psychischen Störungen in Bezug zu organischen Veränderungen
sah, die im Verlaufe der Herzkrankheit und der (hier) Mitralklappen-
operation entstanden seien.

FRANK et al. (1972) untersuchten präoperativ 98 Patienten mit den
folgenden 5 neuropsychologischen Tests: BENDER-Gestalt, BENTON-Visual
Retention, BENTON-Finger Localization, Trailmaking A und B). Von einem Psychiater wurde der Grad der präoperativen Angst eingeschätzt.
An 49 dieser Patienten wurde die Untersuchung 6 Monate später wiederholt. Alle Patienten verbesserten postoperativ ihre Testleistung. Am
geringsten war diese Verbesserung bei Patienten mit hoher präoperativer Angst. Wie die Autoren anmerken, hatten diese vermutlich einen
geringeren Übungseffekt. Es gab keine Anzeichen dafür, daß die erhöhte Leistung auf verbesserte cerebrale Durchblutung zurückzuführen
sei.

ÅBERG & KIHLGREN (1974) untersuchten 113 mit und 53 Patienten ohne
extrakorperale Zirkulation (ECC) bei der Herzoperation zu vier verschiedenen Zeitpunkten (eine Woche vor und nach, zwei Monate und ein
Jahr nach der Operation) mit folgenden Tests: Synonym, Figure, Classification, Block Design (= Mosaik-Test), Picture Memory, Figure
Rotation und Figure Identification. Dabei stellten sie fest:

- ECC-Patienten erzielten frühpostoperativ deutlich schlechtere
  Leistungen als Patienten ohne ECC, am schlechtesten waren diese Leistungen bei den ECC-Patienten, die postoperative psychische und neurologische Störungen aufwiesen.

- Besonders in der räumlichen Wahrnehmung und Orientierung und
  der Wahrnehmungsgeschwindigkeit waren die Leistungen verschlechtert.

- Betroffen waren insbesondere Patienten mit Herzklappenfehlern
  (vor allem Aortenstenosen).

- Zwei Monate nach der Operation waren die Leistungen der ECC-
  Patienten gebessert, aber immer noch deutlich unter denen der
  Nicht-ECC-Gruppe.

Die Autoren kommen zu dem Schluß, daß die Anwendung der Herz-Lungen-
Maschine intellektuelle Leistungen vermindert als Folge cerebraler
Schädigungen. Sehr vage gehen sie auf Probleme der Motivationslage
der Patienten ein. - Nun kann man vermuten, daß die Patienten der
ECC-Gruppe zumindest prä- und frühpostoperativ eine geringere Test-
motivation hatten und von daher geringere Leistungen erzielten. Zu
fordern wäre daher, die Leistungsmotivation möglichst ebenfalls zu
erfassen, analog zur Angst-Einschätzung, wie sie FRANK et al. (1972)
vornahmen. Dies ist jedoch nur dann problemlösend, wenn man annehmen
kann, daß geringere Motivation, die gegebenenfalls zu geringerer Leistung führt, rein situativ bedingt ist, nämlich als Folge präoperativer Belastung. Es kann sich jedoch auch um eine längerfristig
entwickelte Antriebsarmut als Folge eines sehr diskreten psycho-organischen Syndroms und damit verminderter Hirnleistungen handeln.

Drei neuere Arbeiten können zu diesem Problem ein wenig Aufschluß
leisten:

MARIEN (1978) testete eine Gruppe von 77 Patienten eine Woche vor und
ca. drei Wochen nach der Operation (mit ECC) mit folgenden Tests:
PURDUE-Pegboard, REMSCHMIDT-Perseverationstest, Tapping, d 2, BENTON-
Visual Retention, Zahlen nachsprechen und STROOP-Farb-Wort-Test. Er
fand, daß fast alle psychiatrischen Symptomgruppen (AMDP-Skalen des
psychischen Befunds) signifikant mit präoperativer hirnorganischer
Leistungsminderung korrelierten (auch nach Ausschaltung des Effekts
von Alter und Geschlecht). In besonderem Maße wurden Zusammenhänge
mit geringer visuo-motorischer Leistungsfähigkeit deutlich. Partiali-
sierte man aus den Korrelationen zwischen den Testergebnissen vor
der Operation und den frühpostoperativen psychiatrischen Symptomein-
schätzungen die präoperative Depressivität aus, so blieben von den
vorher bestehenden (geringen bis mittleren) Korrelationen in 7 Bereichen nur noch 2 (geringe) übrig. Depressivität wirkt sich also
leistungsmindernd aus, dennoch bleibt die Frage nach einer möglichen

gemeinsamen hirnorganischen Ursache offen. - Im wesentlichen wurden
diese Ergebnisse durch eine zweite Untersuchung mit identischem Testmaterial durch PRÜSSMANN (1981) bestätigt.

BURZIG (1979) verglich 104 Herzfehlerkranke präoperativ mit einer
Kontrollgruppe von 80 Hautpatienten in Persönlichkeits- und Intelligenztests, dem WECHSLER-Gedächtnis und dem BENTON-Verfahren, sowie
visuomotorischen Leistungstests (vgl. MARIEN 1978) und einer Einschätzung psychiatrischer Symptome. Während die Herzfehlerkranken
deutlich geringere Leistungen aufwiesen als die Kontrollgruppe, waren
im Persönlichkeitsbereich keine Unterschiede erkennbar. Bei der
psychiatrischen Einschätzung ergaben sich bei den Herzkranken Hinweise auf ein psychoorganisches Syndrom. Der Autor schließt aus diesen
Ergebnissen, daß es keinen persönlichkeitsbedingten Einfluß auf die
hirnorganischen Testergebnisse gibt und daß die Leistungsminderung
das Resultat einer chronischen cerebralen Hypoxie bei den Herzfehlerkranken ist.

JUOLASMAA et al. (1980) testeten Herzpatienten 5 Monate vor und nach
der Operation weitgehend mit den vorher genannten hirnorganischen
Testverfahren und fanden als Prädiktoren für postoperativen Leistungs-
abfall hohe präoperative Hypochondrie- und Angst-Werte, sowie schlechte Ergebnisse in einigen visuellen und psychomotorischen Tests. Obwohl
die Operation noch nicht unmittelbar bevorstand, kann auch hier die
Angst und Hypochondrie situativ als Angst vor der Operation überhaupt
begründet sein.

Unter einem pragmatisch diagnostischen Gesichtspunkt kann man aufgrund
der vorliegenden Untersuchungen sowohl den emotionalen Faktoren wie
Angst, Depressivität, Antriebsarmut, als auch den kognitiven Lei-
stungsdefiziten präoperativ Prädiktorvalidität für postoperative
psychische Störungen zuerkennen. Die Ursachenforschung für diese Störungen wird jedoch durch den Zusammenhang dieser beiden Variablen-
gruppen erschwert, wenn auch durch situative psychologische Einflüsse
die Testleistungen vermindert werden.

Zu 2: Vordergründig sind die Ergebnisse der Untersuchungen zu Persönlichkeitsmerkmalen und dem Risiko postoperativer psychischer Störungen sehr uneinheitlich oder gar widersprüchlich. Dafür gibt es zwei Gründe:

- Die Auswahl und Benennung der untersuchten Persönlichkeitsmerkmale ist geradezu extrem willkürlich und uneinheitlich. Oft werden anstatt gut eingeführter Persönlichkeitstests wie MMPI (Minnesota-Multiphasic Personality Inventory), CATTELL-16-PF (Test von 16 Persönlichkeitsfaktoren nach CATTELL) oder im deutschsprachigen Raum etwa FPI (= Freiburger Persönlichkeits-Inventar) vom jeweiligen Autor ad-hoc formulierte oder aus bestehenden Testverfahren neu zusammengestellte Skalen herangezogen. Dadurch sind die Untersuchungen kaum vergleichbar.

- In allen Untersuchungen, die einen statistisch signifikanten Zusammenhang zwischen Persönlichkeitseigenschaften und postoperativen psychischen Störungen aufweisen, ist dieser Zusammenhang - sei er nun ausgedrückt als Korrelationskoeffizient oder Mittelwertsunterschied verschiedener, nach psychologischen Gesichtspunkten ausgewählter, Kriteriumsgruppen - eher niedrig. Damit ist die Chance, daß ein solcher Zusammenhang statistisch signifikant wird (auf dem zumeist gewählten 5 %-Niveau) von der Stichprobengröße abhängig.

Letzteres wird deutlich aus dem Vergleich zweier relativ neuer Untersuchungen, von FLEMMING & MEFFERT (1980) und DAVIES-OSTERKAMP et al. (1980): Beide Untersuchungen verwendeten hinsichtlich des hier interessierenden Problems vergleichbares Testmaterial, nämlich das FPI zur Messung von Persönlichkeitsmerkmalen und das AMDP-Verfahren zur Einschätzung der postoperativen psychopathologischen Störungen. Gewisse Unterschiede in der Erhebung und Auswertung der Daten können für das hier interessierende Problem vernachlässigt werden. - Bei einer Stichprobengröße von N = 156 fanden FLEMMING & MEFFERT (1980) eine sehr niedrige signifikante Korrelation zwischen dem Persönlichkeitsmerkmal "Aggressivität" (FPI-2) und postoperativen psychomotorischen (r=.19, p < .05) und sozialen Störungen (r=.22, p < .01).

Dagegen konnten DAVIES-OSTERKAMP et al. (1980) bei einer Stichprobengröße von nur N = 34 keinen statistisch signifikanten Zusammenhang zwischen Aggressivität und postoperativen psychiatrischen Komplikationen
auffinden.

Hieraus wird deutlich, wie unsinnig die in vielen Untersuchungen angewandte Verfahrensweise ist, nur Angaben über die statistische (Nicht-)
Signifikanz von Ergebnissen und keine über das Ausmaß des aufgefundenen (Nicht-) Zusammenhangs zu machen oder sehr niedrige Korrelationen undifferenziert als aufgefundenen Zusammenhang zwischen (hier)
Persönlichkeitsmerkmalen und postoperativen psychischen Störungen zu
interpretieren.

Aus diesem Grunde seien hier nur quasi tabellarisch die in der Literatur berichteten Zusammenhänge zwischen Persönlichkeitsmerkmalen und
psychischen Komplikationen nach Herzoperationen zusammengefaßt (genaue Literaturhinweise entnehme man u.a. SPEIDEL et al. 1978 und
FLEMMING & MEFFERT 1980):

Folgende Persönlichkeitseigenschaften werden als förderlich für den
postoperativen Genesungsverlauf im Sinne protektiver Wirksamkeit gegenüber postoperativen psychischen Störungen berichtet:

  - gute Ichfunktionen, situative Anpassungsfähigkeit, hohe Frustra-
    tionstoleranz und Angstverleugnung (?, s.u.).

Negative Konsequenzen für den postoperativen Genesungsverlauf, nämlich
erhöhtes Risiko von psychischen Komplikationen und Störungen werden
folgenden Persönlichkeitsmerkmalen zugeschrieben:

  - Aggressivität, Unabhängigkeit, Aktivität und Dominanz, aber auch
    einer gegenteiligen Persönlichkeitsstruktur, nämlich Passivität
    mit symbiotischer Beziehung zur unmittelbaren Umgebung. Bedroht
    scheinen hiernach die Extremvarianten sozialer Dominanz bzw.
    Unterordnung zu sein. In dieses Bild paßt jedoch nicht ein Er-
    gebnis von FLEMMING & MEFFERT (1980), wonach Patienten mit leich-
    ten psychoorganischen Symptomen und affektiv-emotionalen und

psychomotorischen Störungen nach der Opersation sich als weniger
dominant beschrieben als die psychopathologisch unauffällige
Patienten-Gruppe. - Antriebsarme Patienten neigen eher zu emotionalen als zu anderen Störungen. Introversion scheint bei
Frauen eher zu postoperativen Auffälligkeiten zu disponieren.
Zwei Untersuchungen fanden (vor allem) bei Männern bessere intellektuelle Fähigkeiten in der Gruppe der postoperativ Auffälligen. - Patienten mit einer zwanghaften Persönlichkeitsstruktur
neigen eher zu einem postoperativen "Totstellverhalten", solche
mit hysterischer Persönlichkeitsstruktur eher zu stark verleug-
nender oder gar euphorischer Abwehrreaktion.

Zahlreich und widersprüchlich sind Untersuchungen zu Angstdisposition
bzw. Ängstlichkeit (als Persönlichkeitsmerkmal) und persönlichkeits-
spezifischen Formen der Angstabwehr bzw. Bewältigungsstilen ("coping-
styles") in ihrer Beziehung zu postoperativen psychischen Störungen.
In vielen Untersuchungen werden dispositionale ("traits") Elemente
und situative ("states") Aspekte der Angst gar nicht oder unsystematisch voneinander unterschieden. Auch teilen alle diese Untersuchungen ein generelles Problem der psychologischen Angst- und Abwehrfor-
schung, daß es nämlich mit den heute verwendeten psychologischen Testverfahren *empirisch* nicht möglich ist, zwischen Angst und Angstabwehr zu unterscheiden, da Skalen zur Messung dieser beiden Eigenschaften zumeist sehr hoch korreliert sind.

Den Einfluß dispositionaler Angst bzw. Angstabwehr hat FLEMMING (1977)
in einem Extremgruppenvergleich (hohe vs. niedrige Angstwerte in der
Saarbrücker Angstliste, der deutschen Version der TAYLOR Manifest
Anxiety Scale) ausführlich untersucht:

- Die beiden Gruppen unterscheiden sich *nicht* hinsichtlich der
  Häufigkeit postoperativer psychischer Auffälligkeit, Patienten
  mit hoher Angstdisposition - präoperativ gemessen - weisen
  geringfügig schwerere psychopathologische Symptome im Bereich
  der Aufmerksamkeitsstörungen,sekundärer hypochondrischer Störungen, Wahnvorstellungen sowie Gefühlsstörungen auf. Sehr ausgeprägt sind diese Zusammenhänge zwischen Angstdisposition und

den genannten psychischen Störungen jedoch nicht, so beträgt der
relativ größte Zusammenhang zwischen der Angstskala und den postoperativen emotionalen Störungen (AMDP-Skala 9) nur r=.18
(p < .05, N= 156; FLEMMING & MEFFERT 1980).

Eine ähnliche Problematik wie bei der Untersuchung des Einflusses dispositionaler Ängstlichkeit gilt für Untersuchungen zur Beziehung von
Depressivität als Persönlichkeitsmerkmal und postoperativen Störungen.
So fanden nicht nur wir in unseren Datenanalysen durchgehend hohe
Korrelationen zwischen Angst- und Depressivitätsskalen (vgl. DAHME
et al. 1977; FLEMMING 1977; FLEMMING & MEFFERT 1980). Persönlichkeitsmerkmalen kommt also nur ein eher geringfügiger Stellenwert bei den
unmittelbaren postoperativen psychopathologischen Auffälligkeiten zu.

Zu 3: Es sind eine Fülle *situativer* Faktoren des Patienten *vor* der
Operation in einen möglichen Zusammenhang mit den postoperativen
psychischen Störungen gebracht worden. Diese situativen Gegebenheiten
lassen sich grob und zum Teil überlappend unterteilen in individual-
psychologische, sozialpsychologisch und soziologische sowie "organisatorische" Faktoren. - Auch hier seien die aufgefundenen Zusammenhänge mehr tabellarisch aufgeführt und hinsichtlich genauerer Angaben
auf SPEIDEL et al. (1978) und MEFFERT & FLEMMING (1980) verwiesen:

- Unter den individuellen psychologischen Situationsfaktoren wurde
  öfters der Einfluß der unmittelbaren präoperativen (manifesten)
  Angst untersucht: In der Mehrzahl (=5) Untersuchungen ergab sich,
  daß Patienten, welche ihre Angst vor der Operation verleugnen
  bzw. nicht zum Ausdruck bringen, postoperativ eher auffällig
  werden, während zwei Untersuchungen nahelegen, daß Verleugnung
  oder Verdrängung der Angst für die Situation auf der Intensivstation einen günstigeren psychischen Verlauf erwarten lassen.
  - Nach KIMBALL (1976) kommt es bei Patienten, die ihre Angst
  verleugnen, bei postoperativen Herzarrhythmien zu Angstdurch-
  brüchen. - Nach FLEMMING & MEFFERT (1980) führen präoperative
  depressive Verstimmung eher zu emotionalen als zu anderen postoperativen Störungen.

Einige (=6) Untersuchungen berichten eine Korrelation zwischen postoperativen Auffälligkeiten und psychotischen Episoden in der individuellen Biographie des Patienten oder seiner Familiengeschichte, wobei alle endogenen Psychosen anzutreffen sind. Allerdings mag dahingestellt sein, wie spezifisch dieser Zusammenhang ist, da MEFFERT & FLEMMING (1980) Zusammenhänge zwischen einigen postoperativen Störungen allgemein zur Krankheit in der Familie oder Herztodfällen in der Umgebung der Patienten auffanden (.31<r<.23, p < .01 bzw. p < .05).

- Unter den sozialpsychologisch-soziologischen Situationsbedingungen werden als "Risikofaktoren" für postoperative psychische Störungen genannt:

-- Gegebenheiten aus der unmittelbaren präoperativen Situation im Krankenhaus mit ungünstiger Folge: geringes Vertrauen zu Ärzten und Pflegepersonal, Schwierigkeit, sich an die Anweisung des Arztes zu halten, Belastung durch Mitpatienten und entmutigende Berichte über ihre Operationserlebnisse (.38<r<.20, p<.01 bzw. p<.05).

-- Ehe-, Familie- und berufliche Probleme werden als Risikofaktoren geschildert. Unter den beruflichen Problemen werden genannt: Arbeit unter Zeitdruck, Überforderung, Angst, den Anforderungen der Arbeit nicht zu genügen, die Unzufriedenheit mit der Berufswahl, sowie ein angespanntes Verhältnis zu Vorgesetzten (.30<r<.20, p < .01 bzw. p < .05).

Gerade bei den letzten Angaben bleibt jedoch zu fragen, inwieweit diese nicht den Schweregrad der Erkrankung und der damit verbundenen prä-operativen Funktionsbeeinträchtigungen (Insuffizienz) repräsentieren, deren Folge sie möglicherweise sind. In diese Richtung weist ein Befund von FLEMMING et al. (1976) einer (schwachen) Korrelation zwischen beruflichen Problemen und psycho-organischen Symptomen, möglicherweise beide als Folge präoperativer cerebraler Minderdurchblutung (?).

- Zwei "organisatorische Risikofaktoren " werden erwähnt und als
besondere präoperative psychologische Stressoren angesehen,
nämlich die Wartezeit bis zur Operation und die Anzahl der Operationsaufschübe.

MEFFERT & FLEMMING (1980) fanden, daß mehrfache Operationsaufschübe
mit einigen frühpostoperativen psychiatrischen Symptomen korreliert
waren, insbesondere mit Derealisations- und Depersonalisationser-
scheinungen ($r=.39$, $p < .05$). Bezüglich der Wartezeit auf die Operation fand KOEDIJK (1981) signifikante Geschlechtsunterschiede derart, daß - gerechnet vom Zeitpunkt der Indikationsstellung - Frauen
im Mittel 1/2 Jahr länger auf die Operation warteten als Männer und
zum Zeitpunkt der Operation einen größeren Insuffizienzgrad erreicht
hatten (in die Untersuchung gingen jedoch nur Herzklappenfehler ein).
Ein unmittelbarer Zusammenhang der Wartezeit mit den frühpostoperativen psychischen Störungen wurde jedoch nicht gefunden.

Vergleicht man die Zusammenhänge der postoperativen psychischen Komplikationen oder Störungen mit situativen Faktoren einerseits und
Persönlichkeitsmerkmalen andererseits, so sind die Korrelationen
mit den situativen Faktoren z.T. etwas größer als mit den Persönlichkeitsmerkmalen. Fast ohne Ausnahme enthalten jedoch auch die
situativen Gegebenheiten nur maximal 10 % gemeinsame Varianz mit
einigen Merkmalen psychopathologischer Symptomatik. Eine Verhorsage
über Art und Schweregrad frühpostoperativer psychischer Komplikationen und Störungen ist weder aus der Kenntnis der Persönlichkeitseigenschaften noch situativer Faktoren des Patienten möglich.

MEFFERT (1981) hat versucht, die relative Bedeutung der wichtigsten
somatischen, psychologischen und soziologischen Variablen, die überhaupt eine Korrelation mit den verschiedenen frühpostoperativen Symptomatiken aufweisen, mit Hilfe eines zufallskontrollierten multiplen
Regressionsansatzes herauszufinden. Die Ergebnisse sind für Herzklap-
penfehler- und Koronarpatienten sehr heterogen, und nicht unter einfachen Modellvorstellungen subsumierbar, so daß auf ihre Darstellung
hier verzichtet werden muß.

Eine - vielleicht unerwartete - Vorhersagekraft kommt psychologischen
Daten für die kurz- und langfristige Überlebenschance zu. Dafür gibt
es zunehmend empirische Hinweise:

BLACHLEY & STARR (1964) fanden, daß psychiatrische Störungen vor der
Operation die postoperative Lebenschance reduzierten. KENNEDY & BAKST
(1965) stellten fest, daß die Patientengruppe mit der geringsten Angst
vor und der besten Motivation zur Operation die geringste Mortalität
aufwies. Die höchste Mortalität war bei Patienten, die zur Operation
eine ambivalente Einstellung hatten. Diese Befunde wurden gestützt
durch eine Untersuchung von KIMBALL (1969), in der Patienten mit präoperativer Angst und Depression ein höheres postoperatives Mortali-
tätsrisiko hatten. GILBERSTADT & SAKO (1967) fanden bei den Überlebenden mehr Anhaltspunkte für Angstverleugnung, bei den Nicht-Über-
lebenden dagegen mehr Zeichen von Agitiertheit, Rückzug, aber auch
körperlicher Hinfälligkeit. HENRICHS et al. (1971) zeigten gewisse
Geschlechtsunterschiede: In Persönlichkeitstests manifestierten Männer, welche die Operation *nicht* überlebten, mehr Empfindlichkeit gegenüber Angst und stärkere Verletzlichkeit bei Streß sowie geringere
Möglichkeiten, mit dieser Spannung umzugehen. Weibliche Patienten,
die *nicht* überlebten, hatten mehr körperliche Beschwerden. Sie waren
häufiger als die Überlebenden emotional überkontrolliert und ver-
leugneten emotionale Probleme oder Not.

Am eindrucksvollsten sind jedoch die Ergebnisse einer Verlaufsstudie
von RABINER & WILLNER (1978): Untersucht wurde die Mortalitätsrate
5 Jahre nach der Operation. - Es wurde ein statistisch signifikanter
Zusammenhang zwischen präoperativen psychiatrischen Symptomen (Depressionen und/oder psycho-organische Symptome) und Überleben nach
5 Jahren ($r=.27$, $p < .05$) gefunden. - Ein besserer - und einfacher
zu erhebender - Prädiktor der Überlebenschance nach 5 Jahren war jedoch die Leistung in einem Wort-Analogie-Test (CLAT = Conceptual
Level Analogy-Test; WILLNER 1971): Extrem schlechte präoperative
Leistungen in diesem Test (entsprechend den Leistungen, wie sie bei
weniger als 1 % der Eichstichprobe typisch waren) standen in Beziehung

zum Nicht-Überleben während der ersten 5 Jahre nach der Operation
(r=.36, p < .005), 9 von 83 (> 10 %) aller Patienten mit dieser niedrigen Leistung im Wort-Analogie-Test starben im Verlauf der 5 Jahre
nach der Operation.

7. Psychologische Probleme der Rehabilitation

Die Fortschritte der Herzchirurgie lassen in zunehmenden Maße recht
gute Wiederherstellung der kardiologischen Funktionstüchtigkeit erwarten, auch wenn die Chancen dafür z.T. durch lange Wartezeiten auf
die Operation in den meisten europäischen Herzzentren reduziert ist,
weil die Ausgangslage des Patienten sich verschlechtert hat. - Erwartet wird in der Regel, daß die überwiegende Mehrzahl der Herzoperierten nach der Operation soweit rehabilitiert werden kann, daß sie im
angemessenen Zeitraum nach der Operation ihre berufliche, familiäre
und übrige soziale Tätigkeit wieder aufnehmen kann. Eine Reihe von
Untersuchungen belegen jedoch, daß die psychosoziale Lage vieler
Herzoperierter ganz anders, eher negativ aussieht. Unklar ist bisher
allerdings, welche langfristige Bedeutung für den Rehabilitations-
verlauf die frühpostoperativen psychischen Störungen überhaupt haben,
außer, daß langfristig eine erhöhte Mortalitätsrate nachgewiesen
wurde (vgl. 6).

HENRICHS et al. (1971) fanden bei männlichen Patienten bis 6 Monate
postoperativ fortdauernde Depressionen, Angst und körperliche Beschwerden. FRANK et al. (1972) stellten fest, daß bei einer relativ
großen Gruppe aus 800 befragten Patienten der Langzeiterfolg der
Rehabilitation durch psychische Probleme gestört ist. HELLER et al.
(1974) registrierten 1 Jahr nach der Operation, daß sich bei über
90 % der Patienten der körperliche Zustand gebessert, die psychosoziale Situation jedoch verschlechtert hatte. Bei 1/3 der Patienten
bestanden psychologische Beeinträchtigungen wie Angst, Depression,
geringes Selbstvertrauen, passive Abhängigkeit, paranoide und Rückzugstendenzen. SPEIDEL et al. (1975) fanden, daß Herzoperierte trotz

durchschnittlich besserer körperlicher Verfassung schlechter sozial
rehabilitiert waren (u.a. Weiterführung der beruflichen Tätigkeit) als
Hämodialyse-Patienten. Diese waren zwar in einem schlechteren körperlichen Zustand, wurden aber fortlaufend medizinisch betreut, während
es eine vergleichbare - auch weniger intensive - Weiterbetreuung von
Herzoperierten nicht gibt. Auch in neueren Untersuchungen - bei fort-
geschrittenem Standard der Herzchirurgie - hat sich das eher pessi-
mistische psychosoziale Bild nicht sehr verändert. LÜTZENKIRCHEN et
al. (1980) untersuchten ca. 30 Monate nach der Operation 55 Patienten.
Bei 40 % der Patienten ließ sich eine allgemeine depressive, bei 20 %
eine wechselhafte, zwischen Hoffnung und Resignation schwankende,
dysphorische Stimmung, besonders im Zusammenhang mit Arbeitsproblemen
nachweisen. Besonders die Männer waren prä- und postoperativ zweifelnd
und zurückgezogen, während die Frauen eher ihre tägliche Arbeit aktiv
wieder aufnahmen. Mehr als die Hälfte der Männer hatte angesichts der
Zukunft eine resignative Haltung. Zu diesem Bild korrespondiert die
Tatsache, daß 2 1/2 Jahre nach der Operation nur die Hälfte der Patienten noch arbeiteten. Bei den Männern waren 34 % in ihrem früheren Beruf, 14 % umgeschult, 14 % krankgeschrieben und 38 % zu Rentnern bzw. Pensionären geworden, bei den Frauen gingen dagegen 85 %
ihrer früheren Tätigkeit wieder nach (auch als Hausfrau). Dabei war
das Durchschnittsalter der Patienten 40.5 Jahre!

DAVIES-OSTERKAMP et al. (1981) stellten 1 Jahr nach der Operation bei
16 von 19 berenteten Patienten beträchtliche Unzufriedenheit mit
diesem neuen sozialen Status fest, nur 3 Patienten schätzten die Berentung positiv ein. Auch waren die berenteten Patienten mit ihrem
gesundheitlichen Status weniger zufrieden, als die Patienten, die
wieder berufstätig oder präoperativ berentet waren. Dabei schätzten
die nunmehr berenteten Patienten ihre berufliche Zufriedenheit *präoperativ* nicht geringer ein als die Berufstätigen.

MÜHLEN et al. (1981) überprüften, wie weit sich aus präoperativen
psychologischen Variablen der langfristige postoperative Verlauf vorhersagen ließ. Sie fanden, daß Patienten, die sich präoperativ emotional zurückgezogen verhielten, 1 Jahr nach der Operation von dieser
eher enttäuscht waren. Patienten mit einer depressiven-gehemmten Hal-

tung vor der Operation sprachen 1 Jahr danach weniger über ihre Krankheit, versuchten diese herunterzuspielen und schätzten sich selbst als ausgeglichener, weniger depressiv als vor der Operation ein. Patienten, die der Operation vorher eher als einem rein technischen Ereignis gegenüberstanden, beschrieben sich 1 Jahr später als depressiver, ruheloser und emotional labiler, sie fühlten sich wenig unterstützt durch die behandelnden Ärzte und ihre Familie.

Der Rehabiliationsgrad eines herzoperierten Patienten wird heute noch vorwiegend aufgrund seines körperlichen Zustandes, insbesondere seines kardiologischen Leistungsstatus beurteilt. Vernachlässigt wird allzu oft noch das Befinden des Patienten, inwieweit er sich selbst nach der Operation "wieder hergestellt" fühlt. Zwar mag dieses aufgrund des Kontaktes zwischen Arzt und Patient implizit in den Bewertungsprozeß miteingehen, explizit wird das Befinden kaum als Rehabilitationskriterium herangezogen.

DAHME et al. (1978) untersuchten bei Herzoperierten und ihren Partnern 6-32 Monate nach der Operation, wie sehr der Patient subjektiv rehabilitiert, und wie gut er es nach Ansicht seines Partners war. Dazu wurde ein indirektes Maß herangezogen und zwar der Prozentsatz der Erwartungen, die in Folge der Herzoperation erfüllt wurden in den Bereichen: körperlicher Zustand, Selbstbild, Beziehung zu Partner, Familie, Verwandte, Freunde, Beruf, Freizeit. Die Ergebniss waren folgendermaßen:

- Der subjektive Rehabilitationsgrad bemißt sich nicht nur nach den erfüllten Erwartungen im Beruf, sondern auch im privaten sozialen Leben. Dies gilt für Patient und seinen Partner.

- In der relativen Bedeutung der oben genannten Bereiche gibt es Unterschiede zwischen den Herzvitien: Patienten mit Herzklappenersatz und Shuntvitien haben viele Erwartungen an ihre berufliche Zukunft (verglichen mit ihren eigenen Partnern und den Infarktpatienten), Infarktpatienten haben wenig Erwartungen, durch die Herzoperation ihren körperlichen Status zu verbessern (verglichen mit der Erwartung ihrer Partner und der obigen Patienten).

- Unter einer Vielzahl von Prädiktorvariablen (medizinische,
soziologische Daten, Angaben zur Familiensituation, Persönlichkeitsvariablen, Bewältigungsmechanismen und Kenntnis
über Risikofaktoren) bekamen in Diskriminanzanalysen zwei
psychologische Variablen das relativ größte Gewicht in Bezug auf den subjektiven Rehabilitationsgrad. Dieser ist besonders dann günstig, wenn die präoperative Erwartung groß
war, postoperativ die berufliche Tätigkeit wieder aufnehmen
zu können und je niedriger die Leistungsmotivation des Partners ist. Nicht primär bedeutsam für den subjektiven Rehabilitationsgrad waren Art des Herzvitiums und dessen chirurgische Therapie, Leistungsmotivation, soziologische Daten
oder das ärztliche Urteil über die körperliche Wiederherstellung etc.

Aus den hier genannten Untersuchungen soll nun keineswegs der Schluß
gezogen werden, daß medizinische Daten für die Beurteilung des Reha-
bilitationserfolges wertlos seien und diese nur auf psychologische
Daten gestützt werden sollten. Die Untersuchungen belegen aber deutlich: (1) Psychosoziale Daten sollten bei der Erfolgsbeurteilung von
Herzoperationen stärker berücksichtigt werden. (2) Es ist wohl sinnvoll, in Rehabilitationsprogrammen den Patienten zur Wiederaufnahme
der gewohnten beruflichen Tätigkeit zu befähigen, darüber hinaus in
derartigen Programmen die psychosoziale Lage des Patienten nach der
Operation generell zu berücksichtigen und psychotherapeutische Elemente wie Selbstbehauptung, Überwindung von Depression und Resignation einzubeziehen, eventuell mit kotherapeutischer Unterstützung
durch den Partner.

8. Schlußbemerkung

Aus den hier zusammengetragenen und berichteten Untersuchungen geht
hervor, daß es sich bei den psychischen Störungen nach Herzoperationen keineswegs um einfach zu beschreibende und erklärbare Phänomene
handelt. Die "Ursachenforschung" erbrachte bisher trotz intensiven
Bemühens dann keinen bedeutsamen Fortschritt, wenn man sich von ihr
die Identifikation eines oder weniger "Hauptverursacher" verspricht,
woraus dann alle anderen Zusammenhänge als Begleiterscheinungen, Folgen oder Verstärker der Symptomatik ableitbar wären. Die psychischen
Störungen nach Herzoperationen bleiben nach wie vor "überdeterminiert".
Ob das Knäuel möglicher Ursachen, Begleiterscheinungen, Folgen oder
Verstärker weiter entwirrt werden kann, muß die weitere Forschung
erweisen.

LITERATUR

ÅBERG T, KIHLGREN M (1974) Effect of open heart surgery on intellectual function. Scand J Thorac Cardiovasc Surg (Suppl) 15: 1-63

AMDP-Manual (1979) (ohne Angabe des Autors). Springer, Berlin, Heidelberg, New York

ANGST J, BATTEGAY R, BENTE D, BERNER P, BROEREN W, CORNU F, DICK P,
ENGELMEIER MP, HEIMANN H, HEINRICH K, HELMCHEN H, HIPPIUS H,
PÖLDINGER W, SCHMIDLIN P, SCHMITT W, WEIS P (1969) Das Dokumen-
tations-System der Arbeitsgemeinschaft für Methodik und Doku-
mentation in der Psychiatrie (AMP). Arzneimittelforschung 19:
399-405

BECKER R, KATZ J, POLONIUS MJ, SPEIDEL H (Hg) (1981) (im Druck)
Second international symposium on psychopathological and neuro-
logical dysfunctions following open heart surgery. Springer,
Berlin, Heidelberg, New York

BLACHLY PH, STARR A (1964) Post-cardiotomy delirium. Amer J Psychiat
121: 371-375

BORTZ J (1977) Lehrbuch der Statistik für Sozialwissenschaftler.
Springer, Berlin, Heidelberg, New York

BURZIG G (1979) Testpsychologische und psychopathologische Untersuchungen an Herzfehlerkranken zur Frage einer hirnorganischen
Beteiligung. Nervenarzt 50: 631-637

CASTON JC (1980) Inside the heart of darkness: A journey through
cardiotomy. In: SPEIDEL H, RODEWALD G (eds) Psychic and neurological dysfunctions after open-heart surgery, INA Bd 19.
Thieme, Stuttgart, pp 19-37

DAHME B (1980) Methodische Probleme der Ursachenforschung psychischer Störungen nach Herzoperationen. Manuskript

DAHME B, ACHILLES I, FLEMMING B, GÖTZE P, HAAG A, HUSE-KLEINSTOLL G,
MEFFERT HJ, POLONIUS MJ, RODEWALD G, SPEIDEL H (1977a) Die
psychische Bewältigung von Herzoperationen und Intensivpflege.
Med Psychol 3: 129-136

DAHME B, ACHILLES I, FLEMMING B, GÖTZE P, MEFFERT HJ, HUSE-KLEIN-
STOLL G, POLONIUS MH, RODEWALD G, SPEIDEL H (1977b) Klassifikation psychopathologischer Auffälligkeiten nach Herzoperationen. Thoraxchirurgie 25: 345-349

DAHME G, DAHME B, KORNEMANN J, VOLLERS A, HUSE-KLEINSTOLL G (1980)
Fulfilment of patient's expectations concerning outcome of
open-heart surgery. In: SPEIDEL H, RODEWALD G (eds) Psychic
and neurological dysfunctions after open-heart surgery. INA
Bd 19. Thieme, Stuttgart, pp 228-237

DAHME B, GÖTZE P (1980) Objective classification of psychopathological symptoms after open-heart surgery. In: SPEIDEL H, RODEWALD
G (eds) Psychic and neurological dysfunctions after open-heart
surgery. INA Bd 19. Thieme, Stuttgart, pp 41-48

DAHME B, GÖTZE P, WESSEL M (1981) (im Druck) An AMPD brief psychiatric
rating scale for assessment of psychopathological disorders after
open heart surgery. In: BECKER R, KATZ J, POLONIUS MJ, SPEIDEL
H (eds) Second International Symposium on Psychopathological
and Neurological Dysfunctions following Open Heart Surgery.
Springer, Berlin Heidelberg New York

DAVIES-OSTERKAMP S, MÖHLEN K, LADEMANN HR, SCHELD HH (1980) Postoperative reactions in open-heart surgery patients. In: SPEIDEL
H, RODEWALD G (eds) Psychic and neurological dysfunctions
after open-heart surgery. INA Bd 19. Thieme, Stuttgart, pp 162-168

DAVIES-OSTERKAMP S, SIEFEN G, MÖHLEN K, MÜLLER HG, SCHLEPPER M (1981)
(im Druck) Psychosocial situation of the open-heart surgery pa-
tients one year after operation. In: BECKER R, KATZ J, POLONIUS
MJ, SPEIDEL H (eds) Second International Symposium on Psycho-
Pathological and Neurological Dysfunctions Following Open-Heart
Surgery. Springer, Berlin Heidelberg New York

ECKES Th, ROSSBACH H (1980) Clusteranalysen. Kohlhammer, Stuttgart

EGERTON N, KAY JH (1964) Psychological disturbances associated
with open-heart surgery. Brit J Psychiat 110: 433-439

FLEMMING B (1977) Angst und Angstabwehr bei starker psychischer
Belastung vor Herzoperationen. Unveröffentl. Dissertation Hamburg

FLEMMING B, GÖTZE P, HUSE-KLEINSTOLL G, KALMAR P, MEFFERT HJ,
SPEIDEL H (1976) Einige psychologische Auffälligkeiten nach
Herzoperationen. Vortrag, XXVth International Congress of the
European Society of Cardiovascular Surgery. Belgrad

FLEMMING B, MEFFERT HJ (1980) The role of personality traits for
   psychic disturbances after open-heart surgery. In: SPEIDEL H,
   RODEWALD G (eds) Psychic and neurological dysfunctions after
   open-heart surgery. INA Bd 19. Thieme, Stuttgart, pp 169-181

FOX HM, RIZZO ND, GIFFORD S (1954) Psychological observations of
   patients undergoing mitral surgery. Amer Heart J 48: 645-670

FRANK KA, HELLER SS, KORNFELD DS, MALM JR (1972) Long-term effects
   of open-heart surgery on intellectual functioning. Thorac
   Cardiovasc Surg 64: 811-815

FREYHAN FA, GIANELLY S, O'CONNELL RA, MAYO JA (1971) Psychiatric
   complications following open-heart surgery. Compr Psychiat
   12: 181-195

GILBERSTADT HJ, SAKO J (1967) Intellectual and personality changes
   following open-heart surgery. Arch Gen Psychiat 16: 210-214

GÖTZE P (1980) Psychopathologie der Herzoperierten. Psychische und
   neurologische Störungen vor und nach Herzoperationen. Ferdinand
   Enke Verlag, Stuttgart

HELLER SS, FRANK KA, KORNFELD DS, MALM JR, BOWMAN FO jr (1974)
   Psychological outcome following open-heart surgery. Arch Intern
   Med 134: 908-914

HENRICHS TF, MACKENZIE JW, ALMOND CH (1971) Psychological adjustment
   and psychiatric complications following open-heart surgery.
   J Nerv Ment Dis 152,5: 332-344

HUSE-KLEINSTOLL G, DAHME B, FLEMMING B, GÖTZE P, MEFFERT HJ (1979)
   Open-Heart Surgery: Somatic Predictors of Postoperative Psycho-
   pathology. Thorac Cardiovasc Surg 27: 271-274

HUSE-KLEINSTOLL G (1980) Pre-operative somatic factors predisposing
   to psychic dysfunctions following open-heart surgery. In:
   SPEIDEL H, RODEWALD G (eds) Psychic and neurological dysfunctions
   after open-heart surgery. INA Bd 19. Thieme, Stuttgart, pp 117-
   130

HUSE-KLEINSTOLL G (1981) (im Druck) Early psychic disturbances
   after open heart surgery and their relationship to the postoperative clinical course. In: BECKER R, KATZ J, POLONIUS
   MJ, SPEIDEL H (eds) Second International Symposium on Psychopathological and Neurological Dysfunctions following Open
   Heart Surgery. Springer, Berlin Heidelberg New York

JUOLASMAA A, OUTAKOSKI J, HIRVENOJA R, TIENARI P, SOTANIEMI K,
   TAKKUNEN J (1980) The effect of open heart-surgery on
   intellectual performance. Vortrag 1st International Symposium
   on brain-heart relationship. Jerusalem

KENNEDY JA, BAKST H (1966) The influence of emotions on the outcome of cardiac surgery: a predictive Study. Bull NY Acad
   Med 42: 811-845

KERLINGER FN (1964) Foundations of behavioral research.
   Holt, Rinehart & Winston, London

KIMBALL CP (1969) Psychological responses to the experience of
open heart surgery: I. Amer J Psychiat 126, 3: 96-107

KIMBALL CP (1976) The experience of cardiac surgery and cardiac
transplant. In: HOWELLS JG (ed) Modern perspective in the
psychiatric aspects of surgery. Brunner & Mazel, New York,
pp 243-266

KIMBALL CP (1980) The experience of open-heart surgery. IV Research
and consultation-liaison psychiatry. In: SPEIDEL H, RODEWALD
G (eds) Psychic and neurological dysfunction after open-
heart surgery. INA Bd 19. Thieme, Stuttgart, pp 215-228

KLEIN RF, KLINER VA, ZIPES DP, TROYER WG, WALLACE AG (1968) Transfer
from a coronary care unit. Arch Intern Med 122: 104-108

KORNFELD DS et al. (1965) Psychiatric complications of open-heart
surgery. New Engl J Med 273: 287

KORNFELD RS, HELLER SS, FRANK KA, MOSKOWITZ R (1974) Personality
and psychological factors in postcardiotomy delirium. Arch
Gen Psychiat 31: 249-253

LIPOWSKI ZJ (1967) Delirium, clouding of consciousness and
confusion. J Nerv Ment Dis 145: 227-255

LÜTZENKIRCHEN J, LAMPRECHT K, WALTER J, DIETZ A (1980) The sociome-
dical situation and personality after heart surgery. In:
SPEIDEL H, RODEWALD G (eds) Psychic and neurological dysfunctions after open-heart surgery. INA Bd 19. Thieme, Stuttgart, pp 188-192

MARIEN R (1978) Cerebrale Vorschädigung und die psychopathologischen
Erscheinungen in den ersten Tagen nach Herzoperationen. Unveröffentl. Dissertation. Hamburg

McKEGNEY FP (1966) The intensive care syndrome. The definition,
Treatment and prevention of a new "Disease of medical progress"
Connecticut Med 30: 633-636

MEFFERT HJ, FLEMMING B (1980) Psychic and psychosocial Stress before
open-heart operations and their relationships with postoperative
psychic disturbances. In: SPEIDEL H, RODEWALD G (eds) Psychic
and neurological dysfunctions after open-heart surgery. INA
Bd 19. Thieme, Stuttgart, pp 181-188

MÜHLEN K, DAVIES-OSTERKAMP S, MÜLLER HG, SCHELD HH, SIEFEN G (1981)
(im Druck) Relationship between preoperative coping styles,
immediate postoperative reactions and some aspects of the
psychosocial situation of open-heart surgery patients one
year after the operation. In: BECKER R, KATZ J, POLONIUS MJ,
SPEIDEL H (eds) Second International Symposium on Psychopathological and Neurological Dysfunctions Following Open-Heart
Surgery. Springer, Berlin Heidelberg New York

MORSE RM (1976) Psychiatry and surgical delirium. In: HOWELLS JG
(ed) Modern perspectives in the psychiatric aspects of
surgery. Brunner & Mazel, New York, pp 615-636

MÖLLER Ch (1967) Alterspsychiatrie. Thieme, Stuttgart

POLONIUS MJ (1977) Der normale postoperative Krankheitsverlauf nach chirurgischen Eingriffen mit Hilfe der Herz-Lungen-Maschine (dargestellt am Kunstklappenersatz bei Mitralstenose) Habilitationsschrift, Hamburg

POLONIUS MJ, BLEESE N, POKAR H, PÜSCHEL R, RODEWALD G, WEBER K (1980) Influence of postoperative psychosis after heart operations with the help of the heart-lung mashine on postoperative hemodynamics and metabolism. In: SPEIDEL H, RODEWALD G (eds) Psychic and neurological dysfunctions after open-heart surgery. INA Bd 19. Thieme, Stuttgart, pp 135-137

PRÜSSMANN K (1981) Vergleich hirnorganischer Tests mit psychiatrischen Befunden vor und nach Herzklappenoperationen. Unveröffentl. Diplomarbeit, Hamburg

QUINLAN DM, KIMBALL CP, OSBORNE F (1974) The experience of open heart surgery. IV. Assessment of disorientation and dysphoria following cardiac surgery. Arch Gen Psychiat 31, 2: 241-244

RABINER CJ, WILLNER AE, FISMAN J (1975) Psychiatric complications following coronary bypass surgery. J Nerv Ment Dis 160,5: 342-348

RABINER CJ, WILLNER AE (1980) Differental psychopathological and organic mental disorder at follow-up, five years after coronary bypass and cardiac valvular surgery. In: SPEIDEL H, RODEWALD G (eds) Psychic and neurological dysfunctions after open-heart surgery. INA Bd 19. Thieme, Stuttgart, pp 237-249

RODEWALD G (1980) Introduction to the subject. In: SPEIDEL H, RODEWALD G (eds) Psychic and neurological dysfunctions after open-heart surgery. INA Bd 19. Thieme, Stuttgart, pp 1-3

SPÄTH H (1975) Cluster-Analyse-Algorithmen. Oldenberg, München

SPEIDEL H, v. KEREKJARTO M, KNAUF B, PROBST P (1975) Psychische und psychosoziale Probleme bei Prothesenträgern; ein Vergleich zwischen Patienten mit Hüftendoprothesen, künstlichen Herzklappen und unter chronischer Klinischer Hämodialyse. Med Psychol 29: 127-158

SPEIDEL H, DAHME B, FLEMMING B, GÖTZE P, HUSE-KLEINSTOLL G, MEFFERT HJ, RODEWALD G, SPEHR W (1978) Psychosomatische Probleme in der Herzchirurgie. Therapiewoche 28: 8191-8210

SPEIDEL H, RODEWALD G (eds) (1980) Psychic and neurological dysfunctions after open-heart surgery. INA Bd 19. Thieme, Stuttgart

WILLNER AE (1971) Conceptual Level Analogy Test

ZAKS MS (1959) Disturbances in psychologic function and neuropsychiatric complications in heart surgery. Cardiology 3: 162-171

9. Der Umgang mit der Angst am Beispiel der Herzkatheteruntersuchung

Annemarie Salm

1. Einleitung

Wenn es um psychologische Aspekte belastender medizinischer Maßnahmen
geht, stehen im Hinblick auf den Patienten drei Fragen im Vordergrund:
(1) In welcher Weise reagieren Patienten auf die jeweilige Maßnahme,
wie verarbeiten sie die Belastung, welche Merkmale und Prozesse sind
von Bedeutung, welche Unterschiede gibt es zwischen Patientengruppen?
(2) Welche Formen des Umgangs mit der Belastungssituation sind effektiv? Dabei läßt sich Effektivität in verschiedener Weise auffassen:
auf der psychologischen Ebene kann das Kriterium z.B. die emotionale
Verfassung des Patienten sein, auf der medizinischen Ebene der gute
Verlauf einer Maßnahme, die Abwesenheit von Komplikationen, schnelle
Genesung. (3) Wie kann man Patienten optimal auf eine belastende Maßnahme vorbereiten? Hier stellt sich neben der Frage nach der Wirksamkeit verschiedener Vorbereitungsmethoden zunächst einmal das Problem,
ob besondere Vorbereitungen für alle notwendig und nützlich sind oder
nur bei bestimmten Gruppen von Patienten.

Diese drei Fragen bauen aufeinander auf. Nun gibt es zur ersten Frage zwar eine Reihe theoretischer Vorstellungen, jedoch wenig empirische Ergebnisse aus realen Belastungssituationen. In den meisten Arbeiten wird - entsprechend der zweiten Fragestellung - der Einfluß
psychologischer Merkmale auf Effektivitätskriterien untersucht (vgl.
hierzu die Kapitel von DAVIES-OSTERKAMP für Operationen und von DONY

für Narkoseverlauf in diesem Buch) bzw. - entsprechend der dritten
Frage - die Wirkung von Vorbereitungsmaßnahmen erprobt (vgl. das Kapitel von SCHMIDT zu Maßnahmen bei Bewußtsein in diesem Buch).

In diesem Abschnitt sollen einige theoretische Konzepte dazu, wie
Menschen Belastungssituationen bewältigen, dargestellt werden und Ergebnisse einer eigenen Untersuchung berichtet werden, in der auf empirischer Grundlage Patienten danach klassifiziert und beschrieben wurden, wie sie mit der Situation vor einem schweren diagnostischen Eingriff, der Herzkatheteruntersuchung, fertig werden.

Ein Eingriff in den eigenen Körper wird, auch wenn es sich um eine
medizinische Maßnahme handelt, als unmittelbare physische Bedrohung
erlebt und mit Angst besetzt. Angst und Angstbewältigung werden daher
vor schwereren medizinischen Eingriffen im Zentrum des psychischen
Geschehens stehen.

Während noch relativ klar ist, was man unter Angst zu verstehen hat
- KROHNE (1975) formuliert Angst ganz allgemein "als hochgradig unangenehm erlebte(n) Erregungszustand angesichts der Wahrnehmung bestimmter Gefahrenmomente" - sind die Begriffe Angstbewältigung, Angstverarbeitung, Abwehr u.a. eher unscharf und werden von verschiedenen
Autoren unterschiedlich benutzt.

Die Begriffe Angstreduktion und Angstkontrolle werden vor allem in
Konzepten verwendet, die der Verhaltenstheorie nahe stehen, während
in kognitiven Emotionstheorien von Angstbewältigung und Angstverarbeitung gesprochen wird. Angstbewältigung und Angstverarbeitung sind
gebräuchliche Übersetzungen für den englischen Begriff des Coping,
der aber in seiner ursprünglichen Bedeutung weiter gefaßt ist, da er
nicht nur die Bewältigung von Angst, sondern auch von anderen Emotionen sowie auch Situationen umfaßt (vgl. LAZARUS et al. 1974). Coping
wird von einigen Autoren als Oberbegriff für verschiedene Vorgänge betrachtet, wie z.B. von LAZARUS; dann ist Angstabwehr eine besondere
Form des Coping. Der aus der Psychoanalyse stammende Begriff der
Angstabwehr wird meist für realitätsverzerrende, unangepaßte bis
pathologische Formen des Umgangs mit Angst gebraucht. Angstabwehr
wird von manchen Autoren dem Coping gegenübergestellt (z.B. HAAN 1977);

unter Coping werden dann nur realitätsgerechte Vorgänge verstanden.
In gleicher Weise unterscheidet KROHNE (1975) zwischen Angstabwehr
und Angstbewältigung und betrachtet Angstverarbeitung als Oberbegriff.
Wenn betont werden soll, daß es um Angstverarbeitung als Prozeß geht
bzw. daß nicht nur die Angst, sondern auch die Situation zu bewältigen
ist, wird hier der Begriff Bewältigungsprozesse gebraucht.

Während alle bisher genannten Begriffe Prozesse umfassen, sind mit Be-
wältigungs- oder Abwehr*stilen* Persönlichkeitsmerkmale gemeint, also
relativ überdauernde und situationsunspezifische Tendenzen, Bedrohungen in bestimmter Weise abzuwehren oder zu bewältigen.

Vorstellungen darüber, wie Bedrohungen oder Belastungen verarbeitet
werden, stammen hauptsächlich aus der Psychoanalyse mit den von ihr
beschriebenen Abwehrmechanismen (A. FREUD 1936) und aus den kognitiven Emotionstheorien, die der psychologischen Stressforschung zugeordnet werden können. Bei der Beschreibung von Bewältigungsprozessen
fließen auch in diese Ansätze psychoanalytische Begriffe - wenn auch
nicht immer explizit - ein.

2. Einige theoretische Modelle zur Angstbewältigung

In diesem Abschnitt werden beispielhaft einige psychologische Modelle
dargestellt, in denen Konzepte der Angstbewältigung, Angstabwehr oder
Angstkontrolle - je nach Terminologie des Autors - eine wesentliche
Rolle spielen. Diese sind entweder Emotions- oder Angsttheorien
(EPSTEIN, JANIS, LAZARUS) oder Ansätze aus der Persönlichkeitsfor-
schung (BYRNE, HAAN), denen bei allen Unterschieden in der Terminologie gemeinsam ist, daß kognitive Prozesse als integraler Bestandteil emotionalen Geschehens betrachtet werden.

2.1 Angsthemmung und Angstkontrolle

EPSTEIN (1967, 1972) betrachtet Angsthemmung als den Mechanismus, durch den die Aktivierung in einer Gefahrensituation in erträglichen Grenzen gehalten wird.

Der Mechanismus der Hemmung wird von EPSTEIN nicht als einfaches Vermeiden von angsterregenden Wahrnehmungsinhalten verstanden, sondern als aktiver Prozeß, "der die Wahrnehmungshypothesen lenkt und die Reaktionstendenzen verschiebt, so daß sowohl Wahrnehmungen wie Reaktionssequenzen einen anderen Verlauf nehmen" (EPSTEIN 1967 in BIRBAUMER 1977, S. 216). In den Abwehrmechanismen, die der Angstkontrolle dienen, ist Hemmung als Teilaspekt enthalten. EPSTEIN unterscheidet zwei Prozesse bei der Angstabwehr, die aber als einheitlicher Vorgang erfahren werden:

1. Die Hemmung von Reaktionstendenzen, die zwar realitätsangepaßt, aber angstauslösend sind, und

2. Die Entstehung von Reaktionen, die zwar weniger realitätsangepaßt sind, aber auch weniger angsterregend wirken.

Hemmung ist an jedem Punkt des Prozesses möglich und tritt auch ohne den zweiten Teil, die Ersatzreaktionen, auf, indem z.B. der Fortgang angsterregender Gedanken einfach gestoppt wird.

Auf komplexerer kognitiver Ebene beobachtete EPSTEIN eine Reihe von Abwehrreaktionen:

1. selektive Wahrnehmung, z.B. bei Fallschirmspringern Einhaltung einer bestimmten Blickrichtung, um angstauslösende Höhenreize zu vermeiden; und einseitige Hypothesenbildung, d.h. Überbetonung der positiven Seite der ambivalenten Situation,

2. Hemmung angstauslösender Reaktionen, z.B. Abbruch von Wahrnehmungssequenzen, "wegsehen";

3. Verleugnung, d.h. die angsterregende Eigenschaft der Situation wird negiert;

4. Reizverschiebung; in der Ersatzreaktion wird die Angst auf
   andere als die ursprünglichen Objekte bezogen;

5. Triebverschiebung; die Aktivierung wird nicht als Angst, sondern z.B. als Ärger wahrgenommen.

Bestandteil des Aufbaus von Hemmungen ist die Errichtung von Erwartungen. Erwartung ist eine Funktion der Häufigkeit der Konfrontation mit
der Gefahrensituation und spielt eine Rolle beim Erwerb situations-
angepaßter Formen der Angstkontrolle.

EPSTEIN (1972) bezeichnet die Erwartung als ein "Zweischneidiges
Schwert". Erwartung einer Gefahr bedeutet, die Aufmerksamkeit auf sie
zu richten, und sich dadurch mehr den angstauslösenden Stimuli auszu-
setzen; gleichzeitig ist damit aber auch die Chance verbunden, nicht
von der Angst überrascht und überwältigt zu werden, indem Hemmungs-
prozesse in Gang gesetzt werden. In EPSTEINs Konzept wird dieser Sachverhalt so formuliert: Mit zunehmender Erfahrung mit der angsterregenden Situation erhöht sich der Angstgradient und gleichzeitig erfolgt ein steilerer Anstieg des Hemmungsgradienten. Warnsignale werden früher wahrgenommen, dadurch können effektivere Formen der Angstkontrolle aktiviert werden.

Das heißt aber auch, daß Angstkontrollsysteme *situationsspezifisch*
erworben werden, und daß bei andersartigen und neuen Situationen der
Prozeß von vorne beginnen muß. In noch unbekannten Situationen - z.B.
bei Fallschirmspringern vor dem ersten Sprung, wie in EPSTEINs Beobachtungen - werden drastische Abwehrmaßnahmen nach dem Alles- oder
Nichts-Prinzip bevorzugt: Totale Verleugnung der Angst, Wahrnehmungsverzerrungen, verspätete Wahrnehmung von Warnsignalen. Das kann dazu
führen, daß die Angstkontrolle kurz vor dem gefürchteten Ereignis,
wenn die Angst am stärksten angestiegen ist, völlig zusammenbricht;
oder daß die Kontrolle so überzogen wird, daß durch die Mißachtung
von Warnsignalen unnötige Risiken eingegangen werden.

Bei zunehmender Erfahrung mit der gleichen Situation erfolgt die Angstkontrolle automatischer und effizienter. Indem Warnsignale früh wahrgenommen werden, wenn die Angst sich noch auf niedrigem Niveau bewegt, können weniger drastische Abwehrformen eingesetzt werden: zum Beispiel Konzentration auf die Aufgabe, Reaktionen, die mit Angst unvereinbar sind, und Hemmung von angsterregenden Vorstellungen.

Eine Reihe von Annahmen dieser Theorie wurden in Untersuchungen von Fallschirmspringern entwickelt und bestätigt (FENZ 1964, FENZ & EPSTEIN 1962, 1967).

Das Verhalten von Fallschirmspringern vor dem Sprung weist durchaus Gemeinsamkeiten mit den Reaktionen von Patienten vor einer angstauslösenden medizinischen Maßnahme auf. So lassen sich die beschriebenen Abwehrreaktionen ohne weiteres übertragen; auch drastische Abwehrmaßnahmen nach dem Alles- oder Nichts-Prinzip lassen sich beobachten. Von Bedeutung scheint uns insbesondere das Konzept des situationsspezifischen Aufbaus eines Angstkontrollsystems: Demnach müßten Patienten mit Vorerfahrungen mit einem bestimmten Eingriff besser mit ihrer Situation zurechtkommen, während unerfahrene Patienten eher ineffektive Abwehrreaktionen zeigen würden.

2.2 Das Konzept des "work of worrying"

Das Konzept des "work of worrying" wurde von JANIS (1958) auf der Grundlage psychoanalytischer Vorstellungen entwickelt. Er untersuchte u.a. Patienten vor und nach Operationen, um Bedingungen für die positive, adaptative Verarbeitung einer Streßsituation herauszufinden. Er kam zu dem Ergebnis, daß ein mittleres präoperatives Angstniveau Voraussetzung für eine gute emotionale Anpassung nach der Operation ist, während Patienten mit niedriger und hoher präoperativer Angst postoperativ mit emotionalen Störungen reagierten.

Große Angst vor der Operation wurde mit einem Gefühl extremer Verletzbarkeit in Verbindung gebracht, das mit neurotischen Störungen zusammenhängt, während sehr geringe Angst vor der Operation mit dem

Gefühl fast völliger Unverletzlichkeit begründet wurde, das auf mangelnden Erfahrungen bzw. Informationen über die Unannehmlichkeiten der Operation beruht. Realistische Informationen über die Operation und als Folge davon ein mittleres, angemessenes Angstniveau sind die Voraussetzung dafür, daß der Prozeß des "work of worrying" in Gang gesetzt wird. "Work of worrying" kann notdürftig mit "Befürchtungsarbeit" übersetzt werden. JANIS vergleicht "work of worrying" einerseits mit der Trauerarbeit, die zur Verarbeitung eines Verlustes geleistet werden muß, andererseits mit der Bildung von Antikörpern durch Impfung. Durch diese Form der inneren Vorbereitung auf die Operation werden Kräfte im Organismus mobilisiert, die den Stress besser überstehen helfen.

Bleibt die Befürchtungsarbeit aus, wird die drohende Gefahr nicht innerlich durchgespielt, so tritt dann, wenn sich die Gefahr realisiert, ein Gefühl von Hilflosigkeit, besonderer Verwundbarkeit und Enttäuschung über die schützenden Autoritäten (Ärzte) auf, das in intensiver Furcht und Wut ausgedrückt wird. Diese Abfolge läßt sich bei klinisch unauffälligen Patienten verhindern, indem durch realistische Informationen milde Angst induziert und so der Prozeß des "work of worrying" eingeleitet wird. Wie dieser Prozeß allerdings im einzelnen aussieht, welche Verarbeitungsmechanismen zur Geltung kommen können, wird in diesem Ansatz nicht weiter aufgeschlüsselt. Zudem konnte der von JANIS formulierte und gefundene Zusammenhang zwischen Angst und postoperativen Reaktionen in mehreren anderen Untersuchungen nicht bestätigt werden (vgl. hierzu DAVIES-OSTERKAMP in diesem Buch).

2.3 Coping oder Bewältigungsprozesse als kognitive Aktivitäten

In LAZARUS' kognitiver Emotionstheorie werden Gefühle nicht als "Antrieb" von Prozessen oder Motive für Handlungen aufgefaßt, sondern in ihrer Entstehung und Veränderung unter der Beteiligung von Bewertungsprozessen betrachtet (LAZARUS et al. 1970). "Coping" (oder Bewältigungsprozesse) findet innerhalb dieser Vorgänge dann statt, wenn die Person mit besonderen Belastungen konfrontiert wird, wie Verletzung, Verlust, Bedrohung und Herausforderung (LAZARUS & LAUNIER 1978). Coping-Aktivitäten formen kontinuierlich die emotionalen Reaktionen, indem sie die Beziehungen zwischen Person und Umwelt verändern (LAZARUS 1977).

LAZARUS beschreibt diesen Prozeß in Form eines Stufenmodells; die Stufen werden in der Art einer Rückmeldungsschleife so lange wiederholt, bis Bedrohung oder Unlust beseitigt und/oder positive Bedingungen aufrechterhalten oder wiederhergestellt sind.

In seinen früheren Arbeiten ging LAZARUS zunächst nur von bedrohlichen Situationen und der Entstehung von Angst aus und formulierte sein Modell entsprechend (LAZARUS 1966). Später postulierte er die Gültigkeit des Modells auch für andere Situationen "which tax or exceed a person's resources" (LAZARUS & LAUNIER 1978).

1. "Primary appraisal" oder Situationsbewertung; auch "appraisal of well-being", also Einschätzung des Wohlbefindens, genannt:
   Auf dieser Stufe beurteilt die Person die Situation in Hinblick auf ihre Bedürfnisse nach den drei Grundkategorien irrelevant, positiv und schädlich/belastend. Die wichtigsten *belastenden* Situationseinschätzungen wurden bereits genannt.

2. "Secondary appraisal" oder Reaktionsbewertung, auch "appraisal of coping resources" genannt, also Einschätzung der Bewältigungsmöglichkeiten: Auf dieser Stufe bewertet die Person ihre Reaktionsmöglichkeiten. Wird eine Situation z.B. als bedrohlich bewertet, so prüft die Person zunächst, ob sie der Bedrohung mit direkten Maßnahmen begegnen kann. Wenn ja, entscheidet sie zwischen Flucht und Angriff, je nach Einschätzung des Verhältnisse zwischen der Bedrohung und ihren eigenen Kräften.

   Sind direkte Maßnahmen nicht möglich oder würden sie weitere Gefahren mit sich bringen, setzen intrapsychische Bewältigungsmaßnahmen ein, die von Angst begleitet werden. Es handelt sich um kognitive Versuche der Konfliktbeseitigung. Dies geschieht nach LAZARUS in erster Linie über die Ausrichtung auf Aufmerksamkeit (attention deployment). Flucht und Angriff - bzw. Vermeidung und

Annäherung - widerspiegeln sich auf dieser Ebene darin, die Aufmerksamkeit von der Bedrohung abzuziehen ("cognitive avoidance") oder sie ihr verstärkt zuzuwenden ("vigilance").

Bestimmte Situationsmerkmale wie Nicht-Lokalisierbarkeit der Gefahrenquelle, Unsicherheit über den Zeitpunkt des Auftretens, symbolischer Charakter der Bedrohung - also der Bezug auf Vorstellungen und Wertsysteme - können direkte Bewältigungsmaßnahmen unmöglich machen, so daß intrapsychische Prozesse - mit Angst als Begleitemotion - im Vordergrund stehen müssen.

3. "Reappraisal" oder Neubewertung: Die direkten oder intrapsychischen Bewältigungsaktivitäten verändern die Umwelt oder die Beziehung der Person zur Umwelt (z.B. zur Gefahrenquelle) und machen damit eine Neueinschätzung der Situation möglich. Je nachdem, wie diese Bewertung ausfällt, wird der Prozeß aufs Neue in Gang gesetzt, bis ein angestrebter Zustand erreicht ist.

    LAZARUS unterscheidet zwei Grundformen der Bewertung:

    a) "... eine, in der die Veränderung das Ergebnis objektiver Information ist, das heißt, mit der Realität übereinstimmt ... "

    b) "die defensive Neubewertung, das heißt, eine intrapsychische Coping-Form, in der die Bedrohung durch eine kognitive Gewalttour reduziert wird" (LAZARUS & AVERILL 1972). Hier wird die defensive Neubewertung auch als kognitiv orientierter Begriff für Abwehrmechanismen bezeichnet.
    Als intrapsychische Bewältigungsformen sind damit beschrieben: Die Aufmerksamkeitsausrichtung mit den beiden Polen Vermeidung und Vigilanz, sowie die defensive Neubewertung. LAZARUS fügt diesen als dritte Form die "wunscherfüllenden Phantasien" hinzu.

Als wichtigste Funktion des Coping werden Problemlösung und Emotionsregulation genannt, je nachdem, ob die gestörte Beziehung zwischen Individuum und Umwelt verändert oder eine unangenehme Emotion gedämpft oder unterdrückt werden soll.

Das heißt allerdings nicht, wie vielleicht zunächst naheliegt, daß Problemlösung mit direkter Handlung und Emotionsregulation intrapsychisch erfolgt. Eine Veränderung des Indiviuums-Umwelt-Verhältnisses kann auch durch interne Prozesse erreicht werden; ebenso kann die Verminderung unangenehmer Gefühle auch durch direkte Handlung erzielt werden, z.B. durch Einnahme von Medikamenten oder Alkohol.

LAZARUS baute seine Theorie vor allem auf Laborexperimenten auf. In einer Arbeit (COHEN & LAZARUS 1973) befaßt er sich jedoch auch mit Bewältigungsprozessen vor einer Operation und deren Zusammenhang zum postoperativen Verlauf. COHEN & LAZARUS fanden, daß vigilantes Coping mit schlechterem postoperativen Verlauf einherging als Vermeidung und "neutrale" Bewältigungsform. Bewältigungs*stile*, Angst vor der Operation und "Life-Stress" wiesen dagegen keine Beziehung zum postoperativen Verlauf auf. Dieses Ergebnis kann als Bestätigung für die Bedeutung dieser Dimension aktueller Angstbewältigung gewertet werden, steht aber nicht in unmittelbarem Zusammenhang zu LAZARUS' Theorie.

Im übrigen bietet das Prozeß-Modell einen plausiblen Rahmen zur Beschreibung der Situation von Patienten vor einem belastenden Eingriff: Die Situation wird als bedrohlich bewertet, da physische Gefahr und Schmerzen antizipiert werden; in der Reaktionsbewertung werden direkte Maßnahmen wie Flucht oder Angriff als nicht realistisch oder ebenfalls bedrohlich ausgeschlossen und intrapsychische Bewältigungsprozesse wie Vigilanz oder Vermeidung in Gang gesetzt, die von Angst begleitet werden. Führen diese nicht zu einer Verbesserung der Situationsbewertung, kann auch eine defensive Neubewertung stattfinden, in der z.B. bedrohliche Aspekte des bevorstehenden Eingriffs völlig verleugnet werden.

2.4 "Repression-Sensitization" als persönlichkeitsspezifische Formen der Angstbewältigung

Während die bisher dargestellten Ansätze aktuelle Prozesse in den Vordergrund stellen, soll nun auf ein Konzept eingegangen werden, daß Bewältigungs*stile* beschreibt, also intraindividuell stabile Tendenzen, Angst über verschiedene Situationen hinweg in bestimmter Weise zu bewältigen. Personen können danach unterschieden werden, in welcher Weise sie mit der Wahrnehmung angstauslösender Reize/Situationen umgehen. Von dem meist bipolar formulierten Beschreibungsdimensionen ist das Konzept "Repression-Sensitization" (GORDON 1957; BYRNE 1964) das bekannteste; hierzu liegt die umfassendste Forschung vor; sie spielt auch in empirischen Arbeiten zu medizinischen Belastungssituationen eine wichtige Rolle.

Die Wurzeln des Konzepts sind einmal in der experimentellen Forschung zur Wahrnehmungsabwehr begründet (BRUNNER & POSTMAN 1947): Man stellte fest, daß bei der tachistoskopischen Darbietung von bedrohlichen oder tabuisierten Wörtern ein Teil der Versuchspersonen verlängerte, ein anderer Teil verkürzte Erkennungszeiten aufwies. Es gibt demnach Menschen, die bedrohliche Reize besonders schnell wahrnehmen und andere, die besonders lange dazu brauchen. Dieser Aspekt wurde auf andere bedrohliche Situationen übertragen und mit Vorstellungen von verschiedenen Formen der Angstabwehr verbunden, die ihre Wurzeln in der Psychoanalyse haben. "Sensitizers" sind demnach Menschen, die ihre Angst bewältigen, indem sie Bedrohungen besonders früh wahrnehmen und sich ihnen zuwenden. Als "Repressors" werden solche Personen bezeichnet, die Angst und Bedrohung dadurch bewältigen, daß sie der Wahrnehmung solcher Aspekte ausweichen und sich abwenden.

Erfaßt wird die Dimension vorwiegend über die R-S-Skala von BYRNE (1961), die aus Items des MMPI entwickelt wurde. LAZARUS et al. (1974) weisen darauf hin, daß aus dem gleichen Item-Pool mehrere ähnliche Skalen konstruiert wurden, denen z.T. eine ganz andere Interpretation gegeben wurde, so daß die inhaltliche Bedeutung der Skala nicht klar zu sein scheint. Zudem wurden immer wieder hohe Beziehungen zu Angstmaßnahmen gefunden, und es besteht weitgehend die Auffassung, daß mit dieser Skala im wesentlichen Angst erfaßt wird (vgl. KROHNE 1975).

2.5 Coping, Abwehr und Fragmentierung als Ich-Prozesse

Norma HAAN unternimmt mit ihrer Persönlichkeitstheorie den Versuch einer Synthese von Psychoanalyse und der Theorie PIAGET's (HAAN 1977). Sie betrachtet Bewältigungsprozesse als Formen der Tätigkeit des Ich und unterscheidet zwischen Coping, Abwehr und Fragmentierung. Kritierium für die Unterscheidung ist die Übereinstimmung zwischen Verhalten und Fähigkeiten der Person und der Grad der Verzerrung der intersubjektiven Realität.

(1) Coping bezeichnet Ich-Prozesse, die zweckbestimmt sind, flexibel und gezielt ablaufen, die der intersubjektiven Realität angepaßt sind, bei denen die Handlungen die tatsächlichen Möglichkeiten der Person repräsentieren. Affekte können angemessen ausgedrückt werden.

(2) Abwehr ist erzwungen, rigide, die intersubjektive Realität und Logik wird verzerrt. Die Handlungen bleiben hinter den entwickelten Möglichkeiten zurück. Impulse können nur auf versteckte Art ausgedrückt werden. Es wird nach der Erwartung verfahren, daß der Angst abgeholfen werden könne, ohne das Problem direkt anzugehen.

(3) Fragementierung steht für automatisierte, ritualisierte Formen von Ich-Prozessen, die privatistisch und irrational in der Weise sind, daß der intersubjektiven Realität deutlich Gewalt angetan wird.

Diese drei Ausdrucksformen werden für 10 allgemeine Prozesse definiert, die in Abbildung 1 aufgeführt sind.

Abbildung 1.

Taxonomie der Ich-Prozesse			
Gemeinsame Prozesse	Coping	**F o r m e n** Abwehr	Fragmentation
		kognitive Funktionen	
1. Abgrenzendes Unterscheiden	Objektivität	Isolieren	Konkretismus
2. Freischwebende Denkvorgänge	Intellektualität	Intellektualisieren	Wortsalat, Neologismen
3. Kausale Denkvorgänge	Logische Analyse	Rationalisieren	Konfabulation
		Reflektiv-intraspektive Funktionen	
4. Aufgeschobenes Reagieren	Tolerien von Ambiguität	Zweifeln und Unent-schlossenheit	Immobilisiert, festgefahren-sein
5. Sensibles Wahrnehmen	Empathie	Projektion	Wahn
6. Umkehren des inneren Zeit-ablaufs	Regression im Dienste des Ich	infantilisierende Regression	Dekompensieren
		Aufmerksamkeits-fokussierende Funktionen	
7. Selektives Wahrnehmen	Konzentration	Verleugnen	Läppisch-hebephrene Reaktionen
		Affektiv-Impuls-Reaktionen	
8. Umlenken von Affekten	Sublimieren	Verschieben	Affektive Praeokupa-tion
9. Umwandeln von Affekten	Substituieren	Reaktionsbildung	Labiles Alternieren
10. Einschränkung von Affektausdruck	Unterdrücken	Verdrängen	Depersonalisation Amnesie

(aus HAAN 1977, Übersetzung nach HEIM 1979)

Welche der drei Formen von Ich-Prozessen in einer Situation eingesetzt
wird, richtet sich nach der Hierarchie der Nützlichkeit:
"Eine Person wird bewältigen (cope), wenn sie kann, abwehren, wenn
sie muß, und fragmentieren, wenn sie dazu gezwungen ist; aber welche
Form sie auch immer benutzt, es ist immer im Dienst des Versuchs, die
Organisation zu erhalten. Ob sie bewältigt, abwehrt oder fragmentiert,
hängt von ihren Möglichkeiten ab, mit Hilfe ihrer inneren Ressourcen
angesichts der Forderung einer bestimmten Situation oder einer Reihe
von Lebenssituationen ein gewisses Maß an Gleichgewicht aufrecht zu
erhalten. Weder sichert ihr Coping den situativen Erfolg, noch bringt
ihr Abwehren oder Fragmentieren den Mißerfolg mit sich" (HAAN 1977,
S. 42). Damit betont HAAN einmal, daß das Ich mit dem Ziel der Aufrechterhaltung einer im Gleichgewicht stehenden inneren Organisation
arbeitet, zum anderen die Bedeutung der situativen Erfordernisse und
schließlich, daß die verschiedenen Formen sich nicht in ihrem Erfolg
unterscheiden müssen.

Coping wird als die "normale" Form von Ich-Prozessen betrachtet, normal in dem Sinne, daß unter gewöhnlichen Umständen ein Mensch so
handelt; "und das Ausmaß seiner Logik, Weisheit, Produktivität, Zivili-
siertheit und Sensibilität wird genau und authentisch seine strukturellen Entwicklungsstufe widerspiegeln, bereichert und gewürzt durch
den speziellen Affekt, der auf bestimmte Situationen bezogen ist"
(HAAN 1977, S. 49).

Zur Frage, ob Personen bestimmte Ich-Prozesse bevorzugen, also nach
einer persönlichen Hierarchie, vertritt HAAN die Auffassung, daß sich
bei andauernder Konfrontation mit bestimmten Lebensbedingungen Prä-
ferenzen für bestimmte Ich-Prozesse herausbilden können, obwohl die
allgemeinen Ich-Prozesse für jeden zugänglich und verfügbar sind.
HAAN weist in diesem Zusammenhang auf Untersuchungen zu bipolaren Bewältigungsstilen, wie z.B. Repression-Sensitization, internal-exter-
nal locus of control und anderen hin.

Im Vergleich zu LAZARUS, der neben einem formalen Schema nur einige
wenige konkretere Coping-Prozesse benennt und bisher nur Vermeidung-
Vigilanz operationalisiert hat (COHEN & LAZARUS 1973), beschreibt

HAAN eine große Anzahl von Ich-Prozessen und bietet Methoden zu ihrer Erfassung an.

Zur Anwendung des Modells in realen Belastungssituationen sind allerdings noch keine Untersuchungen bekannt. Es wäre interessant zu erfahren, welche Ich-Prozesse z.B. in Konfrontation mit medizinischen Eingriffen von Bedeutung sind. Eine Schwierigkeit dürfte jedoch darin bestehen, die abstrakt beschriebenen Vorgänge in konkreten Situationen zu identifizieren und einzuschätzen. Die von HAAN angebotenen Verfahren zur Erfassung der Ich-Prozesse beruhen auf recht abstrakten Einschätzungen und sind nicht sehr objektiv (vgl. MORRISSEY 1977).

Die dargestellten theoretischen Konzepte zur Verarbeitung von Bedrohungen bzw. Belastungssituationen beschreiben auf unterschiedlicher Grundlage zum Teil vergleichbare Vorgänge. So wird "Verleugnung" bei EPSTEIN, LAZARUS und HAAN aufgeführt. Prozesse der selektiven Wahrnehmung werden ebenfalls bei diesen drei Autoren beschrieben und bilden zudem die Grundlage für das Konzept "Repression-Sensitization".

Was die empirische Grundlage dieser Ansätze betrifft, ist ihnen weitgehend gemeinsam, daß zwar einzelne Annahmen empirisch überprüft wurden oder einzelne Merkmale in Belastungssituationen erhoben wurden. Die Verbindung zwischen empirischen Untersuchungen und theoretischen Konzepten ist jedoch nicht sehr ausgeprägt. Einer Fülle theoretisch klassifizierter Prozesse und Klassifikationsgesichtspunkten - wie bei HAAN bzw. LAZARUS - stehen nur wenige in realen Belastungssituationen erhobene Einzelmerkmale gegenüber: Angst, Ängstlichkeit, vigilantes vs. vermeidenes Coping, Repression vs. Sensitization u.a. Die Beziehung zwischen den Merkmalen bleibt dabei weitgehend unklar. Dies betrifft insbesondere das Verhältnis von Angst und Bewältigungsprozessen. In Analogie zur Beziehung zwischen R-S-Skala und Ängstlichkeit (s.o.), aufgrund gefundener Zusammenhänge zwischen Bewältigungsprozessen und Angst (COHEN & LAZARUS berichten von einer relativ hohen Korrelation zwischen vigilantem Coping und Angst), sowie angesichts der Schwierigkeit, zwischen niedriger Angst und Verleugnung zu unterscheiden, muß man sich fragen, ob Bewältigungsprozesse auf empirischer Ebene überhaupt unabhängig von Angst erfaßbar sind.

Im folgenden werden Ergebnisse aus einer Arbeit dargestellt, in der nicht nur der Einfluß einzelner Merkmale auf den Verlauf eines diagnostischen Eingriffs untersucht wurde, sondern auch eine empirische Klassifikation von Patienten nach der Kombination ihrer Merkmale auf der Grundlage situationsspezifisch erfaßter Bewältigungsvorgänge durchgeführt wurde. Damit wird gegenüber den dargestellten Ansätzen der umgekehrte Weg beschritten, indem von konkreten Einzelbeobachtungen ausgehend, eine Klassifikation erfolgt, die auch als Posthoc-Klassifikation zu bezeichnen ist (vgl. SCHMIDT 1978). Notwendigerweise werden allerdings auch bei diesem Vorgehen Beobachtungen, Instrumente und Interpretation der Dimensionen durch einen konzeptuellen Bezugsrahmen strukturiert, der einerseits abgesteckt ist durch bekannte Bewältigungsformen, zum anderen durch Annahmen aus Beobachtungen in der entsprechenden Situation, die eher als vorwissenschaftlich zu bezeichnen sind. Durch die Erhebung situationsbezogener konkreter Einzelmerkmale kann aber versucht werden, Vorstrukturierungen möglichst gering zu halten.

3. Angstbewältigung vor der Herzkatheteruntersuchung

3.1 Methodik

Die Untersuchung wurde an insgesamt 80 Patienten einer kardiologischen Klinik[1] vorgenommen, denen eine Herzkatheterisierung bevorstand. Die Herzkatheterisierung ist eine invasive diagnostische Methode, die vor allem zur Operationsindikation, zur Klärung der Diagnose und zur

---

[1] Unser Dank gilt Herrn Prof. Dr. M. SCHLEPPER, dem Leiter der Kerckhoff-Klinik in Bad Nauheim, der uns diese Untersuchung ermöglichte, Herrn Oberarzt Dr. M. GOTTWIK, der wesentliche Hilfe bei der Durchführung der Untersuchung leistete, und allen anderen Mitarbeitern der Klinik, die uns bei der Erhebung unterstützten

postoperativen Kontrolle durchgeführt wird. Es handelt sich um eine schwierige und langwierige Prozedur, bei der in äußerst seltenen Fällen tödliche Komplikationen vorkommen können. Wesentlich häufiger aber treten kleinere Störungen bei Patienten auf, wie z.B. Herzbeschwerden oder Bradykardien. Für diese Störungen gibt es zum Teil physiologische Erklärungen, häufig werden sie aber auch mit der psychischen Verfassung des Patienten in Verbindung gebracht (vgl. hierzu SALM & GOTT-WIK 1980).

Mit den Patienten wurde am Tag vor dem Eingriff ein ausführliches Interview durchgeführt, das der Erfassung von Bewältigungsprozessen diente. Im Anschluß an das Interview wurden Beobachtungen und Einschätzungen vom Interview in einem Fragebogen festgehalten, dessen Items auf konkrete Vorgänge in dieser Situation abgestimmt waren. Der Patient selbst schätzte seine Stimmung im "Mehrdimensionalen Stimmungsfragebogen" ein (MSF, HECHELTJEN & MERTESDORF 1973) und machte auf einem Fragebogen zu kognitiven Bewältigungsformen Angaben darüber, wie stark er bestimmte Mechanismen zur Angstreduktion einsetzt.

Nach der Katheteruntersuchung hielt der Katheterarzt Daten über deren Verlauf und das Auftreten von Störungen beim Patienten fest. Der Patient schätzte am Tag nach dem Eingriff ein, als wie unangenehm/beruhigend er die einzelnen Abschnitte der Untersuchung erlebt hat. Aus diesen Einschätzungen wurde ein Maß für das subjektive Belastungserleben des Patienten gewonnen.

Auf methodische Einzelheiten soll in diesem Rahmen verzichtet werden; sie sind an anderer Stelle ausführlich dargestellt (SALM 1980, DAVIES-OSTERKAMP & SALM 1980).

Vor der Darstellung der empirischen Klassifikation von Patienten soll noch auf zwei klinisch relevante Einzelergebnisse eingegangen werden.

3.2 Klinische Befunde zum Auftreten von "Störungen"

In unserer Untersuchung konnte kein Zusammenhang zwischen dem Auftreten von Störungen bei der Herzkatheruntersuchung im oben beschriebenen Sinne und den Merkmalen Geschlecht, Alter, Allgemeinzustand, Dauer und Schweregrad der Herzerkrankung festgestellt werden. Es spielte auch keine Rolle, ob die Patienten vorher Beruhigungsmittel bekommen haben oder nicht. Signifikant überrepräsentiert unter den Patienten mit Störungen waren jedoch (1) Patienten, die zum erstenmal der Herzkatheteruntersuchung unterzogen wurden: unter den 13 Patienten mit Störungen war nur einer, der Vorerfahrungen mit dem Eingriff hatte. (2) Patienten ohne Befund, also Patienten, bei denen möglicherweise eine herzneurotische Problematik vorliegt. Vier der insgesamt 10 Patienten ohne Befund reagierten mit Störungen während des Eingriffs (vgl. Tabelle 1).

Beide Merkmale sind insofern miteinander verknüpft, als alle Patienten ohne Befund auch zum erstenmal kathetert wurden.

Tabelle 1: Vorerfahrung und Befund bei Patienten mit und ohne Störungen

a) Vorerfahrung

	1. Herzkath.	Vorerfahrung	Σ
keine Störungen	47	20	67
Störungen	12	1	13
Σ	59	21	80

b) Befund

	o.B.	m.B.	Σ
keine Störungen	6	61	67
Störungen	4	9	13
Σ	10	70	80

zu (1): Daß Patienten mit Vorerfahrung weniger mit Störungen reagierten, läßt sich in Zusammenhang damit sehen, daß diese Patienten besonders gut über die bevorstehende Belastung informiert waren und genaue
Erwartungen besitzen. Wer die Untersuchung schon einmal erlebt hat,
kann effektivere Formen der Angstkontrolle anwenden (vgl. EPSTEIN).
Nach JANIS müßten bei erfahrenen, informierten Patienten eine mittlere Angst und die dadurch eingeleitete Befürchtungsarbeit den besseren
Verlauf bedingen. Dagegen spricht allerdings, daß Patienten mit Vorerfahrung vor dem Eingriff weniger ängstlich-bedrückter Stimmung sind
als Patienten, die zum erstenmal in dieser Weise untersucht werden
sollen.

Von praktischer Bedeutung ist das Ergebnis insofern, als es darauf
hinweist, daß "unerfahrene" Patienten besonders sorgfältig auf den
Eingriff vorbereitet werden sollten.

zu (2): Besonders interessant erscheint uns, daß Patienten ohne Befund im Vergleich zu anderen Patienten überzufällig häufig mit Störungen während der Untersuchung reagieren. Diese Patienten leiden unter
Herzbeschwerden, ohne daß eine organische Grundlage vorhanden ist; man
kann bei ihnen eine herzneurotische Problematik annehmen (vgl. hierzu
RICHTER & BECKMANN 1973).

Von seiten der Ärzte spielt - neben dem Ziel der endgültigen Klärung
der Diagnose - diesen Patienten gegenüber die Vorstellung eine Rolle,
sie könnten durch das Ergebnis der Untersuchung dem Patienten klar-
machen, daß sein Herz in Ordnung ist, seine Angst und seine Beschwerden also unbegründet seien. Dieses Vorgehen dürfte bei Herzneuro-
tikern aber das Gegenteil bewirken: Daß ein solcher Eingriff an ihnen
vorgenommen wird, bestätigt sie in ihrem organischen Krankheitskonzept
ebenso wie die Verschreibung von Medikamenten. Es ist ein Trugschluß,
zu glauben, man erlöse den Herzneurotiker von seinen Ängsten, wenn man
ihm mit den entwickelsten diagnostischen Methoden die Unversehrtheit
seines Herzens nachweist - seine Beschwerden bleiben schließlich. Spätestens beim nächsten Anfall wird er das Gefühl haben, man habe doch
etwas übersehen oder ihm verschwiegen, und vielleicht einen anderen
Arzt aufsuchen.

Daß bei diesen Patienten zudem gehäuft Störungen im Verlauf der Herzkatheteruntersuchung zu beobachten sind, kann zum einen als Hinweis auf deren psychologische Bedingtheit gewertet werden, zum anderen als zusätzliches Argument dagegen, Patienten, die wahrscheinlich keinen organischen Befund haben, aus den oben genannten Gründen einer schwerwiegenden und nicht risikolosen Untersuchung zu unterziehen.

3.3 Typen der Angstbewältigung

Zur Beschreibung der Art und Weise, wie Patienten mit ihrer Angst und der Situation vor der Herzkatheterisierung umgehen, erscheint es sinnvoll, Patientengruppen mit ähnlicher Merkmalsstruktur zusammenzufassen. Von den statistischen Verfahren, mit deren Hilfe solche Klassifikationen durchgeführt werden können, wurde hier die Q-Analyse gewählt, eine Faktorenanalyse, deren extrahierte Faktoren statistische Klassen von Personen mit gleicher Merkmalsstruktur darstellen, die auch als Typen bezeichnet werden können.

3.31 Klassifikationsmerkmale

Grundlage für die Klassifizierung bildeten 14 Merkmale der emotionalen Verfassung und der aktuellen Angstbewältigung, die jeweils bereits aus Einzelitems faktorenanalytisch zu Skalen zusammengefaßte Dimensionen darstellten.

(1) Aus der Interviewbeurteilung wurden die drei Dimensionen berücksichtigt, die den Umgang mit der Herzerkrankung und der bevorstehenden Herzkatheteruntersuchung beschreiben:

A. *"Vermeidung"(vs. "Vigilante Fokussierung"):* Eine Dimension, die inhaltlich weitgehend LAZARUS' "avoidance - vigilance" entspricht und Items enthält wie "Der Patient weiß nicht, wozu die Untersuchung nötig ist", "Der Patient äußert Angst vor genauen Informationen" und "Der Patient vermeidet des Thema Herzkatheter".

B. *"Gefaßt-bagatellisierend" (vs. "angstvoll-erregt")*: Diese Skala erfaßt die Art des emotionalen Umgangs mit der bevorstehenden Bedrohung, das Ausmaß, in dem eine ruhige bis bagatellisierende Haltung demonstriert wird, bis hin zur Verleugnung eigener Bedrohtheit. Diese Dimension erinnert an JANIS' Beschreibung des Gefühls der Unverletzbarkeit und in ihrem Extrem an LAZARUS' - "defensive Neubewertung". Beispiele für Items sind: "Beim Thema Herzkatheter wirkt der Patient nicht ängstlich", "Der Patient leugnet Angst insgesamt" und "Im Interview spricht der Patient bagatellisierend über den Herzkatheter".

C. *"Mißtrauische Haltung" (vs. "vertrauensvolle Haltung")*: Diese Dimension umfaßt in der einen Richtung die Wahrnehmung von Ängsten und negativen Erfahrungen anderer Patienten, verbunden mit der Äußerung von Mißtrauen gegenüber den Ärzten. Sie beinhaltet damit auch einen Aspekt projektiver Angstverarbeitung. Beispiele für Items sind: "Der Patient spricht viel über die Ängste anderer Patienten", "Der Patient zeigt den Ärzten gegenüber keine vertrauensvolle Haltung" und "Der Patient äußert Mißtrauen gegenüber den Informationen, die er von den Ärzten bekommen hat".

(2) Aus dem Patientenfragebogen zu kognitiven Angstbewältigungsformen wurden alle drei Skalen in die Analyse einbezogen:

A. *"Orientierung auf die Macht der Medizin"*; mit Items wie "Ich führe mir vor Augen, daß ich von erfahrenen Spezialisten untersucht werde", "Ich denke daran, wie sehr Ärzte und Schwestern um mich bemüht sind" und "Ich denke daran, daß ich von vielen modernen Geräten überwacht werde".

B. *"Ablenkung durch Konkretisierung"*; mit Items wie "Ich versuche, mich abzulenken", "Ich versuche den Gedanken wegzuschieben" und "Ich stelle mir Einzelheiten der Untersuchung vor".

C. *"Einwendung zu Vertrautem"*; mit Items wie "Ich stelle mir vor, wie es sein wird, wenn ich wieder zu Hause bin", "Ich denke an Personen, die mir nahestehen" und "Ich versuche möglichst viel darüber zu erfahren, wie die Untersuchung vor sich geht".

Diese drei Dimensionen sind sehr viel schwerer in bestehende Konzepte
einzuordnen.

(3) Aus dem Stimmungsfragebogen (MSF) wurden folgende acht der insge-
    samt 12 Skalen berücksichtigt: Depressivität, Konzentration, Gute
    Laune, Nervosität, Angst, Aktiviertheit, Entspanntheit und Ärger.

3.32 Beschreibung der Patiententypen

Mit diesen 14 Variablen wurde die Q-Analyse an den 58 Patienten durchgeführt, bei denen alle zugrundeliegenden Daten vollständig waren. Davon konnten 38 Patienten eindeutig zwei bipolaren Faktoren zugeordnet
werden. Es ergaben sich also zwei Grundtypen, innerhalb derer sich jeweils zwei Gruppen mit entgegengesetzter Merkmalsausprägung, sozusagen
Gegentypen, unterscheiden lassen (vgl. Tabelle 2). In beiden Fällen
sind Dimensionen der Selbst- und Fremdeinschätzung in übereinstimmen-
der Weise an der Charakterisierung beteiligt, so daß man davon ausgehen
kann, daß diese Strukturen nicht einfach Vorurteile oder Konzepte des
Interviewers reproduzieren. Die drei Skalen des Patientenfragebogens
zu kognitiven Bewältigungsformen hatten kaum Anteil an der Typenbil-
dung.

Grundtyp I ist charakterisiert durch die Art der kognitiv-intellektuellen Verarbeitung der Belastungssituation; die beiden entgegengesetzten Untergruppen wurden als Patienten mit "aktiver Skepsis" und
mit "blindem Vertrauen" bezeichnet.

Bei Grundtyp II steht dagegen der unmittelbare emotionale Umgang mit
der Bedrohung im Vordergrund. Die beiden Untergruppen werden hier als
Patienten mit "offener Panik" und mit "bewußter Gelassenheit" bezeichnet.

Die folgenden Charakterisierungen beruhen auf statistisch geprüften,
signifikanten Unterschieden zwischen den vier Gruppen und auf dem
Verhältnis zur Gesamtgruppe der 58 Patienten, das über T-Standardi-
sierung der Eingangsvariablen ausgedrückt wird (siehe Tabelle 2).

**Tabelle 2: Mittlere T-Werte der vier Patientengruppen auf den Frage-
bogenskalen, die der Q-Analyse zugrunde lagen**

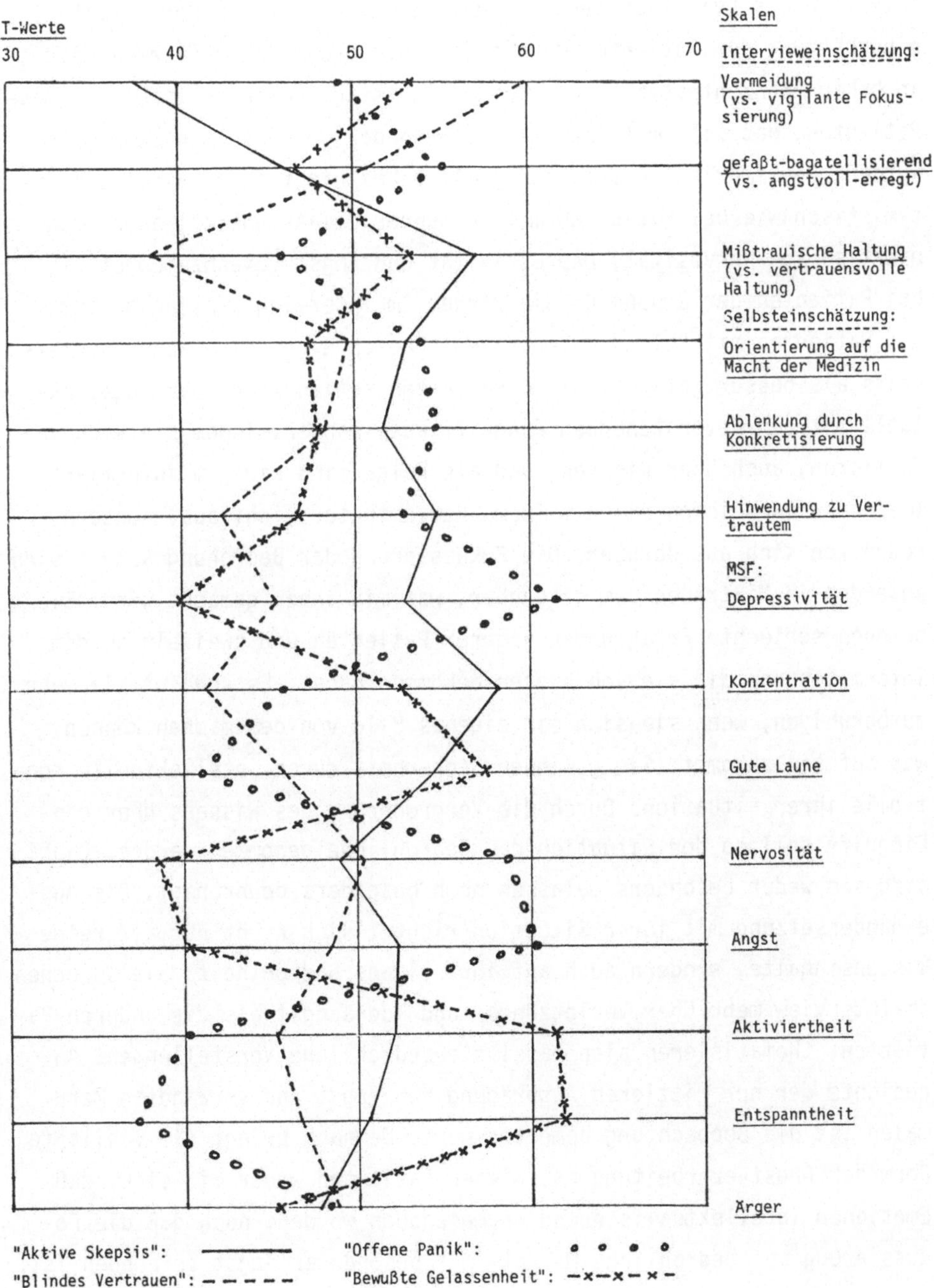

A. *"Aktive Skepsis"*

Die Patienten dieser Gruppe wurden mehr als alle anderen Gruppen im
Interview als "vigilant-fokussierend" eingeschätzt. In der Selbst-
einschätzung der Patienten drückt sich die besondere Aufmerksamkeit
in hoher "Konzentration" aus. Weiterhin ist charakteristisch für diese
Patienten, daß sie im Interview als besonders mißtrauisch beurteilt
wurden. Die emotionale Verfassung ist dabei nicht so gelassen und optimistisch wie bei Patienten mit "bewußter Gelassenheit", aber auch
nicht so von Nervosität, Depressivität und Angst gekennzeichnet wie
bei Patienten der Gruppe C. Sie wirken im Interview weniger gefaßt
als Patienten mit "blindem Vertrauen", beschreiben sich aber andererseits als besser gelaunt. Diese Patienten setzen sich eher intellektuell mit dem bevorstehenden Eingriff auseinander, indem sie sich informieren, auch über Risiken, und als Folge sind sie gut informiert.
Im Interview weichen sie dem Thema Herzkatheter nicht aus, sondern
reden von sich aus darüber. Die Fokussierung der Bedrohung äußert sich
außerdem in Mißtrauen dem gegenüber, was mit ihnen gemacht wird. Sie
betonen schlechte Erfahrungen anderer Patienten und zweifeln an den
Informationen, die sie von Ärzten bekommen haben. Es scheint sie mehr
zu beruhigen, wenn sie sich ein eigenes Bild von dem machen können,
was auf sie zukommt: Sie gewinnen Sicherheit durch intellektuelle Kontrolle ihrer Situation. Durch die Vergrößerung des Wissens über den
Eingriff soll so der Situation das Bedrohliche genommen werden. Dabei
sind sie weder besonders gelassen noch besonders beunruhigt. Die Auseinandersetzung mit ihrer Situation richtet sich nicht nur auf reine
Wissensinhalte, sondern auch auf ihre eigene Bedrohtheit: Sie sprechen
im Interview mehr über Verletzungs- und Todesangst als die anderen Patienten, thematisieren also massivste bedrohliche Vorstellungen. Angesichts der nur mittleren Ausprägung von Angst und verwandten Merkmalen ist die Beobachtung bemerkenswert. Demnach bringt die vigilante
Form der Angstverarbeitung bei diesen Patienten weder mit sich, daß
Emotionen intellektualisierend weggeschoben werden, noch daß die Fokussierung auf bedrohliche Momente mit besonderer Angst verbunden ist.

Die Thematisierung von massivsten Bedrohungen bei gleichzeitiger mittlerer Angstintensität spricht zugleich für eine effektive Form der

Angstverarbeitung. In diesem Zusammenhang ist auch zu erwähnen, daß
keiner dieser Patienten mit Störungen bei der Herzkatherisierung reagiert (siehe Tabelle 3).

Tabelle 3: Patienten mit/ohne Vorerfahrung,
        mit/ohne Befund und mit/ohne Störungen in den Q-Gruppen

	"Aktive Skepsis" N=10	"Blindes Vertrauen" N=9	"Offene Panik" N=10	"Bewußte Ge-lassenheit" N=9	Σ
Vorerfahrung mit der Herz-katheterun-tersuchung	4	0	2	2	8
1. Herzkathe-teruntersuchung	6	9	7	8	30
mit Befund	10	9	8	7	34
ohne Befund	0	0	2	2	4
Störungen	0	2	4	0	6
keine Störungen	10	7	5	10	36

B. *"Blindes Vertrauen"*

Die Patienten dieser Gruppe wurden von allen Patienten im Interview
als die am meisten "vermeidenden" eingeschätzt und gleichzeitig als besonders vertrauensvoll. Sie beschreiben sich auch als wenig konzentriert. In der emotionalen Verfassung unterscheiden sie sich nicht wesentlich von "aktiv-skeptischen" Patienten; sie werden als gefaßter
erlebt und geben sich besser gelaunt. Ebenso wie diese Patienten liegen sie hinsichtlich Depressivität, Angst, Nervosität und Entspanntheit im Mittelbereich. Für diesen Patiententyp ist vor allem die ausgeprägte Tendenz charakteristisch, die "kognitive" Konfrontation mit
dem bevorstehenden Eingriff zu vermeiden: Im Interview reden die Patienten nicht von sich aus über die Herzkatheteruntersuchung, sondern
weichen lieber auf andere Themen wie ihre Herzerkrankung aus; sie wol-

len nicht viel über den Eingriff wissen und sind auch wenig informiert.
Sie vermeiden auf diese Weise Situationen, Gespräche, Wahrnehmungen,
in denen bedrohliche Einzelheiten des Eingriffs ins Blickfeld geraten
können. Gleichzeitig wirken diese Patienten besonders vertrauensvoll;
sie wollen nichts von negativen Erfahrungen anderer wissen und vertrauen sich lieber ohne Nachfragen den Ärzten an. Man hört von ihnen
häufig den Wahlspruch "Was ich nicht weiß, macht mich nicht heiß",
der ihre Art der Angstbewältigung gut charakterisiert.

Auch bei dieser Gruppe sind Merkmale von Beunruhigung in keiner Richtung besonders ausgeprägt. Interessant ist, daß die Gruppe nur aus
Patienten besteht, denen die Herzkatheteruntersuchung zum erstenmal
bevorsteht (vgl. Tabelle 3). Eine mögliche Interpretation wäre, das
"unerfahrene" Patienten vermeiden, sich mit der Bedrohung zu konfrontieren, weil sie in Ermangelung eigener Erfahrung die Bedrohung über-
schätzen. Was an blutigen Phantasien über den Eingriff in der Patien-
ten-Subkultur der Klinik verbreitet wird, ist tatsächlich unvergleich-
lich schlimmer als die Wirklichkeit: da wird der OP-Tisch zur Schlacht-
bank und die Bleischürze des Katheterarztes zur Metzgerschürze, die
Decke des Katheterraumes ist voller Blutspritzer usw. Viele Patienten,
die den Eingriff noch nicht am eigenen Leib erfahren haben, können
sich gegen eine Verunsicherung durch solche Vorstellungen nur wehren,
indem sie "dicht machen", nichts wissen wollen, und sich lieber vertrauensvoll an den Ärzten orientieren.

C. *"Offene Panik"*

Diese Patienten beschreiben sich im Vergleich zu den anderen Gruppen
als am meisten nervös und depressiv und am wenigsten entspannt. Im
Vergleich zur Gesamtgruppe zeigen sie sich am Tag vor der Herzkatheteruntersuchung besonders angsterfüllt. Auch im Interview werden sie
als stärker angstvoll-erregt eingeschätzt als andere Gruppen, aber
hier drücken sich die Unterschiede nicht so dramatisch aus.

Hinsichtlich der kognitiv-intellektuellen Angstverarbeitung liegen sie
zwischen Patienten mit "aktiver Skepsis" und "blindem Vertrauen". Von
"Skeptikern" und von "bewußt-gelassenen" Patienten unterscheiden sie
sich außerdem durch weniger gute Laune und geringe Aktiviertheit.

Dieser Patiententyp ist charakterisiert durch den starken Ausdruck depressiver, ängstlicher, nervöser Gespanntheit, der ihn in Selbstdarstellung und Fremdeinschätzung von anderen Patienten unterscheidet. Die Beunruhigung über den bevorstehenden Eingriff, die nervöse Spannung, verbunden mit depressiver Zurückgezogenheit, die als Ausdruck von Hilflosigkeit angesichts der unvermeidlichen Gefahr verstehbar ist, stehen im Mittelpunkt ihres Erlebens am Tag vor der Untersuchung. Es scheint, als seien sie diesen Gefühlen ausgeliefert, als würde also Angstbewältigung nicht stattfinden oder versagen; es sei denn, man versteht den offenen Ausdruck von Angst als eine Möglichkeit ihrer Bewältigung. Hinsichtlich der kognitiven Angstverarbeitung liegen sie im Mittelbereich zwischen Patienten mit "aktiver Skepsis" und mit "blindem Vertrauen", das heißt, eine bestimmte, in einer Richtung ausgeprägte Form des kognitiven Umgangs mit der Bedrohung ist nicht charakteristisch für Patienten, die mit offener Panik reagieren. Patienten dieser Gruppe werden im Interview als offener eingeschätzt als ihr "Gegentyp", die "bewußt Gelassenen". Mehr als alle anderen Patienten thematisieren sie im Interview Angst vor dem Ergebnis der Herzkatheteruntersuchung. Dies weist darauf hin, daß sich die große Angst der Patienten nicht in erster Linie auf die Herzkatheteruntersuchung selbst richtet, sondern auf spätere, aus der Untersuchung folgende Bedrohungen wie eine Operation. Zugleich ist in dieser Gruppe der größte Anteil von Patienten mit Störungen während des Eingriffs. Sie schätzen die Untersuchung im Nachhinein auch als belastender ein als alle anderen Gruppen.

Diese Patienten scheinen besonders schlecht mit ihrer Situation fertig zu werden. Vor diesem Hintergrund handelt es sich hier eher um den Ausdruck fehlender Möglichkeiten der Angstbewältigung, als z.B. um eine Art "work of worrying", bei der durch Auseinandersetzung mit den eigenen Gefühlen eine bessere emotionale Anpassung erreicht wird. Man könnte diese Gruppe auch als die Gruppe mit unzureichender Angstbewältigung bezeichnen.

D. *"Bewußte Gelassenheit"*

Patienten dieser Gruppe beschreiben sich im Vergleich zu den anderen
Gruppen als am meisten entspannt und aktiviert und am wenigsten nervös, zusätzlich innerhalb der Gesamtgruppe als besonders wenig depressiv und ängstlich. Sie werden im Interview auch als mehr gefaßt-bagatellisierend eingeschätzt als andere Gruppen und geben sich besser gelaunt. Hinsichtlich der kognitiven Angstverarbeitung liegen diese Patienten ebenfalls im Mittelbereich zwischen "aktiv skeptischen" und
"blind vertrauensvollen" Patienten. Im Vergleich zu den letztgenannten
beschreiben sie sich auch als konzentrierter. Die zunächst widersprüchlich erscheinende Kombination von Entspanntheit einerseits und
Aktiviertheit andererseits läßt sich eher verstehen, wenn man sich
unter Aktiviertheit eine Art betonter Einsatzbereitschaft für den Eingriff vorstellt, wie es die zu diesem Merkmal gehörenden Items nahelegen.

Diese Patienten erwecken den Eindruck, als könne ihnen die Herzkatheruntersuchung überhaupt nichts anhaben. Sie zeigen Gelassenheit, Stärke, Bereitschaft, als wenn es sich um eine sportliche Übung handelte.
Eine typische Äußerung dieser Patienten im Interview ist: "Ich kenne
den Begriff Angst nicht". Hier fragt man sich, ob es sich tatsächlich
um das Fehlen von Angst, um eine besondere Ruhe und Ausgeglichenheit
infolge effektiver Angstverarbeitung, oder um die völlige Verleugnung
eigener Bedrohtheit und Verletzbarkeit handelt. Wenn man jedoch bedenkt, daß diese Patienten vor einer für die meisten Patienten doch
sehr bedrohlichen oder zumindest sehr unangenehmen medizinischen Maßnahme stehen, ist man eher geneigt, die betonte Sorglosigkeit und Un-
betroffenheit als Resultat einer verleugnenden Angstabwehr zu betrachten, Interessant erscheint uns hier auch, daß diese Patienten die Wahrnehmung bedrohlicher Aspekte der Untersuchung selbst nicht vermeiden;
sie scheinen nur die eigene Bedrohtheit emotional nicht zu realisieren.

Es gibt keine Anzeichen dafür, daß diese Form des Umgangs mit der Situation nicht effektiv wäre; bei keinem der Patienten traten z.B.
Störungen bei der Herzkatherisierung auf. Vorstellbar ist zumindest,

daß eine Angstabwehr durch Verleugnung in der untersuchten Situation
noch effektiv ist und erst bei schweren Belastungen, wie z.B. einer
Herzoperation, versagt.

3.4 Abschließende Bemerkungen

Die in dieser Weise klassifizierten Patiententypen sind vor allem durch
das Verhältnis zweier Grunddimensionen zueinander charakterisiert:
(1) der Intensität emotionaler Reaktionen bzw. dem Ausdruck eigener Betroffenheit und Angst und (2) der Angstbewältigung durch Wahrnehmungs-
zu- oder -abwendung, vergleichbar mit der Dimension "vigilantes vs.
vermeidendes Coping" bei LAZARUS; in unserer Untersuchung kommt als
zusätzlicher Aspekt das Mißtrauen bzw. Vertrauen in die Ärzte hinzu.
Wir konnten in der Situation vor der Herzkatheteruntersuchung einmal
Patienten beobachten, die entweder eine vigilante oder vermeidende
Form der Angstbewältigung bei mittlerer emotionaler Betroffenheit oder
Angst aufwiesen, zum anderen Patienten, die entweder sehr große emotionale Betroffenheit bis hin zur Hilflosigkeit, Depression und offene
Panik zeigten, oder sehr geringe Angst bis hin zur völligen Verleugnung eigener Verletzbarkeit, wobei die Form der Angstbewältigung weder
vigilant noch vermeidend war. Damit erwies sich bei diesen Patienten
in dieser spezifischen Situation die Intensität emotionaler Reaktionen
bzw. Angst als unabhängig (im Sinne freier Kombinierbarkeit) von einer
kognitiven Form der Angstbewältigung. Die Merkmalsstruktur, nach der
die Patienten hier klassifiziert wurden, ist auf die Bewältigung einer
bestimmten, konkreten Situation ausgerichtet. In anders strukturierten
Belastungssituationen, wie z.B. einer Operation oder einer chronischen
Krankheit, können u.U. andere Merkmalskombinationen zum Tragen kommen.

Im Hinblick auf den Umgang mit Patienten vor der Herzkatheteruntersuchung lassen sich anhand der beschriebenen Typen einige Überlegungen
anschließen. So erscheint es offensichtlich, daß Patienten mit "offener Panik" vor der Untersuchung diejenigen sind, die eine besondere Betreuung benötigen; denn sie sind es auch, die den Eingriff am stärksten
als belastend erleben und die auch am meisten gefährdet sind, was das

Auftreten von Störungen bei der Untersuchung angeht. Bei diesen Patienten spielt die Angst vor dem Ergebnis eine besondere Rolle. Möglicherweise bezieht sich ihre Panik vor allem auf eine spätere Operation. Dies muß bei der Vorbereitung dieser Patienten berücksichtigt werden. Im Gegensatz zu den Patienten mit offener Panik sind die "bewußt gelassenen" Patienten diejenigen, die am wenigsten Schwierigkeiten machen. Sie wirken kooperativ und fallen niemandem mit negativen Gefühlsäußerungen oder besonderen Wissensdurst und Mißtrauen (wie die "aktiven Skeptiker") zur Last. Es sind die "idealen" Patienten, die die an sie gestellten Erwartungen am besten erfüllen. Hier mag die Gefahr bestehen, daß diese Patienten sich unter schweren Belastungen mit ihrer Überanpassung überfordern oder überfordert werden.

Für Patienten mit "aktiver Skepsis" scheinen Informationen besonders wichtig zu sein, weil sie die Sicherheit brauchen, ihre Situation intellektuell "im Griff" zu haben. Sie können sich mit massiv bedrohten Vorstellungen auseinandersetzen, ohne dabei in Panik zu geraten. Man braucht bei ihnen nicht die Befürchtung zu haben, daß sie bedrohliche Informationen nicht vertragen, sondern sollte ihrem Bedürfnis entgegenkommen, alles genau wissen zu wollen. Mit ihrem Mißtrauen können sie den Arzt kränken und dadurch zu unangenehmen Patienten werden (während Patienten mit "blindem Vertrauen" ihn eher bestätigen). Es ist hier hilfreich zu verstehen, daß auch das Mißtrauen einen Stellenwert in der Angstbewältigung dieser Patienten hat und nicht den Arzt in seiner persönlichen Kompetenz betrifft.

LITERATUR

BRUNNER JS, POSTMAN L (1947) Emotional selectivity in perception and reaction. J Personality 16: 69-77

BYRNE D (1961) The repression - sensitization scale: rationale, reliability and validity. J Personal Soc Psychol 29: 334-349

BYRNE D (1964) Repression - sensitization as a dimension of personality. In: MAHER BA (Ed) Progress in experimental personality research, vol 1. Academic Press, New York

COHEN F, LAZARUS RS (1973) Active coping processes, coping dispositions, an recovery from surgery. Psychosom Med 35: 375-389

DAVIES-OSTERKAMP S (1977) Angst und Angstbewältigung bei chirurgischen Patienten. Med Psychol 3: 169-184

DAVIES-OSTERKAMP S, SALM A (1980) Ansätze zur Erfassung psychischer Adaptationsprozesse in medizinischen Belastungssituationen. In: DAVIES-OSTERKAMP S, PÖPPEL E (Hg) Emotionsforschung. Vandenhoeck & Ruprecht, S. 66-80

EPSTEIN S (1977) Versuch einer Theorie der Angst. In: BIRBAUMER N (Hg) Psychophysiologie der Angst. Fortschritte der klinischen Psychologie 3. Urban & Schwarzenberg, München

EPSTEIN S (1972) The nature of anxiety with emphasis upon its relationship to expectancy. In: SPIELBERGER CD (Ed) Anxiety, current trends in theory and research, 2. Bd. Academic Press, New York

FENZ WD (1964) Conflict and stress as related to physiological activation and sensory, perceptual and cognitive functioning. Psychol Monograph 78, No 8

FENZ WD, EPSTEIN S (1962) Measurement of approach-avoidance conflict along a stimulus dimension by a thematic apperception test. J Personality 30: 613-632

FENZ WD, EPSTEIN S (1967) Gradients of physiological arousal of experienced and novice parachutists as a function of an approaching jump. Psychosom Med 29: 33-51

FREUD A (1936) Das Ich und die Abwehrmechanismen. Wien

GORDON JE (1957) Interpersonal predictions of repressors and sentizers. J. Personality 25: 686-698

HAAN N (1977) Coping und defending. Processes of self-environment organization. Academic Press, New York

HECHELTJEN KG, MERTESDORF F (1973) Entwicklung eines mehrdimensionalen Stimmungsfragebogens (MSF). Gruppendyn 2: 110-122

HEIM E (1979) Coping oder Anpassungsvorgänge in der psychosomatischen Medizin. Z Pschosom Med Psychoanal 25: 251-262

JANIS IL (1958) Psychological stress: Psychoanalytic and behavioral studies of surgical patients. Wiley, New York

KENDALL PC, WILLIAMS L, PECHACEK TF, GRAHAM LE, SHISSLAK C, HERZOFF N (1979) Cognitive behavioral and patient education interventions in cardiac catheterization procedures. J Consult Clin Psychol 47: 49-58

KROHNE HW (1975) Angst und Angstverarbeitung. Kohlhammer, Stuttgart

LAZARUS RS (1966) Psychological stress and the coping process. McGraw-Hill, New York

LAZARUS RS (1977) Cognitive and coping processes in emotion. In: MONAT A, LAZARUS RS (Eds) Stress and coping. Columbia University Press, New York, S. 145-158

LAZARUS RS, AVERILL JR, OPTON EM (1977) Towards a cognitive theory of emotion. In: ARNOLD M (Ed) Feelings and emotions. Academic Press, New York. Deutsch in: BIRBAUMER N (Hg) Psychophysiologie der Angst. Fortschritte der klinischen Psychologie 3. Urban & Schwarzenberg, München

LAZARUS RS, AVERILL JR (1972) Emotion and cognition: With special
   reference to anxiety. In: SPIELBERGER CD (Ed) Anxiety, Current
   trends in theory and research, vol II. Academic Press, New York

LAZARUS RS, AVERILL JR, OPTON EM (1974) The psychology of coping:
   Issues of research and assessment. In: COELHO GV, HAMBURG DA,
   ADAMS JE (Eds) Coping and adaption. Basic Books, New York

LAZARUS RS, LAUNIER R (1978) Stress-related transactions between
   person and environment. In: PERVIN LA, LEWIS M (Eds) Perspectives
   in international psychology. Plenum Press, New York

MORRISSEY RF (1977) The HAAN-Model of ego functioning: An Assessment
   of empirical research. In: HAAN N (Ed) Coping and defending.
   Processes of self-environment organization. Academic Press,
   New York

RICHTER HE, BECKMANN D (1973) Herzneurose. 2. Aufl. Thieme, Stuttgart

SALM A (1980) Psychologische Aspekte der Herzkatheterisierung.
   Unveröffentl. Dissertation Gießen

SALM A, GOTTWIK MG (1980) Die Herzkatheteruntersuchung als psychische
   Belastung. MMW 122: 355-356

SCHMIDT LR (1978) Klassifikationssysteme und -probleme. In: SCHMIDT
   LR (Hg) Lehrbuch der Klinischen Psychologie. Enke, Stuttgart

SCHMIDT LR (1979) Psychologische Vorbereitung auf belastende medizinische Maßnahmen, die bei Bewußtsein erfolgen. Med Psychol 5:
   229-252

III. Zum Umgang mit chronischem Kranksein

Einführung

Jörn W. Scheer

Während die somatische Medizin hinsichtlich akuter Erkrankungen über
ein umfangreiches Handlungsrepertoire verfügt, stößt sie bei der Behandlung langfristig schwerer und chronischer Krankheiten an Grenzen, die mit der Fortentwicklung der somatischen Therapieverfahren
immer sichtbarer werden. An zwei Beispielen wird diese Situation in
diesem Teil des Buches verdeutlicht: Ausfall der Nierenfunktion führt
heute nicht mehr notwendig in kurzer Zeit zum Tode, sondern kann durch
apparative Substitution in gewissem Maße kompensiert werden (KOCH
et al.). Bösartige Krebserkrankungen werden durch chirurgische und
chemotherapeutische Maßnahmen im Verlauf verändert, die Überlebens-
dauer in vielen Fällen verlängert (v. KEREKJARTO). Damit stellen
sich aber verstärkt andersartige psychische und soziale Probleme, als
sie aus der Bewältigung akuter Bedrohungen bzw. Eingriffe bekannt
sind. Kennzeichnend für diese Situation ist (1) die Langfristigkeit
von Bedrohung und Belastung, insbesondere die latente Todesdrohung,
(2) die Nicht-Heilung, bestenfalls Anpassung an ein oft irreparables
Defizit, (3) die Einschränkung, Behinderung, Belastung, also oft eine schwere Minderung der Lebensqualität durch die Krankheit, aber
auch durch die Behandlungsmaßnahmen (z.B. die häufige Dialyse, die
Nebenwirkungen von Cytostatika), (4) die Abhängigkeit von Behandlung,

vom Personal, von Maschinen. Die somatische Medizin, die auf Eingriff und Handeln eingestellt ist, muß sich hier oft hilflos zurückziehen.

Aufgrund der genannten Problemsituation, aber auch, weil die Versorgung chronisch Schwerkranker oft außerhalb des Krankenhauses stattfindet, hat sich der Kreis der Betroffenen erheblich erweitert. Aus der "klassischen" Dyade Arzt - Patient ist mindestens eine Triade geworden: Arzt (Schwestern, Klinik) - Patient - Angehörige (Partner). Die komplexere Betreuung, die sich nicht auf die Sequenz Vorbereitung-Eingriff-Nachsorge beschränkt, erfordert die Einrichtung eines größeren psychosozialen Netzwerks: Familie, Sozialarbeiter, Psychologen, Sozialstationen etc. Bei genauerer Betrachtung wird schmerzhaft deutlich, daß dieses Netzwerk für viele Patienten nicht existiert oder nicht trägt, weil es sozusagen aus lauter Löchern zwischen groben Maschen besteht. Der Arzt mag dazu neigen, die Nachsorge an die genannten Personen oder Stellen zu delegieren; in jedem Falle hat das Funktionieren oder Nicht-Funktionieren dieser Betreuung aber Rückwirkungen auf seine unmittelbare Tätigkeit am Patienten, denn Rezidive oder Verschlimmerungen werden erfahrungsgemäß häufiger, wenn z.B. die kompensatorische Stützung eines Patienten durch seinen Partner in Frage gestellt ist.

Daß mehr Menschen an der Betreuung chronisch Schwerkranker beteiligt sind, eröffnet jedoch auch Chancen, bisher unzureichend genutzte Potentiale zu erschließen. Wie DAUM et al. in ihrem Beitrag ausführen, lassen sich drei Perspektiven unterscheiden: (1) eine allgemeine Psychologisierung, d.h. Ausstattung der medizinischen Experten mit mehr Kompetenz im psychologischen und psychosozialen Bereich, womit die Ebene der Aus- und Fortbildung angesprochen ist (vgl. SCHEER in diesem Buch), (2) den Ausbau spezialisierter Dienstleistungsbereiche durch Psychologen, Psychosomatiker etc., (3) die Aktivierung von Selbsthilfe-Potentialen der Betroffenen und ihrer Bezugsgruppen. Alle drei Konzeptionen erscheinen notwendig, keine sollte einseitig bevorzugt werden, weil ihnen jeweils verschieden Aufgaben zuzuordnen sind.

(1) Dem Arzt, der Schwester, dem Pfleger kann die nachgehende Betreuung der Patienten nicht vollständig abgenommen werden. Bei somatischer Nachsorge, Behandlung von Wiedererkrankungen, finaler Betreuung Todkranker ("Sterbehilfe") sind sie immer wieder gefordert,
da der Kontakt des chronisch Schwerkranken zum Medizin-System niemals
abreißt. Es geht dabei nicht nur um die Krankenhausmedizin; zur Wah-
rung der Kontinuität ist eine entsprechende Qualifikation der niedergelassenen Fachärzte und Praktiker unabdingbar.

(2) Der Spezialist (Psychosomatiker, Psychologe) sollte nicht der Ex-
perte für alle schwierigen, problematischen, unangenehmen, lästigen,
belastenden Patienten werden. Zwar wird er immer (a) Aufgaben in der
direkten Versorgung haben: Betreuung von Patienten und ihren Angehörigen. Die erforderliche, überwiegend stützende und begleitende Form
der psychologischen Betreuung kann sicher teilweise auch von speziell
ausgebildeten Sozialarbeitern und Psychagogen wahrgenommen werden.
Auch die Rolle des "Klinikfürsorgers" wäre in diesem Zusammenhang
zu überdenken. In der gegenwärtigen Situation muß man leider feststellen, daß entsprechende Versorgungsangebote überwiegend in Modell- oder
Forschungsprogrammen gemacht werden können. Mindestens so wichtig ist
jedoch (b) die indirekte Versorgung über die Betreuung des medizinischen Personals (einschließlich der Ärzte) in Form von Fortbildung,
Supervisionsgruppen, BALINT-Gruppen usw. Für beide Bereiche gilt, daß
es keineswegs immer um "lebenslange Psychotherapie" gehen muß. Oft
reichen initiale oder übergangsweise Betreuungsmaßnahmen aus, um kritische Situationen zu überstehen (vgl. v. KEREKJARTO in diesem Buch).

(3) Über Selbsthilfe-Potentiale verfügen nicht nur die Patienten selbst,
sondern auch Leidensgefährten, Leidensbegleiter, Angehörige, die unterschiedliche Organisationsformen entwickeln (z.B. Selbsthilfegruppen oder Patientenclubs). Diese Konzepte bedeuten nicht, daß Laien
die Arbeit von Experten tun sollen: in vielen Fällen sind betroffene
"Laien" tatsächlich die wirklichen Experten.

Eine wirklich angemessene Betreuung chronisch Schwerkranker setzt
eine sinnvolle Integration dieser drei Perspektiven voraus.

10. Psychische Probleme von Hämodialysepatienten und ihren Partnern

Uwe Koch, Hubert Speidel und Friedrich Balck

1. Einleitung

Die Niere ist ein lebensnotwendiges Organ, das

- der Ausscheidung der im Stoffwechsel entstehenden Schlacken-
  substanzen (z.B. Harnstoff, Kreatinin) sowie körperfremder
  Substanzen (z.B. Medikamente),

- der Regelung des Wasserhaushaltes sowie des Säure-Blasen-
  Gleichgewichts

dient. Weiterhin beeinflußt die Niere den Blutdruck und die Blutbil-
dung.

Tritt als Folge eines Krankheitsprozesses eine so starke Funktions-
einschränkung der Niere ein, daß die harnpflichtigen Substanzen dauerhaft nicht mehr im ausreichenden Maße ausgeschieden werden, spricht
man von einer chronischen Niereninsuffizienz. Immunologische oder
entzündliche Prozesse, Mißbildungen, Wirkungen von Giftstoffen, Ge-
fäßveränderungen (z.B. bei Diabetes mellitus) oder irreversible Folgen des akuten Nierenversagens (z.B. Schock nach schwerem Blutver-
lust) sind die wesentlichsten Ursachen des chronischen Nierenversagens.

Während früher die chronische Niereninsuffizienz unweigerlich zum
Tod führte, gibt es heute ein differenziertes Behandlungsangebot. In
der *konservativen Phase* (SCHRÖDER 1979) ist die Nierenfunktion zwar
bereits deutlich eingeschränkt, durch diätetische Maßnahmen (eiweiß-
arme Diät), Hochdruckbehandlung, regelmäßige Gewichtskontrollen und
Behandlung des erhöhten Phosphorspiegels im Blut ist es aber eine
begrenzte Zeit möglich, die Dialysebehandlung oder die Nierentransplantation aufzuschieben. Bei der *Hämodialyse* werden dem Blut des Patienten extra-corporal in einer künstlichen Niere die harnpflichtigen
Substanzen und das Wasser entzogen sowie der Austausch der Elektrolyte geregelt. Zwei- bis dreimal wöchentlich muß sich der Patient
für 5 - 8 Stunden dieser Prozedur, die zahlreiche Komplikationsmög-
lichkeiten in sich birgt (Zugang zum Blutgefäßsystem des Patienten,
Blutgerinnung, Infektionen, apparativ-technische Störungen), unterziehen.

Die Dialysebehandlung kann als Klinikdialyse, "Limited Care"-Dia-
lyse und Heimdialyse durchgeführt werden. In der Heimdialyse übernehmen der Patient und eine Hilfsperson (z.B. der Partner) nach einer
Dialysetrainingsphase die Behandlung an dem zu Hause installierten
Dialysegerät. An die Heimdialyse sind eine Reihe von Voraussetzungen
geknüpft (z.B. Bereitschaft des Patienten zur Mitarbeit, technisches
Verständnis, familiäre und räumliche Voraussetzungen). Sind diese
nicht gegeben oder treten zusätzliche Risiken auf, wird die Dialysebehandlung in der Klinik durchgeführt. In der sog. Limited-Care-Dia-
lyse, die eine Zwischenstellung zwischen Heim- und Klinikdialyse
einnimmt, führt der wie in der Heimdialyse trainierte Patient mehr
oder weniger selbständig die Behandlung in der Klinik durch. In der
konkreten Versorgung spielt heute auch die sog. Praxisdialyse (privat-
wirtschaftlich geführte Dialysezentren) eine wichtige Rolle.

Neben der Hämodialyse ist auch die *Peritonealdialyse* zu nennen. Über
einen Dauerkatheter wird eine Dialyseflüssigkeit in den Bauchraum ein-
gefüllt. Über das Bauchfell werden dem Blut die harnpflichtigen Stoffe
entzogen und ein Austausch der Elektrolyte erreicht. Die häufig auftretenden Bauchfellentzündungen begrenzen allerdings die Anwendung
dieser Methode.

Als letzte Behandlungsform der chronischen Niereninsuffizienz ist die *Nierentransplantation* zu nennen, auf deren Probleme hier nicht näher eingegangen werden kann.

In diesem Beitrag sollen zunächst die psychischen und sozialen Probleme von Hämodialysepatienten und ihren Partnern in einem Literaturüberblick dargestellt werden. Anschließend werden ausgewählte Ergebnisse einer in Hamburg bei Dialysepatienten und ihren Partnern durchgeführten empirischen Untersuchung berichtet. Im abschließenden Teil werden einige therapeutische Überlegungen zur Verbesserung der Situation angestellt werden.

2. Literaturüberblick

2.1 Einschränkungen und Belastungen des Dialysepatienten

Mitte der 60er Jahre wurden die psychischen und sozialen Probleme der Patienten unter chronischer Hämodialyse zu einem intensiv beforschten Thema. Das wissenschaftliche Interesse erklärt sich aus der Tatsache, daß die Dialysesituation den Betroffenen so stark beeinträchtigt, daß er diese kaum ohne die Entwicklung einer erheblichen psychischen Problematik und Symptomatik überstehen kann (SHEA et al. 1965, MENZIES & STEWART 1968). Die Dialysesituation konfrontiert den Patienten mit einer Serie von zum Teil lebensbedrohlichen Krisen, derer er zusammen mit den Mitarbeitern der ihn betreuenden Dialyseeinheit und seinem Partner Herr zu werden hat, wie Hepatitiden, Pericarderguß, Herzrhythmusstörungen, Lungenödem und -embolie, Anämie, Hämolyse, Hirninsult, Shuntverschluß, Atherosklerose, Osteopathie, Neuropathie, akutes Auslaufen des Blutes aus dem Apparat, hypovolämischer Schock, Pruritus, Schlaflosigkeit, Fieberanstieg, Hypotonie, Muskelkrämpfe unter der Dialyse, Verstopfung der Kanüle und Maschinenalarm (WRIGHT et al. 1966, DREES 1976). Hinzu kommen psychiatrische Syndrome wie akute exogene Reaktionstypen (LOHMANN 1972) bzw. delirante Zustandsbilder während und unmittelbar nach der Dialyse

(MENZIES & STEWART 1968), Psychosen nach Beginn der Dialyse (ABRAM 1974), Anzeichen von zerebralen Funktionsstörungen vor Beginn der Dialyse, die im ersten halben Jahr der Dialyse zurückgehen (HAGBERG 1974), Herabsetzung der Aufmerksamkeit, Konzentrationsfähigkeit und Reaktionsgeschwindigkeit am ersten Tag nach der Dialyse (WENDLAND & LOOCK 1977) sowie milden depressiven und Angstsymptomen, die bei einem Drittel der Patienten jeweils nachweisbar sind (KAPLAN DE-NOUR & CZACZKES 1976) und sich zeitweilig verstärken (HOLCOMB & McDONALD 1973). Depressionen in Gestalt von Apathie oder der Vernachlässigung der Behandlungsnotwendigkeit (WRIGHT et al. 1976) gehören zu den schwerwiegendsten und häufigsten Problemen unter der Hämodialyse (BEARD 1963). So ist es nicht verwunderlich, daß ABRAM et al. (1971) eine gegenüber der Gesamtbevölkerung um ein Vielfaches erhöhte Suizidalität bei Dialysepatienten finden.

Das Leben des Dialysepatienten ist durch zahlreiche Einschränkungen und Belastungen gekennzeichnet (vgl. SPEIDEL et al. 1978a, FRANKE 1980):

(a) *Die dauernde latente Todesdrohung.* Der Patient muß mit der Angst vor dem drohenden Tod für seine weitere Zukunft leben. Er weiß von seinen statistisch zu erwartenden Lebenschancen (nach der EDTA-Statistik 1976 sind 3 Jahre nach Beginn der Dialyse 40 % der Patienten verstorben). In der klinischen oder Praxisdialyse wird er konfrontiert mit den Komplikationen und Todesfällen bei zum Teil langjährigen Mitpatienten, ebenso erinnern ihn eigene Komplikationen und Nebenwirkungen an die permanente Gefährdung seiner Existenz.

(b) *Verlusterlebnisse und Einschränkung der Lebensmöglichkeit.* Der Dialysepatient muß mit dem Bewußtsein leben, daß er nur mit Hilfe einer Prothese überleben kann, d.h., daß er einen Verlust an lebenswichtigen Organfunktionen erlitten hat und von weiteren Verlusten bedroht ist, z.B. durch die oben genannten Komplikationen. Elementare Funktionen wie Essen, Trinken und die Urinausscheidung sind reglementiert, eingeschränkt oder aufgehoben und stellen hohe Anforderungen an das Adaptationsvermögen des

Patienten. Im Sinne der Einschränkung und des subjektiven Verlust-
erlebnisses sind die Schwäche und die Abnahme an Energie, die
Einschränkung der Benutzung des Shunt-Armes, der Gewichtsverlust,
die typische Hautfarbe und die Veränderung des Körperbildes insgesamt bedeutsam (WRIGHT et al. 1966). Das Scheitern an diesen Problemen läßt sich an Diätverstößen, depressiven Reaktionen, suizi-
dalen Tendenzen und dem Rückzug aus sozialen Aktivitäten ablesen,
oder es manifestiert sich in dem Mißglücken der nötigen Umstruk-
turierung in der Familie, dem Rückzug der Beziehungspersonen außerhalb der Familie und in ungünstigen beruflichen Veränderungen. Während Eß- und Trinkbedürfnisse durch die diätetischen Erfordernisse also von außen eingeschränkt werden, nehmen die sexuellen Aktivitäten aufgrund der Abnahme der Bedürfnisse und der Erfüllungs-
möglichkeiten ab (ABRAM et al. 1975, BOMMER et al. 1976, KAPLAN
DE-NOUR 1978). Als Folge der Einschränkung der oralen und genita-
len Befriedigungsmöglichkeiten stellt LOHMANN (1972) eine eingeschränkte Lebenszufriedenheit bei Dialysepatienten fest.

(c) *Abhängigkeit von Maschine und Personal.* Die Abhängigkeit von der
Maschine und dem Personal der Dialyseeinheit setzt den Patienten
einem Abhängigkeits-Autonomiekonflikt aus, der in verschiedener
Weise gelöst werden kann (vgl. SPEIDEL et al 1978a). Einerseits
können angesichts der Unausweichlichkeit der gegebenen Bedingungen
massive Abhängigkeits- und Regressionswünsche mobilisiert werden,
die aber meist nicht offen ausgelebt werden dürfen, weil damit
die soziale Position, aber auch die Beziehung zum Dialysepersonal
gefährdet würde, und weil von dem Funktionieren des Patienten als
einem Erwachsenen letztlich dessen Überleben abhängt. Wenn der
Patient aber gegen die reale Abhängigkeit seinen Anspruch auf
Autonomie stellt, so droht er in Konflikt mit eben diesen Reali-
täten zu geraten. Verstöße gegen die Diätvorschriften, Passivität und Lethargie, aber auch andere auto-aggressive Tendenzen wie
Depression und Suizidalität, sind oft ein Anzeichen für diesen un-
gelösten Konflikt.

2.2 Psychische Anpassungsprozesse

Als Reaktionen auf die Belastungen und Einschränkungen unter der Dialyse wurden in zahlreichen Studien Ängste (z.B. LEVY 1975, CZACZKES
& KAPLAN DE-NOUR 1978 sowie REICHSMAN & Mc KEGNEY 1978), Depressivität (z.B. ABRAM 1972, GREENBERG et al. 1973), Aggressivität (z.B.
KAPLAN DE-NOUR & CZACZKES 1974, LEVY 1975), Widerstand gegen medizinische und diätetische Auflagen (CRAMOND et al. 1967, FRIEDMAN et al.
1970, PROCCI 1978), Störungen im Sozialverhalten (REICHSMAN 1972,
STEWART & JOHANSEN 1976) gefunden.

Nach Angaben verschiedener Autoren (z.B. WRIGHT 1966, SHORT & WILSON
1969, STRAUCH-RAHÄUSER et al. 1977) neigen viele Patienten dazu, die
prekären Aspekte der eigenen Situation zu verleugnen. Diesen Autoren
entsprechend muß der Dialysepatient ein hohes Ausmaß an Abwehrvorgän-
gen mobilisieren, um seine Situation ertragen zu können. Demzufolge
(vgl. SPEIDEL et al. 1978c) kann beobachtet werden, daß, wie immer,
wenn Abwehrvorgänge unbewußtes psychisches Leben zu stark blockieren
bzw. am Bewußtwerden hindern, das Ich verarmt und die produktive
Phantasie verkümmert. Dieser Vorgang läßt sich angesichts der extremen Lebenssituationen des Dialysepatienten als positive Ich-Leistung zur Aufrechterhaltung der psychischen Homöostase verstehen.
Nach HAGBERG (1974) fördert eine höhere Intelligenz die Schnellig-
keit der Adaptationsprozesse. Wichtiger ist nach LEVY & WYNBRANDT
(1975) eine bereits vor der Dialyse bestehende psychosoziale Flexi-
bilität für die Bewältigung von emotionalen Anpassungsprozessen. Die
Anpassungsprozesse erweisen sich nach KAPLAN DE-NOUR et al. (1968),
SHORT & WILSON (1969) sowie GLASSMAN & SIEGEL (1970) als zeitabhän-
gig. Sie registrieren eine Verminderung der Angst im Laufe der Zeit
und interpretieren dies als ein Zeichen für das Wirksamwerden der
Abwehrmechanismen. Auch WRIGHT et al. (1966) berichten eine Zunahme
der Verleugnung sowie eine Abnahme von Angst und Depressivität.

REICHSMAN & LEVY (1972) grenzen folgende typischen Phasen des Verlaufs unter der Dialyse ab:

(a) eine Flitterwochen-Periode, in welcher der Patient aufgrund des
unter der Dialyse verbesserten körperlichen Befindens zuversicht-
licher und hoffnungsvoller wird. Diese Periode dauert zwischen
6 Wochen und 6 Monaten,

(b) die Periode der Enttäuschung oder der Entmutigung mit dem Ein-
setzen von Hoffnungslosigkeit und Hilflosigkeit, Depressivität
und Suizidalität,

(c) die langfristige Adaptation, welche eintreten kann, wenn der
Patient schließlich bis zu einem gewissen Grad seine Krankheit
und seine Beschränkungen angenommen hat.

2.3 Partner- und Familienprobleme

Die Dialysesituation betrifft unter vielen Aspekten nicht nur den
Patienten selbst sondern ebenso den Partner, die anderen Familienmitglieder sowie wichtige Freunde und Bekannte (vgl. SHAMBAUGH et al.
1967, GELFMAN & WILSON 1972 sowie MAURIN & SCHENKEL 1976). Besonders
im Zusammenhang mit Schwierigkeiten bei der Durchführung der Heimdialyse wurde die Bedeutung des Dialyse-Partners deutlich. Wie bei
den Patienten wurden auch beim Partner als typische Reaktionen Ängste,
Depressionen und Aggressivität, verbunden mit entsprechenden psycho-
vegetativen Begleiterscheinungen gefunden (DALY 1970 und BLAGG 1972).
FRANKE et al. (1978) berichten von einem erhöhten Schmerzmittel- und
Psychopharmaka-Verbrauch von Heimdialyse-Partnern.

3. Die Hamburger Untersuchung zur psychischen Problematik chronischer Hämodialysepatienten und ihrer Partner *

3.1 Methodik

Eine Forschungsgruppe des Sonderforschungsbereichs 115 der Universitätsklinik Hamburg-Eppendorf hat von 1974 bis 1978 eine größere Gruppe von Dialysepatienten und -partnern verschiedener Dialyseformen untersucht. Ziel dieser diagnostisch orientierten Studie war es, Informationen zu gewinnen zur Gestaltung von therapeutischen Programmen, die die Dialysepatienten besser auf ihre Situation vorbereiten bzw. bei den auftretenden Problemen unterstützen.

Aus Gründen der Ökonomie, der Standardisierung und des in der Literatur wiederholt bei dieser Patientengruppe besonders festgestellten Wunsches nach Anonymität wurde eine Fragebogenuntersuchung durchgeführt. Dabei sind die Autoren sich aber auch über die Grenzen dieser Methodik im klaren. Mit den eingesetzten standardisierten Fragebögen können nur begrenzt die im vorigen Abschnitt genannten Abwehrmechanismen erfaßt werden, darüber hinaus - so müssen wir im Nachhinein selbstkritisch feststellen - ist die Gabe eines umfangreichen Fragebogenpakets ein wenig patientenfreundlicher Zugang.

Neben einem vom Projekt selbst entwickelten Fragebogen zum Erleben der Dialysesituation für Patient und Partner und einem sozialstatistischen Fragebogen zur Erfassung der wesentlichsten Parameter der Dialysesituation wurden das Freiburger Persönlichkeitsinventar FPI (FAHRENBERG et al. 1978), ein Fragebogen zur Erfassung der Unzufriedenheit in der Paarbeziehung (BALCK 1975) sowie der Gießen-Test (BECKMANN & RICHTER 1975) in einer Version zur Selbst- und in einer Version zur Fremdbeschreibung eingesetzt.

---

* mit Unterstützung der Deutschen Forschungsgemeinschaft

In die Untersuchungen wurden vier klinische Dialysezentren des nord-
deutschen Raumes, drei Praxisdialysezentren sowie eine Population von
Heimdialysepatienten, die wir mit Unterstützung des Dialysevereins
gewannen, einbezogen. Insgesamt wurden 330 Patienten und ihre Partner
um Mitarbeit gebeten, 186 Patienten und 150 Partner dieser Patienten
nahmen an der Untersuchung teil, d.h., bestimmte Selektionsprozesse
sind bei der Interpretation der Ergebnisse zu berücksichtigen. Die
Stichprobenzusammensetzung für die Patienten- und Partnergruppe für
die drei Formen der Dialyse, nämlich Zentrums-, Praxis- und Heimdialyse, und die beiden Geschlechtsgruppen gehen aus Tabelle 1 hervor.

Tab. 1: Verteilung der Patienten und Partner auf verschiedene Dia-
       lysesettings und Geschlechtsgruppen

	Patienten				Partner			
	Zentrum	Praxis	Heim	Σ	Zentrum	Praxis	Heim	Σ
♂	19	57	28	104	16	35	10	61
♀	18	52	12	82	14	48	27	89
Σ	37	109	40	186	30.	83	37	150

Aus der Vielzahl der Ergebnisse sollen hier nur einige exemplarisch
dargestellt werden (vgl. SPEIDEL et al. 1978b und 1978c, SPEIDEL et
al. 1979, KOCH et al. 1979).

3.2 Soziologische und anamnestische Daten

Die Analyse der Berufsverhältnisse zeigt, daß 2/3 der Patienten keine
Berufstätigkeit ausüben, der Anteil der *vorzeitig* Berenteten liegt
bei ca. 30 %. Dieser Anteil an Rentnern ist in der Heimdialyse-Po-
pulation erheblich niedriger als in den anderen beiden Settingformen.
Ein Berufsabstieg als Folge der Krankheit läßt sich in unserer Untersuchung nicht nachweisen. Nur wenige Patienten sind Sozialhilfeempfänger.

Der Anteil von Patienten, die in einer festen Partnerbeziehung leben,
ist bei Heimdialysepatienten wesentlich höher als bei den anderen beiden Dialyseformen.

Auch die Wohnsituation und die finanziellen Möglichkeiten der Heimdialysepatienten sind günstiger. Insgesamt legt die sozialstatistische
Analyse offen, daß bestimmte soziologische Variablen mit der Zuweisung zu einem bestimmten Dialysesetting kovariieren.

Die Zahl der bisher absolvierten Dialysen liegt im Mittel bei 407.
Die Settings unterscheiden sich hier, bei Zentrumspatienten liegt
die Anzahl bei 170, bei Praxispatienten bei 340 und bei Heimdialysanden bei 519.

3.3 Zum spezifischen Erleben der Dialysesituation

Der von der Arbeitsgruppe entwickelte Dialysefragebogen richtete sich
auf folgende Inhaltsbereiche: Ängste im Zusammenhang mit der Dialyse,
diätetische Probleme, Komplikationen und negative körperliche Auswirkungen, Veränderungen in der Interaktion zwischen Patient und Partner,
psychische Verarbeitung der geschwächten sozialen Position, Erlebnis
der Einschränkung sowie Rückzug aus sozialen Aktivitäten.
Die Tabellen 2 - 4 nehmen Bezug auf einige Ergebnisse.

Ängste im Zusammenhang mit der Dialyse

Tabelle 2 zeigt ausgewählte Items zu diesem Inhaltsbereich getrennt
für Patient und Partner, für die drei Settingformen und für das Geschlecht. Obwohl Patienten und Partner davon überzeugt sind, daß das
Blut des Patienten durch die künstliche Niere gut entgiftet wird,
machen sie sich große Sorgen über die Gesundheit des Dialysanden. Besonders auffällig ist, daß diese Sorgen und Ängste, die Furcht vor
Komplikationen, die Beunruhigung durch Maschinenlärm und Sorgen um
die Fistel stärker vom Partner als von den Patienten erlebt werden.
Weibliche Patienten lassen die Ängste eher zu bzw. leiden mehr unter
ihnen als männliche. Während es bei den Dialysepatienten kaum Unterschiede zwischen den verschiedenen Dialysesettings gibt, sind diese

umso zahlreicher auf der Partnerseite. Unterschiede treten hier vornehmlich zwischen Partnern von Praxisdialysanden gegenüber Partnern von Heimdialysanden auf. Partner von Patienten in der Heimdialyse haben offensichtlich weniger Ängste oder es gelingt ihnen, diese besser zu verdrängen, als dies bei der Praxisdialyse der Fall ist.

Diätetische Probleme

Die Patienten berichten überwiegend eine Verbesserung des Appetits seit Beginn der Dialyse (Tabelle 3). Bewußte Verstöße gegen Diätregeln werden von einem bestimmten Anteil von Patienten berichtet, während Partner die Beeinflussung zu solchen Verstößen deutlich von sich weisen. Nur selten wird berichtet, daß aufgrund von Diätfehlern schwerwiegende Komplikationen aufgetreten seien, am ehesten noch von Patienten und Partnern der Zentrumsdialyse.

Veränderungen in der Interaktion zwischen Patient und Partner

Die Ergebnisse sind der Tabelle 4 zu entnehmen.

Patienten haben eher den Eindruck, daß Partner vermehrt Rücksicht nehmen und daß deren Verantwortungsgefühl ihnen gegenüber seit der Dialyse zugenommen habe. Beide, Patienten und Partner, trauen sich gegenseitig zu, sich in die Problemlage des anderen hineinversetzen zu können. Das Bild der Harmonie in der Partnerschaft wird noch bekräftigt durch die Aussage beider, daß die Beziehung nach der Dialysebehandlung nicht weniger glücklich sei als früher. Im Vergleich zu den Patienten haben Partner das Gefühl, sich in ihrer Meinung häufiger der des Patienten anzuschließen, Auseinandersetzungen auszuweichen und sich in Streitsituationen zurückzuziehen. Unterschiede zwischen den drei Dialysesettings finden sich nicht auf der Seite der Patienten, aber bei den Partnern. Gegenüber Zentrums- und Praxisdialyse ist in der Heimdialyse das Vertrauen der Partner gegenüber den Patienten offenbar größer.

Tab. 2: Ängste im Zusammenhang mit der Dialyse

	Pat.	Part.	Patient			Partner			Patient		Partner	
			Z	P	H	Z	P	H	m	w	m	w
Sorgen um die Gesundheit	4,60	5,27***					5,27***	3,97				
Furcht vor Komplikationen während der Dialyse	3,37	3,98***	3,83**	3,11			4,25***	3,57				
Bei Unwohlsein Furcht vor Schwerwiegendem	3,19*	4,33**					4,95***	3,57				
Angstträume seit der Dialyse	1,81	2,33**				4,17**	2,75***	1,54***	1,56	2,15***		
Beunruhigung durch Maschinenalarm	3,12	3,70**					4,25***	3,57	2,93	3,37*		
Sorgen um die Fistel	4,30	4,68*							3,92*	4,82**		
Überzeugt, daß Blut durch künstliche Niere gut entgiftet wird	4,89	4,67*					4,42***	4,97				

Skalen von 1 bis 6, 1 bedeutet: trifft gar nicht zu
6 bedeutet: trifft völlig zu

Signifikanzen: * = 10 % Zufallswahrscheinlichkeit
** = 5 % Zufallswahrscheinlichkeit
*** = 1 % Zufallswahrscheinlichkeit

Z = Zentrumsdialyse; P = Praxisdialyse; H = Heimdialyse
w = weiblich, m = männlich

Anmerkung:
Signifikante Unterschiede zwischen
- Z und P sind in Spalte Z
- P und H in Spalte P
- Z und H in Spalte H vermerkt.

Tab. 3: Diätetische Probleme

	Pat.	Part.	Patient			Partner			Patient		Partner	
			Z	P	H	Z	P	H	m	w	m	w
Verschlechterung des Appetits	1,77	1,21***							1,51	2,12**		
Verbesserung des Appetits	3,15	1,56***										
Ganze Beherr- schung notwen- dig, um nicht Diätfehler zu begehen	2,86	1,88***										
Durch Diätfehler schwerwiegende Komplikationen	1,69	1,77	2,42***	1,64	1,53***	3,17**	2,02**	1,27***			2,39	1,46**
Schon bewußt Diät- fehler begangen	2,88	1,80***										
Gleiche Kost wie Partner	3,98	4,35	2,67**	4,71	3,84***				4,22	3,63		

Legende, siehe Tabelle 2

Tab. 4: Veränderung in der Interaktion zwischen Patient und Partner

	Pat.	Part.	Patient			Partner			Patient		Partner	
			Z	P	H	Z	P	H	m	w	m	w
Eindruck, daß Partner viele Dinge nicht sagt	2,10	2,56*				4,00	2,89***	1,95***				
Partner versteht nicht richtig, weil er sich nicht in die eigene Lage versetzen kann	2,05	2,29				3,50	2,52**	1,81**				
Partner nimmt vermehrt Rücksicht	4,82	4,16**										
Verantwortungsgefühl des Partners ist gestiegen	4,65	4,13*							4,82*	4,40*	3,78*	4,30
Beziehung zum Partner war vor Beginn der Dialysebehandlung glücklich	2,75	2,44				5,00***	2,33	2,21***				
Zunahme der Neigung, die Meinung des Partners anzunehmen	2,66	3,33***				4,83	3,70***	2,60***	2,97*	2,20*		
Meint, Auseinandersetzungen mit dem Partner ausweichen zu müssen	2,06	2,65***									3,19	2,41*
Neigt jetzt eher zum Rückzug bei Streit mit dem Partner	2,25	2,92**					3,27**	2,50				

Legende, siehe Tabelle 2

Partner von Patienten in der Heimdialyse haben weniger das Gefühl, daß ihnen die Patienten etwas verschweigen, sie fühlen sich besser von den Patienten verstanden, als dies bei den anderen beiden Settingformen der Fall ist. Partner von Heimdialysepatienten haben auch das Gefühl, sich gegenüber Patienten besser zu behaupten, weniger leicht die Meinung der Patienten anzunehmen und sich seltener im Streit zurückzuziehen. Dementsprechend idealisieren sie die Beziehung zum kranken Partner längst nicht in einem so hohen Ausmaß, wie dies bei Partnern der Zentrumsdialysepatienten der Fall ist.

Weitere Ergebnisse des Dialysefragebogens zeigen, daß Patienten und Partner mit Beginn der Dialyse einen Rückzug aus sozialen Aktivitäten, das Gefühl des Verzichts und der eingeschränkten Freiheit berichten. So treffe man weniger Freunde, besuche weniger öffentliche Veranstaltungen oder Lokale. Dieses gilt wiederum mehr für Zentrums- als für die anderen beiden Dialysesettings.

3.4 Selbst- und Fremdbild bei Dialysepatienten und ihren Partnern

Mit dem Gießen-Test (BECKMANN & RICHTER 1975) wird die soziale Interaktion zwischen Patient und Partner erfaßt. Das als Selbst- und Fremdbeschreibungsinstrument konzipierte Instrument erfaßt mit den 6 Skalen

- "Soziale Resonanz" (negativ sozial resonant vs.
  positiv sozial resonant)

- "Dominanz" (dominant vs. gefügig)

- "Kontrolle" (unterkontrolliert vs. überkontrolliert)

- "Grundstimmung" (hypomanisch vs. depressiv)

- "Durchlässigkeit" (durchlässig vs. retentiv)

- "Soziale Potenz" (sozial potent vs. sozial impotent)

verschiedene Aspekte des Sozialverhaltens.

In unserer Untersuchung wurde das Verfahren bei Patient und Partner in jeweils 4 Versionen eingesetzt:

(a) zur Selbstbeschreibung
- zum jetzigen Zeitpunkt
- zur Zeit vor der Dialyse

(b) zur Fremdbeschreibung (des Lebenspartners), d.h. der Patient beschrieb den Partner und der Partner den Patienten
- zum jetzigen Zeitpunkt
- zum Zeitpunkt vor der Dialyse.

Die Datenanalysen beziehen sich hier auf 73 Patienten und 77 Partner.

In Tabelle 5 finden sich die Mittelwerte der *Eichstichprobe* für die Selbstbeschreibung mit dem Gießen-Test. Diese Werte werden verglichen mit der Selbstbeschreibung der Patienten und Partner zum jetzigen Zeitpunkt (für die anderen Versionen des Gießen-Tests gibt es keine Vergleichswerte im Handbuch). Ein direkter Vergleich der Eichstichprobe mit unseren klinischen Gruppen scheint gerechtfertigt, da sich beide Populationen in ihrer Zusammensetzung in Hinblick auf die wesentlichen soziodemographischen Variablen kaum unterscheiden.

Die Tabelle 5 zeigt, daß sich Patienten und Partner betragsmäßig in den 6 Skalen des Gießen-Tests kaum unterscheiden, daß es aber deutliche, in der Regel auf dem 1 % - Niveau signifikante, Unterschiede zwischen der Eichstichprobe einerseits und Patienten und Partnern andererseits gibt.

Dialysepatienten und ihre Partner stellen sich gegenüber der Eichstichprobe
- als deutlich weniger sozial resonant (anziehend, beliebt, in der Arbeit geschätzt etc.)
- als dominanter (häufiger in Auseinandersetzungen verstrickt, eigensinnig, ungeduldig und schwierig in der Kooperation)
- als eher unterkontrolliert (unbegabt im Umgang mit Geld, unordentlich, bequem und unstetig)

- als weniger durchlässig (sozial aufgeschlossen, anderen nahe, eher vertrauensselig) sowie
- tendenziell ($p \leq 0,1$) als depressiver sowie als sozial impotenter (ungesellig, wenig hingabefähig, kaum fähig zu Dauerbindung).

Tab. 5: Vergleich der Gießen-Test-Skalen (Selbstbeschreibung/jetzt) der klinischen Gruppen (Dialysepatienten und Partner) mit der Eichstichprobe

	Skala 1: Soziale Resonanz	Skala 2: Dominanz	Skala 3: Kon- trolle	Skala 4: Grund- stimmung	Skala 5: Durchläs- sigkeit	Skala 6: Soziale Potenz
Eich- stich- probe Gießen- Test	28.9	27.3	27.7	22.8	23.4	21.5
Pa- tien- ten	25.3***	25.6***	22.6***	23.5*	24.9***	22.3*
Part- ner	24.4***	25.5***	23.6***	23.3	24.3**	22.6**
Pa- tien- ten u. Part- ner	24.8***	25.5***	23.1***	23.4*	24.6***	22.4*

Anmerkung: Die Signifikanzzeichen geben die Abweichung der Patienten und Partnerwerte gegen die Eichstichprobe an.

*** = 1 % Niveau
** = 5 % Niveau
* = 10 % Niveau

<u>Varianzanalytische Ergebnisse</u>

Die Tatsache, daß der Gießen-Test in verschiedenen Versionen vorgegeben war, legte eine varianzanalytische Betrachtung nahe. Gerechnet
wurden pro Skala 4-faktorielle Varianzanalysen mit Meßwertwiederholungen auf den letzten beiden Faktoren.

- Faktor A - Patient vs. Partner

- Faktor B - Dialysesetting (Zentrums- vs. Praxis- vs.
  Heimdialyse)

- Faktor C - Selbstbeschreibung vs. Fremdbeschreibung

- Faktor D - Zeitpunkt (jetzt vs. früher)

Für Faktor C und D lagen Meßwertwiederholungen vor.

Neben der Betrachtung der Haupteffekte erlaubt die gewählte Methodik
eine Überprüfung der Wirkung der Kombinationen der einzelnen Bedingungen (Wechselwirkungen).

Die Ergebnisse der pro Skala gerechneten Varianzanalysen sind in
Tabelle 6 in der Übersicht dargestellt.

Tab. 6: Übersicht über varianzanalytische Ergebnisse in den 6 Skalen des Gießen-Test
(4-faktorielle Varianzanalysen mit Messwertwiederholung auf Faktor C und D)

	Skala 1 Soziale Resonanz	Skala 2 Dominanz	Skala 3 Kontrolle	Skala 4 Grund- stimmung	Skala 5 Durchläs- sigkeit	Skala 6 Soziale Potenz
A. Patient vs. Partner			xx			
B. Zentrum vs. Praxis vs. Heimdialyse			x			xx
C. Fremdbeschreibung vs. Selbstbeschreibung	xxx					
D. Jetzt vs. früher	x			xxx	xx	xxx
A x B		xx			xx	
A x C	xxx	x				xxx
A x D				x		
B x C						
B x D						
C x D	xxx					
A x B x C						xx
A x B x D						xxx
A x C x D						
B x C x D						
A x B x C x C						

xxx = p = 0.01   xx = p = 0.05   x = p = 0.1

Im einzelnen zeigen sich folgende Ergebnisse:

Soziale Resonanz

(a) Es zeigt sich ein signifikanter Unterschied zwischen Selbst- und
Fremdbeschreibung. Positive "soziale Resonanz" (anziehend, geachtet) wird in stärkerem Maße zur Fremdbeschreibung verwandt
($p \leq 0.01$).

(b) Patienten und Partner beschreiben sich retrospektiv als positiv
sozial resonant, d.h. sie beurteilen sich heute im Gegensatz zu
früher als weniger anziehend ($p = 0.06$).

(c) Berücksichtigt man außer dem Zeitpunkt der Beschreibung gleichzeitig die Art des Berichtes (Selbst- vs. Fremdbeschreibung), so
ergibt sich, daß die auf die Vergangenheit bezogenen Selbstbe-
richte von Patienten und Partnern besonders den Aspekt einer positiven sozialen Resonanz herausstellen ($p \leq 0.01$).

(d) Die gleichzeitige Betrachtung der Faktoren A (Patient/Partner)
und B (Selbst- und Fremdbeschreibung) ergibt, daß die positive
soziale Resonanz besonders betont wird von Partnern im Fremdbe-
richt. Sie ist am geringsten bei Partnern im Selbstbericht, d.h.
die Patienten werden vom Partner als besonders attraktiv und geachtet dargestellt, während sich die Partner selbst weitaus geringer in diesen Eigenschaften einschätzen ($p \leq 0.01$).

Dominanz

(a) Die gleichzeitige Berücksichtigung der ersten beiden Faktoren
(Patient-Partner und Dialysesetting) macht deutlich, daß Partner
von Heimdialysepatienten und Patienten der Praxisdialyse sich
relativ submissiv darstellen, während Heimdialysepatienten und
Partner von Zentrumspatienten vergleichsweise dominant geschildert werden ($P \leq 0.05$).

(b) Bei der Kombination der Faktoren A und C (Patient-Partner und
Selbst-Fremdbild) zeigt sich, daß das Fremdbild der Patienten und
das Selbstbild der Partner relativ stark, das Fremdbild des Partners am wenigsten unter dem Gesichtspunkt Submissivität beschrieben wird ($p = 0.06$).

Kontrolle

(a) Der Vergleich von Patienten und Partnern (Faktor A) zeigt, daß
Partner sich selbst als stärker kontrolliert darstellen als dies
bei den Patienten der Fall ist ($p \leq 0.05$).

(b) Die drei Dialysesettings unterscheiden sich tendenziell dadurch,
daß sich die Patienten und die Partner des Settings Zentrumsdialyse gegenüber den anderen beiden Settinggruppen als kontrol-
lierter darstellen ($p = 0.07$).

Grundstimmung

Hier ergibt sich ein signifikanter Unterschied, wenn die Zeitpunkte,
auf die sich die Erhebung bezieht, miteinander verglichen werden, und
zwar in dem Sinne, daß sich Patienten und Partner heute im Vergleich
zu früher als depressiver und ängstlicher sehen.

Durchlässigkeit

(a) Patienten und Partner stellen sich heute gegenüber früher als
verschlossener, zurückhaltender, eher mißtrauisch dar ($p \leq 0.05$).

(b) Die simultane Berücksichtigung der Faktoren A und B (Patient-
Partner und Dialysesetting) ergibt für Zentrums- und Praxisdia-
lysanden die stärkste Tendenz, für Heimdialysanden die geringste
Tendenz, sich mißtrauisch und vorsichtig zu schildern ($p \leq 0.05$).

Soziale Potenz

Hier ergibt sich eine Vielfalt signifikanter Befunde:
(a) Der Vergleich der 3 Dialyseformen führt zu dem Ergebnis, daß sich
Zentrumspatienten als am wenigsten gesellig kennzeichnen
($p \leq 0.05$).

(b) Der Vergleich der Zeitpunkte zeigt, daß sich Patienten und Partner heute stärker als sozial impotent beschreiben, als dies in
der retrospektiven Beschreibung der Fall ist ($p \leq 0.01$).

(c) Bei simultaner Berücksichtigung der ersten 3 Faktoren (Patient-
Partner, Dialysesetting, Fremd-Selbstbild) ergibt sich eine besonders starke Tendenz, sich als sozial impotent darzustellen,
bei der Beschreibung von Partnern (durch Patienten) in der Zentrumsdialyse und bei Patienten des Zentrums im Selbstbericht. Sie
ist hingegen am schwächsten, also am ehesten im Sinne von sozialer
Potenz, bei Patienten der Heimdialyse im Selbstbericht ($p \leq 0.05$).

(d) Weiterhin erweist sich bei Berücksichtigung der Faktoren A, B und
D die Schilderung von sozialer Impotenz als besonders ausgeprägt
bei Partnern von Zentrumsdialysanden für den Jetzt-Zeitpunkt.
Besonders gering ausgeprägt, also im Sinne sozialer Potenz, ist
die Darstellung bei Patienten der Praxisdialyse in der retrospektiven Betrachtung ($p \leq 0.01$).

3.5 Befunde zur Persönlichkeitsstruktur

Zur Untersuchung der Frage, wie weit das Persönlichkeitsprofil der
Dialysepatienten und ihrer Partner Auffälligkeiten gegenüber der Nor-
malbevölkerung aufweist, wurde das Freiburger Persönlichkeitsinventar (FAHRENBERG et al. 1978) eingesetzt. Der Vergleich mit der Eichstichprobe zeigt, daß männliche Patienten sich nervöser, weniger offen, weniger selbstvertrauend beschreiben, während die Patientinnen
zwar ebenfalls nervöser sind, sich aber gleichzeitig als emotional
beherrschter und selbstsicherer als die Normalpopulation beschreiben. Partnerinnen von Hämodialysepatienten unterscheiden sich nicht
von der Eichstichprobe des Fragebogens, während männliche Partner im
Vergleich zur Eichstichprobe nervöser und leichter störbar erscheinen.

Der Vergleich von Patienten verschiedener Dialysesettings zeigt, daß
Patienten und Partner der Zentrums- bzw. der Praxisdialyse sich im
Gegensatz zu denen der Heimdialyse als psychosomatisch gestörter,
aggressiver, depressiver, dominanter und extravertierter beschreiben.
Bei der Interpretation der Unterschiede zwischen den Settings ist aller-

dings zu bedenken, daß diese nicht unbedingt als Folge des spezifischen
Settings zu verstehen sind, da vermutlich bei der Zuweisung zu einer
bestimmten Form der Dialyse ein Selektionsprozeß stattfindet.

Eine weitere Analyse macht deutlich, daß Patienten mit hoher Zahl
von Dialysen eine stärkere Depressivität, ein höheres Ausmaß an Introversion, geringes Ausmaß an Selbstvertrauen und häufigere psychosomatische Allgemeinstörungen aufweisen als Patienten mit geringerer
Dialysezahl.

3.6 Schlußfolgerungen und therapeutische Überlegungen

Betrachten wir die Ergebnisse unseres Forschungsprojektes zusammenfassend, so läßt sich feststellen, daß die Dialysesituation und die
damit verbundenen Probleme offensichtlich von Patienten und ihren
Partnern recht ähnlich erlebt werden. Auch der Partner leidet offensichtlich unter der Dialysesituation erheblich. Mit der Dialysedauer
verschärft sich die Problematik eher, als daß sie abnimmt (Zunahme
der Depressivität, Abnahme des Selbstvertrauens, Zunahme von Dominanz
und Abhängigkeitsproblemen). Unter den drei verschiedenen untersuchten Dialysebedingungen stellt sich die Heimdialyse als die günstigste
dar. Auch wenn man Selektionsbedingungen für die Zuweisung zu einem
Dialysesetting annimmt, so sprechen die Ergebnisse doch auch für die
günstige Wirkung des Heimdialysesettings auf die psychosoziale Befindlichkeit von Patienten und Partnern. In Hinblick auf die zentrale
Frage therapeutischer Angebote ist das Problem der Ursachen der unterschiedlichen psychischen Belastung unter den verschiedenen Dialysebedingungen jedoch irrelevant. Im Hinblick darauf sind vielmehr
zwei Erkenntnisse von Bedeutung:

- therapeutische Angebote sind vor allem für Patienten in
  klinischer und Praxisdialyse notwendig und

- die Bemühungen um die psychosoziale Problematik der Patienten
  sollten die Partner in jedem Fall einbeziehen.

Weiterhin sind wir der Ansicht, daß die psychologischen Hilfen möglichst präventiv sein, d.h. die erste Phase der Dialyse begleiten sollen.

Die präventiven Maßnahmen sollten zu einem Zeitpunkt beginnen, an dem der Patient definitiv mit der Unabwendbarkeit der Dialyse konfrontiert wird und alle Hoffnung auf eine eventuelle Besserung bzw. ein Stagnieren des progredienten Krankheitsverlaufs gegenstandslos wird. Dieser Zeitpunkt ist mit der Fistellegung gegeben. Das Hilfsangebot soll es dem Patienten und seinem Partner ermöglichen, sich auf das bevorstehende Leben unter der Dialyse mit seinen Belastungen und Krisen einzustellen, weil letztlich von der Qualität des Umgangs mit der Dialysesituation der Dialyseerfolg abhängt.

Die unter der Dialyse auftretenden psychischen Probleme hängen zum Teil mit vorher bestehenden Problemen und präformierten Konfliktkonstellationen, insbesondere in der Partnerschaft, zusammen, die durch die Dialyse aktualisiert werden. Eine Bearbeitung dieser vorhandenen Schwierigkeiten und Konflikte vor Beginn der Dialyse als Ziel einer präventiven Therapie würde die Einstellung auf die Dialysesituation wesentlich erleichtern.

Die psychotherapeutische Begleitung der ersten Phase der Dialyse hat folgende allgemeine Zielsetzung:

- Sie soll dem Patienten angesichts seiner veränderten Lebenssituation und Zukunftsperspektive Unterstützung bieten, die auftretenden Probleme zu bewältigen, die sich aus der Gefährdung seiner Identität im beruflichen, ökonomischen, sozialen, insbesondere familiären, und körperlichen Bereich ergeben, und ihm zu einer Neuorientierung verhelfen.

- Die dialysebegleitenden psychotherapeutischen Maßnahmen ermöglichen es, die durch die Konfrontation mit den extremen Stressbedingungen u.U. ausgelösten psychischen Reaktionen wie Angst,

Depression, Suizidalität bzw. drohende psychotische Dekompensationen möglichst frühzeitig zu erfassen und zu bearbeiten und können damit eine Chronifizierung neurotischer und psychotischer Krankheitsbilder verhindern.

Ein therapeutisches Konzept sollte neben Einzel- und Paargesprächen mit Patienten und Partnern auch ein Gesprächsangebot an das ebenfalls psychisch stark belastete Dialysepersonal enthalten.

LITERATUR

ABRAM HS (1972) Psychological Dilemmas of Medical Progress. Psychiat Med 3: 51-58

ABRAM HS (1974) Psychiatric Reflections on Adaptation to Repetive Dialysis. Kidney Int 6: 67-72

ABRAM HS, MOORE GL, WESTERVELT FB (1971) Suicidal Behavior in Chronic Dialysis Patients. Amer J Psychiat 127: 1199-1206

ABRAM HS, HESTER LR, SHERIDAN WF, EPSTEIN GM (1975) Sexual Functioning in Patients with Chronic Renal Failure. J Nerv Ment Dis 160: 220-226

BALCK F (1975) Fragebogen zur Erfassung der Unzufriedenheit zwischen Freundes- und Ehepaaren. Unveröff. Manuskript, Universitätsklinik Hamburg-Eppendorf

BEARD BH (1969) Fear of death and fear of life: The Dilemma in chronic renal failure, hemodialysis and Kidney transplantation. Arch Gen Psychiat 21: 373-380

BECKMANN D, RICHTER HE (1975) Der Gießen-Test, Handbuch. Huber, Bern

BLAGG CR (1972) Home Hemodialysis. Amer J Med Sci 264: 168-182

BOMMER J, TSCHÖPE W, RITZ E, ANDRASSY K (1976) Sexual Behavior of Hemodialyzed Patients. Clinical Nephrology 6: 315-318

CRAMOND WA, KNIGHT PR, LAWRENCE JR (1976) The Psychiatric Contribution to a Renal Unit Undertaking Chronic Haemodialysis and Renal Homotransplantation. Brit J Psychiat 113: 1201-1212

CZACZKES JW, KAPLAN DE-NOUR A (1978) Chronic Hemodialysis as a Way of Life. Brunner/Mazel, New York

DALY RJ, HASSAL C (1970) Reported Sleep on Maintenance Hemodialysis. Brit Med J 2: 508-509

DREES A (1976) Möglichkeiten und Grenzen einer Psychotherapie bei der Rehabilitation chronisch-organisch Kranker am Beispiel des Dialysepatienten. Niedersächs Ärztebl 17: 564-570

EDTA (1976) Proceedings of the European Dialysis and Transplant
    Association. Ed. ROBINSON BHB, Pitman Medical

FAHRENBERG J, SELG H, HAMPEL R (1978) Das Freiburger Persönlichkeits-
    inventar FPI. Hogrefe, Göttingen

FRANKE B, STRÄßLE L, HEINZE V (1978) Psychosoziale Rehabilitation
    terminal chronisch Nierenkranker. Unveröff. Rechenschaftsbericht
    Teil I und Teil II (Dokumentation)

FRANKE B (1980) Psychologische Probleme - Psychotherapie; chronische
    Niereninsuffizienz und Sexualität. Bisherige unveröff. Litera-
    turarbeit, Freiburg

FRIEDMAN EA, GOODWIN NJ, CHAUDHRY L (1970) Psychological Adjustment
    to Maintenance Hemodialysis. Part I and II. NY State J Med 70:
    629-637

FRIPP EH (1977) Social Death. An Interactional Deprevation. Dialysis
    & Transplantation 6: 19-26

GELFMAN ME, WILSON J (1972) Emotional Reactions in a Renal. Unit
    Compr Psychiatry 13: 283-286

GLASSMAN BM, SIEGEL A (1970) Personality correlatives of survial in
    a long-term hemodialysis program. Arch Gen Psychiat 22: 566-574

GREENBERG RP, DAVIS G, MASSEY R (1973) The Psychological Evaluation
    of Patients for a Kidney Transplant and Hemodialysis Program.
    Amer J Psychiat 130: 274-279

HAGBERG B (1974) A prospective study of patients in chronic hemo-
    dialysis III. Predictive value of intelligence, cognitive
    deficit and Ego defense structures in rehabilitation.
    J Psychosom Res 18: 151-160

HOLCOMB JL, MACDONALD RW (1973) Social functioning of artificial
    kidney patients. Soc Sci & Med 7: 109-119

KAPLAN DE-NOUR A (1978) Hemodialysis: Sexual Functioning. Psychoso-
    matics 19: 229-235

KAPLAN DE-NOUR A, CZACZKES JW (1970) Resistance to Home Dialysis.
    Psychiat Med 1: 207-221

KAPLAN DE-NOUR A, CZACZKES JW (1974) Team-Patient Interaction in
    Chronic Hemodialysis Units. Psychother Psychosom 24: 132-136

KAPLAN DE-NOUR A, CZACZKES JW (1976) The influence of patient's
    personality on adjustment to chronic dialysis. J Nerv Ment Dis
    162, 5: 323-333

KAPLAN DE-NOUR A, SHALTIEL J, CZACZKES JW (1968) Emotional reactions
    of patients on chronic hemodialysis. Psychosom Med 30: 521-533

KOCH U, SPEIDEL H, BALCK F (1979) Ängste und Probleme von Dialyse-
    patienten und ihren Partnern; ein Vergleich verschiedener Dia-
    lysesettings. Verh Dtsch Ges Inn Med 85 Bd.

LEVY NB (1975) Topic: The Hemodialysis Center. Psychother Psychosom
    26: 344-347

LEVY NB, WYNBRANDT GD (1975) The quality of life on maintenance
    haemodialysis. The Lancet, 14. Juni 1975

LOHMANN R (1972) Der chronisch körperlich Kranke. Internist 13: 452-460

MAURIN J, SCHENKEL J (1976) A study of the family unit's response to hemodialysis. J Psychosom Res 20: 163-168

MENZIES IC, STEWART WK (1968) Psychiatric observations on patients receiving regular dialysis treatment. Brit Med J : 544-547

PROCCI WR (1978) Dietary Abuse in Maintenance Hemodialysis Patients. Psychosomatics 19: 16-24

REICHSMAN F, LEVY NB (1972) Problems in adaptation to maintenance hemodialysis. Arch Intern Med 130. 859-865

REICHSMAN F, Mc KEGNEY FP (1978) Psychosocial Aspects of Maintenance Hemodialysis. In: FRIEDMAN EA (ed) Strategy in Renal Failure. John Wiley & Sons, New York

SCHRÖDER E (1979) Chronisches Nierenversagen. Praxis der Behindertenarbeit. Teil II, Heft 9. Bundesarbeitsgemeinschaft "Hilfe für Behinderte" e.V.(Hg), Düsseldorf

SHAMBAUGH PW, HAMPERS CL, BAILEY GL, SNYDER D, MERRILL JP (1967) Hemodialysis in the home-emotional impact on the spuse. Trans Amer Soc Artif Int Organs XIII: 41-50

SHEA EJ, BOGDAN DF, FREEMAN RB, SCHREINER GE (1965) Hemodialysis for chronic renal failure. IV. Psychological considerations. Ann Int Med 62: 558-563

SHORT MJ, WILSON WP (1969) Roles of denial in chronic hemodialysis. Arch Gen Psychiat 20: 433-437

SPEIDEL H, BALCK F, KOCH U (1978a) Psychische und psychosoziale Probleme der chronischen Hämodialyse. Therapiewoche 28: 2862-2879

SPEIDEL H, KOCH U, BALCK F (1978b) Untersuchung zur psychischen Problematik chronischer Hämodialysepatienten unter besonderer Berücksichtigung der Partnerproblematik und der spezifischen Dialysesituation. Arbeitsbericht an die Deutsche Forschungsgemeinschaft. SFB 115, Projekt A2

SPEIDEL H, KOCH U, BALCK F (1978c) Dauerdialysebehandlung und Patient. In: ALBERT FW, JUTZLER GA, KREITER H, TRAUT G (Hg) II. Symposium der Nephrologischen Arbeitsgruppe Homburg-Kaiserslautern. Wiss. Information der Fresenius-Stiftung. 5: 13-27

SPEIDEL H, KOCH U, BALCK F, KNIEß J (1979) Problems in Interaction between patients undergoing long-term hemodialysis and their partners. Psychother Psychosom 31: 235-242

STEWART S, JOHANSEN R (1976) A family systems approach to home dialysis. Psychother Psychosom 27: 86-92

STRAUCH-RAHÄUSER G, SCHAFHEUTLE R, LIPKE R, STRAUCH M (1977) Measurement problems in long-term dialysis problems. J Psychosom Res 21: 49-54

WENDLAND KL, LOOCK W (1977) Psychodiagnostische Leistungsprüfungen bei Dialysepatienten. Klin Wschr 55: 43-44

WRIGHT RG, SAND P, LIVINGSTON G (1966) Psychological stress during hemodialysis for chronic renal failure. Ann Intern Med 64: 611-621

11. Über die Notwendigkeit einer psychosozialen Versorgung onkologisch und hämatologisch Kranker im Krankenhaus

Margit von Kerekjarto*

1. Einleitung

In ihrer Bestandsaufnahme über die Krebsforschung und damit zusammenhängend über die onkologische Versorgung in der Bundesrepublik Deutschland kommt die Deutsche Forschungsgemeinschaft (DFG) 1980 zu dem
Schluß, daß hierzulande der Zustand der Krebsforschung und die onkologische Versorgung - bis auf einige Ausnahmen - als unterentwickelt
bezeichnet werden muß. Die DFG-Experten kommen zu der Feststellung:
"Nur zögernd bricht sich auch die Erkenntnis bahn, daß das Krebsge-
schehen in der Regel ein multifaktorieller Prozeß sein dürfte" (1980,
S. 21). Über die Rolle psychischer Faktoren bei der Krebserkrankung
- ein international vorhandener Erkenntnisstand - wird hier so gut
wie nicht nachgedacht. Die Senatskommission der DFG kommt in ihrer
Analyse auch auf die retardierenden Kräfte, nämlich eine weit verbreitete "naive Sicht der Mediziner", für die die Psychologie nur
die Patienten "zu trösten da ist", ferner "eine Art blinder Empiris-
mus ohne Ansatz einer problembezogenen Therapieentwicklung" (S. 22)

---

* Den Mitarbeitern meiner Abteilung möchte ich auch an dieser Stelle
für ihren persönlichen Einsatz in der belastenden Versorgungsarbeit
mit Krebskranken herzlich danken. Mein ganz besonderer Dank gilt
Herrn Dr.med. Ch. Jährig und dem Dipl.-Psych., Herrn Th. Küchler,
Frau B. Schiebel-Piest und Frau E.M. Schorsch für ihre Opferbereit-
schaft bei der Betreuung schwerst und zum Tode Kranker. Ohne ihre
Erfahrung in der Stationsarbeit könnte ich diesen Beitrag nicht er-
stellen

darstellt. Es gibt demzufolge "etablierte Widerstände" gegen die Erkenntnis, daß organische Heilungsprozesse grundsätzlich eng mit psychischen verbunden sind. Durch diese Einstellung wird den Krebskranken mancherorts vieles vorenthalten, was·ihnen helfen könnte. Wenn auch die von der DFG beanstandeten Forschungslücken nicht mit diesem Beitrag verringert werden können, so sollen die Erfahrungen meiner mehr als siebenjährigen Tätigkeit auf diesem Gebiet und die meiner Mitarbeiter der weiteren Patientenversorgung zugute kommen.

Am Anfang der psychotherapeutischen Krankenversorgung onkologisch Kranker bestand die Tätigkeit hauptsächlich aus Konsiliardienst und aus psychodynamisch orientierter stützender Psychotherapie für Krebs-Patienten. Weder die Angehörigen, noch das Krankenhaus-Personal konnte zu der damaligen Zeit - bis auf einige Kriseninterventionen - betreut werden.

Seit 1976 versorgten die Mitarbeiter der Abteilung für Medizinische Psychologie der II. Medizinischen Universitätsklinik Hamburg psychotherapeutisch 2 Stationen und außerdem teilweise die onkologisch-hämatologische Spezialambulanz der Klinik. Die 2 Stationen zu je 27 Betten waren aufgrund einer Spezialisierung der Klinik über die Hälfte mit Malignom-Patienten belegt, von denen ungefähr ein Drittel binnen einem Jahr auf diesen Stationen verstarb. Damit wurde es erforderlich, einen Liaison-Service (LIPOWSKI 1972) einzurichten. Durch diesen Service, der die integrierte Tätigkeit eines Psychotherapeuten auf einer Station erfordert, konnten mehr Patienten - darunter auch die inkurablen Tumor-Patienten bis zum Tode - betreut werden (JÄHRIG 1978). Durch die später noch ausführlich zu berichtende Einrichtung von Stationskonferenzen konnte die große emotionale Belastung des Stationspersonals jedenfalls teilweise aufgefangen und gemildert werden.

Seit dem Herbst 1979 sind Dank der Unterstützung von Frau Dr. Mildred Scheel durch die Deutsche Krebshilfe e.V. zwei Psychotherapeuten- und eine Sozialarbeiter-Stelle in der Abteilung für Medizinische Psychologie errichtet worden, um die psychosoziale Versorgung von Krebs-Patienten kontinuierlich zu gewährleisten und gleichzeitig die Effizienz der Arbeit zu evaluieren.

Das Versorgungsmodell wurde aufgrund der gewonnenen Erfahrungen in
ein "Konsultation-Liaison-Setting" umgeändert und beruht auf einem
"direkt-patienten-orientierten" Ansatz (GREENHILL 1977). Hierbei werden aber weiterhin die interaktionellen Probleme des Krankenhausper-
sonals in Einzel- und Gruppenarbeit und zusätzlich auch die Probleme
von Angehörigen der versorgten Patienten in die Betreuungsarbeit einbezogen.

2. Definition einer psychosozialen Versorgung Tumorkranker

Das Wort psychosozial bedeutet nicht psychisch und sozial, sondern
hebt ab auf die Wechselwirkung zwischen seelischem Zustand und sozialer Beziehung. In diesem Sinn hat die psychosoziale Betreuung Tu-
morkranker die Wiederherstellung bzw. Erhaltung einer harmonischen
sozialen Eingliederung auf dem Boden einer bestmöglichen psychischen
Verfassung zum Ziele. Diese Definition steht im Einklang mit den Intentionen der WHO. Die somatische Erkrankung des Tumorkranken ist
Dreh- und Angelpunkt seiner psychosozialen Probleme, deshalb ist eine
psychosoziale Betreuung nur in Abhängigkeit und engster Verflechtung
mit der somatischen, d.h. ärztlich-medizinischen Versorgung sinnvoll.

Das Konzept der somatischen Krebsversorgung hat sich seit dem Auf-
kommen effektiver therapeutischer Methoden, wie z.B. der Radio-Thera-
pie, Chemo-Therapie, kombinierten Radio-Chemo-Therapie, Immun-Thera-
pie stark verändert. In einigen Fällen ergibt sich eine vollständige
Heilung, in anderen eine mehr oder weniger dauerhafte Remission für
einen längeren Zeitraum, manchmal sogar für mehrere Jahre. Die Aufgabe der psychosozialen Betreuung besteht also nicht mehr nur darin,
den Patienten auf die durch die Krankheit unvermeidlichen Beschränkungen oder auf den Tod vorzubereiten, sondern es geht viel mehr
darum, den Patienten eine Rückkehr in ein produktives, kreatives und
sinnvoll zu gestaltendes Leben, auch mit den durch die Krankheit auf-
erlegten Beschränkungen, zu ermöglichen.

3. Relevante Zeitpunkte der psychosozialen Versorgung

Die Zielsetzung der psychosozialen Versorgung richtet sich einmal nach
dem Zeitpunkt der individuellen Krankheitsgeschichte, zum anderen
nach der Persönlichkeit des Kranken, außerdem nach seinem sozialen
Umfeld. Zu *drei wesentlichen Zeitpunkten* der Erkrankung sollen die
psychosoziale Situation von Krebskranken und die damit zusammenhän-
genden Probleme erörtert werden, nämlich

1. zum Zeitpunkt der Konfrontation mit der Diagnose,
2. zum Zeitpunkt eines Rezidivs und
3. im Zustand der terminalen Erkrankung.

Zur Diagnose: Es besteht heute eine weitgehende Übereinstimmung, daß
der Tumor-Patient seine Diagnose erfahren soll. Die Krebs-Krankheit
ist aber eine der größten denkbaren Belastungen für den Betroffenen
und seine Familie. Kaum eine andere Diagnose ist so geeignet, unter
den Patienten, deren Angehörigen und bei den Pflegepersonen mehr
latente Todesangst zu aktivieren, wie es bei der Diagnose Malignom
der Fall ist. Etwa jeder 4. Sterbefall, den wir in unserer unmittelbaren Nachbarschaft oder Verwandtschaft, d.h. also ganz persönlich
miterleben, ist auf eine Krebs-Erkrankung zurückzuführen. Somit ist
der Vorstellungsinhalt "Krebs" im subjektiven Erleben von uns mit
höchst beunruhigenden Assoziationen besetzt. Heilungen oder erfolgreiche Therapien rücken weit weniger in unser Bewußtsein. Die Mitteilung der Diagnose muß also von allen Patienten als Schock empfunden
werden, auch dann, wenn diese Mitteilung in einem ausführlichen Gespräch in schonender Weise, das Wesen der Krankheit erklärend, gemacht wurde. Die Diagnose-Mitteilung kann nicht ein punktuelles Geschehen sein - z.B. während der Routinevisite - sondern muß ein Prozeß sein, in dem der Arzt aufgrund eines schon bestehenden Vertrau-
ensverhältnisses dem Patienten schrittweise und schonend die Erkrankung, die beabsichtigten Therapiemaßnahmen und - wenn möglich - die
Prognose verdeutlichen soll. Der Patient benötigt dabei keine wissenschaftlichen Fachausdrücke, sondern eine persönliche Schilderung
seines Krankheitsbildes, damit er genug davon versteht, um die belastende Behandlung anzunehmen. Jeder Arzt, der auf diese Erörterung

verzichtet, muß als Therapeut früher oder später Schiffbruch erleiden,
indem der Patient ihm nach einer Weile das Vertrauen entzieht. In behutsam geführten Aufklärungsgesprächen wird der Arzt immer ertasten,
was der Patient wirklich wissen will und wie viel er von der Realität vertragen kann. Bei vielen Patienten stellt man in solchen Gesprächen ein Vorwissen, eine Ahnung über die Bösartigkeit der Erkrankung fest. Den Patienten interessieren die Konsequenzen für sein weiteres Leben, die Prognose, die zu erwartenden Belastungen. Die Wahrheit am Krankenbett muß viele Gesichter haben, und Wahrhaftigkeit
und Hoffnung dürfen einander nicht ausschließen.

In dem aufklärenden Gespräch sollte deshalb dem Patienten immer noch
ein Grad von Hoffnung gelassen werden, daß eine Besserung möglich ist.
Diese Hoffnung übermitteln wir mit dem therapeutischen Angebot und
sichern gleichzeitig, daß wir ihn nicht allein lassen werden. Der Patient muß von seinem behandelnden Arzt schon zu diesem Zeitpunkt auf
die unvermeidlichen und unangenehmen Wirkungen der einzuleitenden
Therapien, egal ob Radio- oder Chemo-Therapie, hingewiesen werden,
bevor er von ihnen überrascht wird. Nur so ist es für den Kranken
möglich, zu verstehen und zu tolerieren, daß es ihm z.B. unter einer
Chemo-Therapie vorübergehend subjektiv und objektiv wesentlich schlechter als vor der Behandlung ergehen kann. Die psychische Bereitschaft
des Patienten ist eine ebenso wesentliche Voraussetzung zur Therapie
wie die objektiven somatischen Befunde.

Zum Zeitpunkt eines *Rezidivs* ist die psychische Belastung für den
Patienten oft noch größer als die initiale Konfrontation mit der Erkrankung. Es herrscht das Gefühl vor, daß möglicherweise alle bisher
durchgeführten therapeutischen Maßnahmen umsonst waren. In günstigen
Fällen kann dem Patienten ein alternatives Behandlungskonzept angeboten werden. Wenn dies aber fehlt, so kann von informierten Patienten und ihrer Familie ein sehr starker Behandlungsdruck entwickelt
werden, und es ist häufig für den Arzt außerordentlich schwierig,
sich dem zu entziehen. Die Kranken greifen in dieser Phase nach jedem Strohhalm. Vielfach wird in Änderungen der Lebensweise, in Diät-
maßnahmen, in Spezialkuren das Heil gesucht. Außenseitermethoden
stehen dann Tür und Tor offen. Die Zielsetzung der psychosozialen

Betreuung in dieser Situation ist es, dem Patienten verständlich zu machen, daß er sein Leben so normal wie es unter den gegebenen Umständen möglich ist, gestalten möge, weil er den Ablauf der Krankheit mit unbesonnenen Aktionen nur negativ beeinflussen würde. Es ist von eminenter Wichtigkeit, gerade in dieser Phase die Kommunikation mit dem Patienten zu suchen bzw. anzubieten. In diesem Stadium tritt ein für Krebskranke typischer psychischer Bewältigungsmechanismus, nämlich die *Verleugnung*, vermehrt auf. Unter Verleugnung verstehen wir mit FREY-BERGER (1976) eine globale Unterdrückung von quälenden Gefühlen und Gedanken sowie von äußeren Wahrnehmungen. Es handelt sich um eine besondere Art von Selbstschutz, den sich der Patient im Angesicht seiner Extremsituation aufbaut. Die Verleugnungsarbeit, die immer unbewußt motiviert ist, stellt bei unheilbar Krebs-Kranken den zentralen psychodynamischen Prozeß dar. Sofern die Verleugnungsarbeit gut funktioniert, ermöglicht sie, den Krankheitszustand in begrenztem Umfang zu tolerieren, die therapeutischen Maßnahmen ohne größeres Widerstreben zu akzeptieren und den psychischen Leidensdruck zu mildern.

Die psychosoziale Situation von Krebs-Kranken ist im *Zustand der terminalen Erkrankung* die schwerwiegendste. Hierüber besteht die ausführlichste Literatur. Von KÜBLER-ROSS (1977) wissen wir, daß der in einer existentiellen Krise stehende todkranke Patient verschiedene psychische Phasen durchlaufen kann. KÜBLER-ROSS (1977) hat 5 aufeinanderfolgende Phasen definiert. Wenn auch diese Phasen tatsächlich häufig bei Sterbenden zu finden sind, so sind wir heute der Auffassung, daß nicht jeder Sterbende alle 5 Phasen durchlaufen wird, und daß diese Phasen nicht in einer festgelegten Reihenfolge aufeinander folgen, außerdem kann das Auftreten der einzelnen Phasen unterschiedlich kurzfristig und sehr variabel sein.

Die 5 aufeinander folgenden Phasen nach KÜBLER-ROSS (1977) sind die folgenden:

1. die des Schocks, der Verleugnung und Isolation,
2. der Wut, des Trotzes, Feindseligkeitsgefühle,
3. des Verhandelns und Feilschens,
4. der Depressionen,
5. der Versöhnung mit dem Schicksal, dem Akzeptieren des Sterbens, d.h. der Zustimmung.

Die erste Phase, das Nicht-wahrhaben-wollen, ist ein Puffer zwischen dem Kranken und seinem Entsetzen über die Diagnose bzw. neueste Befunde. Auch bei aufgeklärten Kranken ist diese Phase immer wieder zu beobachten, und als Gesprächspartner soll man nicht versuchen, sie zu verkürzen. Durch die Konfrontation mit dem Tode setzt die Verleugnung bei dem Patienten erneut immer wiederkehrend als Schutzmechanismus ein.

Die zweite Phase, Zorn, ist gekennzeichnet durch die Frage "Warum gerade ich?" Der häufig ungerichtete Zorn soll von der Umgebung verstanden und toleriert werden, um den Kranken nicht zu isolieren. Dies ist ganz besonders schwierig für das Arzt-Schwestern-Patient-Verhältnis, die Aggressionen können gegen das therapeutische Team gerichtet sein oder fälschlicherweise so empfunden werden. Gerade in dieser Phase ist es sehr wichtig, die Kommunikation weiter aufrechtzuerhalten.

In der nächsten Phase, der des Feilschens, versuchen die Patienten, bei voller Erkenntnis der Unheilbarkeit, einen Aufschub zu erreichen. Es ist z.B. eine Art Verhandeln: "Wenn ich länger lebe, widme ich mein Leben der Kirche" oder "Wenn ich länger lebe, vermache ich meinen Körper der Wissenschaft". Der Betreuer kann hier wenig ausrichten. Vorsichtiges Aufzeigen der Realität unter Belassen der Resthoffnung sind hier als Interventionen möglich.

Die vierte Phase, die Depression, muß als Reaktion auf körperlichen Verfall und Schmerzen und vorbereitend, wegen der Aussicht, bald aus der Welt zu scheiden, verstanden werden. Hier ist das Verständnis der Umwelt zur Überwindung dieser Phase besonders bedeutsam. In unserer leistungsorientierten Gesellschaft muß der Verlust der körperlichen Integrität und damit des Selbstwertes besonders schwer empfunden werden. Dagegen ist die Sorge vor Suiziden bei Tumor-Patienten in den meisten Fällen unbegründet. Es gibt eine Reihe von Untersuchungen, die aufzeigen, daß die Suizidrate unter zum Tode kranken Krebs-Patienten, die über ihre Prognose Bescheid wissen, nicht größer ist als im Durchschnitt der Bevölkerung.

Die letzte Phase, die Zustimmung oder Versöhnung, ist kein glücklicher Zustand, sondern fast frei von Gefühlen. Die bewußte Annahme des Todes ist selten. Sie wird höchstens bei tiefreligiösen Menschen beobachtet. Durch verbale und averbale Kommunikation mit dem Kranken und Verständnis für ihn kann man dazu beitragen, diese letzte Phase zu ermöglichen. Wenn schmerzlindernde Medikamente, Sedative oder Betäubungsmittel nicht mehr helfen, bleibt nichts anderes, als die Persönlichkeit des Betreuers als Therapeutikum. Der Patient bedarf gerade in der finalen Phase seiner Erkrankung täglichen, sogar täglich häufigeren Besuches. Es genügt, wenn verbale Kommunikation nicht mehr möglich ist, daß man sich für ein paar Minuten am Bette des Patienten geduldig hinsetzt und wiederholt versichert, wie verständlich einem der seelische Zustand als Folge der beeinträchtigenden Krankheit erscheint. Anhand jeder spontanen Bemerkung, die der Patient gelegentlich oder wiederholt bringt, lassen sich stützende Formulierungen bilden. Es genügt aber bereits die bloße Anwesenheit des Therapeuten, um eine Linderung des Zustandes zu erreichen (MEYER & v. KEREKJARTO 1980).

4. Zielsetzung der psychosozialen Versorgung

Die Aufgaben der psychosozialen Betreuung und damit verbunden die therapeutischen Möglichkeiten sind je nach Krankheitsstadien unterschiedlich. Nach dem Akutstadium der Primärerkrankung während der Rekonvaleszenz ist häufig eine echte psychosoziale *Rehabilitation* möglich. Zielsetzung dieser sollte folgende 3 Punkte umfassen:

1. Wiederanpassung an das eigene Körper-Ich und an das eigene Körperschema;
2. Wiederanpassung und Reintegration in die Familie, einschließlich der Beziehungen zum Ehepartner, zu den Kindern und Eltern;
3. Wiederanpassung an Arbeit, Berufstätigkeit, Neugestaltung von Freizeit.

Der Begriff des Körperschemas stammt aus der Neurophysiologie (HEAD
1920) und bedeutet die Summe der elementaren Empfindungen, Sinnes-
wahrnehmungen im Sinne einer Bezogenheit zum Körperganzen. Hierzu gehören auch Bewegungsempfindungen und taktile und kinästhetische Ein-
drücke. Körperschema bedeutet das Wissen um den Körper als Ganzes.
Das Entstehen des Körperschemas ist aus psychoanalytischer Sicht durch
die Entwicklung der Ich-Funktionen zu verstehen. Das Körperschema und
seine Bindung an das Ich ergeben das Körpergefühl und lassen das
Körper-Ich von der Umwelt abtrennen (HOFF 1932).

Wenn bei Tumor-Patienten verstümmelnde Operationen vorgenommen wurden, oder durch die Chemo-Therapie totaler Haarausfall erfolgte, so
versteht sich von selbst, daß diese tiefgehenden Veränderungen im
leiblichen Dasein des Betroffenen grundlegende Veränderungen seines Körperschemas mit sich ziehen. Eine gewisse Entfremdung gegenüber der
eigenen Leiblichkeit entsteht auch bei solchen Tumor-Kranken, bei
denen keine sichtbare Entstellung vorhanden ist. Das traumatisieren-
de Erlebnis, etwas "Bösartiges" in sich zu haben, führt auch zu
Körper-Ich-Veränderungen. Narzißtische Kränkung, Depression, der Verlust von Selbstwertgefühl sind die Folgen.

Die psychotherapeutischen Bemühungen sind hierzu vielseitig: Ange-
fangen von einschlägigen Informationen über prothetische Maßnahmen,
z.B. bei Brustoperierten, über Ermutigung, sich wieder in der Öffentlichkeit zu zeigen oder nackt im Spiegel anzuschauen, bis hin zur
Festigung des *Selbstwertgefühls*. Schon die Versicherung des Psychotherapeuten, daß man die Verzweiflung über den veränderten Körper
als legitim ansieht und nachvollziehen kann, helfen dem Patienten bei
der Wiederfindung eines neuen Körper- und Selbstwertgefühls. Ohne
dies gelingt wohl keine echte Rehabilitation.

Die Wiederanpassung an die Familie ist sicherlich durch die familiäre Situation vor der Krankheit bestimmt. Wenn gefühlsmäßig positive
Reserven vorhanden sind, so gelingt durch diese die Reintegration
relativ schnell. Wenn aber die familiären Ressoursen schon vor Ausbruch der Krankheit gering waren, so wird es schwierig für die An-

gehörigen, die emotionalen Bedürfnisse nach Zuwendung und Stützung des Kranken zu akzeptieren. Depressive Verstimmung, ebenso wie Überbesorgtheit bei den Angehörigen erschweren eine Wiederanpassung des Kranken. Wesentlich erscheint, daß die Familienmitglieder auf die Schwere der Krankheit bzw. Beeinträchtigungen infolge der Chemo-Therapie dem Patienten gegenüber eine realistische Haltung einnehmen, d.h. sie dürfen berechtigte Ängste und tatsächlich vorhandene körperliche Schwächen und Leistungseinschränkungen weder bagatellisieren noch aggravieren. Das Ausloten der Tragfähigkeit der Ehebeziehungen geht u.a. mit der Neugewinnung vom Körper-Ich einher. Eine verstärkte Verleugnung der Krankheit - auch Tabuisierung dieses Themas - bringt Frustration, aggressive Spannungen und diese wiederum vermehrte Schuldgefühle bei Angehörigen hervor. Die Kommunikation in der Familie wird unecht und der Patient gerät in eine innere Emigration. Überbetonte Schonung verstärkt andererseits die Passivität und Abhängigkeit des Patienten und steigert orale Bedürfnisse; durch den sekundären Krankheitsgewinn - ständige Rücksichtnahme und Entlastung von Verantwortung - fällt es dem Patienten schließlich immer schwerer, aktiv seine Aufgaben in der Familie wahrzunehmen.

Die beste psychotherapeutische Stützung scheint zur Zeit die Familientherapie - auch kürzere - (BAHNSON 1978) zu sein; aber auch Paar-Therapien und Beratung durch Sozialpädagogen sind effizient.

Bei der Wiederanpassung an die Arbeit ist auf ein dem körperlichen Zustand entsprechendes Gesundheitsverhalten zu achten. Es soll nicht gleich bei Arbeitsneubeginn die alte Arbeitssituation wie vor der Krankheit mit eventueller Überanstrengung und -forderung entstehen, sondern es soll eine adäquate, der jeweiligen Situation entsprechende Anpassung erfolgen. In mehreren empirischen Studien wurde aufgezeigt (DEROGATIS 1977; WIRSCHING et al. 1980), daß an Brust-Krebs erkrankte Frauen ihre Gesundheit mehr vernachlässigen als Kontrollpersonen. Sie gönnen sich keine Entspannung und mißachten körperliche Warnsignale. Solche empirische Befunde lassen die Notwendigkeit einer psychosozialen Betreuung für die Wiederanpassung an die Arbeit besonders dringlich erscheinen. Das Vorhandensein eines Arbeitsplatzes und die damit verbundenen neuen Aktivitäten und Pflichten wirken unter

Umständen psychisch stabilisierend, bieten Ablenkung und geben das
Gefühl, noch gebraucht zu werden; somit können sie die Genesung po-
sitiv beeinflussen. Man sollte darum mit der Dauerberentung von Krebs-
Patienten möglichst zurückhaltend vorgehen.

Wenn die Ergebnisse psychosomatischer Krebs-Forschung ernst genommen werden sollen, so müssen bei der Zielsetzung der psychosozialen Betreuungsarbeit die *Persönlichkeitsstruktur* des Erkrankten und sein soziales
Umfeld mitberücksichtigt werden. Die Beschreibung der prämorbiden Persönlichkeit des Krebs-Patienten ist in den verschiedenen Studien ver-
blüffend ähnlich geschildert. Da die meisten Studien retrospektiv und
nicht prädiktiv waren, können sie nur die Basis für Hypothesen bilden.
Es gibt zur Zeit keinen wissenschaftlichen Beweis dafür, daß ein spe-
zifisches Persönlichkeitsprofil das Risiko, an Krebs zu erkranken, erhöht (FOX 1976). Derselbe Autor betont aber, daß es als gesichert gelten kann, daß Krebs-Patienten - und zwar schon lange bevor ihre Krankheit diagnostiziert wurde - sich in gewissen Persönlichkeitszügen und
Verhaltensmerkmalen von dem Durchschnitt anderer Menschen unterscheiden. Es wird ihnen ein aggressionsgehemmtes, konfliktvermeidendes,
sozial überangepaßtes Verhalten, mit dem Gefühl, unter Streß zu stehen,
und mit Zeichen von Hoffnungslosigkeit bestätigt. Die psychotherapeutische Betreuungsarbeit muß auch darauf abzielen, solche Verhaltensweisen abzuschwächen, sogar zu verändern, d.h. in intrapsychisch
"Gesundere" umzuwandeln. Hierzu ist es unerläßlich, daß die Arbeit
von Psychotherapeuten durchgeführt wird. Unter Psychotherapeuten sind
sowohl Mediziner mit Zusatzausbildung, Psychoanalytiker, als auch
Diplom-Psychologen mit verschiedenen Therapieausbildungen zu verstehen.

5. Zur Situation des Krankenhaus-Personals (KHP)

Zu dem Personenkreis, der für die Behandlung des onkologisch Kranken
im Krankenhaus verantwortlich ist, gehören alle Spezialisten verschiedener Fächer, unter denen ein Onkologe als Hauptbezugsperson da

ist, weiterhin alle Schwestern, Pfleger und Krankengymnastinnen der
Station und der Ambulanz. Der hohe Anteil Schwer- und zum Tode Kranker, die hohe Sterblichkeitsziffer und das Stigma "Krebs-Station"
prägen das Stationsklima. Der Umgang mit den zum Teil "austherapier-
ten", d.h. ohne Erfolg behandelten Patienten auch in der Ambulanz ist
durch die Realität der infausten Prognose gekennzeichnet. Je fortge-
schrittener das Stadium, desto mehr wird Hilflosigkeit des behandelnden Teams zur Sprachlosigkeit und zur Vermeidung einer Begegnung mit
den Patienten (JÄHRIG 1978). Die psychosoziale Betreuungsarbeit eines
Krebs-Patienten im Krankenhaus zieht somit zwangsläufig die systematische und intensive Zusammenarbeit des Psychotherapeuten und/oder
Sozialarbeiters mit dem KHP mit sich.

Voraussetzung hierzu ist eine Integration des Psychotherapeuten im
Team. Drei Hauptzielsetzungen sollen durch die Stationsarbeit verfolgt werden:

a) Möglichkeiten für eine offene Kommunikation zwischen
   KHP und Patienten aufzuzeigen,

b) die Kommunikation zwischen den einzelnen Gruppen des
   KHP zu verbessern und

c) Möglichkeiten zur Verarbeitung der emotionalen Belastung
   des KHP anzubieten.

6. Stationskonferenz

Heute sterben in der Bundesrepublik Deutschland ca. 60 % aller sterbenden Menschen in Krankenhäusern. Ärzte und Pflegepersonal werden
in größerem Ausmaß und intensiver mit zum Tode Kranken und mit Sterbenden konfrontiert als je zuvor (KÖHLE 1979). Die Mitarbeiter von
Schwerpunktstationen und Spezialambulanzen in der onkologischen Versorgung von Tumor-Patienten sind daher besonders emotional belastet.
Mit der Intensivierung von belastenden medizinischen Behandlungsmaß-

nahmen bei unheilbar Kranken und der Verlagerung des Sterbens aus
den Familien ins Krankenhaus werden Ärzte und Schwestern in zunehmendem Maße zu Bezugspersonen. Auf diese Aufgabe wurden sie aber durch
ihre Ausbildung nicht vorbereitet, daher sind sie noch einmal zusätzlich emotional belastet. Die Notwendigkeit, den Patienten eine bessere Klinik-Atmosphäre und für das KH-Personal Entlastung und Hilfe
zu schaffen, hat vielerorts zur Einrichtung der Stationskonferenz
geführt. Diese Teambesprechung wird regelmäßig einmal wöchentlich abgehalten und dauert mindestens eine Stunde. Die Teilnahme für die
Teammitglieder ist obligatorisch. Daß dies nicht immer realisierbar
ist und die Gründe hierzu wurde von KÜCHLER (1980) aufgeführt. In der
Stationskonferenz diskutieren alle Teammitglieder unter der Leitung
des Psychotherapeuten (Medizinpsychologen oder Psychosomatiker) über
die Probleme im Umgang mit einem Patienten. Auch Fragen und Überlegungen zur Verbesserung des Wohlbefindens des Patienten kommen zur
Sprache. Zugehörige Lebensdaten werden vom ganzen Team der Station
zusammengetragen, da ein Patient einzelnen Mitgliedern des Teams
Unterschiedliches mitteilt und preisgibt. Häufig kommt es vor, daß
bei den Teilnehmern die Erwartung entsteht, direkte Verhaltensan-
weisungen für den als schwierig erlebten Patienten zu bekommen, und
zwar in Form von generell gültigen psychologischen Strategien. Durch
die Kontinuität der Teambesprechung, durch die Fallbesprechungen soll
allmählich bei den einzelnen Mitgliedern so viel Vertrauen entstehen,
daß sie dann auch über die eigene emotionale Problematik und Belastung
bei den einzelnen Patienten sprechen können. Auch müssen die von dem
Patienten gewählten Abwehrstrategien für das KHP verständlich gemacht werden, denn wenn diese falsch gedeutet würden, wäre die Kommunikation mit dem Patienten belastet. In den Stationskonferenzen werden auch die pflegerischen Probleme und Belastungen reflektiert. Trotz
dieser Hilfen ist die Fluktuation des KHP an solchen Schwerpunktstationen wesentlich größer als auf allgemeinen Stationen. Ohne die Einrichtung eines Forums der gemeinsamen Besprechung von Problemen kann
keine persönliche Entlastung erfolgen, und somit gehört zur psychosozialen Versorgung der onkologisch Kranken auch die Versorgung und
Weiterbildung des KHP (GARBRECHT et al. 1980).

7. Balint-Gruppe

Um die starke eigene emotionale Belastung der Medizinpsychologen durch
die psychosoziale Betreuung Schwerstkranker aufzufangen und zu verarbeiten, wurde eine von einem Psychoanalytiker geleitete Balint-Gruppe
ins Leben gerufen, an der alle Mitarbeiter der Abteilung teilnehmen.
Die Gespräche über Patienten dienen auch hier der Verbesserung der
Kommunikation untereinander. Das Gespräch miteinander, das Empfinden,
der andere fühlt im Umgang mit zum Tode Kranken die gleiche Angst,
Wut oder Traurigkeit, stärken das Gefühl des gemeinsamen Handelns und
des gemeinsamen Tragens oder Ertragens. Die Erfahrungen mit Schwer-
und zum Tode Kranken zeigen deutlich die Gefahr einer Isolation nicht
nur für die Patienten, sondern auch des ganzen Personals.

8. Zur Situation der Angehörigen

In diesem Beitrag wurde schon an mehreren Stellen die Problematik der
Angehörigen von onkologisch Kranken angeschnitten. Da die psychosoziale Versorgung dieser Gruppe im Krankenhaus nur vereinzelt und nicht
durchgehend stattfinden kann, sollen hier nur einige wesentliche
Aspekte der Betreuungsarbeit erwähnt werden. Da die medizinischen Behandlungsmaßnahmen bei einer Krebs-Erkrankung meistens langwierig und
belastend sind, ist es außerordentlich wichtig, die familiäre Situation vor Beginn schon mit in Betracht zu ziehen. Hierzu ist eine angemessene Aufklärung - mit Einverständnis des Patienten - unumgänglich.
Auch diesmal muß die Mitteilung der Diagnose behutsam erfolgen, da
diese für einen Angehörigen persönlich ebenso einschneidend sein
kann, wie für den Patienten selbst. Es soll dem Patienten überlassen
bleiben, wen er als "nächsten" Angehörigen betrachtet, außeracht las-
send die juristische Reihenfolge. Nur in der Person dieses Angehörigen haben wir einen belastbaren Verbündeten, der bereit ist, die emotionalen Belastungen gemeinsam zu ertragen und sich nicht vom Patienten abzuwenden. Es hat sich häufig bewährt, den Patienten zu einem

vom Angehörigen gewünschten Gespräch hinzuzuziehen. Dies stärkt das
Vertrauen des Patienten und verhindert, daß gegenseitig Details der
Aussprache verdreht wiedergegeben werden.

Bei unheilbar Kranken beginnt die Trauer von Angehörigen schon zu Leb-
zeiten des Patienten. Bei allzu starker antizipatorischer Trauerarbeit
muß die psychologische Betreuung des Angehörigen erfolgen, da sonst
nicht selten der Trauerprozeß noch vor dem Ableben des Patienten be-
endet wird und dies eine große Gefährdung für den Patienten bedeuten
kann. Gegebenenfalls ist eine Krisenintervention beim Angehörigen an-
gezeigt, um ihm zu einem realistischen Akzeptieren des Unabhänderli-
chen zu verhelfen.

9. Psychotherapeutische Techniken in der Betreuung onkologisch Kranker im Krankenhaus

Aus den bisherigen Ausführungen wurde ersichtlich, daß die psychosoziale Versorgung onkologisch Kranker ein komplexes Geschehen darstellt und entsprechend eine Reihe von psychotherapeutischen Techniken impliziert. Unser Vorgehen in der Patientenbetreuung entspricht
am häufigsten der supportiven Psychotherapie, wie sie von FREYBERGER
& SPEIDEL (1976) beschrieben wird. Diese Therapie ist eine spezielle
Form der seelischen Behandlung, bei welcher der Aufbau einer stabilen
(Objekt-)Beziehung zum Therapeuten in Richtung der Stützung, Gewäh-
rung und Ermutigung das beherrschende therapeutische Element darstellt. Die vier wesentlichen Schritte dabei sind:

1) Aufbau oder Verstärkung von *(Objekt-)Beziehungen*,
   vornehmlich zum Familienverband, zum Arzt bzw. Betreuer,
   zu Pflegepersonen,

2) die kontinuierliche Pflege eines tragenden Kontaktes,

3) die Erteilung von *Ratschlägen* zwecks Stützung und
   Ermutigung hinsichtlich der Umweltbewältigung,

4) die ständige potentielle *Verfügbarkeit* des Betreuers.

Inhaltlich ist in der Therapie von Tumor-Kranken dem Aspekt Verleugnungsarbeit spezielle Aufmerksamkeit zu widmen. Manchmal ist es erforderlich, sowohl beim Patienten als auch beim Angehörigen Techniken der Krisenintervention anzuwenden (BELLAK & SMALL 1965).

In der letzten Zeit wurde es immer deutlicher, welche wesentliche
Hilfe Selbsthilfegruppen - sofern sie am Wohnort des Patienten vorhanden sind - Krebserkrankten bieten. Dem anderen zuzuhören, daß man
nicht alleine ist, Ratschläge von Mitbetroffenen können wirksame
Stützen sein. Verbindungen können schon im Krankenhaus von dem Betreuer für den Patienten vor seiner Entlassung zu solchen Gruppen
eingeleitet werden.

10. Zusammenfassung

Die psychosoziale Versorgung onkologisch und hämatologisch Kranker
im Krankenhaus bedeutet ein breitbasiges Programm, dessen Verwirklichung zunächst die Kenntnis jener psychodynamischen Prozesse voraussetzt, die beim Patienten, dessen Angehörigen und beim Krankenhauspersonal nachweisbar sein können. Die Betreuung betrifft sowohl
die Problematik der Verarbeitung der Diagnosemitteilung als auch die
der Rehabilitation und auch die der Sterbehilfe.

LITERATUR

BAHNSON CB (1978) Family of the Terminal Patient: Psychological and
    Emotional Issues. Papier zum Symposium: Illness, Loss and Grief:
    A System Approach to Psychotherapy ed: The American Psychologi-
    cal Association's 84th Annual Convention. Washington, D.C.,
    Sept 5, 1978

BAHNSON CB (1979) A Historical Family Systems Approach to Coronary
    Heart Disease and Cancer. In: SCHAEFER KE, STAVE U, BLANKEN-
    BURG W (Eds) A New Image of Man in Medicine, vol III. Indivi-
    duation Process and Biographical Aspects of Disease. Mount
    Kisco, New York, S. 145-191

BELLAK L, SMALL L (1965) Emergency Psychotherapy and Brief Psychotherapy. Grune & Stratton, New York

DEROGATIS LR, ABELOFF MD (1977) Psychologic Aspects of Management of Primary and Metastatic Breast Cancer. Prog Clin Biol Res 12: 505

DFG-Bestandsaufnahme (1980) Krebsforschung in der Bundesrepublik Deutschland 1979. Edith A. BOEDEFELD (Hg.), H. Boldt-Verlag, Boppard

FOX BH (1976) The Psychosocial Epidemiology of Cancer. In: CULLEN JW, FOX BH, ISOM RN (Eds) Cancer, the behavioral. Dimensions-Raven Press, New York

FREYBERGER H, SPEIDEL H (1976) Die supportive Psychotherapie in der klinischen Medizin. Bibl Psychiat 152: 141-169

FREYBERGER H (1977) Ärztlicher Umgang mit Tumorpatienten in psychologisch-medizinischer Sicht. MMW 119: 1381-1386

GARBRECHT M, MÜLLERLEILE U, SCHIEBEL-PIEST B (1980) (im Druck) Aufbau, Organisation und Arbeit einer interdisziplinären onkologischen Arbeitsgemeinschaft

GREENHILL MH (1977) The development of liaison programs. In: USDIN G (Ed) Psychiatric Medicine. Brunner, New York, S. 115-193

HEAD H (1920) Studies in Neurology, vol I, part 1, London

HOFF H (1932) Körpergefühl und Körperbewußtsein. Wiener Klin Wschr 49: 1501

JÄHRIG Ch (1978) Medizin-psychologische Praxis in der stationären internistischen Krankenversorgung. Verh Dtsch Ges Inn Med 84: 1525-1537

KÖHLE K, SIMONS C, URBAN U (1979) Zum Umgang mit unheilbar Kranken. In: v. UEXKÜLL Th (Hg) Lehrbuch der Psychosomatischen Medizin. München

KÜBLER-ROSS E (1977) Interviews mit Sterbenden. Kreuz-Verlag, Berlin

KÜCHLER Th (1980) Stationskonferenz - Erfahrungen mit einer spezifischen Form von Gruppenarbeit. Abstract Book VII. Internat. Group Psychotherapy. Copenhagen, 5. Aug 1980

LIPOWSKI LI (1972) Consultation Liaison Services in the General Hospitals. Psychother Psychosom 21: 232

MEYER AE, v. KEREKJARTO M (1980^2) Vom Umgang mit zum Tode Kranken. In: JORES A (Hg) Praktische Psychosomatik. Huber, Bern

STIERLIN H, WIRSCHING M (1979) Psychologische Aspekte der Onkologie. In: KROKOWSKI H (Hg) Neue Wege in der Krebstherapie. Thieme, Stuttgart

WIRSCHING M, STIERLIN, WEBER G, WIRSCHING B, HEMMINGSEN B (1980) Ergebnisse psychosomatischer Krebsforschung. Der Kassenarzt 20: 2372

12. Selbsthilfegruppen für chronisch Kranke

Karl-Werner Daum, Jürgen Matzat und Michael Lukas Moeller

1. Einleitung

Trotz der bemerkenswerten Fortschritte der naturwissenschaftlichen
Medizin in den vergangenen hundert Jahren sind die Menschen nicht
gesünder geworden. Die sinkende Säuglingssterblichkeit, die bis vor
kurzem steigende Lebenserwartung, die zunehmende Möglichkeit Leben zu
erhalten, haben dazu beigetragen, daß sich vor allem der Anteil chronischer Erkrankungen vergrößert.

Unter chronischen Erkrankungen versteht man alle organischen, psychischen und psychosomatischen Krankheiten, deren Geschehen sich über
Monate oder Jahre hinzieht. So gibt es in der BRD mehr als 500 000
Diabetiker und mindestens ebensoviele Rheumatiker. Über 300 000
Menschen haben in ihrem Leben mehrfach epileptische Anfälle. Etwa
2 % der Gesamtbevölkerung (ca. 1 Million) leiden unter Schuppenflech-
te. Jährlich gibt es über 25 000 Ersterkrankungen an Brust- und Ge-
bärmutterkrebs und an die 500 000 Herzinfarkte. Schätzungsweise
100 000 Bundesbürger tragen einen künstlichen Darm- bzw. Blasenaus-
gang. Bei den Aufwendungen der Rentenversicherungsträger liegen Rheu-
ma, Herz- und Kreislauferkrankungen, Krebs und Diabetes an der
Spitze.

Chronische Erkrankungen stellen für Mediziner wie für Patienten besondere psychologische Belastungen dar. Die klassische, hoffnungs-

trächtige Vorstellung einer Krankheitseinheit, deren Ursache diagnostiziert und mittels einer sich daraus ergebenden Therapie beseitigt wird, stimmt nur noch zum Teil. Chronische Krankheiten rezidivieren trotz aller Behandlungsversuche oder nehmen gar einen sich ständig verschlechternden Verlauf. Das anordnende Behandeln der Ärzte verliert an Bedeutung; ihre beratenden, führenden, lebensbegleitenden Funktionen werden wichtiger.

Der Patient muß begreifen lernen, daß der Arzt ihm seine Krankheiten nicht abnehmen kann. Pillen und Spritzen, Massagen und Kuren bringen nur noch Linderung oder Verlangsamung des Verlaufs. Die Wiederherstellung seiner Gesundheit ist nur noch teilweise möglich. Ständige Umstellungen sind nötig; das Leben des Patienten wird nicht mehr werden wie vor Beginn der Krankheit.

Diese Veränderungen können sich auf alle möglichen Lebensbereiche erstrecken: Familie, Beruf, Freizeit, Ernährung, soziale Kontakte usw. Hier entstehen Folgeprobleme von Krankheiten, für die sich die herkömmliche medizinische Versorgung in der Regel nicht mehr zuständig fühlt.

- So werden Diätregeln mit nach Hause gegeben - wer aber macht sich Gedanken darüber, was es bedeutet, wenn man beim Kaffeeklatsch die Sahnetorte oder beim Stammtisch Bier und Klaren ablehnen muß?

- Ein entsprechendes Gutachten kann die vorzeitige Berentung oder geeignete Umschulung ermöglichen - was aber bedeutet der Verlust des jahrelang vertrauten Arbeitsplatzes mit den routinierten Handgriffen und den bekannten Kollegen?

- Zwar wird der Patientin dringend empfohlen, auf Schwangerschaften in Zukunft zu verzichten - wen aber kümmert es, wie sie und ihr Mann damit fertig werden?

- Der Nierenpatient wird in der selbständigen Benutzung des Dialysegerätes trainiert - mit wem aber kann er darüber sprechen, was es bedeutet, das eigene Leben von dem Funktionieren einer Maschine abhängig zu wissen?

Diese Beispiele, deren Reihe wohl jeder Leser beliebig verlängern könnte, sollen auf das psychosoziale Umfeld hinweisen, in dem der chronisch Organkranke lebt. Wo diese Aspekte im Versorgungssystem aufgehoben sein könnten, wird also zu einer entscheidenden Frage.

Trotz der Verschiedenartigkeit der chronischen oder erblichen Erkrankungen führen sie zu einer ähnlich gearteten psychischen Belastung. Neben den speziellen seelischen Auswirkungen der jeweils unterschiedlichen äußeren Einschränkungen ist vor allem die chronische Kränkung, die günstigstenfalls durch Aktivität überspielte Depressivität, der nicht unerhebliche Neid auf die Gesunden und ein Zorn wegen des eigenen Schicksals zu verarbeiten. Hinzu kommt die nie ausbleibende Bedrohung durch frische Krankheitsschübe (Rezidive).

2. Beispiel: Seelische Belastungen brustkrebserkrankter Frauen

Die seelische Situation bei brustkrebserkrankten Frauen mag hier stellvertretend für die Lage chronisch Kranker stehen: Das "große Loch", die tiefe Depression und damit auch der Beginn einer seelischen Selbstkonfrontation nach Abklingen des emotionalen Schocks, folgt der Entlassung aus dem Krankenhaus. Die betroffenen Frauen erklären, daß ihnen das kühle Ritual der Klinik, die Vorbereitung und Durchführung von Operation und Bestrahlung doch wenigstens jenen zwangsjackenähnlichen Halt in tiefer Verzweiflung boten, den sie dort mehr denn je benötigten, anders aber nicht fanden. Das macht uns auf eine, wenn auch kärgliche, psychotherapeutische Nebenwirkung unserer technischen Apparatemedizin aufmerksam: Selbst sie bietet noch Geborgenheit in dürftigster Form. Darauf kann sich die moderne Medizin allerdings keineswegs etwas zugutehalten. Wieviel mehr könnte hier das regelmäßige Gespräch mit Leidensgenossinnen bewirken (im übrigen ohne die Kosten des Gesundheitswesens im geringsten zu erhöhen). Mangels solcher Gespräche aber glauben die meisten Frauen, nur noch ein hoffnungsloses Elend vor sich zu sehen. Sie sind seelisch auf nichts vorbereitet;

- nicht auf die körperliche und seelische Ermattung, die
  zunächst ein ganz anderes Verhalten im Alltag erfordert,
  wenn sich die Depression nicht noch vertiefen soll;

- nicht auf die verständlicherweise immer wieder auftauchenden Gedanken an Selbstmord;

- nicht auf die hilflosen Reaktionen der Familienmitglieder, die
  ebenso verunsichert und unvorbereitet der Situation begegnen
  und fälschlicherweise einen Zustand wie vorher erwarten;

- nicht auf die ebenso verständliche Belastung der ganzen Partnerschaft, die bis zu Scheidungsabsichten führen kann, und vor
  allem nicht auf die monate-, oft jahrelange Störung der sexuellen Beziehung;

- nicht auf die andauernde, nur kurzfristig wegzuwischende zwei-
  fache Angst: vor dem Sterben durch eine Tochtergeschwulst oder
  eine erneute Krebserkrankung und vor dem Leben ohne den vollständig intakten Körper einer Frau;

- nicht auf die tiefe Kränkung durch diese, doch lebenserhaltende
  Verletzung des eigenen körperlichen Selbstwertgefühls;

- nicht auf den meist sehr versteckten, aber unvermeidlichen,
  tiefen Neid auf die gesunden Frauen;

- nicht auf die verunsichernde und isolierende gesamte Lebenssituation, in der eine Frau kaum wissen kann, ob ihre Familienmitglieder - noch mehr aber ihre Kollegen am Arbeitsplatz -
  auf kleine, sonst harmlose Anzeichen hin eine erneute Erkrankung argwöhnen;

- nicht auf die innere Situation, wegen dieses schweren Leidens
  bis zu einem gewissen Grade anders als die anderen und damit
  allein zu sein.

Gerade diese zuletzt genannte mehrfach bedingte seelische Isolation
wird als die schlimmste Folge der Erkrankung angesehen. Sie gleicht
der Lage zahlreicher anderer Menschen, die schwer behindert, unfall-
verletzt oder chronisch krank sind. Die kurze Skizze der durchschnittlich zu erwartenden Krise macht deutlich, daß es der regelmäßigen,
jahrelangen Aufarbeitung eines sehr komplexen psychosozialen Ge-
flechtes aus Ängsten, Konflikten und Störungen bedarf.

3. Drei Perspektiven für die Medizin: Psychologisierung - Spezial-
dienste - Selbsthilfegruppen

Hierzu bieten sich prinzipiell drei Perspektiven an:
- allgemeine Psychologisierung der Medizin,
- Ausbau spezialisierter Dienstleistungen,
- Aktivierung und Verantwortungsübernahme der Betroffenen selber.

Das Eindringen psychologischen Wissens und psychologischer Verhaltensweisen in medizinischen Praxen ist mittlerweile vielerorts zu beobachten. Ganz allmählich setzt sich unter der Ärzteschaft das Bewußtsein von der problematischen Selbstbeschränkung der Medizin auf ihre
Naturwissenschaftlichkeit durch (z.B. ILLICH 1975; SCHAEFER 1979).
Entsprechend wird in Öffentlichkeit und Medien Kritik laut (vgl.
Der Spiegel 1978). Allmählich wird dem auch in der medizinischen Ausbildung Rechnung getragen. Die Aufnahme der Fächer Medizinische
Psychologie und Medizinische Soziologie in das vorklinische Curriculum sowie die Etablierung der Psychosomatik/Psychotherapie verbessern
zumindest die Chancen der kommenden Ärztegeneration, sich ein umfas-
senderes Verständnis von Krankheiten anzueignen.

Die wachsende Zahl niedergelassener Ärzte, die den psychotherapeutischen Zusatztitel erworben haben oder anstreben, die Versuche, ganz-
heitliche Medizin in interdisziplinären Gemeinschaftspraxen und Ärzte-
häusern zu praktizieren und die zunehmende Hochachtung, mit der vom
"Hausarzt alten Stils" gesprochen wird, sind Ausdruck dieses Trends.

Ein zweiter Weg wird in Modellprogrammen beschritten, die Möglichkeiten der psychotherapeutischen Betreuung von Organpatienten erkunden. Vier Beispiele:

In Göttingen führen die Medizin-Soziologen um HANNES FRIEDRICH langfristige Familientherapien bei Multiple Sklerose-Patienten durch; in Hamburg betreut die Medizin-Psychologin MARGIT v. KEREKJARTO onkologisch Kranke auf Stationen; in Heidelberg leitet ALMUTH SELLSCHOPP ein interdisziplinäres Team, das ein Modell zur psychosozialen Nachbetreuung Krebskranker erarbeitet, in Gießen bieten HORST-EBERHARD RICHTER und Mitarbeiter Familientherapie für Krebspatienten an. Hier sind besonders die Krebserkrankungen Forschungsobjekt geworden (vgl. auch v. KEREKJARTO in diesem Buch), wegen ihrer objektiven Bedeutung als häufige Todesursache, aber wohl auch wegen der subjektiven Bedrohlichkeit, mit der sie in der Bevölkerung erlebt werden. In diesen Programmen arbeiten psychotherapeutische Spezialisten im Rahmen onkologischer Stationen oder ambulant mit Krebspatienten nach deren Entlassung. Dabei geht es in der Regel nicht um eine psychotherapeutische Behandlung der Krebserkrankungen im Sinne einer psychosomatischen Theorie der Krebsentstehung, wie sie neuerdings etwa von GROSSARTH-MATICEK (1979) vertreten wird, sondern um die Bearbeitung des menschlichen Schicksals, das mit dem Ausbruch einer solchen Erkrankung verbunden ist. Von der Mitteilung der Diagnose über Beratung von Angehörigen bis zur Sterbehilfe reicht das Aufgabenspektrum dieser Psychotherapeuten. Das Neue an solchen Modellen liegt darin, daß die Beteiligung psychotherapeutischer Spezialisten zur Regelversorgung der Patienten gehört, während sonst psychosomatisch/psychotherapeutische Kollegen als Konsiliarius oft nur gerufen werden, wenn ein Patient - etwa auf einer organisch orientierten Station - besondere Probleme hervorruft oder dekompensiert.

Ein dritter alternativer Weg besteht darin, die Betroffenen selber soweit wie möglich die Verantwortung für ihre Genesung mit übernehmen zu lassen. Übernehmen lassen: das verlangt vom Inhaber der starken, oft überschätzten Expertenrolle, von seinem Streben nach immer mehr Kompetenz, nach immer höherer Spezialisierung, nach immer weitergehender "Enteignung von Gesundheit" abzulassen. Damit ist nun nicht gemeint, daß die Spezialisten im medizinischen und psychothera-

peutischen Bereich ihre Zuständigkeit völlig abgeben sollen und daß
auf deren Wissen und Können zu verzichten wäre, sondern daß man das
"Expertentum der Betroffenen" nutzen sollte. Sie selber kennen ja die
Schwierigkeiten und Probleme am besten, die ihre Krankheit begleiten.
Und wer könnte ihre Nöte besser verstehen als die Gleichbetroffenen?
Es gilt, Heilungskräfte und Problemlösungsfähigkeiten der Patienten
anzusprechen und zu aktivieren, nicht zuletzt um ihre Isolation als
scheinbar individuelle Träger ihres Schicksals zu durchbrechen.

Eine solche Bestrebung ist vielerorts bereits von den Betroffenen
selber ausgegangen, die Patientenbünde und Hilfsorganisationen zur
Durchsetzung ihrer Anliegen gegründet haben. So zählt MOELLER (1978,
401 ff) mehr als 200 solche Organisationen in USA auf, darunter auch
etliche für chronische Erkrankungen wie zum Beispiel: American Lung
Association, Arthritis Federation, Make Today Count (für Krebspatienten und ihre Familien), Mended Hearts (für Leute mit Herzanfällen
und ihre Familien), Recovery Inc. (für psychiatrische Patienten),
Candlelighters (für Eltern krebskranker Kinder).

In der Bundesrepublik sind in der Dachorganisation Bundesarbeitsgemeinschaft "Hilfe für Behinderte" e.V. bereits über 30 Eltern-, Be-
hindertenselbsthilfe- und Fachverbände mit insgesamt über 220 000
Mitgliedern zusammengeschlossen, darunter der Bundesverband der
Herz- und Kreislaufbehinderten, die Deutsche Ileostomie - Kolostomie-
Urostomie-Vereinigung, die Deutsche Multiple Sklerose Gesellschaft,
die Deutsche Rheuma-Liga, der Deutsche Diabetiker-Bund, der Deutsche
Psoriasis Bund, die Frauenselbsthilfe nach Krebs, der Interessenver-
band der Dialyse Patienten Deutschlands usw. (vgl. Jahresspiegel
der Bundesarbeitsgemeinschaft 1978-1979).

Die Bundesarbeitsgemeinschaft[1] arbeitet als eine Art Lobby der
Behinderten in zahlreichen Beiräten und Ausschüssen mit und pflegt
Kontakte zu Bundestags- und Landtagsabgeordneten. Sie nimmt Stellung

---

[1] Bundesarbeitsgemeinschaft "Hilfe für Behinderte"
  Kirchfeldstr. 149, 4000 Düsseldorf 1

und soweit wie möglich auch Einfluß auf die Gesetzgebung. Sie organisiert Unterbringung, Kuren, Reisen und Rehabilitationsmaßnahmen für
Behinderte. Sie erkämpft Sonderrechte und Vergünstigungen für Behinderte, wie zuletzt etwa bei den neuen Telefongebühren nach dem Zeit-
taktsystem. Sie bietet juristische Beratung an. Sie betreibt Öffentlichkeitsarbeit und sie initiiert medizinische Forschung (vgl. z.B.
PETERSEN 1977, sowie die Broschüren der einzelnen Verbände).

Diese eher sozialen und politischen Selbstorganisationsansätze der
Betroffenen und die oben erwähnte zunehmende Öffnung der medizinischen Experten für psychologische Aspekte des Krankseins finden eine
gewisse Synthese in Form der psychologisch-therapeutischen Selbsthilfegruppen. Sie bieten Patienten eine Möglichkeit, selbstorganisiert
und eigenverantwortlich an der Bewältigung auch der psychosozialen
Ursachen und Folgen ihrer Erkrankung mitzuarbeiten und so das bestehende Versorgungsangebot zu ergänzen.

4. Das Konzept psychologisch-therapeutischer Selbsthilfegruppen

Verwirrend viele Gruppen und Initiativen bezeichnen sich heutzutage
als Selbsthilfegruppen. Zu einer ersten Orientierung dient eine Unterteilung in Gruppen, die eher "äußere", und Gruppen, die eher "innere" Selbsthilfe leisten. Zu den Gruppen mit einem eher äußeren Selbsthilfekonzept gehören beispielsweise die oben genannten Selbsthilfe-
vereinigungen Kranker und Behinderter aber auch Arbeitslosen-Selbst-
hilfegruppen und schließlich alle Bürgerinitiativen. Sie versuchen,
ihre Lebenssituation aktiv zu verändern oder medizinische, technische
und rechtliche Hilfe zu organisieren. Den anderen Gruppentyp mit einem eher inneren Selbsthilfekonzept nennen wir psychologisch-therapeutische Selbsthilfegruppe. Zu einer solchen eigenverantwortlichen
Gesprächsgruppe finden sich in der Regel 6 - 12 Personen zusammen.
Bei einer geringeren Anzahl würde die Angst vor dem Zerfall der Gruppe steigen. Auch sollte das Angebot unterschiedlicher Beziehungen in
der Gruppe nicht zu klein sein. Ist die Gruppe hingegen zu groß,

leidet die persönliche Bindung, die Interaktion wird unüberschaubar.
Die Gruppenmitglieder lernen in kontinuierlichen Gesprächen, ohne
Mitwirken eines Therapeuten, mit ihren Konflikten angemessener umzugehen und versuchen, ihre seelischen Probleme gemeinsam zu lösen. Sie
treffen sich über mehrere Jahre einmal in der Woche zu einer Sitzung
von etwa 2 - 3 Stunden Dauer in einem möglichst neutralen Raum. Dieses therapeutische Arrangement ist natürlich keine absolute Regel,
sondern eine Empfehlung, die sich aus theoretischen Überlegungen, vor
allem aber aus den Erfahrungen bereits bestehender Selbsthilfegruppen ableitet. Die Ähnlichkeit zur professionellen Gruppen-Psycho-
therapie ist unübersehbar.

Die wichtigsten Merkmale einer Gruppenselbstbehandlung sind:

- alle Gruppenmitglieder sind gleichgestellt, es gibt
  keine Leiter,

- jeder bestimmt über sich selbst,

- die Gruppe entscheidet eigenverantwortlich,

- jeder geht in die Gruppe wegen eigener Schwierigkeiten,
  und nicht um anderen zu helfen,

- was in der Gruppe besprochen wird, soll in der Gruppe
  bleiben und nicht nach außen dringen (Gruppenschweige-
  pflicht),

- die Teilnahme an der Gruppe ist freiwillig und kann
  somit nicht vom Arzt verordnet, sondern nur vorgeschlagen werden,

- die Teilnahme ist kostenlos; abgesehen vielleicht von
  geringen Raummieten, die durch Spenden leicht aufge-
  bracht werden können.

Die beiden wichtigsten Merkmale sind Selbstbetroffenheit und Selbst-
verantwortlichkeit. Dadurch unterscheiden sich Selbsthilfegruppen
von allen anderen Grundkonzepten herkömmlicher Versorgungsinstitu-
tionen. Die sonst übliche asymmetrische Beziehung zwischen Therapeut
und Klient, zwischen Helfer und Hilfsbedürftigem besteht hier nicht.

Das Arbeits- bzw. Therapiekonzept einer Selbsthilfegruppe bestimmen
die Mitglieder selbst. Es gibt keine festgelegten Vorschriften, wie
man sich in einer Selbsthilfegruppe zu verhalten hat. Die persönlichen
Probleme der Einzelnen und der Wunsch, diese Probleme in der Gruppe

zu bearbeiten, steuern die Gruppe. In das offene, freie, unstrukturierte Gespräch kann sich jeder Teilnehmer nach seinen Gefühlen einbringen. Um das Arbeitskonzept der psychologisch-therapeutischen Selbsthilfegruppen zu erläutern, soll auf drei therapeutische Prinzipien besonders hingewiesen werden: das Gruppenprinzip, das Kontinuitätsprinzip und das Selbsthilfeprinzip (siehe MOELLER 1978).

Das *Gruppenprinzip* bedeutet, daß man die Vorteile der Kleingruppe nutzt. Die Gruppe kann mehr als der Einzelne. Als therapeutisches Prinzip bietet sie mehrere Möglichkeiten:

- Die Aufhebung der äußeren und damit zusammenhängend der inneren Isolation, indem jeder Betroffene mit Gleichbetroffenen zusammenkommt und über seine Probleme reden kann.

- Eine Steigerung des therapeutischen Potentials durch die Anwesenheit und Kombination mehrerer Personen, die ihre natürlichen therapeutischen Fähigkeiten einbringen. In einer Selbsthilfegruppe ist jeder also nicht nur Ko-Patient, sondern auch Ko-Therapeut.

- Die gleichzeitige Aufnahme vielfältiger menschlicher Beziehungen und Bindungen, in denen sich ursprüngliche und aktuelle konflikthafte Beziehungen am besten wiederholen und dann auch bearbeiten lassen.

Das *Kontinuitätsprinzip* beinhaltet die wiederholte intensive Auseinandersetzung über einen längeren Zeitraum mit den psychischen Schwierigkeiten, die jedes Mitglied in die Gruppe einbringt.

Ein kontinuierliches Treffen berücksichtigt, daß therapeutische Arbeit Zeit braucht. Selbsthilfegruppen arbeiten sinnvoll über 2 - 4 Jahre.

- Mit der Zeit entwickelt man Zutrauen und Sympathie zu den zunächst fremden Anderen. Das "Wir-Gefühl" kennzeichnet die innere Gruppenbindung. Es ist in der Regel mit einem Gefühl tiefer Geborgenheit der Gruppe verbunden.

- Mit der Zeit bekommt man Zugang zu den eigenen Problemen und
  den Problemen anderer, wobei die Arbeit am eigenen Konflikt
  mit dem Verstehen und Bearbeiten der eigenen Widerstände einhergeht.

- Schließlich entwickelt man in der kontinuierlichen therapeutischen Arbeit Fähigkeiten, die eigenen Konflikte zu lösen,
  Veränderungen in der Gruppe und Veränderungen im Alltag zu
  realisieren.

Das *Selbsthilfeprinzip* als drittes therapeutisches Prinzip ist
d e r spezifische Parameter für eine selbstorganisierte Psychotherapie. Es besagt, daß nicht nur wechselseitige Fremdhilfe stattfindet, sondern auch wechselseitige Selbsthilfe. Das bedeutet: Hier
hilft nicht nur der eine dem anderen und der wieder ihm. Vielmehr
hilft hier jeder sich selbst und zeigt dadurch den anderen, wie man
sich selbst helfen kann. Dieses Lernen am Modell - am Selbsthilfe-
modell - ist ein wesentlicher Faktor im therapeutischen Prozeß.

Die Selbsthilfegruppe fordert und fördert die Aktivierung der natürlichen Selbsthilfepotentiale, die jeder Mensch besitzt.

Das medizinische Versorgungssystem sieht in dem Hilfesuchenden all-
zuoft nur den kranken, hilflosen, passiven Patienten. Jeder Mensch,
der organische und/oder seelische Beschwerden hat, ist aber nicht
nur krank, sondern hat gleichzeitig auch gesunde Anteile. Diese
gesunden Ich-Anteile werden in der klassisch-medizinischen Versorgung zu oft übersehen, teilweise sogar verdrängt.

Die Aktivierung der Selbstheilungstendenzen und das In-die-Hand-
nehmen der eigenen Probleme durch die Betroffenen gehören zu den
wichtigsten Aspekten des Selbsthilfeprinzips.

Eine Selbsthilfegruppe entsteht nur dann, wenn Menschen sich aus ei-
genem Antrieb, also unter Leidensdruck ihren Konflikten stellen und
ihre passive Patientenrolle partiell aufgeben, um mit eigenverant-
wortlicher Arbeit an ihren Konflikten zu beginnen. Dies setzt voraus,

daß verschiedene Ängste überwunden werden:

- *Vorbehalte gegen Selbsthilfe:* die Vorstellung, gleichgestellt
  und ohne Leiter zu arbeiten, widerspricht einer verbreiteten,
  tief sitzenden Führungsbedürftigkeit und der gewohnten passiven Patientenrolle. Selbständige Gruppen werden deswegen skep-
  tisch betrachtet - nicht nur von Laien, sondern auch besonders
  von denen, die von Berufs wegen helfen und erziehen. Daß Selbsthilfegruppen nachgewiesenermaßen erfolgreich arbeiten, will
  vielen nicht einleuchten (STÖBINGER 1977).

- *Scheu vor der Gruppe:* die meisten ahnen nicht einmal, wie persönliche, höchst private Probleme in einer Gruppe zur Sprache
  kommen können, obwohl etwa die von Therapeuten durchgeführte
  Gruppenbehandlung seit Jahrzehnten zum festen Bestand bewähr-
  ter psychotherapeutischer Maßnahmen gehört.

- *Fremdenfurcht:* sie gehört zu den allgemeinsten, archaischen
  Ängsten des Menschen. Die meisten haben noch nicht erlebt, wie
  schnell die Fremdenfurcht einem intensiven Vertrautheitsgefühl
  in der Gruppe weicht.

- *Angst vor den eigenen Problemen:* keiner begegnet gern seinen
  eigenen Schwierigkeiten und Schwächen. Das macht den wohlbe-
  kannten Widerstand gegen jede Psychotherapie aus. Andererseits
  kann man die Konflikte nicht lösen, indem man sie ständig vermeidet. Im übrigen wirkt es schnell erleichternd, wenn man in
  der Gruppe spürt, daß kein Mensch ohne ernsthafte Konflikte
  ist und alle in demselben Boot sitzen.

- *Angst, sich zu verändern:* sie entspricht der Angst vor Unbe-
  stimmtem, Unbekanntem, Neuem. Mit der Angst vor den eigenen
  Konflikten hängt sie zusammen, meint aber doch etwas anderes.
  Sein gewohntes Verhalten zu verlieren, seine Lage ganz anders
  einzuschätzen, sein vertrautes Selbstempfinden und Lebensge-
  fühl aufzugeben, wird als unbehaglich oder gar bedrohlich erlebt.

- *Furcht vor schädigendem Ruf:* viele beschleicht die Furcht,
  sie können schief angesehen werden, wenn sie in eine Gruppe
  gingen. Sie lassen sich damit von der Meinung anderer steuern.
  Viel bedenklicher aber ist, daß sie sich der geradezu gefähr-
  lichen Vorstellung anschließen, Gesundheit sei gleichbedeutend
  mit Konfliktlosigkeit. Gesundheit aber gründet im Gegensatz dazu auf Konfliktfähigkeit. Gerade diese Fähigkeit, Konflikte
  wahrzunehmen und mit ihnen besser umzugehen, entwickelt sich
  in jeder guten Selbsthilfegruppe.

5. Wie initiiert man Selbsthilfegruppen für chronisch erkrankte Menschen?

Wir wollen am Beispiel der Krebserkrankung die Möglichkeiten der Initiierung von Selbsthilfegruppen darstellen. Man kann ganz allgemein
zwei Wege der Initiierung von Selbsthilfegruppen unterscheiden. Der
eine führt über die Zusammenarbeit mit den Institutionen und Experten des Medizinsystems, der andere direkt über die Betroffenen selbst.
Diese beiden Wege müssen nicht als Alternative oder gar Konkurrenz
gesehen werden, sondern sie können sich sinnvoll ergänzen, wenn eine
Kooperation funktioniert.

Wenn man versuchen will, die psychosoziale Selbstversorgung der Betroffenen anzuregen, kann man in den entsprechenden medizinischen Ver-
sorgungsinstitutionen, in denen die Krebspatienten behandelt werden,
Interessenten für eine Selbsthilfegruppe ansprechen.

Im Idealfall werden alle Krebskranken einer Region über ein onkolo-
gisches Zentrum behandelt bzw. nachbetreut, so daß über diese zentrale
Versorgungsinstitution die meisten Krebspatienten angesprochen und informiert werden können.

Dies kann etwa folgendermaßen aussehen:

Ein in der Krebsnachsorge tätiger Arzt lädt, wenn möglich gemeinsam
mit betroffenen Krebspatienten, über persönliche Briefe, Handzettel
und einen Artikel in der Lokalpresse zu einem Informationsabend ein.
An diesem Abend soll über die allgemeine Nachbehandlung von Krebs-
patienten, auch über deren Lücken, über psychotherapeutische Nachbehandlung (zum Beispiel in Form von Familientherapie) und über die Möglichkeiten von Selbsthilfeansätzen in der Krebsnachbetreuung informiert und diskutiert werden.
Ziel des Informationsabends ist es, daß die anwesenden Krebspatienten,
sofern sie interessiert sind, sich zusammenschließen und eigene Selbsthilfegruppen gründen.

Wenn sich Betroffene in einer oder mehreren Gruppen selbst organisiert
haben, ist es für die weitere Informations- und Öffentlichkeitsarbeit
wichtig, sich gleich auf einen festen Gesamttreffentermin (zu "Gesamttreffen" siehe unten) zu einigen, zumindest aber eine Kontaktadresse
der Gruppen öffentlich zu machen, damit weitere Krebspatienten sich
anschließen können.

Die fortlaufende Information über die Krebsselbsthilfegruppe könnte
dann so aussehen, daß man Plakate, Informationsbroschüren und Falt-
blätter in entsprechenden Kliniken und bei entsprechenden Ärzten aus-
legt. Mit den Ärzten in der Krebsnachsorge muß persönlich Kontakt aufgenommen werden, um sie über die Selbsthilfemöglichkeit in Kenntnis
zu setzen, so daß diese wiederum ihre Patienten informieren können
(Multiplikator-Effekt). Sehr oft wird jedoch dieser Weg der Initiierung über und mit den Experten aus der medizinischen und psychotherapeutischen Versorgung von diesen selbst behindert. Unklarheiten, ob
die Selbsthilfeidee brauchbar ist, offene Ablehnung der selbstorgani-
sierten Versorgung, Angst vor Konkurrenz, vor Entbehrlichwerden, vor
Verlust der stabilisierenden Versorgerrolle führen dazu, daß Ärzte,
Psychologen, Sozialarbeiter und Krankenpflegepersonal die Selbsthilfeidee und damit die Selbsthilfegruppen bewußt oder unbewußt boykot-
tieren.

Aus den eben genannten Gründen muß die Anregung von Selbsthilfegruppen manchmal die jeweiligen Versorgungseinrichtungen umgehen. Auf diesem zweiten Weg der Initiierung spricht man die Betroffenen direkt über Plakate, Handzettel und besonders über Zeitungsartikel und eventuell Rundfunksendungen an. Die direkte Ansprache der Bevölkerung umgeht einmal die Widerstände der Experten, bedeutet aber auch für viele Personen den einzig möglichen Weg zu einer (Selbst-)Versorgung. Sehr viele Menschen haben Angst vor medizinischen und psychosozialen Institutionen ("arztmeidendes Verhalten") und umgehen, wenn möglich, den "offiziellen" Versorgungsweg. Für diese Personen ist die Selbsthilfegruppe momentan die einzige Möglichkeit der psychosozialen Versorgung.

6. Zusammenarbeit von Experten mit Selbsthilfegruppen

Ein wesentlicher Widerstand der Experten gegen Selbsthilfegruppen entspringt der Angst, sie würden an diese ihre Patienten verlieren. Von anderer Seite wird Selbsthilfegruppen - vor allem in Diskussionen um ihren (gesundheits-)politischen Stellenwert - oft vorgehalten, sie würden berechtigte Forderungen nach mehr und besserer, mit einem Wort bedarfsgerechter psychosozialer Versorgung den Wind aus den Segeln nehmen. Die Einrichtung von Psychologenstellen an Allgemeinkrankenhäusern könne zum Beispiel durch Hinweis auf bestehende Selbsthilfegruppen verweigert werden. Beide Argumente gehen von der falschen Vorstellung aus, daß die Arbeit in Selbsthilfegruppen sozusagen das "Aussteigen" aus dem Medizinsystem implizieren würde. Tatsächlich ist wohl eine wichtige Motivation ihrer Mitglieder die Enttäuschung durch die Experten, die ja nur allzugerne die überhöhten Heilungserwartungen der Laien zur Stabilisierung des eigenen Selbstwertgefühls annehmen und verstärken. Und diese Enttäuschung überhöhter Erwartungen kann mitunter zu einem gewissen Anti-Professionalismus der Patienten führen. Sinnvoll können Selbsthilfegruppen jedoch nur arbeiten, wenn sie nicht in sektenartiger Isolation gegen das Böse in ihrer Umwelt wettern, sondern wenn ein wechselseitiger Prozeß des Voneinander-Lernens und der sinnvollen Kooperation gelingt. Dazu ist die Entwicklung eines neuen Rollenverständnisses bei Patienten wie auch bei Ärzten unumgänglich.

Ein Ziel der Zusammenarbeit von Selbsthilfesystem und Medizinsystem ist es, den Ärzten deutlich zu machen, wie viel sie von den Kranken über die Krankheit lernen können (nicht nur von deren physiologischen Meßwerten), und welche Entlastung es für sie bedeuten kann, wenn die viel beschworenen "mündigen Patienten" tatsächlich wieder mehr Verantwortung für sich selbst übernehmen. Andererseits müssen die Patienten lernen, trotz Krankheit und Behinderung wieder mehr Zutrauen zu sich selber zu fassen. Es gilt, sich der Krankheit in ihrer vollen Bedeutung zu stellen, aber darüber auch die intakten Anteile der eigenen Persönlichkeit nicht zu übersehen. Unter realistischer Einschätzung der Möglichkeiten und Unmöglichkeiten ärztlicher Kunst müssen Selbsthilfegruppen sich das Wissen der Fachleute zu Nutze machen, ohne dabei ihre Eigenständigkeit in Frage zu stellen.

7. Das Gesamttreffen

Für solche Kooperation zwischen Experten und Selbsthilfegruppen ist in Gießen das sogenannte "Gesamttreffen" modellhaft entwickelt worden (siehe dazu auch MOELLER 1978). Zum Gesamttreffen finden sich Mitglieder aus verschiedenen Selbsthilfegruppen zusammen, um Erfahrungen ihrer Gruppenarbeit auszutauschen und über dabei aufgetretene Probleme zu beraten. Das Gesamttreffen ist also sozusagen "die Selbsthilfegruppe der Selbsthilfegruppen". Weiterhin können Sachinformationen über neue Behandlungsmöglichkeiten oder gesetzliche Regelungen usw. mit effektivster Streuwirkung eingebracht werden, da sie ja im Sinne eines Schneeballsystems in alle vertretenen Gruppen weitergetragen werden. Am Gesamttreffen können auch Fachleute teilnehmen und ihre Kompetenz dort auf Anfrage der Selbsthilfegruppen als "Selbsthilfegruppen-Berater" zur Verfügung stellen. Je nach Art der Krankheit können dies neben Psychotherapeuten gegebenenfalls noch ent-

sprechende Fachärzte, Sozialarbeiter, spezialisiertes Krankenpflegepersonal o.ä.m. sein. Da dieses Gesamttreffen einmal im Monat zu
einem gesonderten Termin stattfindet, der nicht mit der wöchentlichen
Gruppensitzung identisch ist, bleibt die Autonomie der Selbsthilfegruppen weitgehend unangetastet. Zugleich erreichen die Experten im
Rahmen dieses äußerst lockeren Beratungskontaktes bei minimalem
eigenen Aufwand eine vergleichsweise hohe Anzahl von Betroffenen. Im
Gesamttreffen haben die Fachleute jedoch keine ärztliche Verantwortung für Patienten. Sie können hier nicht verschreiben, sondern nur
m i t   dem Betroffenen gemeinsam beraten. Dieser von der klassischen
Arzt-Patient-Beziehung so verschiedene Umgang wird sicherlich für beide Seiten nicht leicht zu erlernen sein. Eine parallel laufende organmedizinische Versorgung durch den "Arzt des Vertrauens" bleibt
davon selbstverständlich völlig unberührt. Selbsthilfegruppen ersetzen
nicht ärztliches Handeln, sie ergänzen es nur. Weiterhin ist es Aufgabe des Gesamttreffens, durch den wechselseitigen Erfahrungsaustausch
unter den Gruppen zur Optimierung ihrer Arbeit beizutragen und neuen
Interessenten als Anlaufstelle zu dienen. Hier ist auch der Ort, wo
die Selbstveränderung, die eher in Kleingruppen vor sich geht, in
Sozialveränderung umschlagen kann, wenn chronisch Kranke zum Beispiel
öffentlich für Verbesserungen ihrer Lebensbedingungen eintreten.

LITERATUR

GROSSARTH-MATICEK R (1979) Krankheit als Biografie. Kiepenheuer &
    Witsch Verlag, Köln

ILLICH I (1975) Die Enteignung der Gesundheit. Rowohlt, Reinbek/
    Hamburg

MOELLER ML (1978) Selbsthilfegruppen. Rowohlt, Reinbek/Hamburg

PETERSEN K (Hg) (1977) Selbsthilfe und ihre Aktivierung durch die
    soziale Arbeit. Eigenverlag des Deutschen Vereins für öffent-
    liche und private Fürsorge, Frankfurt

SCHAEFER H (1979) Plädoyer für eine neue Medizin. Piper Verlag,
    München

STUBINGER D (1977) Psychotherapeutische Selbsthilfegruppen in der
    BRD. Medizinische Disseration, Gießen

"DER SPIEGEL" (1978) Das seelenlose Krankenhaus. 32 (19): 38-62

Jahresspiegel 1978 - 1979 der Bundesarbeitsgemeinschaft "Hilfe
    für Behinderte". Düsseldorf

IV. Zur Situation im Krankenhaus

Einführung

Jörn W. Scheer

Daß es einen Unterschied zwischen "medizinischer" Versorgung und
"ärztlicher" Versorgung gibt, ist durch literarische Zeugnisse, etwa durch dokumentarische oder halbdokumentarische Berichte von
M. WANDER (1980) oder P.C. JERSILD (1980), bekannter geworden als
durch wissenschaftliche Untersuchungen. Während die Öffentlichkeit
längst Begriffe wie "Apparatemedizin", "Kassen-Dreieck" oder "Fünf-
Minuten-Medizin" geprägt hat, liegen erst wenige Arbeiten vor (z.B.
BEGEMANN 1976, ENGELHARDT et al. 1973), die sich ärztlicherseits mit
in dieser Weise bezeichneten wesentlichen Problemen der gegenwärtigen Medizin auseinandersetzen und folglich fast noch als Pionierar-
beiten gewürdigt werden müssen.

Die o.a. "ärztliche" Versorgung meint die Betreuung, die Versorgung,
die Respektierung, das Ernst-Nehmen des Patienten über die somatisch-
medizinische Behandlung hinaus. Deren Erfolge und ihre Leistungsfähigkeit werden zunächst nicht in Zweifel gezogen, wenn die Unterent-
wicklung des "Ärztlichen" beklagt wird. Denn nur wenige würden wohl
einer Preisgabe der "Errungenschaften der modernen Medizin" das Wort
reden. Dabei ist zu betonen, daß die moderne Medizin in wesentlichem
Maße eine Krankenhaus-Medizin geworden ist. Das erklärt wohl auch,
daß zunehmend der "Hausarzt alter Schule" als multidisziplinärer

Betreuer des Patienten und seiner Familie in seiner alltäglichen Umwelt als Leitbild beschworen wird. Abgesehen von der Frage, für wie viele Menschen beispielsweise im vorigen Jahrhundert ein solcher Hausarzt auch tatsächlich existiert hat, kann man nicht daran vorbeisehen, daß auch der niedergelassene Arzt heute oft nicht "das Zeug" oder die Möglichkeiten zum Familienarzt hat. Ob andere Formen der patientennahen, alltagsnahen ambulanten Versorgung mehr Möglichkeiten bieten, sei an dieser Stelle dahingestellt. Auf absehbare Zeit wird das Krankenhaus in seinen verschiedenen Formen ein bevorzugter Schauplatz des medizinischen Dramas bleiben.

Was sich dort tatsächlich im einzelnen zwischen Arzt und Patient abspielt, ist, wie gesagt, noch kaum wissenschaftlich untersucht. Durch minutiöse Analyse der Interaktion zwischen Patient und Arzt können wenigstens die Kommunikationsformen im Ansatz beleuchtet werden. Die Arbeit von SIEGRIST in diesem Buch belegt durch die Analyse wörtlicher Protokolle von Visitengesprächen, daß Ärzte sich nur zu einem Teil gegenüber Patienten so verhalten, wie es unter gleichgestellten Erwachsenen üblich ist. Die "Asymmetrie der Verbalhandlungen" weist jedoch nicht nur auf traditionelle Rollenmuster, etwa im Sinne einer Komplementarität von Dominanz und Unterwerfung, wie sie zwischen Experten und Laien nicht selten besteht. Sie ist im Zusammenhang damit zu sehen, daß Ärzte, Schwestern und Pfleger wie die Patienten Teile eines größeren institutionellen Systems sind, daß sie nicht nur Handelnde sind, sondern auch Leidende, daß sog. Fehlverhalten nicht notwenig, nicht einmal in erster Linie auf individuelle Eigentümlichkeiten zurückzuführen ist, sondern auf Merkmale der Situation hinweist, in der sich die Beteiligten befinden, auf die Notwendigkeit, sich vor Anforderungen, Überforderungen etc., zu schützen. Angemessenere Formen der Situationsbewältigung zu entwickeln, wäre dann weniger vom guten Willen des Einzelnen abhängig als von einer mehr systematischen Einflußnahme, etwa über die Aus- und Fortbildung oder über institutionelle Änderungen, beispielsweise in der Art der Durchführung und Abhaltung der Visite, wofür es Beispiele gibt (KÖHLE et al. in BEGEMANN 1976).

Diese Perspektive wird noch weiter ausgebaut in dem Beitrag von KLAPP
und SCHEER über die Intensivmedizin: Es wird betont, daß die psychologische Betreuung von Patienten nicht denkbar ist ohne entsprechende
Betreuung (aber auch Ausbildung) des Personals (einschließlich der
Ärzte). So können psychologisch-therapeutische Ressourcen des Personals genutzt werden, die unmittelbar den Patienten zugutekommen. Die
Funktion von entsprechenden Experten (Psychosomatikern und Psychologen)
wäre dann einmal die Betreuung besonders schwieriger Patienten, zum
anderen die Betreuung des Personals im Sinne einer Weiter- und Fortbildung.

Daß die moderne Krankenhaus-Medizin an Grenzen stößt, wird in verschiedener Hinsicht in zwei Beiträgen deutlich: Die Intensivmedizin als
Krankenhaus-Medizin par excellence (neben der Operativen Medizin) ist
gefordert, über ihre Rolle nicht nur als Institution der Heilung nach-
zudenken, sondern auch, angesichts der hohen Zahl von Sterbefällen,
über die Rolle als "Abschiebe-" und Sterbestation. Sie ist insofern
in gesteigertem Maße Erwartungen ausgesetzt, die die Gesellschaft an
die Medizin überhaupt richtet. Erscheint es heute fast selbstverständlich, daß man diese Welt im Krankenhaus (oder einer anderen Pflege-
Einrichtung) verläßt, so gilt dies in noch stärkerem Maße auf der anderen Seite für den Eintritt ins Leben. Erst in der allerneuesten Zeit
wird dies bei uns in Frage gestellt: Der Anteil an Hausgeburten und
ambulanten Geburten nimmt wieder zu - Anlaß, die Bedingungen der Kran-
kenhausgeburt in ihren Auswirkungen auf die psychosoziale Entwicklung
des Menschen zu betrachten. Auch hier fördert die minutiöse Analyse, wie in dem Beitrag von STEINGRÜBER und PFLUGMACHER referiert,
einiges zutage. Erkennbar werden aber auch die Grenzen des Ansatzes:
was für so viele Betroffene und Beobachtende unmittelbar evident ist,
fällt nur allzu oft durch die Maschen des objektivierenden Empirikers.
Der belegbaren, gegen den Einwand des Zufallsbefundes abgesicherten
Ergebnisse sind wenige, der Störvariablen viele, das Geflecht der
Einflußgrößen ist so komplex, daß die bekannten Methoden der empirisch-
psychologischen und -soziologischen Forschung oft versagen.

Daher sind in dem Beitrag von DAVIES-OSTERKAMP und BECKMANN auf der Basis der vorliegenden Forschungsergebnisse Grundfragen angesprochen, die sich bei einer medizin-immanenten Betrachtungsweise gar nicht stellen. Bedenkt man, daß Schwangerschaft "eigentlich" gar keine Krankheit ist, sondern ein komplexes biologisch-psychologisch-soziales Normalgeschehen, dann stellt sich doch die Frage, ob nicht die Eigengesetzlichkeiten eines sozialen Systems, wie es das Gesundheitswesen darstellt, dazu geführt haben, daß die Medizin, insbesondere die Krankenhaus-Medizin zuviel an Aufgaben übernommen hat - oder auch zuviel sich hat aufladen lassen. Daß alternative Formen der Entbindung - vom Rooming-in bis zur ambulanten Geburt - erst größere Verbreitung finden, seit der "Pillenknick" die geburtshilflichen Abteilungen zu entleeren droht, mag verdeutlichen, wie sehr die gesundheitliche Versorgung doch den in der Gesamtgesellschaft wirksamen Prinzipien folgt.

LITERATUR

BEGEMANN H (Hg) (1976) Patient und Krankenhaus. Urban & Schwarzenberg, München

ENGELHARDT U, WIRTH A, KINDERMANN L (1973) Kranke im Krankenhaus. Enke, Stuttgart

JERSILD PC (1980) Das Haus zu Babel. Kiepenheuer & Witsch, Köln

WANDER M (1980) Leben wär'eine prima Alternative. Luchterhand, Neuwied

13. Asymmetrie der Arzt-Patient-Beziehung im Krankenhaus*

Johannes Siegrist

1. Einleitung

In seinen Memoiren schreibt der Kliniker Adolf STRÜMPELL: "Ich habe es
oft beobachtet, daß junge Assistenten ihre anfängliche Unsicherheit
und Unerfahrenheit unter dem Deckmantel besonderer Strenge gegenüber
den Kranken ... zu verbergen suchen" (STRÜMPELL 1974). Ist diese Beobachtung zeitspezifisch oder verallgemeinerungsfähig? Sind es nur die
jungen Ärzte, die auf Unsicherheit mit "Strenge" reagieren? Was ist
darunter zu verstehen und wie ist der Mechanismus zu erklären?

Wenn in diesem Beitrag Fragen solcher Art an einer exemplarischen Untersuchungssituation - der Stationsarztvisite - behandelt werden, so
versuchen wir, von einem neuen Ansatz aus ein zentrales analytisches
Problem bei der Untersuchung von Verbindungsprozessen von Arbeit und
Interaktion in der klinischen Tätigkeit zu lösen: das Problem der
Durchsetzung habitualisierter ärztlicher Handlungsmuster angesichts
belastender, die Interaktion gefährdender Situationen.

---

* Der vorliegende Beitrag stellt eine gekürzte und leicht überarbei-
  tete Fassung des Kapitels 4.5 "Visiten bei Schwerkranken - Ansätze
  zu einer Theorie asymmetrischer Verbalhandlungen" aus meinem Buch
  "Arbeit und Interaktion im Krankenhaus", F. Enke Verlag, Stuttgart,
  1978, S. 106-138 dar

Neben verschiedenen anderen Autoren haben READER et al. (1957) und
FREIDSON (1961) auf den latenten Konfliktgehalt der klinischen Visite
hingewiesen; während diese aus ärztlicher Sicht eine regelmäßige, mit
Routine durchführbare Tätigkeit darstellt, in welcher überdies krank-
heits- und befundspezifische sowie organisatorische und administrative Maßnahmen das Zentrum der Aufmerksamkeit bilden, sieht der Patient in ihr die oft entscheidende Gelegenheit, spezifische und persönliche Zuwendung von seiten des Arztes zu erhalten (RASPE 1979,
BEGEMANN-DEPPE 1978, SIEGRIST 1978). Ist somit bereits die durchschnittliche Visitensituation von einer latenten Inkongruenz der Erwartungen zwischen den beteiligten Interaktionspartnern geprägt, so
verschärft sich dieser Konflikt bei jenen Patientengruppen, welche in
existentieller Weise von der Schwere und dem Verlauf ihrer Krankheit
bedroht sind. Wir wollen daher im folgenden prüfen, ob Krankenhaus-
ärzte angesichts belastender Interaktionssituationen bei der Gruppe
der schwerkranken, prognostisch infausten Patienten typischerweise
andere Verhaltensweisen zeigen, als bei leichtkranken "unproblemati-
schen" Patienten.

Bevor der theoretische Ansatz unserer Analyse entwickelt werden kann,
müssen zwei in den bisherigen Ausführungen enthaltene Unterstellungen
herausgearbeitet werden. Erstens war die Rede von belastenden Interaktionssituationen. Dürfen wir von vornherein annehmen, daß die aus
der Sicht des Patienten - und vielleicht auch des beobachtenden Dritten - als problematisch erscheinenden Verhaltensweisen wie Ausbruch
von Verzweiflung, Weinen, Ausdruck des Erstaunens, Frage nach Ange-
messenheit und Notwendigkeit bestimmter ärztlicher Maßnahmen, nach
Krankheitsverlauf oder Aufenthaltsdauer, für den Empfänger, den Arzt
belastend wirken?

Die Neigung, diese Frage im Prinzip zu bejahen, stützt sich nicht nur
auf Befunde der Interaktionsforschung, auf systematische Befragungen
sowie auf Selbstzeugnisse (z.B. SKIPPER & LEONARD 1965, KORSCH et al.
1968, FOX 1959, DAVIS 1960, ROTH 1963), sondern auch auf Ergebnisse der
Rollenanalyse (PARSONS 1953, FREIDSON 1970): Die ärztlichen Rollen-
normen der "affektiven Neutralität" und "Objektivität" gegenüber Patienten erlauben nicht, auf einer korrespondierenden affektiven Ebene

zu reagieren, und die Verpflichtung zu Statuserhaltung (WAITZKIN &
STOECKLE 1972, DAVIS 1960, ROTH 1963) erschwert eine in jedem Fall
vollständige Entweihung des Kranken in medizinische Befunde, Überlegungen und Handlungsstrategien. Ärzte sind - und darin ist vermutlich eine wesentliche Komponente der empfundenen Belastung zu sehen -
gezwungen, problematische Situationen in gewissem Umfang zu neutralisieren; nur auf diese Weise kann die Aufrechterhaltung einer Arbeitsbeziehung im üblichen normativen Bezugssystem eines Klinikbetriebs gewährleistet werden. Solche Maßnahmen der Neutralisierung haben andererseits, sind sie einmal etabliert, den Vorteil einer Problemreduk-
tion, einer Routinisierung, Regulisierung und Formalisierung kommu-
nikativer Anteile ärztlichen Handelns (SIEGRIST 1978).

An diesem Punkt wird die zweite Unterstellung sichtbar: Wenn wir von
ärztlichen "Handlungsmustern" sprechen, so meinen wir, daß in vergleichbaren Situationen typische, gleichförmige Reaktionen bzw. eine
angehbare Variation von Reaktionsweisen erfolgen müssen. Obwohl die
vielfältigen individuellen, durch Persönlichkeitseigenschaften und
unterschiedliche Vorerfahrungen bedingten Nuancierungen nicht außer
Acht gelassen werden dürfen, muß sich doch die Ergiebigkeit eines
soziologischen Foschungsansatzes in dem Nachweis interindividueller
Regelmäßigkeiten zeigen (FREIDSON 1970). Die Tatsache, daß jeder Arzt
eine vergleichbare berufliche Sozialisation durchläuft, in deren Verlauf spezifische Handlungsmuster und Mentalitäten übernommen werden,
bietet hinreichend Gewähr für dieses Postulat. Wir können daraus umgekehrt aber auch folgern, daß wesentliche angehbare Unterschiede des
Verlaufes beruflicher Sozialisation entsprechende Unterschiede bei
der Ausprägung ärztlicher Reaktionsmuster erwarten lassen.

Es gilt nun, diese allgemeinen Vorüberlegungen auf eine hinreichend
präzisierbare Untersuchungssituation zu begrenzen, um daraus die
Hypothesen entwickeln zu können. Wie bereits angedeutet, stellt die
tägliche ärztliche Visite bei zwei hospitalisierten Patientengruppen,
Leichtkranken und Schwerkranken, den Untersuchungsgegenstand dar. Dabei haben wir uns auf einen einzigen Typus potentiell belastender
Situationen beschränkt und diesen systematisch dokumentiert: nämlich

alle verbalen Äußerungen der Patienten, welche eine direkte Bitte um Information über die eigene Krankheit enthalten. Drei Gründe haben uns zu dieser Einengung bewogen.

Erstens die relativ leichte Operationalisierbarkeit einer solchen problematischen Situation. Die Beschränkung auf den Bereich verbaler Äußerungen stellt, bei allem Verzicht auf reichhaltigen Informationsgewinn im nonverbalen und paraverbalen Bereich (BEGEMANN-DEPPE 1978, NORDMEYER 1978) eine erhebliche methodische Vereinfachung dar. In einem weitgehend explorativen Forschungsstadium empfiehlt es sich, methodisch einfache, gut zu replizierende Untersuchungsansätze zu verfolgen, da dadurch ein kumulativer Wissenszuwachs am ehesten zu erwarten ist.

Der zweite Grund liegt in der Schlüsselrolle, welche sprachlichen Äußerungen beim Verständnis interpersoneller Wahrnehmung und Interaktion zukommt. Dies gilt nun in gesteigerter Weise für hospitalisierte Patienten: Bettlägerige Kranke sind durch ihre eingeschränkte Mobilität von weiten Bereichen sozialen Handelns und sozialer Expressivität ausgeschlossen. Wir können daher annehmen, daß sprachliche Handlungen gewissermaßen als kompensierende Maßnahmen auftreten, daß Sprache als Interaktionsmittel des Patienten ganz allgemein eine erhöhte "Wertigkeit" besitzt.

Schließlich ist drittens häufig und nachdrücklich in empirischen medizinsoziologischen Arbeiten gezeigt worden, daß kein Aspekt des Krankenhausaufenthaltes so kritisch ist und so häufig beklagt wird, wie derjenige der mangelnden medizinischen Orientierung und Aufklärung von Patienten (z.B. ENGELHARDT et al. 1973, RASPE 1979, RASPE & SIEGRIST 1979, SEIDL & WALTER 1979, WAITZKIN & STOECKLE 1972). Eine durchweg bestehende Diskrepanz zwischen Informationsbedürfnis und faktischer Informiertheit von Patienten kann als empirischer Tatbestand in verschiedenen medizinischen Versorgungssystemen der Gegenwart betrachtet werden. Auf diesem Hintergrund erhält die Analyse von Gesprächsparteien, welche die Bitte um Information sowie entsprechende Antworten von seiten der Ärzte zum Gegenstand hat, ihre besondere Berechtigung.

2. Theoretischer Hintergrund und Hypothesen

Es ist bereits deutlich geworden, daß es uns nicht um eine Darstellung allgemeiner positioneller Differenzierung zwischen Arzt und Patient geht, sondern um die Frage nach Bedingungen und Formen von Reaktionsmustern, die sich auf den unterschiedlichen Gebrauch verbaler Interaktionsmittel zurückführen lassen. Die Tatsache, daß für den einen Partner regelmäßig höhere Chancen bestehen, diese Interaktionsmittel durchzusetzen, weist freilich auf den strukturellen Hintergrund einer ungleichen, asymmetrischen sozialen Beziehung hin. Diese läßt sich zumindest auf den folgenden vier Dimensionen beschreiben.

a) *Wissensverteilung:* Der Expertenmacht des Arztes steht das Laienwissen des Patienten gegenüber.

b) *Organisatorische Rollen:* Während der Arzt als ranghöchstes Mitglied der Institution Krankenhaus mit Lizenz und Mandat ausgestattet und als Sanktionsinstanz eingesetzt ist, bleiben dem Patienten als dem hilfsbedürftigen "Klienten" wenig Einflußmöglichkeiten aufgrund seiner blockierten Mobilität und seiner oft vitalen Abhängigkeit von Leistungen anderer.

c) *Handlungen:* Handlungsmöglichkeiten sind einseitig auf das Krankenhauspersonal, hier also auf den Arzt, konzentriert, wobei diese Situation noch dadurch verschärft wird, daß der Patient in der Interaktion stets zugleich Objekt dieser Handlungen ist.

d) *Involvierung:* Während der Arzt in beruflicher Routine mit dem Kranken in Kontakt tritt, ist dieser vom Krankheitsprozeß existentiell und oft einmalig betroffen; daraus entwickelt sich eine hohe emotionale Involvierung des Patienten in seine Situation und alle damit verbundenen Interaktionen.

Wenn der unterschiedliche Gebrauch verbaler Interaktionsmittel innerhalb dieses allgemeinen Rahmens der positionellen Differenzierung ein Spezifikum darstellen soll, so gilt es nun, die Mechanismen, wel-

che dazu führen, genauer zu erläutern. Wir gingen davon aus, daß die
Reaktion des Arztes auf die Bitte des Patienten um krankheitsbezogene
Information sich um so schwieriger gestaltet, je bedrohlicher und
ernsthafter dessen Krankheitszustand ist. In solchen Situationen ist
aufgrund des Gesagten mit Versuchen der Belastungsminderung, der Neutralisierung von seiten des Arztes zu rechnen. Diese Neutralisierung
erfolgt am einfachsten durch Vorenthalten kritischer Informationen,
durch Informationsverzicht. Der Arzt gerät jedoch in Konflikt mit seiner Expertenrolle, wenn er dauerhaft auf die Mitteilung von Informationen verzichtet (ROTH 1963, WAITZKIN & STOECKLE 1972). Daher stellt
sich die Frage: Welche Interaktionsmittel stehen ihm zur Verfügung, um
den Informationsverzicht gegen die Erwartungen der Patienten durchzusetzen? Wie kann er dies tun, ohne "aus seiner Rolle zu fallen"?

Unsere Vermutung, daß zur Bewältigung dieser Situation bestimmte mehr
oder weniger subtile Steuerungsmechanismen eingesetzt werden, die dem
habituellen Besitz sprachlicher Sozialisationserfahrungen entstammen,
muß nun, bevor sie empirisch getestet werden kann, theoretisch herge-
leitet werden. Wir nennen diese Steuerungsmechanismen zusammenfassend
"asymmetrische Verbalhandlungen".

"Um Information bitten", "fragen" - dies stellt in gleicher Weise
wie "befehlen", "versprechen", "warnen", "entschuldigen" usw. eine
Verbalhandlung dar. Bekanntlich kann man mit Worten nicht nur etwas sagen, sondern auch etwas tun. SEARLE (1971) differenziert diesen Tatbestand in seiner Theorie der Sprechakte wie folgt: Jeder Sprechakt
enthält drei Komponenten, jene der bloßen Wortäußerungen, jene des
propositionalen Aktes (Referenz und Prädikation) und jene des illokutionären Aktes. Illokutionäre Akte oder, wie wir hier sagen, Verbalhandlungen, sind geäußerte Sätze, denen vom Sprecher eine bestimmte
Bedeutung oder Absicht beigemessen wird. SEARLEs (1971) Verdienst ist
es, gezeigt zu haben, daß illokutionäre Akte in ähnlicher Weise wie
propositionale Akte auf bestimmten Regeln beruhen. Diese Regeln besitzen einen so hohen Grad an Selbstverständlichkeit, daß sie im alltäglichen Sprechen nicht explizit thematisiert werden, zumindest, solange keine Erwartungsenttäuschungen eintreten. Ihre Funktion besteht
darin, zu gewährleisten, daß das, was gemeint oder indentiert ist,

vom Sprecher korrekt geäußert und vom Hörer potentiell verstanden
wird. Obwohl SEARLE (1971) in den Grundzügen eine sprecherimmanente
Theorie entwickelt, gelingt es ihm, die zentrale Bedeutung der sog.
Einleitungsregel herauszuarbeiten. Einige Beispiele sollen verdeutlichen, was mit dieser Regel gemeint ist. Bei der "Bitte um Information" lautet die Einleitungsregel: S. hat Grund zur Annahme, daß H.
über eine gewünschte Information verfügt, ohne diese von sich aus zu
äußern. Bei "behauptet" lautet die Einleitungsregel: S. hat Grund zur
Annahme, daß ein von ihm zu äußernder Satz wahr sei, daß aber H. dies
möglicherweise bestreite. "Warnen" wird durch die Einleitungsregel
charakterisiert: S. hat Grund zur Annahme, daß ein nicht in H.-s Interesse liegendes Ereignis demnächst eintreten werde, u.s.w.

Allgemeiner gesagt: Die Einleitungsregel präzisiert die mit der Verbalhandlung verbundene Absichtserklärung, indem sie einen gemeinsamen
Bezugsrahmen für Sprecher und Hörer fixiert. In diesem gemeinsam ge-
teilten Bezugsrahmen wird vom Sprecher ein Orientierungsangebot an
den Adressaten gemacht und in der Folge eine darauf bezogene Reaktion
des Adressaten erwartet, der nun seinerseits die Sprecherrolle übernehmen soll (vgl. DEWEY 1925, MEAD 1934, ROMMETVEIT 1974, SHIBUTANI
1961, SIEGRIST 1970).

Wir nennen *symmetrische Verbalhandlungen* jene Reaktionen des Adressaten auf Orientierungsangeboten des Sprechers, welche eine korrek-
te Wahrnehmung und Befolgung der Einleitungsregeln enthalten: Der Be-
fragte gibt zu verstehen, daß er antworten wird, sofern er kann, der
Gewarnte zeigt, daß er die Warnung gehört und sie ggf. als solche
in sein Verhalten einbezogen hat. Zu symmetrischen Reaktionen zählen
somit auch Korrekturen von Fehlannahmen, welche im Orientierungsangebot des Sprechers enthalten sind.

Demgegenüber sprechen wir von *asymmetrischen Verbalhandlungen* dann,
wenn die Einleitungsregel des Sprechers vom Adressaten zwar korrekt
wahrgenommen, aber weder befolgt, noch, falls korrekturbedürftig,
richtiggestellt wird. Dabei können wir drei allgemeine Reaktiongsmög-
lichkeiten asymmetrischer Verbalhandlungen unterscheiden, man könnte
auch sagen, drei Arten des Hörers, in der Sprecherrolle nicht respon-
siv zu sein:

382

(1) *Die Negation der Einleitungsregel:* Der Adressat verweigert
ein umittelbares Eingehen auf das Orientierungsangebot ebenso
wie eine Stellungnahme zu dessen Inhalt. Damit bringt er zum
Ausdruck, daß er die kommunikative Beziehung temporär aufkün-
digt (Schweigen, Übergehen, Nichtbeachten) oder aber, daß er
sie durch einen inhaltlichen Bruch neu zu konstituieren versucht, etwa dadurch, daß er mit einem Themenwechsel von der
geäußerten Verbalhandlung ablenkt.

(2) *Die Transformation der Einleitungsregel:* Der Adressat deutet
in seiner Reaktion an, daß er die Einleitungsregel verstanden hat, ohne jedoch auf ihren Inhalt einzugehen. Dies geschieht besonders in der Weise, daß er entweder die Form des
illokutionären Aktes zurückweist ("In diesem Ton unterhalte
ich mich nicht mit Dir"), oder aber den Beziehungsaspekt in
den Vordergrund rückt ("Ich kann gut verstehen, daß Du jetzt
traurig bist und deshalb dies von mir willst") (COULTHARD &
ASHBY 1976, KAUFMANN 1972, LENNARD & BERNSTEIN 1969, RASPE
1979, WATZLAWICK, BEAVIN & JACKSON 1972). In manche Mitteilungen gehen Urteile ein, die dem Sprecher signalisieren, daß
er sich mit seiner Intervention keinen Erfolg versprechen
kann ("Dazu bist Du wirklich noch zu jung"), in jedem Fall
wird jedoch durch die Reaktion eine Verschiebung, eine partielle Umwandlung der Absicht der Einleitungsregel erreicht.

(3) *Die Scheinkorrespondenz zur Einleitungsregel:* Hierbei geht der
Adressat auf das Orientierungsangebot ein, reagiert darauf
aber in einer Weise, welche eine strikte Befolgung der Einleitungsregel verhindert oder aber diese im Verlauf der Antwort wieder zurücknimmt. Je höher das Wissensgefälle zwischen
Adressat und Sprecher, desto größer sind die Möglichkeiten,
unvollständige Reaktionen als vollständige hinzustellen. Dabei kann das Reaktionsspektrum von Scheinkorrespondenzen im
Grenzfall bis zu Täuschung und Lüge reichen. Oft spekuliert
der Adressat hier lediglich damit, Zeit zu gewinnen, Ablenkung zu erzeugen oder die Irritierbarkeit des Partners zu
testen.

Zusammenfassend halten wir fest: Asymmetrische Verbalhandlungen werden dadurch definiert, daß geäußerte Orientierungsangebote des Partners durch die Reaktion negiert, transformiert oder unvollständig bzw. trügerisch "quittiert" (COULTHARD & ASHBY 1976, KAUFMANN 1972) werden. In jedem Fall liegt eine Manipulation oder Durchkreuzung von Einleitungsregeln vor, wie sie in der symmetrischen verbalen Kommunikation nicht zu finden ist. Wer asymmetrische Sprechakte vollzieht, verrät eine höhere Übung im Umgang mit verbalen Interaktionsmitteln, eine erhöhte Fähigkeit oder Bereitschaft, in den latent-antizipatorischen Steuerungsprozeß des Sprechers einzugreifen. Die Häufigkeit, mit der dies unwidersprochen getan werden darf, kann als Indikator für positionelle Überlegenheit eines Interaktionspartners gelten. Und oft scheint es so zu sein, daß in Situationen der Verunsicherung, der Bedrohung von Statusdistanz, asymmetrische Verbalhandlungen gerade das Mittel darstellen, die positionelle Überlegenheit wieder voll herzustellen.

Ausgehend von diesen allgemeinen Festlegungen unterscheiden wir im Fall des illokutionären Aktes "Bitte um Information" vier Reaktionstypen asymmetrischer Verbalhandlungen. Das folgende Schema verdeutlicht, wie diese mit den allgemeinen asymmetrischen Reaktionsweisen verbunden sind.

<u>Schema asymmetrischer Verbalhandlungen</u>

Allgemeiner Reaktionstyp	Reaktionstyp bei Bitte um Information
1. Negation der Einleitungsregel	1. Nichtbeachten
	2. Adressaten- oder Themenwechsel
2. Transformation der Einleitungsregel	3. Beziehungskommentar
3. Scheinkorrespondenz zur Einleitungsregel	4. Mitteilung funktionaler Unsicherheit

Wir werden im übernächsten Abschnitt diese Typen anhand von Beispielen ausführlicher charakterisieren. Zum Stellenwert dieser "verbalen Handlungsmuster" von Krankenhausärzten, die der Neutralisierung spezifisch belastender Interaktionssituationen dienen, sollen folgende *Hypothesen* getestet werden:

1. Die Reaktionen von Ärzten auf die Verbalhandlung "Bitte um Information" sind bei Patienten mit schweren und bedrohlichen Krankheiten signifikant häufiger asymmetrisch als bei Patienten mit leichten Krankheiten.

2. Alle empirisch beobachtbaren Formen verbal-asymmetrischer Reaktionen lassen sich den vier angeführten Reaktionstypen zuordnen.

3. Ärzte, welche eine herkömmliche berufliche Sozialisation durchlaufen, reagieren auf Bitte um Information bei Patienten mit schweren und bedrohlichen Krankheiten signifikant häufiger mit asymmetrischen Verbalhandlungen als Ärzte, welche eine psychosomatisch-patientenzentrierte Ausbildung bzw. Orientierung besitzen.

Mit der zuletzt genannten Hypothese wird im folgenden geprüft, ob und wieweit unterschiedliche berufliche Sozialisationserfahrungen der Ärzte in diesem Zusammenhang von Bedeutung sind. Wir nehmen an, daß psychosomatisch oder psychotherapeutisch ausgebildete Ärzte ein höheres Maß an Rollentoleranz (BUCHER et al. 1969, DAVIS 1960, SORENSON 1974) aufweisen, d.h. daß sie stärker patientenzentriert, weniger professionsbestimmt handeln, daß sie Unsicherheit und affektive Belastung besser zu ertragen vermögen und damit in geringerem Maße auf die Erhaltung von Statusdistanz angewiesen sind als ihre traditionell ausgebildeten Fachkollegen. Wir behaupten nicht, daß die unterschiedliche berufliche Sozialisation, welche zu einem unterschiedlichen Maß an ärztlicher Rollentoleranz führt, die einzige Bedingung der Variation asymmetrischer Reaktionsweisen darstellt. Es ist jedoch die einzige Bedingung, die im Rahmen der von uns erhobenen Daten überprüft werden kann. Darüber hinaus besitzt der Nachweis sozialisationsspezifischer ärztlicher Handlungsmuster auch praktisch eine ganz besondere Aktualität.

3. <u>Methodik der Untersuchung</u>

Im Rahmen der vergleichenden soziologischen Analyse von vier Kreiskrankenhäusern wurde im Jahr 1973 Tonbandaufnahmen von 272 Arzt-Pa-
tienten-Kontakten bei Visiten durchgeführt (Studie I). 1975 erfolgten
über einen längeren Zeitraum Tonbandaufnahmen von 156 Arzt-Patient-
Kontakten der internistischen Station einer Universitätsklinik, welche von psychosomatisch-psychotherapeutisch orientierten Ärzten ge-
leitet wurde (Studie II). Die Aufnahme und Bearbeitung der Visiten-
gespräche in den Kreiskrankenhäusern wurde von BEGEMENN-DEPPE (1978)
und RASPE (1979) durchgeführt, jene der internistischen Station von
URBAN (1978). Für die Überlassung und teilweise Bearbeitung der Vi-
sitenprotokolle ebenso wie für inhaltliche Anregungen bin ich den
drei Genannten zu großem Dank verpflichtet.

Die Tonbandaufnahmen der Visiten erfolgten in den vier Kreiskrankenhäusern auf chirurgischen und internistischen Stationen. Es wurden
nur Stationsarztvisiten berücksichtigt. Chef- und Oberarztvisiten
waren ausgeschlossen.

In zwei Schritten wurden aus dem genannten Material folgende Auswahl-
prozeduren vorgenommen. In einem ersten Schritt wurden Patienten nach
dem zu prüfenden Merkmal "leichtkrank" versus "schwerkrank" herausge-
filtert. Die behandelnden Ärzte wurden von den Untersuchern gebeten,
jeden Patienten nach den folgenden zwei Merkmalen in eine der drei
zur Verfügung stehenden Kategorien einzuordnen:

   1. nach dem Merkmal "Schweregrad der Erkrankung", d.h. Grad
      der aktuellen Einschränkung vitaler Funktionen (1 = leicht-
      krank, 2 = mittelschwerkrank, 3 = schwerkrank);

   2. Nach dem Merkmal der "Krankheitsprognose", d.h. der Verkür-
      zung der Lebenserwartung aufgrund der eingetretenen Krank-
      heit (1 = gute Prognose, 2 = mittlere Prognose, 3 = ungün-
      stige Prognose).

Nach der Kombination der beiden Merkmale wurden die beiden Extremgruppen 1-1 (leichtkrank und gute Prognose) und 3-3 (schwerkrank und
ungünstige Prognose) gebildet. In einigen begründeten Ausnahmefällen
wurden auch Patienten mit der Kombination 2-3 (mittel schwerkrank,
aber ungünstige Prognose) in die zweite Extremgruppe aufgenommen.

Aus diesen beiden Gruppen mußten sodann diejenigen Patienten in einem zweiten Schritt ausgefiltert werden, die für eine normale verbale
Kommunikation nicht in vollem Umfange geeignet erschienen. In diese
Kategorien fielen Schwerhörige, Bewußtseinsgetrübte und stark arte-
riosklerotische Patienten. Die verbliebenen Patienten bildeten, sofern in ihren Visitenprotokollen eine oder mehrere Verbalhandlungen
vom Typ "Bitte um Information" vorkamen, die Grundgesamtheit der
Studie.

Von den 1973 untersuchten 112 Patienten blieben als Grundgesamtheit
nach den erwähnten Kategorien noch insgesamt 26 übrig, bei denen insgesamt 50 spezifische Verbalhandlungen identifiziert werden konnten.
Von den 34 in Studie II untersuchten Patienten blieben 9 Patienten
übrig. Hier wurden, zum Zweck des Tests der dritten Hypothese, nur
bei schwerkranken Patienten (3-3, in zwei Fällen 2-3) Informations-
passagen (N = 67) analysiert.

Die folgenden Aussagen beziehen sich somit auf eine maximale Grundgesamtheit von 117 Verbalhandlungen, welche bei 35 Patienten identifiziert wurden. Aus statistischen Überlegungen kann es problematisch
erscheinen, Patienten in unterschiedlichen Häufigkeiten in einzelnen
Gesprächspassagen zu repräsentieren. Wir haben daher die unten angeführten Ergebnisse nochmals so ausgewertet, daß jeder Patient nur
in einer Visite berücksichtigt wurde. Obwohl damit die Fallzahlen
gering werden, lassen sich die u.a. Ergebnisse im Trend bestätigen.

In die entsprechenden Interaktionen waren 10 verschiedene Ärzte einbezogen, davon in Studie I 7 (Chirurgie 2, Innere 5), in Studie II
3. Die größere Dichte des Materials der Studie II ergibt sich aus
den über längere Zeit und regelmäßiger erfolgten Visitenaufnahmen.

4. <u>Die Typologie asymmetrischer Verbalhandlungen : Ergebnisse</u>

In 117 Fällen konnte in den Visitenprotokollen eine deutliche Frage
des Patienten nach seiner Krankheit (Diagnose, Therapie, Prognose)
identifiziert werden - eine Frage, welche der Laie an den Experten
richtete, um sein Wissensdefizit zu vermindern. Daß die Patienten der
von uns untersuchten Stationen ein hohes Interesse an medizinischer
Aufklärung besaßen, belegten die Ergebnisse unserer Interviews, die
sich im Einklang mit verschiedenen ähnlichen Studien befinden (BEGE-
MANN-DEPPE 1978, ENGELHARDT et al. 1973, McINTOSH 1974, RASPE 1979,
SKIPPER & LEONARD 1965, WAITZKIN & STOECKLE 1972): 214 der 235 in-
terviewten Patienten waren der Meinung, es sei für sie besser, über
alles Bescheid zu wissen, was mit der Behandlung ihrer Krankheit zusammenhänge. Selbst Schwererkrankte gaben oft dem Wunsch Ausdruck,
ihre Lage und ihre Aussichten verstehen zu wollen. Einige Zitate verdeutlichen dies: "Ich möchte wissen, ob es Sinn hat oder nicht." -
"Ich möcht's wissen, damit ich mich danach richten kann." - "Wenn ich
weiß, woran ich bin mit meiner Krankheit, dann lebe ich danach." -
"Wenn ich alles weiß, ist es besser, weil es ruhiger macht." - "Wenn
ich im unklaren bin, habe ich Angst, ich weiß nicht wieso, aber das
ist so."

Demgegenüber beharrten die Ärzte, zumal die von uns in Studie I untersuchten, herkömmlichen sozialisierten Mediziner, auf ihrem Standpunkt, Patienten nur mit Einschränkungen aufzuklären: So wollten 2/3
die Diagnosen nur mit Einschränkungen den Patienten mitteilen, und
über die Prognose mochten sogar 9 von 10 befragten Ärzte den Patienten
gegenüber keine direkten und vollständigen Angaben machen (RASPE 1979
und RASPE & SIEGRIST 1979).

Auf diesem Hintergrund wird die Initiativtätigkeit der Patienten, die
sich in Verbalhandlungen vom Typ "Bitte um Information" äußert, verständlich. Zwei Umstände sind nach unseren Beobachtungen dafür verantwortlich, daß Patienten nicht häufiger aus eigenen Stücken nach
ihrer Krankheit fragen. Erstens ist die Visite eine Mehr-Personen-
Veranstaltung, in welcher die fachliche Besprechung über den Patienten oft wichtiger zu sein scheint, als das Gespräch mit ihm. Denkt

man an die unterschiedlichen Aufgaben der Visite, wie sie sich im Bewußtsein der Handelnden darstellen, so nehmen die krankheitszentrier-
ten Aktivitäten wie Einleitung und Überwachung diagnostischer Maßnahmen, Fixierung und Kontrolle des Therapieplans, die ersten Ränge
ein, gefolgt von organisatorisch-koordinierten und administrativen
Aufgaben. Erst am Ende der "Relevanzskala" tauchen die im engeren
Sinne "patientenzentrierten" Aufgaben auf (RASPE 1979, RASPE & SIEG-
RIST 1979). Dies bedeutet, daß der Patient als unmittelbarer Gesprächspartner nicht kontinuierlich, gelegentlich sogar nicht einmal vorrangig, im Zentrum ärztlicher Zuwendung steht. Damit hängt unmittelbar ein zweiter Umstand zusammen: Der größte Teil der Gesprächsbei-
träge des Patienten ist reaktiver Natur, ist Antwort auf die von Ärzten gestellten Fragen. Aufgrund der Dominanz ärztlicher Kommunikation
sowie des Zeitdrucks bleibt dem Patienten nur wenig Eigenraum zu Ge-
sprächsinitiativen (BEGEMANN-DEPPE 1978, SIEGRIST 1978, URBAN 1978).
An dieser Stelle muß allerdings darauf hingewiesen werden, daß die
in Studie II untersuchte Station einer patientenzentrierten Visite
besondere Bedeutung beimißt. Dies wird zum einen organisatorisch
dadurch verwirklicht, daß eine medizinische und administrative Vor-
und Nachbesprechung zu jedem einzelnen Patienten außerhalb des Kran-
kenzimmers erfolgt, zum anderen dadurch, daß der Patient vom Arzt
ermuntert wird, sein Bedürfnis ausführlich zu äußern.

In den uns vorliegenden Protokollen war die Bitte um Information
meist problemlos zu identifizieren. Die Patienten fragten z.B.:
"Wie ist Ihr Progamm?" "Gibt's was Neues?" "Wo kommt das alles her?"
"Wie ist es mit dem Heimgehen?"

In einer Reihe von Fällen wurde die Verbalhandlung mit einer Behaup-
tung eingeleitet, die zum Schluß - sei es durch Worte oder durch
den Tonfall der Stimme - in Frageform umgewandelt wurde: "Wichtig
ist doch, daß die Lungenkrankheit jetzt bald weggeht..." "Einmal
muß es doch auf die Seite gehen, oder?" Eine symmetrische Reaktion
von seiten des Arztes war meist ebenfalls leicht zu identifizieren,
um so mehr, als die Untersuchungspersonen Angaben über Diagnose,
Schweregrad, Prognose sowie Hauptzüge und Ergebnisse der Therapie

besaßen und diese im Zweifelsfall mit den Äußerungen des Arztes bzw.
mit schriftlichen Unterlagen konfrontieren konnten. Die symmetrische
Reaktion wird daher hier nur mit wenigen Beispielen dargestellt:

> (1) *Patientin (1433, 68 J., Diabetes): Der Zucker ist gut?*
>
> > *A.: Der Zucker ist gut, ja. 91,9.*
> >
> > *P.: Darf ich vielleicht die Woche heim?*
> >
> > *A.: Natürlich*
> >
> > *P. (leise, gespannt): Ganz gewiß?*
> >
> > *A.: Dürfen Sie!*

> (2) *Patientin (2, 50 J., Leukämie): Und das Blutbild?*
>
> > *A.: Das Blutbild ist o.k., alles. HB ist 11.5 gewesen,*
> > *Thrombozyten fast 200.000.*

> (3) *Arzt zu einer Patientin (18, 42 J., Panzytopenie nach*
> *Nierentransplantation):*
>
> > *Das ist Neotribin, ja. Sie kriegen ja jetzt wieder, um*
> > *die Niere zu retten, hohe Corticoid-Dosen.*

Auffällig ist, daß bei der Gruppe der Schwerkranken symmetrische
Reaktion zumeist im Bereich therapeutischer Maßnahmen, kaum jedoch im Bereich von Diagnose und Prognose erfolgte (BEGEMANN-DEPPE
1979).

Etwas problematischer als die Bestimmung symmetrischer Gesprächs-
reaktionen gestaltet sich die Zuordnung der Gesprächsabschnitte
zu den vier angeführten Typen asymmetrischer Verbalhandlungen. Wir
werden daher anhand mehrerer Beispiele jeden Typus so deutlich
wie möglich charakterisieren.

Reaktionstyp 1 : Nichtbeachten

> (4) *Patientin (1411, 66 J., Mammakarzinom, rezidivierend):*
> > *Herr Doktor, ich hab nun gemeint, ich darf diese Woche*
> > *heim, und man kann das zu Hause jetzt weiter machen?*
> > *(Pause, Arzt stöhnt, keine Antwort).*

> *(5) Patient (3, 30 J., zweites Rezidiv einer Leukämie, auf*
> *wechselnde Sympomatik anspielend):*
>
> *Das ist (merkwürdig), daß es immer mal kommt und dann*
> *wieder verschwindet ...*
>
> *A.: Mhm.*

Die bewußte Mißachtung bzw. Meidung einer Reaktion stellt im sprachlichen Normensystem der medizinischen Kultur einen deutlichen Normenbruch dar. Diese Reaktion treffen wir daher selten an. Dies gilt, wie die Untersuchungen ROSENHAN's (1973) gezeigt haben, nicht für statusniedrige Patientengruppen (psychiatrische Landeskrankenhäuser), wohl aber für die durchschnittlich in Akutkrankenhäusern anzutreffende Situation. Häufig werden Patientenfragen von Ärzten mit Floskeln wie "naja", "mal sehen" u.ä. quittiert. Gelegentlich versuchen Stationsärzte, an den Betten von Problempatienten ohne Anhalten und Ansprechen vorbeizukommen.

Reaktionstyp 2 : Adressaten- oder Themenwechsel
Anstelle einer Reaktion auf die gestellte Frage erfolgt von seiten des Arztes eine konkurrierende Initiative (thematischer Wechsel, Adressatenwechsel). Hierbei ist von besonderer Bedeutung, daß die Visitensituation in der Regel eine triadische Beziehung ist, eine Beziehung also, in welcher zumindest ein Dritter außer Arzt und Patient anwesend ist. Sowohl Adressaten- wie auch Themenwechsel werden zusätzlich dadurch nahegelegt, daß die Visite überwiegend den Charakter einer Arbeitsbeziehung besitzt.
Die ersten Beispiele beziehen sich auf Themenwechsel.

> *(6) Ein alter Patient (1148, Leistenhernie) hofft auf eine*
> *Operation, die aber aus ärztlicher Sicht zu riskant ist.*
>
> > *A.: Wissen Sie, es ist bei Ihnen am Herzen nicht so ganz ...*
> > *und die Narkosekollegen sagen natürlich mit Recht:*
> > *"Wenn es nicht sein muß, warum denn?"*
> >
> > *P.: (erschrocken): Ja, meinen Sie, gar nicht?*
> >
> > *A.: Und der Stuhlgang, der klappt, ja?*
> >
> > *P.: Ja, ja, ja.*

(7) Patient (28, 57 J., Kardiomyopathie):

Wie lange, schätzen Sie, daß ich an dem Sauerstoff
noch hängen muß?

A.: Äh, zunächst mal, Sie sagen Sauerstoff, gucken aber
dahin (auf die Infusion).

P.: (lachend): Ja, nein, nein, ich mein' schon den
Sauerstoff.

A.: Mhm - äh - das wollt' ich Ihnen noch gerade sagen. Wir
wollen heute Nachmittgag nochmals aus der Leiste das
Blut entnehmen.

Das Ergebnis dieses thematischen Wechsels ist oft eine Verblüffung
beim Patienten. Es fällt ihm schwer, sich so schnell und unvermutet
auf ein neues Thema umzustellen.

Widersteht ein Patient der konkurrierend angebotenen Initiative, so
kann es vorkommen, daß der Arzt mit dem gesamten Gewicht seiner au-
toritären Stellung dieser Initiative Nachdruck verleiht, wie etwa
im folgenden Beispiel:

(8) Ein Patient wird mit metastasierendem Magenkrebs und sehr
sichtbaren Hautknoten, über welche vorher mehrfach aus-
weichend gesprochen wurde, während der Visite befragt
(P 1118, 66 J.):

A.: Tut Ihnen der Magen weh? Haben Sie besondere Eßge-
wohnheiten?

P.: Ich weiß nicht, was mit den Knoten ist.

A.: Das will ich nicht wissen. Ich meine jetzt das
Essen!

Adreassatenwechsel anstelle eines Eingehens auf die Frage des Patienten finden wir beispielsweise in den folgenden Protokollauszügen:

(9) Patientin (1408, 77 J., starker Verdacht auf Kolonkarzinom):

P.: Ist das Blut gut?

A.: Wie bitte?

P.: Das Blut!

A.: (zu Schwester): Ja, wir kommen nicht drumherum, Mon-
tag den Magen zu röntgen.

(10) Patientin (3343, 68 J., Unterleibstumor):

    P.: Wie war das gestern, die ... dieser ...?

    A.: Ach so dieser Test? Das Schläuchle?

    P.: Ja.

    A.: Natürlich (leise zu MA:) Mißt Du bei ihr noch Blutdruck?

    MA: Hm.

    A.: Jetzt muß ich mal gucken.

    MA: War das die ...

    A.: Das muß ich nochmals ausrechnen.

    MA: Mit Amylase oder was.

    A: Ja.

    S: Ja.

Gelegentlich - in mindestens fünf Fällen - war zu beobachten, daß in potentiell prekären Situationen assistierende Personen (MA oder Stationsschwester) von sich aus intervenierten oder die Position des Arztes durch ihr Votum bekräftigten, um damit vom Verdacht einer unvollständigen oder falschen Antwort abzulenken.

Abschließend dazu nur ein Beispiel:

(11) Patientin (3345, 51 J., Mammakarzinom mit identifizierten Knochenmetastasen:

    P.: Wenn man nichts machen tut, wird's ja nicht besser ...

    A.: Ja, ja. Wir müssen jetzt erst mal sehen, was los ist. Gell?

    MA: Wir können nicht einfach ins Blaue schießen, wir müssen wissen, was es ist. Gell?

    (Ärzte gehen zum nächsten Patienten).

Reaktionstyp 3 : Beziehungskommentar

Hier geht es darum, daß der Arzt zwar zunächst scheinbar auf die Frage des Patienten eingeht, diese aber durch seine Antworten gleichzeitig umwandelt, inhaltlich verschiebt. Dies geschieht häufig dadurch, daß nicht der Inhalt, sondern der Beziehungsaspekt der Aussage thematisiert wird. Eine solche inhaltliche Verschiebung können wir besonders deutlich an dem folgenden Beispiel darstellen, indem wir GARFINKEL's (1967) Unterscheidungen übernehmen: "Was Leute sagen" und

"Worüber Leute sprechen" ("what people are saying" und "What people are talking about").

Was sie sagen:	*Worüber sie sprechen:*
(12) Patientin (3317, 33 J., chron.aggr.Hepat.):	*P.: Offenbar habe ich eine Krankheit, die einen längeren Krankenhausaufenthalt notwendig macht. Es ist anzunehmen, daß Sie inzwischen wissen, um welche Krankheit es sich handelt und wie lange die Behandlung dauert. Daher frage ich Sie, wie lange ich hier noch bleiben muß.*
Das geht bestimmt noch lange, bis ich da oben bin (gemeint Krankenhaus). Nicht?	
A.: Wir wollen Sie ja nicht unnötig plagen.	*A.: Ihre Krankheit erfordert eine Behandlung, die teilweise schmerzhaft ist. Sie können uns glauben, daß wir sie jedoch nur so lange durchführen, wie es unbedingt erforderlich ist. Sie unterstellen uns wohl andere Motive (unnötig plagen)!*

Zwei weitere Beispiele:

(13) Patientin (6, 47 J., metastas. Mammakarzinom)

P.: Hoffentlich habe ich nichts im Kopf?

A.: Ich weiß, daß Sie das jetzt sehr beunruhigt, im Augenblick.

(14) Patientin (3, 30 J., s.o.)

P.: Es sind ja jetzt 4 Wochen, daß ich da bin. Da muß sich ja schon was tun in der Zeit ...

A.: Ja, ja, das ist es halt. Sie sagen immer muß und und äh soll, sind aber äh mehr überzeugt wie wir davon.

Seltener zeigt der Arzt in seiner Antwort, daß er die Form der Frage zurückweist, d.h. also die Kompetenz des Fragens bestreitet, wie die folgenden Beispiele zeigen:

(15) *Der Patient ist soeben geröntgt worden. Er fragt
hinterher:*

    *P.: Herr Doktor, haben Sie eine Vermutung, was es
       sein könnte?*

    A.: Ich vermute nicht, ich sammle Fakten!

(16) *Patientin (1409, 63 J., Angiopathie und Diabetes):*

    P.: Darf ich heim, nicht?

    A.: Na, Frau B.!

Es ist unmittelbar einsichtig, daß solche Beziehungskommentare den
Patienten verstummen lassen, ihn "mundtot" machen.

Reaktionstyp 4 : Mitteilung funktionaler Unsicherheit
Der Arzt geht hier scheinbar auf die Frage des Patienten ein, ohne jedoch eine inhaltlich ergiebige Information mitzuteilen. Hinweise auf
fehlende Befunde (das kann ich heute noch nicht sagen, fragen Sie
morgen wieder, usw.), Negativantworten usw. stellen die häufigsten
Beispiele in diesem Zusammenhang dar. Bei allen diesem Typus zuzuord-
nenden Beispielen haben wir uns vergewissert, daß der Arzt bereits
die entsprechende Information besitzt, lediglich durch Angabe von
Nichtwissen einer inhaltlichen Mitteilung ausweicht. Daher sprechen
wir hier, in Anlehnung an DAVIS (1960), von funktionaler Unsicherheit.

(17) *Patient (1118, s.o.):*

    P.: Na wir wollen mal sehen und das Beste hoffen ...

    *A.: Bevor wir eigentlich nicht wissen, woher das alles
       kommt, haben wir Ihnen ja gesagt, wollen wir nicht
       gerne operieren, gell.*

(18) *Der gleiche Patient bei einer anderen Visite:*

    P.: Ist schon sicher was ist?

    A.: Und äh, ich habe dem Kollegen Doktor ...

    P.: Noch nicht?

    A.: Äh, mit dem Doktor noch nicht gesprochen. Gell.

(19) *Patientin (3343, s.o.)*

    *P.: Frau Doktor, dann möchte ich Sie fragen: wie lange
       muß ich noch dableiben?*

    A.: Ja, Frau X., das dauert sicher noch ein bißchen, gell.

Auf chirurgischen Stationen konnten wir öfters auf entsprechende Fragen eine unmittelbare Rückfrage des Arztes vorfinden: "Wie lange sind Sie jetzt schon hier?" Darauf kamen dann Antworten wie: "Das ist noch zu früh" oder "Ah ja, da haben wir ja noch Zeit".

Die Zuordnung der Gesprächsabschnitte zu den Reaktionsformen und -typen wurde bei 60 % des gesamten Materials durch eine unabhängige Person wiederholt. In 83 % der Fälle konnte eine identische Zuordnung erreicht werden.

Eine Grundauszählung der 117 Gesprächsabschnitte bei 35 verschiedenen Patienten beider Studien zeigte gemäß Hypothese 2, daß sämtliche sprachlichen Reaktionen der Ärzte den vier definierten Typen zugeordnet werden konnten: Es entfielen auf Reaktionstyp 1 5 %, auf Reaktionstyp 2 33 %, auf Reaktionstyp 3 10 % und auf Reaktionstyp 4 51 % aller von Ärzten geäußerten asymmetrischen Verbalhandlungen.

Hypothese 1 bezieht sich lediglich auf die 50 Gesprächsabschnitte von 26 Patienten der Studie I: Sie besagt, daß bei schwerkranken, prognostische infausten Patienten (3-3) signifikant häufiger asymmetrische Reaktionen erfolgen als bei leichtkranken, prognostisch günstigen Patienten (1-1). In Tabelle 1 zeigt sich, daß der überprüfte Zusammenhang unter dem für diese Studie gewählten Signifikanzniveau von 1 % statistisch gesichert ist.

Tabelle 1: Ärztliche Reaktionsformen in Abhängigkeit von Schweregrad/Prognose der Patienten

| | Ärztl. Reaktionen | |
	symmetrisch	asymmetrisch
leichtkranke Patienten (1-1)	64 %	36 %
schwerkranke Patienten (3-3)	8 %	92 %

N = 50, Chi² = 14.37, (korr) P< 0.001

Die Überprüfung der Hypothese 3 bezieht sich auf insgesamt 103 Gesprächsabschnitte bei 25 Patienten (die Gruppe der Schwerkranken im Vergleich der beiden ärztlichen Ausbildungstypen; Vergleich von Studie I und II). Nach ihr soll das Ausmaß asymmetrischer Reaktionen bei Ärzten mit psychosomatischer Orientierung signifikant geringer sein als bei Ärzten mit traditioneller Ausbildung. Die Zahlen von Tabelle 2 verdeutlichen, daß in den von uns untersuchten Kreiskrankenhäusern bei den durchgehend traditionell ausgebildeten Medizinern ein beinahe vollständiger Informationsverzicht gegenüber schwerkranken Patienten während der Visiten praktiziert wurde, während immerhin in fast der Hälfte aller Beobachtungen der psychosomatisch orientierten Ärzte symmetrische Reaktionen erfolgten, d.h. zumindest partiell ein medizinisches Orientierungsangebot an die verunsicherten, existentiell bedrohten Kranken gemacht wurde.

Tabelle 2: Ärztliche Reaktionsformen bei schwerkranken Patienten (3-3) nach beruflicher Sozialisation

	symmetrisch	asymmetrisch	
traditionelle Sozialisation (Kreiskrankenhaus)	8 %	92 %	100% N = 36
psychosomatisch orientierte Sozialisation (Abteilung einer Universitätsklinik)	45 %	55 %	100% N = 67

N = 103, Chi² = 12.67 (korr.) P < 0.001

5. Diskussion der Ergebnisse und Folgerungen

Bei der kritischen Bewertung der Ergebnisse sollen zunächst einige unvollständig behandelte Punkte angesprochen werden, und zwar in einer Weise, die gleichzeitig Anregungen für weiterführende Forschungen ent-

hält. Abschließend soll der mögliche praktische Nutzen dieser Forschungen in aller Kürze überlegt werden. Ein erster Einwand muß sich
auf die geringe Fallzahl des hier dargestellten Materials beziehen.
Wichtige Variablen, wie beispielsweise Berufsalter der Ärzte, wären
nur bei größeren Fallzahlen systematisch zu untersuchen. Dies gilt
ebenfalls für eine weitere Differenzierung von Patientengruppen.
Bisher wurden lediglich Extremgruppen verglichen. Die weiterführenden
Fragen, ob es bestimmte Krankheitsbilder oder -gruppen gibt, welche
eher zu asymmetrischen Reaktionen führen, ob sich bestimmte Patien-
tentypisierungen durch die Ärzte günstig oder hemmend auf die Bereitschaft zu asymmetrischen Verbalhandlungen auswirken, konnten ebenso-
wenig untersucht werden, wie die wichtige Frage nach dem Einfluß des
zeitlichen Verlaufs der Beziehung zum Patienten. Eine verfeinerte
Prozeßanalyse, die systematisch physiologische Reaktionsparameter mit
einbezieht, könnte schließlich zur Frage der Validität einer zentralen Unterstellung unseres Untersuchungsansatzes beitragen, der Unterstellung nämlich, daß die von Ärzten angewandten Steuerungsmechanismen Versuche darstellen, akut erfahrene oder antizipierte Belastungen
zu reduzieren bzw. zu neutralisieren. Eine solche Prozeßanalyse er-
forderte allerdings auch, die Sprechvorgänge selbst analytisch und
methodisch noch differenzierter zu betrachten (COULTHARD & ASHBY
1976, KAUFMANN 1972, LENNARD & BERNSTEIN 1969).

Hinter diesen Überlegungen verbirgt sich die grundlegende Frage nach
den Zugangsmöglichkeiten zur subjektiven Interpretation geäußerter
Kommunikationsinhalte durch den jeweiligen Interaktionspartner. Obwohl wir das Problem der Vielschichtigkeit und Wandelbarkeit sprachlicher Bedeutungen im situativen Kontext in seiner Tragweite erkennen,
glauben wir, in Übereinstimmung mit SEARLE (1971), davon ausgehen zu
können, daß der Vollzug bestimmter Sprechakte eine "institutionelle
Tatsache" darstellt, d.h. daß das "Verstehen" der Bedeutung geäußerter Verbalhandlungen zumindest dadurch erleichtert wird, daß sich
diese Handlungen auf normierte soziale Situationen - hier die klinische Visite als Arbeitsaufgabe - beziehen. Wir gehen davon aus, daß
die von Patienten geäußerten Fragen verbale Handlungen darstellen,
daß es sich um intendierte, bewußt verantwortete Aktionen handelt.
In einem gewissen Gegensatz dazu steht vielleicht ein stärker psycho-

analytisch orientiertes Forschungsinteresse, welches sprachliche
Äußerungen als Manifestationen unbewußter Motive ansieht, die durchaus
auch eine Negation der geäußerten Absichtserklärungen enthalten können. Dieser Betrachtungsweise ist freilich zuzugestehen, daß sie an
Plausibilität in dem Maße gewinnt, in dem der institutionelle Charakter der vollzogenen Sprechakte durch die "Außergewöhnlichkeit einer
existentiellen Situation" gesprengt wird.

Worin kann die praktische Bedeutung des Forschungsansatzes und der
Ergebnisse dieser Arbeit liegen? Denken wir zunächst an die Patienten. Eine stärker symmetrisch gehandhabte Kommunikation vermag ihre
Erwartungsenttäuschung und ihre Beunruhigung zu mindern, ihr sub-
jektives Befinden positiv zu beeinflussen (RASPE 1979, RASPE & SIEG-
RIST 1979, SKIPPER & LEONARD 1965). Sie vermag aber auch, und das ist
entscheidend, die negativen Auswirkungen eines Auskunftmangels und
einer damit verbundenen kognitiven Verunsicherung von Patienten auf
den therapeutischen Prozeß zu minimisieren. Die verschiedenen quasi-
experimentellen Studien zur Bedeutung von Information und Angstabbau in Zusammenhang mit postoperativen Komplikationen, mit schwierigen diagnostischen Untersuchungen, mit Rehabilitationsprozessen sowie
mit der Bereitschaft der Patienten, ärztliche Anordnungen zu befol-
gen, können hier nicht im einzelnen aufgeführt werden (ENGELHARDT et al.
1973, RASPE 1979, RASPE & SIEGRIST 1979, SEIDL & WALTER 1979, SIEG-
RIST 1978, WAITZKIN & STOECKLE 1972). Solche Forschungsergebnisse
sind aber geeignet, der sozialwissenschaftlichen Kritik an prakti-
zierten Verkehrsformen zwischen Arzt und Patient eine überzeugende
Basis zu geben und sie von wohlmeinenden, leicht arrogant erscheinenden Verbesserungsvorschlägen auf der sog. Human-Relations-Ebene
zu entfernen. An dieser Stelle ist zu überlegen, durch welche institutionellen Schritte die Stellung des Patienten im Kommunikationspro-
zeß, und damit auch im gesamten Organisationsgefüge des Krankenhauses, verbessert werden kann. Die Verwendung von Informations-, Auf-
klärungs- und Anleitungsschriften bietet lediglich einen ersten
Schritt in dem Bemühen, Patienten eine aktivere und angstfreiere
Bewältigung der Hospitalisierungssituation zu ermöglichen.

Auf der Seite des Arztes sehen wir die praktische Bedeutung in dem
Nachweis habitualisierter sprachlicher Reaktionsmuster, die in bestimmten Situationen offenbar mit einer hohen Regelmäßigkeit auftreten. Damit ist ein Argument gewonnen gegen die weitverbreitete Ansicht, ärztliche Handlungsweisen beruhten auf persönlicher Erfahrungsevidenz und
seien daher weder normier- noch lernbar (BUCHER & STELLING 1969,
FREIDSON 1970). Wenn es möglich ist, aus dem verbalen Interaktions-
geschehen zwischen Krankem und Arzt Merkmale zu isolieren, die etwas
über die Erfüllung des Leistungsanspruchs dieser Aufgabe aussagen
(Symmetrie-Asymmetrie) und wenn es möglich ist, Bedingungen der Erhöhung dieses Leistungsanspruchs und damit der Erhöhung der Bezie-
hungsqualität zum Patienten aufzuzeigen (erhöhte Rollentoleranz qua
berufliche Sozialisation), dann liegt auch eine praktische Konsequenz
nahe: Ärztliche Rollentoleranz und damit einhergehende vermehrte
symmetrische Kommunikation sind in gewissem Umfang in der ärztlichen
Ausbildung und in der praktischen beruflichen Sozialisation lehr-
und lernbar. Diese Konsequenz wird sich allerdings nur unter der Bedingung erfolgreich realisieren lassen, daß das handlungsanleitende
Krankheitsverständnis selbst ergänzt wird (ENGELHARDT et al. 1973,
SORENSON 1974), d.h., daß das in der kurativ-klinischen Medizin vorherrschende somatologische Krankheitsmodell um die krankengeschicht-
lich-psychosozialen Aspekte erweitert wird. Ein solcher paradigmati-
scher Wandel hätte über die hier behandelte Thematik hinaus institutionelle Veränderungen zur Folge - Veränderungen, die eine patien-
tenzentrierte Medizin im konsequenten Sinne allererst ermöglichen.

LITERATUR

BEGEMANN-DEPPE M (1978) Sprechverhalten und Thematisierung von Krank-
    heitsinformation im Rahmen von Stationsvisiten. Phil Diss
    Freiburg i.Br.

BUCHER R, STELLING J (1969) Characteristics of professional organi-
    zations. J Health Soc Behavior 10: 3-15

COULTHARD M, ASHBY M (1976) A linguistic description of doctor-
    patient interviews. In: WADSWORTH M, ROBINSON D (eds) Studies
    in everyday medical life. Robinson, London, S. 69-88

DAVIS F (1960) Uncertainty in medical prognosis. Clinical and
    functional. Amer J Sociol 66: 41-48

DEWEY J (1925) Experience and nature. Chicago/London

ENGELHARDT K et al. (1973) Kranke im Krankenhaus. Enke, Stuttgart

FOX RC (1959) Experiment perilous. Glencoe

FREIDSON E (1961) Patients' views of medical practice. New York

FREIDSON E (1970) Profession of Medicine. New York

GARFINKEL H (1967) Studies in ethnomethodology. Englewood Cliffs

KAUFMANN L (1972) Familie, Kommunikation und Psychose. Huber, Bern

KORSCH BM et al. (1968) Gaps in doctor-patient-communication. Doctor-patient-interaction and patient satisfaction. Pediatrics 42: 855-871

LENNARD HL, BERNSTEIN A (1969) Patterns in human interaction - an introduction to clinical sociology. San Francisco

McINTOSH J (1974) Processes of communication, information seeking and control associated with cancer. Soc Sci Med 8: 167-188

MEAD GH (1934) Mind, self and society. Chicago/London

NORDMEYER J (1978) Arzt-Patient-Beziehung während der Visite unter besonderer Berücksichtigung von Problempatienten. Phil Diss Hamburg

PARSONS T (1953) The social system. London

RASPE HH (1979) Das Problem der Aufklärung und Information bei Akut-krankenhauspatienten und seine Erforschung. Phil Diss Freiburg i.Br.

RASPE HH, SIEGRIST J (1979) Zur Gestalt der Arzt-Patient-Beziehung im stationären Bereich. In: SIEGRIST J, HENDEL-KRAMER A (Hg) Wege zum Arzt. Urban & Schwarzenberg, München

READER GG et al. (1957) What patients expect from their doctors. Modern Hospital 89: 88-94

ROMMETVEIT R (1974) On message structure. London

ROSENHAN D (1973) Artikel in: Le Nouvel Observateur 435: 72-92

ROTH J (1963) Information and the control of treatment in tuber-culosis hospitals. In: FREIDSON E (ed) The hospital in modern society. Glencoe, S. 293-318

SEARLE JR (1971) Sprechakte. Ein sprachphilosophischer Essay. Frankfurt

SEIDL E, WALTER J (1979) Angst oder Information im Krankenhaus. Wien

SHIBUTANI T (1961) Society and Personality. New Jersey

SIEGRIST J (1970) Das Consensus-Modell. Enke, Stuttgart

SIEGRIST J (1978) Arbeit und Interaktion im Krankenhaus. Enke, Stuttgart

SKIPPER JK, LEONARD RC (eds) (1965) Social interaction und patient care. Philadelphia

SORENSON JR (1974) Biomedical innovation, uncertainty and doctor-patient-interaction. J Health Soc Behavior, 366-373

STRÜMPELL A (1974) Ein Kliniker erinnert sich. In: ALBRECHT B u. C
    (Hg) Diagnosen, Ärzteerinnerungen aus dem 20. Jahrhundert.
    Berlin-Ost

URBAN H (1978) Sprachliche Kommunikationsstrukturen der ärztlichen
    Visite auf einer internistisch-psychosomatischen Station.
    Med Diss Ulm

WAITZKIN H, STOECKLE J (1972) The communication of information about
    illness. Advances Psychosom Med, Basel/New York, S. 119-141

WATZLAWICK P, BEAVIN HH, JACKSON DD (1972) Menschliche Kommunikation.
    3. Aufl. Bern/Stuttgart

14. Psychologische Aspekte der intensivmedizinischen Betreuung

Burghard F.Klapp und Jörn W.Scheer

1. Die Intensivstation und ihre Patienten

Patienten auf Intensivstationen sind in der Regel Schwerkranke, bei
denen akut vitale Funktionen wie Kreislauf, Atmung, Nierenfunktion
u.a. ausgefallen sind oder auszufallen drohen (KUCHER & STEINBEREITH-
NER 1972, LAWIN 1975, BURRELL & BURRELL 1977). Nach den Aufwachräumen
für operierte Patienten wurden auch in anderen medizinischen Disziplinen Intensivbehandlungs- und -überwachungsstationen eingerichtet, die
mit einer aufwendigen apparativen und meist auch personellen Ausstattung versehen sind.

Zwar sind die Patienten im Hinblick auf ihre körperliche wie psychische Ausgangssituation teilweise recht verschieden, doch haben alle
Intensivstationen, ob sie nun zur Chirurgie, Inneren Medizin, Neuro-
chirurgie, Pädiatrie u.a. gehören, doch eine Reihe von Gemeinsamkeiten, die sich auf das psychosoziale Gefüge dieser Stationen auswirken.

  (1) Die Betreuung lebensbedrohter Patienten,

  (2) die auf deren Behandlung und Überwachung ausgelegte appara-
      tive Ausstattung mit Monitoren, Beatmungsgeräten, Defibril-
      latoren u.a.,

  (3) eine im Vergleich zu Allgemeinstationen wesentlich größere
      Zahl von zudem noch besonders qualifizierten Pflegekräften,
      die tags und nachts für die Grundpflege sowie die besonders
      aufwendige Intensivpflege erforderlich ist. So wird eine

maximale Relation von Patientenbett zu Pflegekräften wie
1 : 4 empfohlen (VALERIUS 1974).
Zur Veranschaulichung: Auf der Intensivstation des Zentrums
für Innere Medizin der Universität Gießen arbeiten bei einer
Relation von 1 : 2,4 bis 1 : 2,9 bei 9 bis 11 Betten (3,6 %
der Bettenzahl des Zentrums) 18 % der Pflegekräfte, also
fast jede 5. Pflegekraft des Zentrums.

(4) In der Regel die kontinuierliche Anwesenheit zumindest
eines trainierten Arztes.

(5) Ein eng begrenzter Raum, der allerdings sehr unterschiedlich gestaltet sein kann (alle Variationen zwischen einem
alle Patienten beherbergenden Saal und vielen Einzelzimmern
kommen vor),

(6) eine hohe Mortalitätsrate zwischen 20 und 32 % (KRAUSE
1974, 1976),

Zur Veranschaulichung: Auf der von KRAUSE beschriebenen
internistischen Intensivstation, auf der auch wir unsere
Untersuchungen durchführten, lag die Mortalität über zehn
Jahre im Mittel bei 21 %, das bedeutet einen Anteil an
der Gesamtsterblichkeit der Klinik zwischen 43 und 47 %.
Fast die Hälfte aller Todesfälle des Zentrums ereignen
sich also auf der Intensivstation.

(7) die relativ kurze Verweildauer der Patienten von meist
nur wenigen Tagen, in schweren Fällen jedoch Wochen
(LAWIN 1975); BURRELL & BURRELL (1977) schätzen sie auf
durchschnittlich 3 bis 5 Tage, auf unserer Intensivstation liegt sie bei etwa 3 Tagen.

Diese Charakterisierung der Intensivstationen läßt erkennen, welch
eminente Bedeutung ihnen in der klinischen Medizin inzwischen zukommt.

Zur Verdeutlichung mögen noch die folgenden eigenen Zahlen dienen:
In der oben genannten Klinik wurde in den letzten 7 Jahren jeder
4. bis 5. Patient zeitweilig auf der Intensivstation behandelt,
entsprechend einer Gesamtzahl für die Station von 1000 bis annähernd 1300 Patienten pro Jahr, rechnerisch verstarb alle 35
bis 45 Stunden ein Patient auf der Intensivstation.

Es wird nicht überraschen, daß diese Konzentration von menschlichem
Leid, komplizierter medizinischer Technik, einer großen Zahl von
Personen auf relativ kleinem Raum zu einer Vielzahl von psychischen
und psychosozialen Problemen führt. Hinzu kommt, daß die oben ge-
nannten Daten eine Überforderung, wenn nicht sogar Fehlnutzung der
Intensivstation, vermuten lassen, ein Phänomen, das offensichtlich

verbreitet ist (THIBAULT et al. 1980). In der Tat wurden bei vielen
Intensivpatienten seelische Störungen, beim Pflegepersonal ein erhöhter Krankenstand sowie eine hohe Fluktuationsrate beobachtet
(FREYBERGER 1969, LASCH 1978, GARDAM 1969). Schon frühzeitig wurde
auf die Problematik der Intensivmedizin hingewiesen und sogar, ausgehend von der Häufung deliranter bzw. psychoseähnlicher Syndrome
auf Intensivstationen mit herzoperierten Patienten, von einem ICU-
Syndrom (McKEGNEY 1966), einer "neuen Krankheit durch den medizinischen Fortschritt" (NAHUM 1965) gesprochen. Andererseits wurden wiederholt begünstigende, speziell auch emotional stützende und sichernde Aspekte der Intensivmedizin hervorgehoben (so von FREYBERGER 1969,
1975, HACKETT et al. 1968, CAY et al. 1972, FREEBURY 1972, DOMINIAN
& DOBSON 1969, HOLLAND et al. 1973, KLAPP & SCHEER 1978a, 1979).

All diese Beobachtungen stimulierten die klinische Psychosomatik
zu systematischen Forschungsansätzen in diesem Bereich. Gleichwohl
sind die empirische Erforschung wie auch die theoretische Durchdringung noch nicht sehr weit fortgeschritten. In dieser Arbeit sollen
dargestellt werden: (1) die Belastungen der einzelnen Personengruppen
- also nicht nur der Patienten, sondern auch der Schwestern, Pfleger
und Ärzte, (2) die Rolle, die das Intensivbehandlungsarrangement dabei einnimmt, (3) die entlastenden Aspekte, die möglicherweise unzureichend gewürdigt und deshalb nicht optimal eingesetzt werden,
(4) die von den verschiedenen Beteiligten vorzugsweise eingesetzten
Bewältigungstechniken. Dabei stützen wir uns neben der Analyse der
vorliegenden Literatur auf eigene Untersuchungen und Erfahrungen aus
aus der internistischen Intensivmedizin.

2. Die Situation der Patienten

2.1 Psychische Störungen auf Intensivstationen

2.11 Das ICU-Syndrom - eine fragwürdige Verallgemeinerung

Die zum Teil schweren psychischen Auffälligkeiten bei Intensivpatienten - nach Art von deliranten Syndromen und flüchtigen, meist auf mehrere Tage beschränkten psychoseähnlichen Zustandsbildern - wurden zunächst bei herzoperierten Patienten beobachtet. Da zunächst dem spezifischen Behandlungsregime und Umgebung auf der Intensivstation ("Intensive Care Unit") eine entscheidende ursächliche Rolle bei der Entstehung dieser Syndrome zugeschrieben wurde (EGERTON & KAY 1964, ABRAM 1965, JORES & FREYBERGER 1968 u.a.) sprach man auch von einem "ICU-Syndrom" (NAHUM 1965, McKEGNEY 1966). Dabei nahm man nicht nur für die Post-Kardiotomie-Patienten die Intensivbehandlung als eine entscheidende psychologische Noxe an, sondern sprach ihr diese Funktion auch für die psychischen Störungen bei Patienten anderer Intensivstationen zu. Auf diesen sind jedoch, wie sich inzwischen herausgestellt hat, diese "Durchgangs-Syndrome" wesentlich seltener, während hier andersartige psychische Beeinträchtigungen auftreten (s.u.). Es empfiehlt sich daher, die Psychosyndrome nach Herzoperationen von anderen Syndromen abzugrenzen und die Vorstellung einer generellen ICU-Psychopathologie fallen zu lassen (vgl. GAUS & KÖHLE 1979a, KLAPP & SCHEER 1978b).

2.12 Durchgangssyndrome nach Herzoperationen

Die psychischen Auffälligkeiten auf chirurgischen Intensivstationen - im wesentlichen delirante Syndrome und prä-psychotische bis psychotische Zustandsbilder wurden fast ausschließlich nach Herzoperationen beobachtet und dies in sehr unterschiedlichen Häufigkeiten, so 40 bis 60 % (ABRAM 1974), 30 bis 70 % (HACKETT et al. 1968), während sie bei anderen Patienten chirurgischer Intensivstationen von ABRAM mit weniger als 1 %, von SPEIDEL et al. (1979) mit weniger als 0,1 % angegeben werden.

Wurde anfänglich die Bedeutung des Intensivmilieus sehr hoch eingeschätzt, so sieht man heute eine Vielzahl von somatischen wie psychosozialen Faktoren als ursächlich an (ABRAM 1974, SPEIDEL et al. 1979).
NADELSON (1976) sieht in dem Intensivmilieu noch insofern einen Faktor
in der Genese des Post-Kardiotomie-Syndroms, als der durch prä-, intra-
und postoperative Faktoren in seinen Ich-Funktionen (im psychoanalytischen Sinne) beeinträchtigte Patient in der Konfrontation mit dem
fremdartigen Milieu ohne seine üblichen Bezüge zur Realität nicht mehr
zwischen äußeren Fakten und inneren Phantasien zu unterscheiden vermag
und psychotisch wird. Neuerdings ließen sich auch psychologische Prädikatoren herausarbeiten, die die Notwendigkeit einer intensiven, bereits frühzeitig präoperativ einsetzenden Betreuung der Patienten begründen: Nach DAVIES-OSTERKAMP et al. (1978 u. 1980) sind besonders
diejenigen Patienten gefährdet, die bereits präoperativ Angstbewältigungsstile bevorzugen, mit denen die Auseinandersetzung mit dem bedrohlichen Charakter der bevorstehenden Maßnahmen vermieden werden kann
(siehe hierzu auch MÖHLEN et al. 1979, 1980). HUSE-KLEINSTOLL (1980)
konnte eine besondere Gefährdung von Patienten mit folgenden Variablen
nachweisen: länger hingezogene präoperative Wartezeit, Agieren im
Sinne des Krankheitsgewinns sowie berufsbedingte Defizite wie Arbeits-
verlust, berufliche Unzulänglichkeit, Überforderung.

Umfassende Darstellungen dieser "Funktionspsychosen", zu denen auch die
post-kardiotomen Durchgangssyndrome zu zählen sind, finden sich bei
GAUS & KÖHLE (1979c), SPEIDEL et al. (1979) sowie DAHME et al. in
diesem Buch.

2.13 Internistische Intensivpatienten

Die Patienten internistischer Intensivstationen unterscheiden sich von
den kardio-chirurgischen in mehreren wesentlichen Aspekten: letztere
kommen in die Intensivbehandlung im Anschluß an die Operation, in der
Regel nach länger bekannter Erkrankung, vorheriger stationärer Diagnostik und Therapie. Die internistischen Intensivpatienten werden
demgegenüber im wesentlichen in zwei charakteristischen Situationen
aufgenommen:

(1) akut, mit einer plötzlich aufgetretenen, objektiv risikoreichen,
    häufig auch subjektiv bedrohlichen, quälenden, ängstigenden Symp-
    tomatik, wie z.B. die Patienten mit myocardialen Infarkten, Herz-
    rhythmusstörungen oder Lungenödemen.

(2) Im Verlauf längerdauernder Krankheitsprozesse mit bereits vorher
    erforderlicher stationärer Behandlung, wenn Verschlechterungen
    aufgetreten sind, die Vital-Funktionen bedrohen oder haben aus-
    fallen lassen. Dies ist z.B. der Fall bei Patienten mit beatmungs-
    bedürftigen respiratorischen Problemen oder akutem Nierenversagen
    im Zusammenhang mit anderen Erkrankungen, häufig auch postopera-
    tiv.

Die chirurgischen Patienten wachen nach einem Eingriff auf, zu dem sie
sich vor allem auch in der Hoffnung auf eine Beseitigung oder Besserung einer bedrohlichen körperlichen Störung entschlossen haben, und
erleben, daß sie von einer Besserung zunächst, oft sogar definitiv,
weit entfernt sind. Demgegenüber signalisiert die Einlieferung den
internistischen Intensivpatienten häufig eine von ihnen selbst bis
dahin noch nicht voll erkannte Bedrohung, gegen deren Anerkennung sie
sich vielfach wehren. Eine große Anzahl von Patienten erfährt zudem
oft eine rasche Besserung ihrer subjektiven und objektiven Störungen
mit den Gefühlen des Versorgt-Seins und der Geborgenheit.

Auf internistischen Intensivstationen finden sich denn auch viel seltener Durchgangssyndrome im oben genannten Sinne: berichtet werden
Häufigkeiten zwischen 2 und 12 % (PARKER et al. 1967, HACKETT et al.
1968, HOLLAND et al. 1973). Im Gegensatz zu den chirurgischen Patienten, wo es eine sonst nicht beobachtbare Häufung psychiatrischer Komplikationen gerade bei den herzoperierten Patienten gibt, finden sich
auf internistischen Intensivstationen keine psychischen Störungen, die
nicht auch bei schwerkranken Patienten auf Allgemeinstationen, wenn
auch nicht in gleicher Häufigkeit und Schwere, zu beobachten sind. Beschrieben werden vor allem Angst und Depressionszustände (HACKETT et
al. 1969, CASSEM et al. 1971; FREYBERGER et al. 1969, FREYBERGER 1975),
die als Reaktionen auf die zugrundeliegende Erkrankung, die meist als
akuter Einbruch erlebt wird, interpretiert werden.

FREYBERGER (1975) beschreibt bei internistischen Intensivpatienten drei meist miteinander kombinierte Psychosyndrome mit festem zeitlichem Bezug zur internistischen Erkrankung:

(1) akute, exogene Reaktionstypen, auch als Durchgangssyndrom bezeichnet, die nach der bisherigen psychiatrischen Klassifikation nicht als psychoreaktiv zu betrachten sind, mit Bewußtseinsstörungen als Leitsymptom,

(2) depressive Verstimmungen, die psychodynamisch als sekundäres Verlusterleben zu verstehen sind sowie

(3) reaktives Krankheitserleben, mit dem die Ängste und Erwartungsspannungen, hervorgerufen durch den plötzlichen Krankheitseintritt, umschrieben werden.

Reaktive Depressionen sind nach FREYBERGER et al. (1969), KLAPP & SCHEER (1978a) bei fast jedem Schwerkranken, Angstzustände bei sehr vielen zu erwarten. HACKETT et al. (1968) fanden bei 80 % ihrer Infarktpatienten Angstsymptome, bei 60 % Depressionen, wiesen jedoch darauf hin, daß diese häufig nur schwer diagnostizierbar sind.

2.2 Belastungsmomente für die Patienten im Intensivmilieu

Die Belastungen, denen die Patienten während der Intensivbehandlung ausgesetzt sind, sind unterschiedlicher Art. Es ist notwendig, unter ihnen zu differenzieren, wenn Möglichkeiten der Abhilfe oder Linderung gefunden werden sollen. Sie lassen sich in drei Gruppen einteilen:

(1) Belastungen, die mehr oder weniger durch die Krankheit bedingt sind,

(2) Belastungen, die durch die Behandlungsverfahren bedingt sind,

(3) Belastungen interaktioneller Art, die durch die Behandlungssituation bedingt sind.

2.21 Belastungen durch die Krankheit

Mehr oder weniger direkt durch die Erkrankung selbst bedingt sind die folgenden Komplexe:

(1) "Somatisch": der Zusammenbruch und die Nicht-Verfügbarkeit lebenswichtiger Funktionen; mehr oder weniger lang anhaltende körperliche Mißempfindungen,

(2) "sozial": Herausgerissen- und Abgeschnitten-Sein von den bisherigen Lebensbezügen, fehlende Möglichkeit der Wahrnehmung der eigenen Verantwortlichkeiten, real große Abhängigkeiten von den die Patienten versorgenden Schwestern, Pflegern und Ärzten,

(3) "psychologisch": Angst, aggressive Regungen, Depression, oft Hoffnungslosigkeit, die narzißtische Bedrohung und Kränkung, der die Patienten durch das Erleiden der körperlichen Erkrankung ausgesetzt sind, und die schwere Beeinträchtigung des Selbstwertgefühls als weitgehend primäre, noch unvermittelte Reaktionen auf die Erkrankung. Hinzu kommen Belastungsmomente durch die psychische Bedeutung, die die Krankheit für den einzelnen Patienten hat (vgl. GAUS & KÖHLE 1979b).
Hinzu kommen durch die Erkrankung bedingte Unsicherheiten bezüglich der Zukunftsgestaltung.

Diese Belastungsmomente, die hier notgedrungen nur schematisch wiedergegeben sind, sind nicht unbedingt spezifisch für die Intensivstation, treten hier aber zum großen Teil in verschärfter Form auf. In der Literatur über Intensivstationen nehmen sie einen erstaunlich geringen Raum ein. Nur wenige Autoren (GAUS & KÖHLE 1979a, CASSEM et al. 1970, FREYBERGER et al. 1969, FREYBERGER 1975, 1976) gehen näher auf ihre Bedeutung ein.

2.22 Belastungen durch die Behandlungsverfahren

Im Zusammenhang mit einer verbreiteten Kritik an der "Apparatemedizin" werden unterschiedliche Schwerpunkte erkennbar. Es findet sich zum einen eine, eher globale Kritik an einer "Welt monströser Maschinen", einer "Masse mechanisierter Konfusion", die die Patienten in Angst,

Panik und Befürchtungen stürzen lassen (siehe z.B. SCHROEDER 1971, ROME 1969). Spezifischer werden genannt: Belästigung oder Ängstigung durch die installierten Schläuche, Kabel, Sauerstoffmasken, Gerätschaften wie Monitoren etc., auch die weitreichende Immobilisierung der Patienten durch die Versorgungs- und Überwachungsapparaturen, schließlich werden Ereignisse und Manipulationen als belastende Faktoren genannt, die die Patienten direkt beeinträchtigen: konstante Geräusche bzw. Lärm, Licht, Aktivität auf der Station, häufige Messung der Vital-Funktionen etc., die bei den Patienten Erschöpfung, häufig mit folgender Desorientierung bewirken. Immer wieder wird dabei auf Untersuchungen zu Schlafdeprivation (WEST et al. 1962) mit der Folge von deliranten Syndromen bei Gesunden verwiesen (SCHROEDER 1971, KORNFELD et al. 1965 u.a.). SCHROEDER (1971) stellt dabei heraus, daß gerade bei Patienten mit prolongierten chronischen Erkrankungen die Fähigkeit, solche Formen des akuten Streß zu bewältigen, deutlich vermindert ist. TINNIN (1977) beschreibt die Bedeutung der Belastung bzw. Überforderung dieser Fähigkeiten, nach psychoanalytischer Terminologie Ich-Funktionen, in der Intensivbehandlung für die Diffusion der Ich-Grenzen und die Entwicklung der sog. ICU-Psychose.

Die Liste der aufgeführten Belastungsmomente im Intensivbehandlungsmilieu ist beinahe endlos, bei näherer Betrachtung umfaßt sie nahezu die gesamten Ausrüstungs- und Behandlungsmöglichkeiten. Dabei fallen in der diesbezüglichen Literatur zwei Gruppen von Arbeiten auf: zum einen die frühen Beschreibungen des Post-Kardiotomie-Syndroms mit ihrer gleichzeitigen Suche nach pathogenen Faktoren.

Dabei war es naheliegend, sich auch dem Behandlungsmilieu und -verfahren als potentiell psychopathogenen Feld zuzuwenden (EGERTON & KAY 1964, ABRAM 1965, NAHUM 1965, McKEGNEY 1966, KORNFELD et al. 1969, SCHROEDER 1971 u.a.). Da vor allem äußere Merkmale die Intensiv- von Allgemeinstationen unterschieden und entsprechend als pathogen betrachtet wurden, machte man eine Vielzahl von Vorschlägen zur "humaneren" Gestaltung der Intensivstationen. So sinnvoll diese im einzelnen zur Stützung bzw. Sicherung der Ich-Funktionen auch sein können (siehe hierzu TINNIN 1977), scheinen sie doch nicht den Kern der psychischen Störungen auf Intensivstationen zu betreffen. Allerdings werden in diesen Arbeiten bereits die Notwendigkeit der psychologischen Betreuung der Patienten mitgesehen und Vorschläge zu deren Realisierung eingebracht. Jedoch wurde schon bei NAHUM (1965) eine sehr pauschale Kritik an den modernen medizinischen Behandlungsmöglichkeiten deutlich, die in den Vorwurf einmündete, daß die Patienten in eine inhumane, technisierte Welt geworfen würden. Dies ist auch der Tenor einer großen zweiten Gruppe von Aufsätzen, in der sich verallgemeinernd, ohne Darlegung von Untersuchungsgegenstand, -methode und eigenen Ergebnissen generelle Anklagen gegen die Intensivmedizin finden (so z.B. ROME 1969, DOWNEY 1974, PATON 1968, WEST 1975, VAISRUB 1972).

2.23 Belastungen durch Isolation und Kommunikationsdefizit

Auch diese Belastungsfaktoren sind nicht nur auf Intensivstationen wirksam, haben aber hier besonderes Gewicht. Ihre Beurteilung ist jedoch nicht einheitlich. Es ist zu unterscheiden zwischen der Isolation nach außen und der Isolation innerhalb der Station: Entsprechend den allgemein üblichen Besucherregeln ist der Kontakt der Patienten zu ihren Angehörigen, wenn überhaupt möglich, so doch ausgesprochen restriktiv geregelt. Als Argumente hierfür werden vor allem hygienische Gründe und die Belastung des Personals angeführt (RITSCHL & DENK 1972, STEINBEREITHNER & KUCHER 1972). Bedenkt man die Bedeutung von Angehörigen, die zum Beispiel ROBINSON (1974) anläßlich einer eigenen Behandlung auf einer Intensivstation für Sicherheits- und Geborgenheitsgefühle herausstellte, was sicherlich für eine große Zahl von Patienten zutreffen dürfte, so scheint hier die Bedürftigkeit der Patienten rigoros primär technologisch-rationellen Argumenten nachgeordnet (weiteres hierzu siehe unter Abschnitt 4.). Allerdings weist die Aussage von 40 % der von uns untersuchten Patienten, sich durch das Fehlen von Besuch entlastet gefühlt zu haben, auf die Notwendigkeit einer differenzierten Betrachtung und Regelung dieses Problems hin. Aber auch die Situation der Patienten auf der Station selber wird unterschiedlich beurteilt; so wird einerseits der Isolation in Verbindung mit monotoner Reizüberflutung ein großes Gewicht bei der Entwicklung von Psychosyndromen zugesprochen. Andererseits wird herausgestellt, daß auf anders konstruierten Intensivstationen Patienten durch Erlebnisse bei Mitpatienten schwer beeinträchtigt würden (z.B.

SCHROEDER 1971, NAHUM 1965). Dies wird jedoch wiederum von anderen Autoren (HOLLAND et al. 1973, HACKETT et al. 1968) zumindest relativiert, es wird sogar umgekehrt argumentiert, daß den Patienten der Kontakt zu anderen Patienten guttue (DOMINIAN & DOBSON 1969, JELEN et al. 1979, CAY et al. 1972).

Diese in der Regel auf - als solchen nicht anzuzweifelnden - Einzelbeobachtungen basierenden Aussagen lassen kaum verallgemeinernde Schlüsse zu. Der Hauptmangel oben genannter Aussagen liegt u.E. darin, daß sie sich nur auf das (äußere) Arrangement der Intensivbehandlung beziehen und die Bedeutung des Behandlungsteams gerade in diesem Zusammenhang vernachlässigen.

Kommunikationsprobleme betreffen zweifellos besonders *künstlich beatmete* Patienten, die keine Möglichkeit der Verbalisation haben. Interessanterweise erinnert sich ein großer Teil der Beatmungspatienten nicht an die künstliche Beatmung (JELEN et al. 1979, eigene Patienten). Die dürfte überwiegend auf die großzügige Medikation mit Sedativa, Narkotika und Opiaten zurückzuführen sein, zum Teil aber auch auf verleugnende Bewältigungsstile der Patienten. Hierauf weisen auch Untersuchungen während der Polio-Epidemien in den 50er Jahren in den USA hin (GAUS & KÖHLE 1979a). Medikation wie Bewältigungsmechanismen der Patienten können daher leicht zu Fehlschlüssen über die Bedürfnislage von Intensivpatienten führen.

2.3 Entlastungsmomente für die Patienten im Intensivmilieu

Neben den genannten Belastungsmomenten muß die Intensivbehandlung für die Patienten jedoch auch beruhigende und emotional sichernde Merkmale beinhalten. Hierauf weist nicht nur die überaus positive Bewertung durch die Patienten hin, die in verschiedenen Arbeiten beschrieben wird (FREYBERGER et al. 1969, FREYBERGER 1975, HACKETT et al. 1968, DOMINIAN & DOBSON 1969, CASSEM et al. 1970, HEWITT et al. 1970, CAY et al. 1972, JELEN et al. 1979, JONES et al. 1969), sondern es kann sich auch in der klinischen Betreuung der Patienten zeigen. Dabei handelt es sich um Untersuchungen an internistischen und chirur-

gischen Patienten. Eigene Untersuchungen an 140 internistischen Intensivpatienten ergaben, daß die Patienten die Intensivbehandlung und
-station ausgesprochen positiv beurteilen. Dies betraf vor allem ihre
allgemeine Befindlichkeit, das Erleben der Apparaturen, der pflegerischen Betreuung, der ärztlichen Betreuung. Erstmalig konnte gezeigt
werden, daß sich Herzpatienten (insbesondere solche mit Myocardin-
farkt) noch dadurch besonders von der Gruppe der nicht-kardialen Patienten abheben, daß sie noch wesentlich stärker die positive Einschätzung der Intensivstation betonen. Dies gilt gerade auch für die
oft als belastend betrachteten Messungen der Vital-Funktionen, In-
fusionen, die Monitorüberwachung etc. (KLAPP & SCHEER 1978a u. b,
KLAPP et al. 1979a).

Die Patienten, die primär durch ihre Erkrankung unter einem erheblichen Streß stehen und psychoreaktiv an den verschiedenen seelischen
Beeinträchtigungen und Störungen leiden, erfahren also - offenbar z.T.
abhängig von ihrer Ausgangssituation - durch die Intensivbehandlung -
neben der Behebung oder Minderung der körperlichen Symptomatik - nach-
haltige emotionale Stützung und Sicherung sowie hinsichtlich ihrer
psychischen Störungen Besserung. Hierfür sind die Wahrnehmung der
technischen Ausstattung der Station, vor allem aber auch der Aktivitäten des Behandlungsteams verantwortlich.

2.31 Ständige Anwesenheit

Im Vordergrund des Patientenerlebens steht das Gefühl der ständigen
engen Betreuung, der ständigen Verfügbarkeit qualifizierter Helfer mit
ihrer kontinuierlich auf Komplikationen ausgerichteten Aufmerksamkeit
und dem jeweilig raschen Handeln, das sie bei sich wie bei Mitpatienten beobachten können. Dies wirkt ausgesprochen beruhigend und mildert
einen großen Teil der Ängste, Befürchtungen und Beschwerden ab. Umgekehrt konnte gezeigt werden, daß, wenn diese Präsenz nicht gewährleistet ist, vermehrt psychische Auffälligkeiten einschließlich psycho-
vegetativer Komplikationen im Sinne von Herzrhythmusstörungen gehäuft
zu beobachten waren (LEIGH et al. 1972, LYNCH et al. 1977). Diesen
großenteils averbal stattfindenen Interaktionen kommt dementsprechend
eine große emotionale Bedeutung zu, dies um so mehr, wenn die einzel-

nen Maßnahmen dem Patienten zusätzlich immer wieder in knappen, allgemein verständlichen Sätzen erklärt werden, wodurch potentiell ängstigende Momente geradezu zu Beruhigungsfaktoren umzuformen sind (wie zum Beispiel Monitor, häufige Messungen u.a.). Eindrucksvoll sind in dieser Hinsicht zwei Selbsterfahrungsberichte (ROBINSON 1974 sowie ein Letter in LANCET 1969). Hierbei zeigt sich die Notwendigkeit eines besonderen Aspektes der Präsenz, der keineswegs immer gewährleistet ist: wir meinen die emotionale Präsenz, das Eingestimmt-Sein auf die Wahrnehmung der jeweiligen emotionalen Bedürftigkeit der Patienten.

2.32 Halte-Funktion und emotionale Präsenz

Wenn es dem Behandlungsteam gelingt, dem Patienten zu gestatten, Ängste, Sorgen und Befürchtungen, aber auch sein Hadern, den Groll und Ärger zu äußern, den er infolge der zu ertragenden Versagungen und der Empfindung der Selbstwert-Einbuße verspürt, so kommt dem eine direkte psychotherapeutische Funktion zu. Im Sinne von WINNICOTT (1949, 1960) kann man hier von einer positiven Haltefunktion sprechen, die mütterlichen Bezugsobjekten dann eigen ist, wenn diese auch Haß und andere negative Affekte auszuhalten in der Lage sind - etwas, was viele Patienten real nie so erfahren konnten. Die Analogie läßt sich fortführen in bezug auf den Umgang mit den Autonomiebestrebungen des Patienten. Dieser kann sich je nach Verfassung der einzelnen Pflegekraft oder des gesamten Teams ängstlich repressiv, eher nachlässig (d.h. beides sich selbst entlastend) oder aber dem jeweils vorliegenden Schweregrad der (körperlichen) Störungen des Patienten angemessen gestalten. Es ist leicht verständlich, daß gerade hier, an einem Punkt, an dem im Grunde die *psychosoziale Rehabilitation* des Patienten beginnt, die größten Störmöglichkeiten der emotionalen Sicherung des Patienten liegen. Hier kann die emotionale Sicherung, die die Intensivstation bietet, umschlagen in eine fatale Abhängigkeit. Der Patient verharrt dann emotional in der objektiv gegebenen Abhängigkeit der Frühphase der Intensivbehandlung, und es gelingt ihm nicht, das Sicherheitsgefühl zu verinnerlichen und neuerliches Vertrauen in die Funktionstüchtigkeit des eigenen Organismus zu gewinnen.

Praktisch bedeutsam wird dieses Problem besonders im Zusammenhang mit der *Verlegung:* Diese bedeutet für den Patienten eine Trennung von den umsorgenden Pflegekräften und Ärzten, aber auch den Apparaturen mit dem Erlebnis des Objektverlustes, begleitet von Angst- und Unsicherheitsgefühlen oder sogar depressiver Verstimmung. Dies verbirgt sich leicht hinter der erkennbaren und oft auch geäußerten Freude über die Verlegung, die als Bestätigung der Besserung erlebt wird.

2.4 Emotionale Bewältigungsstile vitalbedrohter Patienten

Die oben dargestellten Belastungen des Patienten infolge der Erkrankung wie der Intensivbehandlung stellen einen erheblichen Streß dar. Dabei findet sich ein Nebeneinander der von ENGEL (1962) beschriebenen drei psychologischen Streßkategorien Frustration, Verletzung, Objektverlust - jeweils real oder befürchtet (oder phantasiert). Unmittelbare Reaktionen sind Angst, oft bis zu Todesangst sich steigernd, und eine tiefe Erschütterung des Selbstwert-Gefühls. Infolgedessen finden sich aggressive Regungen wie Wut, Groll, Hadern ("warum gerade ich?") oder Tendenzen des Rückzuges. Diese werden von den Patienten in der Befürchtung, bei ihrer Äußerung die Zuwendung der Umgebung zu verlieren, meistens unterdrückt. Dementsprechend können die Patienten resignativ zurückgezogen oder aber extravertiert und inadäquat optimistisch (bis zu völlig fehlender Einsicht in die Realität der Erkrankung) imponieren, um die beiden Extreme zu nennen. HACKETT et al. (1969) fanden bei 80 % ihrer coronaren Intensivpatienten Angst, bei 60 % Depressionen, die jedoch häufig schwer diagnostizierbar waren und sich hinter auffälligem, der Behandlung zuwiderlaufendem Verhalten verbargen.

Die unterschiedlichen Weisen der Patienten, mit der vitalen Bedrohung und der Situation auf der Station umzugehen, lassen sich als emotionale Bewältigungsstile beschreiben, die durch bestimmte Adaptationsbzw. Abwehrtechniken gekennzeichnet sind. Es kann hier nicht näher auf die Differenzierung von Abwehr und Adaptation eingegangen werden. Wir verweisen deshalb auf z.B. GAUS & KÖHLE (1979b) sowie HEIM (1978 u. 1979) und merken in unserem Zusammenhang nur soviel an: die Anpassungsmechanismen, auch coping-Mechanismen im anglo-amerikanischen

Schrifttum, definieren die kognitiven und motorischen Aktivitäten der kranken Person, ihre körperliche und psychische Integrität zu wahren, reversibel geschädigte Funktionen wieder herzustellen und möglichst weitgehend jede irreversible Behinderung zu kompensieren. Das heißt, psychoanalytisch ausgedrückt, das Ich des Patienten nimmt die Gefahren an und setzt sich mit ihnen realitätsgerecht auseinander. Demgegenüber findet sich in den Abwehrprozessen regelmäßig eine vollständige oder teilweise Zurückweisung der Wirklichkeit bzw. von deren Bedeutung für das Individuum. Anders formuliert: das Ich erweist sich einer wirklichkeitsgerechten Einschätzung nicht gewachsen und greift auf unreifere Bewältigungsstile - Abwehrmechanismen im psychoanalytischen Sinne (Anna FREUD 1936) - zurück. Diese sind wesentlich rigider und machen sich im Umgang mit dem Patienten vor allem in deren realitäts*un*gerechtem Verhalten deutlich. Wie bereits oben geschildert, sind aber gerade vitalbedrohte Patienten in ihren Ich-Funktionen häufig nachhaltig beeinträchtigt, weshalb bei ihnen vermehrt mit "abwehrhaften" Bewältigungsstilen im beschriebenen Sinne und deren Risiko für den Patienten zu rechnen ist. Im folgenden sollen einige besonders häufig anzutreffende Bewältigungsstile bei Intensivpatienten dargestellt werden.

2.41 Verleugnung

HACKETT et al. (1968) wiesen auf die große Bedeutung der Verleugnung bei ihren Intensivpatienten (Infarktpatienten) hin und unterschieden drei Gruppen von Verleugnern: große, mittlere und minimale. Erstere erscheinen oftmals als weitgehend krankheitsuneinsichtig, wollen z.B. oft ihre geschäftlichen Dinge erst noch erledigen, zumindest aber vom Krankenbett aus weiter betreiben. Letztere werden von ihrer Angst geradezu überschwemmt. Dabei scheinen nach HACKETT et al. (1968) diese beiden Gruppen, die in seiner Klientel etwa 1/4 aller Patienten ausmachten, eine schlechtere Prognose hinsichtlich des Überlebens zu haben. Die Bagatellisierungs- und Verleugnungsbehandlung von Infarktpatienten wurde bereits vor der Ära der Intensivbehandlung beschrieben (vgl. HAHN (1971) und GAUS & KÖHLE (1979b)). Es ist auffällig, daß die Infarktpatienten an diesem Bewältigungsmuster auch unter den für sie wesentlich günstigeren Bedingungen der Intensivbehandlung festhalten müssen, was zum einen sicherlich mit der besonderen emotionalen Besetzung des Herzens als Organ, zum anderen vielleicht mit bestimmten strukturellen psychischen Eigenschaften von Infarktpatienten zu erklären ist. Läßt sich z.B. infolge von schmerzhaften Symptomen nicht die gesamte Erkrankung leugnen, so setzen weitere Abwehrmechanismen wie z.B. *Verschiebung*, oft kombiniert mit *Rationalisierung*, ein: So werden die Beschwerden häufig auf den Magen-Darm-Trakt bezogen und oft mit Nahrungsunverträglichkeiten begründet.

Ein erstaunliches Ergebnis der Untersuchung von HACKETT et al. (1968) ist zudem, daß die Patienten von Ereignissen bei Mitpatienten angaben, kaum geängstigt zu sein, ein Befund, der sich bei HOLLAND et al. (1973) und bei unseren eigenen Patienten bestätigte. Wir fanden zudem, daß die nicht-kardialen Patienten tendenziell eher bereit waren, Ängstigung einzuräumen als die Infarkt- und anderen kardialen Patienten. HOLLAND et al. (1973) sprechen in diesem Zusammenhang von einem "psychischen Vorhang", den die Patienten um sich zögen, um sich von unliebsamen beängstigenden Beobachtungen abzuschirmen. Dies ist eine bildliche Umschreibung des Abwehrmechanismus der *Isolierung*, wobei das Erlebnis nicht vergessen wird, jedoch der Gefühlsgehalt und die assoziativen Verbindungen verloren gehen.

2.42 Fatalismus

Häufig läßt sich bei den Patienten eine ausgesprochen fatalistische Einstellung feststellen, die sich darstellt in Aussagen wie "einmal erwischt es jeden", "wenn ich dran bin, bin ich dran" und ähnlichen. Dabei zeigen die Patienten vielfach eine gequält wirkende Lässigkeit.

Diese Patienten, die offenbar größte Schwierigkeiten in der Annahme ihrer Ängste und Befürchtungen, insbesondere aber auch mit einer Auseinandersetzung mit den damit verbundenen aggressiven Regungen haben, untewerfen sich "devot" dem Schicksal, in der magischen Vorstellung, es so zu beschwichtigen. Wiederum andere Patienten, geben sich in Kenntnis ihres Infarktes absolut sicher, daß ihnen nichts passieren könne, insbesondere demonstrieren sie grenzenloses Vertrauen in die medizinischen Möglichkeiten. Das heißt, sie projizieren ihre "Omni-

potenz"-Phantasien auf das Behandlungsteam, um sich dann ängstlich
ganz "anheim geben" zu können. In beiden diesen "fatalistischen" Bewältigungsstilen, denen wiederum die Verleugnung zumindest von Teilen
der Wirklichkeit zugrunde liegt, findet sich eine *magisch-hypomani-
sche* Abwehr gegenüber einer depressiven Gefühlslage. Ähnliche Züge
fand DAVIES-OSTERKAMP (1978, 1980) bei Patienten der offenen Herzchirurgie.

2.43 Regression

Die oben beschriebenen Abwehrmechanismen zeigen bereits, sofern sie
nicht das ständige Arsenal von Bewältigungsstrategien bei Belastung
bzw. Streß auch ohne körperliche Erkrankung darstellen, eine regressive Tendenz des überlasteten Ich an, d.h. einen Rückgriff auf lebensgeschichtlich früher benutzte Anpassungsemchanismen. Hier ist
Regression jedoch noch in einem anderen Sinne gemeint, dem der Regression im Sinne der Progression in Richtung auf Restitution. In
der Frühphase der Erkrankung geht es jenen Patienten am besten, die
sich "fallen lassen" können, die regressive Züge zulassen können,
bis hin auf ein Niveau, das in vielem an die frühkindliche Versor-
gungssituation (siehe oben bei Halte-Funktionen) erinnert. Diese Patienten können offenbar einen guten Teil der in dieser Zeit notwendigen Passivität ertragen, ja sogar "genießen" und sich mit Vertrau-
en und Zuversicht dem Behandlungsteam überantworten. Sie können voll
die emotionalen Sicherungsmomente für sich nutzen, was damit zusammenhängt, daß sie zumindest zum Teil die bedrohliche Situation akzeptieren können und nicht zu massiv verleugnen bzw. anders abwehren müssen.

Hinsichtlich der Fähigkeit zum Umgang mit den eigenen regressiven
Tendenzen in diesem Sinne lassen sich zwei Patientengruppen mit besonderen Schwierigkeiten abgrenzen. Sie sind gekennzeichnet durch
(1) *Fixierung in der Regression:* Es handelt sich hier um die Patienten, welche die Regression in eine anaklitische (d.h. Anlehnungs-)
Beziehung nicht nur sehr leicht vollziehen, sondern dann trotz Besserung und zunehmender Möglichkeit zu mehr Selbständigkeit beibe-
halten, also auch in der Phase der Früh-Rehabilitation in der Re-

gression verharren. Sie setzen sie gleichsam als Abwehr gegenüber ihren Ängsten, insbesondere auch gegenüber den aufkommenden Trennungsängsten ein und verhalten sich klammernd, unsicher, unselbständig und verlangen ständig nach Beruhigung und Rückversicherungen. Die von HACKETT et al. (1968) beschriebenen "minimal-deniers" unter den Infarktpatienten scheinen diese Züge vielfach aufzuweisen. Häufig handelt es sich hierbei allerdings auch um einen Zustand, der vom Behandlungsteam vorab begünstigt worden ist. - Andere Patienten kennzeichnet eine (2) *Ablehnung der Regression:* Jene Patienten, die die Regression in eine anaklitische Beziehung nicht ertragen können, imponieren oft als sehr mißtrauisch-ängstlich, sie müssen ihr durch die Erkrankung bedrohtes Selbstwertgefühl wie auch eine scheinbare Autonomie verteidigen und bleiben auf dem regressiven Wege auf der Ebene eines Dominanz-Streites bzw. Abhängigkeits-Unabhängigkeits-Konfliktes. Gerade diese Patienten sind für das Behandlungsteam oft besonders schwierig im Umgang, weil sie ständig mißtrauisch, wachsam, kontrollierend, oft besser-wissend, sich falsch behandelt fühlend, viel kritisierend, häufig über neue Beschwerden und Symptome klagend, den Pflegekräften das Gefühl der Inkompetenz vermitteln können. Diese Patientengruppen, die allerdings in dieser Ausprägung zahlenmäßig recht klein sind, zeigen in besonderem Maße eine *Einschränkung des Introspektionsvermögens,* wie sie mehr oder minder ausgeprägt alle vital-bedrohten Patienten aufweisen. Die Konfrontation mit der "inneren" Bedrohung, also der eigenen Erkrankung und ihren möglichen Folgen wird "vermieden", statt dessen wird projektiv das Behandlungsteam als "Bedrohung" erlebt.

2.5 Übertragung und Gegenübertragung

Abschließend und überleitend zur Situation des Behandlungsteams seien hier einige Bemerkungen zu den Übertragung-Gegenübertragungsphänomenen in der Intensivbehandlung angeführt:
Wie bereits erwähnt, läßt sich die Intensivbehandlungssituation in Analogie zu einer frühen Mutter-Kind-Beziehung betrachten. Die vom Patienten dabei gezeigten Stimmungen, Erwartungen und Verhaltensweisen

lassen sich im psychoanalytischen Sinne auch als Übertragungsangebote auffassen, also als die in der Kind-Eltern(Mutter)-Beziehung bestimmenden Erwartungen und entwickelten Einschätzungen sowie Verhaltenstechniken. Diese lösen in den Mitgliedern des Behandlungsteams korrespondierende Gefühle aus, die als Gegenübertragungs-Gefühle, in unserem Fall vornehmlich solche "mütterlicher" Natur, zu bezeichnen sind. So kommt es zum Beispiel bei der zuletzt geschilderten Patientengruppe, die in den Pflegekräften sehr oft das Gefühl der Inkompetenz auslöst, insbesondere dann, wenn diese noch jünger sind oder sich ohnehin schon unsicher fühlen, häufig zu heftigen negativen Gegenübertragungs-Gefühlen. Diese äußern sich in Ärger, Zorn, verächtlichen Einschätzungen des Patienten und rufen ihrerseits Schuldgefühle und vor allem auch Zweifel an der beruflichen Eignung hervor. Dies ist umso gravierender, je weniger die Teammitglieder gelernt haben, daß diese Klagen und Kritik letztlich meist eigentlich nicht ihnen gelten, sondern auf die innere Problematik der Patienten zu beziehen sind.

Ein anderes Beispiel für die hier zu beschreibenden Phänomene sind jene Patienten, die ein hypomanisches, die Möglichkeiten der Station überschätzendes Übertragungsangebot machen. Diese Patienten imponieren als unkompliziert, lassen die Teammitglieder sich gut fühlen und an ihre wie auch die großen Möglichkeiten der Station insgesamt glauben. Es nimmt nicht Wunder, daß gerade diese Patientengruppe sich einer großen Beliebtheit erfreut. Es zeigt aber auch, daß Übertragungs- und Gegenübertragungs-Angebote jeweils nicht strikt unabhängig voneinander zu sehen sind, daß die Patienten zwar in ihrer Bedürftigkeit und Angst auf bestimmte Strategien zurückgreifen, diese aber auch entsprechend den "Gegenübertragungs-Angeboten" durch das Team auswählen. Dabei sind zweifellos eigenständige Übertragungen der Teammitglieder auf die Patienten mit eingeschlossen (vgl. zur Differenzierung von Gegenübertragungsreaktionen MOELLER 1977). Dies kann zu eventuell folgenschweren Fehleinschätzungen der Patienten durch das Behandlungsteam führen (s.u.).

3. Die Situation des Behandlungsteams

3.1 Hochgespannte Erwartungen und häufiges Scheitern

Bislang gibt es zur Situation des Intensivbehandlungsteams verhältnismäßig wenig systematische Untersuchungen in der Literatur (CASSEM et
al. 1970, 1972, 1975, FREYBERGER et al. 1972, EISENDRATH et al. 1979,
VREELAND & ELLIS 1969, VALERIUS 1967, HAY & OKEN 1972, LAUBACH 1980,
KLAPP & SCHEER 1978, KLAPP et al. 1979b, 1980). Diese Situation ist
gekennzeichnet durch enorme Anforderungen an das Team: Schwestern,
Pfleger und Ärzte arbeiten in einem Klima hochgespannter Erwartungen,
maximaler pflegerischer und ärztlicher Ansprüche, besonderer Kompetenz
und erhöhter Einsatzbereitschaft. Dieses Klima bedingt eine Vielzahl
von Spannungen und Belastungen für das Team. Diese haben unterschiedliche Wurzeln:

(1) Sie resultieren einmal aus den spezifischen Bedingungen der Intensivmedizin:
  - dem ständigen Kontakt mit Schwerkranken und Moribunden, dem
    Umgehen mit deren Bedürftigkeit und Abhängigkeit,

  - der trotz maximalen Einsatzes häufigen Erfolglosigkeit der Be-
    mühungen, einer hohen Sterberate, die mit Gefühlen des Versa-
    gens, der Trauer und Enttäuschung, mit Schuldgefühlen aber auch
    mit Ärger-Reaktionen einhergeht - gegenüber den Patienten selbst,
    den Ärzten, Angehörigen, Pflegekräften, je nach Position des
    einzelnen,

  - dem häufigen Wechsel der Patienten als Folge der Konzentration
    auf die Akut-Versorgung.

(2) Von außen kommen:
  - die Ansprüche der übrigen Klinik an die Intensivstation, die
    als Überforderung oder Mißbrauch der Einrichtung Intensivsta-
    tion oder des Teams verstanden werden können,

- Schwierigkeiten seitens der Administration, die die Belange der
  Intensivstation aus der Sicht der Beteiligten oft nicht erfassen und hinreichend berücksichtigen kann,

- Erwartungen seitens der Angehörigen, die das mit dem Patienten
  zu teilende Leid für das Team noch vermehren, insbesondere bei
  den häufigen Todesfällen.

(3) Schließlich wirken sich als Elemente des Arbeitsablaufes auf der
Station selbst belastend aus:
- die große Zahl von Pflegekräften auf engem Raum,

- die Zuständigkeit einer relativ großen Zahl von Ärzten mit
  entsprechenden Kommunikations- und Kompetenz-Problemen,

- die Orientierung auf Geräte, deren zum Teil hochkomplizierte
  Betätigung anfangs verunsichernd wirkt, später durch Routinie-
  rung Monotonie und Rückzugstendenzen fördern kann.

Alles zusammen bedeutet für das ganze Team eine häufige Infragestel-
lung des Wertes der eigenen Arbeit, was übrigens ein wesentlicher Stimulus für unsere eigenen Untersuchungen war. Wie schwer oftmals der
aus dem Patientenkontakt resultierende Druck zu ertragen ist, zeigt
sich in dem Bemühen, gute Intensivbehandlungsergebnisse herauszustel-
len, sie für die Station insgesamt, aber auch für den einzelnen als
Erfolg zu verbuchen. Gerade angesichts der raschen Patientenwechsel,
auch der häufigen Todesfälle, also der häufigen "Objekt"-Verluste,
wird immer wieder der Versuch unternommen, einzelne Patienten länger
als medizinisch erforderlich auf der Station zu behalten, was für
die Patienten eher pathogen als therapeutisch wirksam ist (siehe oben,
aber auch den warnenden Hinweis von FREYBERGER 1975). Hier wird sicher
eher das Team als der Patient therapiert. Nicht nur, daß dies definitiv den Patienteninteressen nicht gerecht wird, zudem schnell über den
Protest und Widerstand von Teilen des Behandlungsteams zur Quelle
neuer Konflikte wird, zeigt es an, wie tiefgreifend die emotionale
Sicherheit der einzelnen zumindest teilweise beeinträchtigt sein muß.

Darüber hinaus findet sich ein Hinweis hierin, daß zumindest zeitweilig auch das Kommunikationsgefüge im Behandlungsteam derart gestört sein muß, daß diese Form der Bestätigung durch den Patienten erforderlich wird.

Allgemein findet sich, insbesondere beim Pflegepersonal, eine überaus kritische Einstellung zur eigenen Tätigkeit bzw. der Station insgesamt, besteht die Erwartung, von den Patienten ausgesprochen negativ beurteilt zu werden, besteht ein Wunsch nach intensiver Fortbildung. Die Widersprüchlichkeit der Bedürfnisse zeigt sich auch an der Einstellung gegenüber Innovationen: einerseits wird eine bessere Ausbildung gewünscht, Unzufriedenheit mit den Arbeitsbedingungen geäußert, andererseits Versuchen der Situationsverbesserung beharrlich in resignativ-defätistischer Weise ausgewichen - so als sollte durch die Existenz von Konfliktthemen die eigentlich brennende Frage einer Positionsbestimmung der Intensivbehandlung vermieden werden.

3.2 Das Pflegepersonal

3.21 Besondere Belastungen für die Pflegekräfte

3.211 Aufgabenabhängige Belastungen

Die zentralen Bezugspersonen der Patienten sind Schwestern und Pfleger, die KOUMANS (1965) als die Schlüsselfiguren der Intensivbehandlung herausstellte. Ihnen obliegt neben der Grundpflege der Patienten die aufwendige Intensivpflege und -überwachung, die primäre Wahrnehmung von Zeichen der subjektiven Beeinträchtigung und objektiver Veränderungen bei den Patienten, deren Einordnung, Verständnis und adäquate Weiterleitung an die Ärzte. Hinzu kommt eine Vielzahl von organisatorischen und administrativen Aufgaben, häufig der erste Kontakt mit den beunruhigten Angehörigen u.a. Der größte Teil der Schwestern und Pfleger arbeitet jedoch nahezu kontinuierlich am Patientenbett, häufig konfrontiert mit schwer leidenden Patienten, denen gegenüber sie sich bei aller Kompetenz und Hilfsmöglichkeiten oftmals letzt-

lich doch hilflos, ratlos und selbst unterstützungsbedürftig fühlen.
Beredtes Beispiel hierfür sind von Schwestern verfaßte Artikel mit
Titeln wie "In zu großer Unterstützungsbedürftigkeit, um solche zu
geben? (MICHAELS 1971) oder "Wer unterstützt die Schwester?" (JONES
1962).

3.212 Gegenübertragungsphänomene

Die reale Hilfsbedürftigkeit und Abhängigkeit der Patienten mit ihren
oben dargestellten Übertragungsangeboten ruft bei Schwestern *und*
Pflegern eine vornehmlich mütterliche Gegenübertragungskonstellation
hervor. Dies nicht nur hinsichtlich der intensiven körperlichen Kontakte, sondern auch hinsichtlich der Gefahr einer intensiven affektiven
Verwicklung mit dem Patienten, der "undistanzierten" Übernahme (im
Sinne symbiotischer Beziehung) von deren Ängsten und kritischen Haltungen, insbesondere wenn diese sich nicht offen, sondern versteckt
in Symptomverschlimmerungen oder depressive Stimmungen äußern. Besonders schwierig kann sich der Umgang mit den beschriebenen "dissimulie-
renden" und den ängstlich-agitierten Patienten gestalten. So kommt es
immer wieder zu Situationen, in denen Ärzte nach Sedierung von Patienten gefragt werden. Dabei taucht - bei aller Berechtigung, die die Sedierung bei einer Reihe von Patienten haben mag - die Frage auf, wer
hier eigentlich sediert, wer beruhigt werden muß. Dies wird besonders
deutlich in der Entwöhnungsphase von Beatmungspatienten, in der diese
oft stark beunruhigt und geängstigt nach einem Maximum von Rückversicherung und Beruhigung verlangen (vgl. BERNHARD et al. 1979). Ihre
gleichzeitig völlig eingeschränkte verbale Kommunikationsfähigkeit
stürzt die Schwestern und Pfleger, insbesondere zu Beginn ihrer Inten-
siv-Tätigkeit, oftmals in Ohnmachts- und Hilflosigkeitsgefühle hinsichtlich ihrer Verständigung mit den Patienten. Es zeigt sich, daß
oftmals eine ruhige, Zuversicht ausstrahlende Haltung nicht mehr aufrecht erhalten werden kann. Das Problem, wie die Halte-Funktion im
Sinne WINNICOTTs doch realisierbar sein könnte, soll später aufgegriffen werden (s. Abschnitt 5).

3.213 Fehlende Bestätigung

Überwindet ein Patient die vitale Bedrohung, so wird er in der Regel
sehr rasch auf eine Allgemeinstation verlegt. Die betreuende Pflegekraft erhält oft noch innerhalb der gleichen Stunde einen neuen Patienten zugeteilt, der verlegte Patient verschwindet aus dem Gesichtskreis,
und nur gelegentlich kommen Rückmeldungen über sein weiteres Ergehen.
Stirbt ein Patient, insbesondere wenn er längere Zeit auf der Intensivstation behandelt wurde, fehlt jegliches feed-back bezüglich der vom
Patienten wahrgenommenen Qualität der Hilfeleistungen und die Schwester
oder der Pfleger bleibt zurück in Gefühlen der Trauer und Hilflosigkeit. Vor allem aber stellen sich Fragen ein, ob alles richtig gemacht
wurde, ob nicht entscheidende, vermeidbare Fehler unterlaufen sind,
letztlich also wieder Fragen nach Versagen und Schuld.

Im "Normalfall" ist die direkte Patientenversorgung, wenn sie positive
Ergebnisse zeitigt, Quelle höchster Befriedigung und spornt zu Intensivierung der Bemühungen an (s. auch FREYBERGER 1975). Sie kann jedoch
andererseits Ursache starker Labilisierung und Beunruhigung sein. Auf
der Intensivstation ist dies ein sehr häufiger Fall.

3.22 Bewältigungsversuche

Um in dieser Situation einigermaßen "unbeschadet" arbeiten zu können,
bedienen sich die Betroffenen unterschiedlicher Techniken. Diese können, zumindest für einzelne, als adäquate Bewältigungsmöglichkeiten im
Sinne der Adaptation betrachtet werden. HAY & OKEN machten bereits
1972 darauf aufmerksam, daß viele Zeichen dafür sprächen, daß die Intensität der Belastungen solche Bewältigungsmöglichkeiten übersteige.
Oft haben daher die Bewältigungstechniken den Charakter von Abwehrmechanismen, die ihrerseits wieder Konflikte und Schuldgefühle und
weitere Abwehrmaßnahmen hervorrufen, die häufig der Patientenversorgung
nicht förderlich sind. Wir fassen sie in folgenden Gruppen zusammen:

3.221 Vermeidung

Hier wären zu nennen die vermehrte Zuwendung zu den Maschinen, die Verteilung von Funktionen, z.B. die Einnahme "technischer", organisatori-
scher Funktionen (HAY & OKEN 1972, LAUBACH 1980). Hinzu kommen, sofern

sie nicht bereits Zeichen der "Dekompensation" darstellen, die relativ hohe Zahl von meist jedoch nur kurzen Krankheitsfällen und frühe Migration (FREYBERGER et al. 1969, FREYBERGER 1975, GARDAM 1969, LASCH 1978).

3.222 Verleugnung auf der affektiven Ebene

Ein häufig besonders "rauher Ton", Burschikosität, grobe Scherze, fröhliches Herumalbern etc. sind zweifellos nicht nur für die Intensivstationen allein charakteristisch, sondern finden sich auch in anderen emotional schwer erträglichen Arbeitssituationen. Sie werden jedoch auf Intensivstationen von Beobachtern, insbesondere Angehörigen als besonders inadäquat empfunden, weil sie nicht in die eigentlich so bedrückende Atmosphäre passen, in der die Patienten dann vollkommen zu fehlen scheinen. Diese "humoristische" Wendung beschrieb schon FREUD 1928 als "Bewältigungsmechanismus" in emotional überwältigenden Situationen.

3.223 Aktivismus

In Zeiten von Unterbelegung der Station oder ausgesprochen ruhigem Stationsbetrieb wird das Personal rasch unruhig, unzufrieden, gespannt, das Klima wird zunehmend gereizter. Es ist so, als ob ständig die Atmosphäre der Notfälle, der akuten Eingriffsnotwendigkeit herrschen müßte. Ruhe, Beschaulichkeit scheinen sich mit der Einstellung auf das Handeln der Einsatzbereitschaft nicht zu vertragen. Psychodynamisch läßt sich das so verstehen, daß die befürchteten bedrohlichen Ereignisse - das heißt hier ja eigentlich immer Tod - ständig direkt ins Auge gefaßt und gemeistert werden müssen. Die von SCHORS (1979) beschriebene "Aggressivität" des Intensivbehandlungsteams ist u.E. hier einzuordnen. Der vielfach gepriesene Arbeitsenthusiasmus des Behandlungsteams auf Intensivstationen hat zumindest teilweise, oft ganz vordergründige Abwehrcharakter im Sinne des Oberspringens von deprimiert-traurigen Stimmungen, die aus der definitiven Einstellung auf die Bedürfnislage der Patienten bzw. der Wahrnehmung der eigenen Gefühle vielfach resultieren würde. In diesem Sinne verbirgt sich also in dem Aktivismus auch ein Stück *emotionalen Rückzuges*.

3.224 Verschiebung

Die Sorgen über technische Kompetenz und Konkurrenz imponieren oftmals
im Sinne der *Verschiebung*: technische Kompetenz reduziert Angst, ebenso wenn man im Vergleich zu anderen als kompetent gilt. Als Verschiebung ist auch der von CASSEM & HACKETT (1972) berichtete Befund zu
interpretieren, daß die von ihnen untersuchten Pflegekräfte "schweres
Heben" als den größten Streßfaktor der CCU-(Coronary Care Unit)Schwe-
stern angaben.

3.225 Psychosoziale Abwehr- und Bewältigungsversuche

Auf der interaktionellen Ebene finden sich offen konflikthafte Tendenzen einerseits, symbiotische Tendenzen andererseits als unterschiedliche Formen, mit den Belastungen umzugehen.

- *Konflikte* innerhalb der Schwestern-Pfleger-Gruppe entzünden sich
  häufig an Funktionsaufteilungen. Konflikte mit der Ärztegruppe resultieren einerseits aus einem oft empfundenen Mangel an Unterstützung
  (teilweise Folge des Rückzugs der Ärzte, s.u.), andererseits aus
  Desorientierung durch widersprüchliche Anordnungen oder zusätzliche
  Belastung aufgrund der Bearbeitung wissenschaftlicher Fragestellungen (in Universitätskliniken).

  Diese Konflikte führen oft zu Gruppenbildungen im Personal. Daß das
  affektive Engagement einem Beobachter oft den aktuellen Konfliktsituationen nicht adäquat zu sein scheint, läßt die Existenz anderer,
  nicht so leicht artikulierbarer Konflikte und Belastungen vermuten,
  deren offenes Zutagetreten gefährlicher wäre.

- Auf der anderen Seite wird von im Vergleich zu Allgemeinstationen
  viel häufigeren *sozialen Kontakten* des Intensivbehandlungsteams auch
  außerhalb des eigentlichen Stationsbetriebes berichtet (SCHORS 1979).

HAY & OKEN (1972) sprechen in diesem Zusammenhang von ausgesprochenen
Gruppenzwängen und dem Charakter des Familienersatzes der essentielle
emotionale Unterstützung gewährenden Teamgruppe. Bei den vielfältigen
Treffen sind die Station und besonders problematische Patienten die be-
herrschenden Themen. Es könnte sein, daß durch die Beschwörung einer

symbiotischen Gemeinschaft gemeinsame "Gegner ausgemacht" und geradezu magisch besiegt werden: Die eigenen Trennungsängste, Gefühle der
Insuffizienz und des Versagens, oft aber auch sehr realistische Einschätzungen der eigenen Möglichkeiten wie der Schicksale von Patienten werden gemeinsam unterdrückt. Die Labilisierung, die gerade zu
solchen Aktivitäten führt, kann so eingedämmt werden. So verstanden,
stellen die häufigeren sozialen Kontakte speziell in der Art ihrer
Realisierung zusammen mit dem Aktivismus auf der Station maniforme
Abwehrstrategien im Sinne WINNICOTTS (1955) gegenüber einer depressiven Position dar, die derzeit nicht adäquat aufgegriffen und verarbeitet werden kann. Auf die Schwierigkeiten im Umgang mit Todesängsten
auf der Intensivstation weist vor allem CAMPBELL (1980) hin.

Die Mehrzahl dieser Bewältigungsversuche dient dazu, ein Verhältnis
der affektiven Neutralität gegenüber den Patienten - eines der offiziellen Postulate der helfenden Berufe - zu sichern. Es bedeutet vor
allem, die Pflegekräfte vor emotionalen Verwicklungen und dem häufig
traumatisierenden Erlebnis des - psychoanalytisch formuliert - Objektverlustes zu schützen. Auf der Intensivstation ist dies nicht nur
nicht möglich, sondern erscheint dem Pflegepersonal selbst inadäquat.
Die Auswirkungen sind letztlich überwiegend doch negativ, für die Patienten wie für das Personal: die Patienten können nicht in ihrer
realen Bedürftigkeit gesehen werden, das Team empfindet sich als
emotional verödet, abgestumpft, zumindest befürchtet es, so zu werden, und reagiert mit Schuldgefühlen.

3.3 Die Ärzte

Verglichen mit den als Schlüsselfiguren der Intensivbehandlung bezeich-
neten Pflegekräfte nehmen die Ärzte, die grundsätzlich unter ähnlichen
Problemen wie die Pflegekräfte zu leiden haben, nur einen geringen
Raum in der Literatur ein. Untersuchungen zur ärztlichen Belastung
liegen praktisch nicht vor, allerdings ist die Darstellung in manchen
Arbeiten etwas verwischt, indem vom Behandlungsteam gesprochen wird.

Unseres Erachtens kann ein großer Teil der für die Pflegekräfte beschriebenen Streßfaktoren und Bewältigungsstile auch die Ärzte betreffen, wenngleich mit unterschiedlicher Akzentuierung. Es scheint zudem, als ob den Ärzten noch andere Bewältigungsmöglichkeiten zur Verfügung stehen.

3.31 Dilemma: Lebensretter und Sterbehelfer

Von UEXKÜLL (1973) stellte heraus, daß Ärzte zu "Lebensrettern" sozialisiert werden und in ihrem Selbstverständnis sich primär auch so erleben. Dies war ja auch einer der entscheidenden Impulse zur Einrichtung von Intensivstationen. Gerade hier aber ist der Arzt entgegen seinem Selbstverständnis immer wieder als Sterbehelfer gefordert. Er soll zumindest ein menschenwürdiges Sterben garantieren. Dies ist ein Konflikt, der häufig individuell nicht erträglich ist; nicht selten kommt es zu maximalem Einsatz in aussichtslosen Situationen. LASCH (1978) zeigt auf, wie dies nicht nur ein Problem des gerade diensthabenden Arztes, sondern des gesamten ärztlichen Team der Station, darüber hinaus aber auch der übrigen, diese Station unterhaltenden Klinik ist. Damit wird im Sinne einer Entlastung das häufige Auf-sich-gestellt-sein in ärztlichen Entscheidungen, die Angewiesenheit auf die jeweils situative eigene Kompetenz abgemildert. Es sei hier nur angemerkt, daß diese Problematik heute zunehmend auch die Pflegekräfte betrifft.

3.32 Bewältigungsversuche

3.321 Distanzierung, Verdünnung, Delegation

Im Gegensatz zur Situation der Pflegekräfte verteilt sich die Aufmerksamkeit der Ärzte infolge ihrer anderen Zuständigkeit auf viele Patienten, was für sich schon die Intensität des Kontaktes mit dem einzelnen Patienten im Vergleich zu den Pflegekräften erheblich verringert. Zusätzlich erfährt der Arzt über günstige Verläufe bei anderen Patienten, für die er ebenfalls verantwortlich ist, eine gewisse Entlastung. Darüber hinaus haben die Ärzte wesentlich mehr Möglichkeiten, sich zurückzuziehen, was sich mit zunehmender Erfahrung noch steigert. In eigenen Untersuchungen, bei denen 12 zu der Zeit

intensivmedizinisch tätige Ärzte miteinbezogen waren, fand sich, daß
die Ärzte im Vergleich zu den Pflegekräften nicht nur im Mittel kürzere Zeiten auf der Intensivstation tätig waren, sondern für sich
auch deutlich kürzere Zeiten planten. Darüber hinaus waren die Ärzte
häufig nicht "freiwillig" auf der Station, sondern im Zuge ihrer Weiterbildung. Sofern sie längere intensivmedizinische Tätigkeiten planten, war dies von anderen, nicht auf die Intensivstation bezogenen Motiven wesentlich mitbestimmt. Hinzukommend, vielleicht auch mit ihr
konkurrierend, haben die Ärzte neben ihrer Intensivarbeit häufig
außerhalb der Station klinische und Unterrichts-Aufgaben wahrzunehmen.
Wenn diese Aspekte auch zusätzliche Belastungen darstellen können,
so wirken sie sich doch auch *verdünnend* für die affektive Beteiligung
auf der Station aus.

ALBERTS (1976) hebt hervor, daß die Ärzte auf der Intensivstation
den "leichtesten Part" haben und "die Schwestern in die aktivste Rolle plazieren". Er fragt, inwieweit "der Arzt die emotionale Belastung
der Schwester realisiert - wie umgekehrt, ob die Schwester den Schmerz
im Herzen des Arztes erkennt" (Übersetzung der Verfasser) und wünscht
sich "die Kommunikation der Gefühle".

Diese wünschenswerte, ja erforderliche Kommunikation setzt allerdings
immer wiederkehrende, probeweise Identifizierungen miteinander voraus,
das partielle Aufgaben von Distanzierung, wie sie offenbar unter dem
Druck intensivmedizinischer Belastung und der resultierenden intrapsychischen Spannung zur Stabilisierung der jeweils eigenen psychischen
Ökonomie und Aufrechterhaltung der eigenen Handlungsfähigkeit geboten
erscheint (vgl. hierzu auch HARDT et al. 1980). Gerade diese intensivmedizinische Handlungsfähigkeit ist aber bei den Ärzten ausgesprochen bestimmt von rationalen Momenten, wodurch die Distanzierungsver-
suche von emotionaler Beteiligung, die eventuelle subjektiv schnell
als Überschwemmung empfunden wird, verständlich werden. GALE & LEVI
(1977) charakterisieren die Arzt-Patient-Beziehung in Notfallabtei-
lungen dergestalt, daß der Arzt der kürzeren, weniger engen Beziehung
zum Patienten wenig Aufmerksamkeit schenke und diese ziemlich geschäfts-
mäßig betrachte.

Zwar wünschen sich die Ärzte - ebenso wie MICHAELS (1971) dies für
die Schwestern herausstellt - die "totale Patientenversorgung, psychisch wie körperlich", müssen dabei aber einen großen Teil der wahrzunehmenden Funktionen, medizinischer wie psychologischer Art an die
Pflegekräfte *delegieren*, dies zudem in einen ungleich höherem Ausmaß
als auf jeder Allgemeinstation. Entsprechend den hohen Erwartungen
an sich selbst sind auch die Ansprüche an das Pflegeteam immens.

3.322 Projektion und Verschiebung

Die eigenen, zum Teil hochgespannten Erwartungen, Unsicherheiten,
Ängste vor Versagen wie auch die Versuche zu ihrer Bewältigung seitens der Ärzte dehnen sich auf das Pflegeteam aus bzw. werden auf dieses projiziert. Dieses seinerseits begegnet den Ärzten mit enorm hohen
- zu hohen - Erwartungen. Dies wird um so deutlicher, je unerfahrener
der Arzt ist, wie wiederholt auch in Darstellungen der Belastungsmomente für das Pflegeteam herausgestellt wurde. Folgen sind häufige
Konflikte, oft chronische, vielfach untergründige Spannungen. Die
Suche nach Sündenböcken erfolgt besonders bei erfolglosen Kriseninterventionen, wie es auch von SCHORS (1979) berichtet wird. Auch die
Ärztegruppe für sich selbst schwebt ständig in dieser Gefahr, infolge
"Charaktereigentümlichkeiten der Ärzte", wie es die von uns untersuchten Ärzte vermuten. Unsere Untersuchungen geben auch Hinweise auf die
negativen Auswirkungen solcher Desintegration innerhalb des ärztlichen
Funktionskreises wie auch zwischen diesem und dem pflegerischen Funktionskreis, eine Problematik, auf die bereits die Gruppe um FREYBERGER
aufmerksam machte (MÜLLER-WIELAND et al. 1967).

Allerdings konnte diese Autorengruppe in der Pionierzeit der Intensivmedizin hoffen, daß sich angesicht der neuen Arbeitsmöglichkeiten auch
neue Interaktionsformen einspielen würden, wie auch, daß der Psychosomatiker angesichts der früh erkennbaren psychologischen Problematik
in intensivmedizinische Konzeptionen einbezogen und integriert würde.
Die weitere Entwicklung hat jedoch leider diese Hoffnungen bis auf
wenige lokale Ausnahmen nicht bestätigt. Ein großes Problem, vielleicht
die Ursache vieler Konflikte und Spannungen im intensivmedizinischen
Alltag scheint uns darin zu liegen, daß die Ärzte die emotionalen

Schwierigkeiten, die in der Intensivmedizin liegen, zum Teil sicher
infolge ihrer ja notwendigen Distanzierung, nicht primär auch als ihre
eigenen sehen. Die von uns untersuchten Ärzte sahen als Ursache der
zwischen ihnen und dem Pflegeteam auftretenden Spannungen und Konflikte in der Regel Kompetenzüberschreitungen seitens des Pflegeteams
(allerdings auch vereinzelt "Fehlhaltungen" der Ärzte). Derartige Kompetenzüberschreitungen mögen vorkommen, sie bestehen jedoch oft nur
aus kritischen Fragen und weisen so auf die Empfindlichkeit und geringe emotionale Belastbarkeit der Ärzte im Intensivalltag hin.

4. Die Intensivstation und die "Außenwelt"

Naturgemäß hat die Intensivmedizin eine Vielzahl von Berührungsflächen
mit der übrigen Klinik, Nachbarkliniken, Notarztwagen, Rotem Kreuz
und vor allem den Angehörigen. Diese Berührungen gestalten sich oftmals
problematisch, es besteht eine Tendenz, sich gegenüber der Außenwelt
abzugrenzen, und sich in einer strukturierten Innenwelt (SCHORS 1979)
eine gewisse Sicherheit zu verschaffen. FREYBERGER (1975) spricht in
diesem Zusammenhang von totaler Institution im Sinne GOFFMANs. Dies
ermöglicht zumindest zeitweilig eine gewisse Bewältigungsstrategie,
nämlich die Verschiebung und Projektion von Konflikten im Binnenraum,
also von Innenspannungen (ROHDE 1962), in die Beziehungen nach außen.
Es kann hier nicht auf die vielfältigen Beziehungen eingegangen werden,
lediglich eine besonders relevante sei hier dargestellt: der *Umgang
mit den Angehörigen*.

Die beunruhigten, besorgten Angehörigen haben einen unbestreitbaren
Anspruch auf Information und soweit möglich Kooperation. Sie können
dem Kranken eine unschätzbare Unterstützung durch ihre Nähe, Ermutigung
und Trost sein. ROBINSON (1974) läßt dies in seiner Schilderung geradezu spüren. Folgerichtig stehen eine Reihe von Autoren einer groß-
zügigen Besuchsregelung ausgesprochen positiv gegenüber, so ROBINSON
(1974), LASCH (1978), JELEN et al. (1979) u.a.

Allerdings gilt es, einige kritische (belastende) Momente für Angehörige, Patienten und Behandlungsteam zu berücksichtigen:

(1) *für die Patienten:*

Kontakte mit den Angehörigen sind für diese keineswegs immer beruhigend; JÄRVINEN (1965) stellt dieses Problem besonders bei Infarktpatienten heraus, bei denen es häufig im Zusammenhang mit Besuchen zu Schmerzattacken kam; SCHOTTSTAEDT (1958) berichtet von Stoffwechselabweichungen im Zusammenhang mit Besuchen. Die von uns untersuchten Patienten gaben mit immerhin 40 % an, sich durch das Fehlen von Besuch bei der seinerzeitig sehr restriktiven Besuchsregel entlastet gefühlt zu haben. Diese Hinweise unterstreichen die Notwendigkeit einer differenzierten Betrachtungsweise entsprechend den Verhältnissen beim einzelnen Patienten.

(2) *für die Angehörigen:*

Die schon durch die zur Intensivbehandlung führende Erkrankung geängstigten Angehörigen benötigen vor allem auch selbst Beruhigung und Rückversicherung hinsichtlich ihrer Befürchtungen. Gerade sie sind häufig durch die apparative Ausstattung irritiert und beunruhigt, woran auch oftmals die Erklärung der Behandlung und Maschinenfunktionen nichts ändert. SCHROEDER (1971) berichtet von nervösen Zusammenbrüchen und reaktiven Depressionen der Angehörigen, zudem, wenn diese allzulange auf der Station verbleiben, wie dies in den USA weit verbreitet ist, Erschöpfungs- und Verwirrungszuständen. Häufig, entsprechend der Natur der Beziehung zu dem Kranken, kommen die Angehörigen bereits "vorbelastet" in Kontakt mit der Intensivstation; so wenn es zuvor Streit gegeben hat, auf die Erkrankung mit Schuldgefühlen oder mit konflikthaften Einstellungen wie Überbesorgnis reagiert wird.

(3) *für das Behandlungsteam*

Die für Patienten wie Angehörige genannten Aspekte erklären bereits, weshalb die Angehörigen für das Behandlungsteam oftmals als große Belastung und Bürde wirken. CASSEM & HACKETT (1972) stellten heraus, daß in Krankenhaus-Settings niemand die Angehörigenbetreuung als seine Verantwortlichkeit sieht, so daß diese sich zu einem der Hauptstreßmomente für die Schwestern entwickeln kann. Je großzügiger man die Besuchsregelung handhabt, wie in den USA üblich, um so kritischer wird die Situation: oft belasten die Angehörigen dann die Pflegekräfte mit mißtrauischen, kritischen Haltungen der Pflege gegenüber. HAY & OKEN (1972) beschreiben Ähnliches und stellen heraus, daß zwar von vielen Angehörigen die Schwestern "wie Engel" empfunden werden, andere jedoch ihre schlimmsten Ängste auf diese projizieren.

Bislang hat es die verschiedensten Vorschläge zur Lösung der hier beschriebenen Problematik gegeben: so entwickelten CASSEM et al. (1972) ein Informationsheftchen für die Angehörigen, SCHROEDER (1971) schlägt die Einschaltung von Praktikern und Pfarrern, gegebenenfalls Sedierung zur Entlastung und Erleichterung vor, HAYNES (1978) streicht die Bedeutung eines Wartezimmers heraus, in dem die Angehörigen ihre Erfahrungen austauschen und sich gegenseitig unterstützen könnten, im deutschen Sprachraum befürworten RITSCHL & DENK (1972) wie auch STEINBE-REITHNER & KUCHER (1972) eine ausgesprochen restriktive Besuchsregelung.

Sicherlich sind die verschiedenen vorgeschlagenen Lösungsansätze unbefriedigend. Im deutschen Sprachraum werden Angehörigeninformation und eventuelle Betreuung primär vom Arzt wahrgenommen und können diesen belasten. Am Patienten-Bett werden sie jedoch schnell zur Belastung für das Pflegeteam. So wird deutlich, daß weder eine restriktive noch eine pauschal großzügige Besuchsregelung den Bedürfnissen und Belastungen der verschiedenen Gruppen gerecht werden kann und jede ihre eigenen Komplikationen mit sich bringt.

Diese Problematik zeigt exemplarisch und zugespitzt das Spannungsfeld zwischen Intensivstation bzw. -team und "Außenwelt": einerseits wird von der Intensivmedizin das "Äußerste" erwartet, gleichzeitig wird ihr mit einer ängstlich-besorgten, oft mißtrauischen Haltung begegnet. Vielfach sind es die von außen als Gesunde Hereinkommenden, die die Station als erschreckende, "monströse Maschinenwelt" (SCHROEDER 1971) erleben und dies auch so artikulieren. Dies führt nicht selten zu zusätzlicher Labilisierung des Behandlungsteams mit der resultierenden Neigung, die Intensivstation am liebsten zur Isolierstation zu erklären. Eine pauschale projektiv-destruktive Kritik innerhalb der Heilberufe selbst wie aber auch in den Medien wirkt als zusätzlicher Druck, dies um so mehr, je größer die Selbstzweifel im Behandlungsteam sind, und steigern sowohl das Bedürfnis der Abkapselung nach außen als auch die Gefahr einer immer rigider werdenden Binnenstruktur.

Hier wäre ein medizinisch-psychologischer Interventionsansatz zu entwickeln und erproben.

5. Psychologisch-medizinische Interventionsmöglichkeiten

Die dargestellte Situation erlaubt einige Folgerungen hinsichtlich einer möglichen Verringerung der Belastungsmomente, die mit intensivmedizinischer Betreuung verbunden sind. Bei näherer Betrachtung ergibt sich, daß eine Verbesserung der Patientensituation an eine Verbesserung der Lage des Pflegepersonals geknüpft ist. Dies soll im folgenden expliziert werden.

5.1 Zur Betreuung der Patienten

Von den die Patienten vornehmlich belastenden Momenten ist ein Teil derzeit kaum zu beeinflussen, nämlich die mit der Versorgung und Überwachung durch Geräte verbundenen Unannehmlichkeiten, die direkte Kommunikationsbeeinträchtigungen bei Beatmungspatienten etc. Für die mehr interaktionell zu nennenden Belastungen dagegen wie Isolation, Kommunikationsbedürftigkeit, Hilflosigkeit und Abhängigkeit mit ihren häufigen zusätzlichen Konflikten ergeben sich bereits heute Ansatzpunkte, wenngleich hier vieles noch der genaueren Erforschung bedarf. Bei der Beeinflussung dieser interaktionellen Belastungsmomente für die Patienten kommt dem Behandlungsteam eine direkte psychotherapeutische Funktion zu. Es findet sich eine Reihe von Hinweisen, die die Annahme rechtfertigen, daß diese genannten Belastungen als solche erst auftauchen, wenn die Teammitglieder aus den verschiedensten Gründen an der Wahrnehmung dieser Funktionen behindert sind oder sie gar aufgeben. Wenn

wir hier von psychologisch-medizinischen Interventionsmöglichkeiten
sprechen, dann meinen wir das in dem umfassenden Sinne, der therapeutische Funktionen direkter und indirekter Art von Seiten des Pflegepersonals, der Ärzte wie von Psychosomatikern oder Psychologen ein-
schließt.

5.11 Die psychotherapeutischen Funktionen des Behandlungsteams

Die psychotherapeutischen Funktionen des Behandlungsteams lassen sich
global vergleichen mit der Rolle einer Mutter gegenüber ihrem Säugling,
später ihrem rasch sich entwickelnden Kleinkind. Es geht um eine Sicherheit gebende Halte-Funktion, die Bereitstellung einer "Entwicklung
ermöglichenden Umgebung" im Sinne WINNICOTTS (1960) oder anders formuliert um die emotionale Präsenz gegenüber dem Patienten. Praktisch bedeutet dies das Erkennen der emotionalen Befindlichkeit des Patienten,
seiner Bedürfnisse, Ängste, Befürchtungen, seines Grolls und seines
Haderns, seiner jeweiligen Gefährdung, aber auch seiner jeweiligen Fortschritte und die Einnahme der jeweils angemessenen Haltungen und Handlungen gegenüber dem Patienten. Es gilt, die Angstbewältigungsstile
des Patienten, seine Regression auf frühere Stufen seiner psychischen
Entwicklung zu erkennen, sich darauf einzustellen und situationsgerecht
zu handeln. Wertvolle Hinweise zur Förderung solcher Haltungen finden
sich vor allem in neueren Entwicklungen zur Anwendung der Psychoanalyse
(siehe hierzu FÜRSTENAU 1977), aber auch der klientenzentrierten Psychotherapie (s. MINSEL 1974).

So können Ärzte wie Pflegekräfte die beschriebenen psychischen Symptome
der Patienten erheblich beeinflussen und mindern, indem sie die Patienten immer wieder stimulieren, ihre Gefühle und Befürchtungen zu verba-
lisieren. Diese Verbalisierung, schon als kathartische Abfuhr entlastend,
ermöglicht zudem dem Team Korrekturen an Fehlhaltungen bzw. -einschätzun-
gen der Patienten. Über immer wiederkehrende, kurze einfache Erklärungen ihrer eigenen Handlungen und der technischen Geräte verlieren diese
nicht nur ihren vielleicht anfänglichen Schrecken, sondern werden zu
zusätzlichen emotionalen Stützen und von den Patienten als "gute Objekte" besetzt.

Eine besondere Bedeutung hat dies für die *Beatmungspatienten*, bei denen sich den Behandelnden die Aufgabe stellt, sich auf die averbalen Kommunikationsangebote der Patienten einzustellen. Es gilt, die Kommunikation über sozusagen "stellvertretend" geführten verbalen Dialog immer wieder herzustellen, was die empathischen Möglichkeiten der Behandelnden stark fordert.

Die Patienten sind nicht in der Lage, selbst jeweils adäquat ihre Situation zu beurteilen, ihre Gefährdung wie deren Abnahme einzuschätzen, und sind auf die substitutionelle Wahrnehmung dieser (Ich-) Funktionen angewiesen, wobei das erforderliche Sich-Verlassen-Können wesentlich von ihrer Vertrauensfähigkeit abhängt (siehe hierzu auch FÜRSTENAU 1979). Dies betrifft vor allem auch die Phase zunehmender körperlicher Besserung und Stabilisierung mit den jetzt zunehmenden Autonomiebestrebungen oder auch dem Festhalten an Abhängigkeitshaltungen. Gerade jetzt, in der Frühphase der gesamten weiteren, insbesondere auch psychosozialen Rehabilitation kann das Behandlungsteam den Patienten eine "ausreichend gute Umgebung" im Sinne WINNICOTTS (1954) bereitstellen, die es ihm ermöglicht, die genannten Funktionen kontinuierlich selbst zu reintegrieren. Umgekehrt kann nämlich eine "zu ungünstige Umgebung seine Entwicklung (Rehabilitation) verkrüppeln" lassen. Das ist zum Beispiel eine Gefahr bei ängstlich-überbesorgten Haltungen und Handlungen der Teammitglieder, aber auch beim "Ausagieren" von deren eigenen Trennungsängsten, das sich zum Beispiel in einer inadäquaten Verlegungspraxis niederschlagen kann. Das läßt deutlich werden, daß das Team selbst nicht von der Präsenz, nicht vom "Glanz in den Augen der Patienten" (WINNICOTT), nicht von den bei diesen durchzuführenden Maßnahmen abhängig sein darf. Es muß emotional *für* den Patienten präsent sein können, d.h. auf dessen emotionale Befindlichkeit eingestellt sein und nicht sich entweder rationalisierend distanzieren oder aber verstrickt in eigene Konflikte und Spannungen die eigene emotionale Bedürftigkeit auf den Patienten projizieren müssen. (Zu diesen Aspekten der "Gegen"-Übertragung vgl. auch MOELLER 1977). Das heißt letztlich, zur Erfüllung der hier beschriebenen implizierten psychotherapeutischen Funktionen bedürfen die Teammitglieder selbst einer ausreichend emotionalen Sicherung.

5.12 Unterstützung des Behandlungsteams

Die im vorigen Abschnitt genannten Vorgehensweisen knüpfen an das in
2.3 über entlastende Momente im Intensivmilieu Gesagte an. Sie muten
vielleicht wie ein unrealistischer Katalog von Forderungen an das Behandlungsteam an, sollen jedoch nur die optimalen Voraussetzungen der
Betreuung und den Interventionsrahmen eines Teams angeben. Die so formulierten psychologischen Anforderungen an das Team, die dieses zudem,
wenn auch teilweise anders formuliert, auch an sich selber stellt,
sind sehr hoch und ohne Betreuung oder Beratung des Teams selbst nicht
zu verwirklichen (vgl. KOUMANS 1965), dies um so mehr, da das Team durch
die im Vordergrund stehende somatische Betreuung der Patienten prä-
okkupiert und oft überlastet ist.

Einen geeigneten Rahmen zur Unterstützung des Teams in diesen Belangen
stellen Gruppenkonzepte in Anlehnung an die Technik der *Balintgruppen*
dar. Sie bieten die Möglichkeit der Aufarbeitung von emotionalen Belastungen im Zusammenhang mit der Patientenbetreuung und der Stützung
und Ermutigung über den wechselseitigen Erfahrungsaustausch in der Patientenbetreuung unter dem Schutz eines psychologisch geschulten Beraters. Dies wäre der Raum, in dem Erkennen von und Umgang mit "fehl"-
anpassenden Bewältigungsstilen bei Patienten, aber auch im Team selbst
trainiert werden könnte. Hier ließen sich die psychischen Reaktionen
und Übertragungsangebote der Patienten wie andererseits die eigenen
Gefühle und Handlungen im Sinne der Gegenübertragung erkennen, bearbeiten und suffizientere Strategien entwickeln.

Daneben empfiehlt sich zur Entlastung von den in 3.21 genannten Belastungsfaktoren eine *Teamsupervision*. Diese Faktoren, die zum Teil
intrapsychisch, zum Teil interpersonell bedingt sind, sich wechselseitig bedingen und verstärken, kann das Team aus eigener Kraft nur
sehr begrenzt angehen. Dies ist umso weniger möglich, je fester geformt
die Bewältigungsmechanismen sind und je länger sie schon einen Stil
der Station darstellen. Sie hängen eng zusammen mit den Erwartungen der
einzelnen wie der gesamten Schwestern-Pfleger-Ärzte-Gruppe an die Intensivmedizin, an medizinische und therapeutische Möglichkeiten überhaupt. Weitere Ursachen finden sich in dem, was vielfach als Elitebe-

wußtsein des Intensivteams in seinem Selbstverständnis wie aber auch
in der Wahrnehmung von Außenstehenden beschrieben wird, mit der Abgrenzung nach "außen" und den Konflikten mit "außen", die zum Teil aus
dem Druck auf die Intensivstation, zum Teil aber auch aus der Verschiebung nicht tolerierbarer Innen-Spannungen (ROHDE 1962) resultieren.
Eine Team-Supervision könnte beim Angehen dieser zu Strukturproblemen
gerinnenden Streßmomente behilflich sein. Diese Beratung, die sich zu
orientieren hätte an der Zielsetzung der Intensivmedizin in ihrer jeweils spezifischen Ausformung könnte über die Bereitstellung eines
Kommunikationsrahmens entlasten und ohne den Zwang zu raschen Innovationen (Verbesserungen) die Möglichkeit zur Erarbeitung effizienter
Bewältigungsstile und Problemlösungen eröffnen.

Dieser Ansatz wie viele der bislang behandelten psychologischen Aspekte der Intensivmedizin bedarf noch der spezifischen Entwicklung und
wissenschaftlichen Bearbeitung.

5.2 Zur Rolle des psychologisch-medizinischen Beraters

Nur eine verhältnismäßig geringe Zahl von Patienten bedarf einer auf-
wendigeren, professionellen psychotherapeutischen Hilfe, die von einem ausgebildeten Psychotherapeuten zu leisten wäre, sei er nun Psychologe oder psychosomatisch ausgebildeter Arzt oder auch ein entsprechend
trainierter Sozialwissenschaftler oder Sozialarbeiter. Diese Zahl läßt
sich weiter verringern über eine mittelbare Betreuung durch das Team
im oben genannten Sinne. Eine wesentliche Qualifikation des außenstehenden Beraters muß seine Fähigkeit sein, sich zumindest soweit
mit den Zielen der Intensivmedizin und dem Behandlungsteam zu identifizieren, daß er seitens des Teams in die "Binnenwelt" (SCHORS 1979)
aufgenommen werden kann. Er sollte mit den spezifischen Arbeitsabläu-
fen der Station aus eigener Anschauung vertraut sein und dem Team vermitteln können, daß er an der "gemeinsamen Aufgabe" mitträgt und
nicht Repräsentant einer von außen kommenden Besserwisserei ist. Dies
wird nicht leicht sein, denn, so paradox es erscheinen mag, der Psychosomatiker muß, bei aller Bedürftigkeit der Patienten und des Behandlungsteams, trotz immer wiederkehrender Anfragen, in gewissem Sinne

für seinen Standpunkt erst werben, muß sich als vertrauenswürdiger,
hilfreicher Partner erst einer nahezu mißtrauisch-kritischen Prüfung
stellen. Um das wiederholt dargestellte familiäre Bild der stark sym-
biotisch geprägten Mutter-Kind-Beziehung in den Haltungen von Team
und Patienten nochmals aufzugreifen: Der Medizinische Psychologe bzw.
Psychosomatiker kommt in die Position des "Dritten" und ist insofern
vergleichbar mit einem Vater. Welche Komplikationen sich dabei ergeben können, ist leicht vorstellbar. Von daher ist es auch verständlich,
daß seiner Arbeit größerer Erfolg beschieden sein wird, wenn das Team
selbst diese Kooperation wünscht (und nicht nur sie als "von oben"
verordnet hinnimmt) (vgl. hierzu FÜRSTENAU 1970).

Der "psychologische Berater" soll und kann nicht in die medizinischen
Funktionsabläufe integriert werden, denn dann könnte er nicht mehr
das notwendige abwägende Beurteilen in der relativen Distanz, in seinem spezifischen Engagement, den wiederkehrenden probeweise Identifikationen mit einzelnen Teammitgliedern, aber auch Patienten leisten,
wäre selbst verwickelt und Subjekt der stations*internen* Dynamik. Dieser so beschriebene Aufgabenbereich ist charakterisiert durch
spannungsvolle, dialektische Widersprüche, deren Tolerierungsmöglich-
keit der Berater dem Team durch seine eigene Funktionswahrnehmung vermitteln können sollte. Einen wichtigen Ansatz zur Erforschung der
Effizienz dieser Beraterfunktion, die von der Charakterisierung her
u.E. am ehesten mit einem psychoanalytisch orientierten Ansatz zu
leisten ist, stellten kürzlich erst HARDT et al. (1980) vor.

Wenn bislang hier vom Team gesprochen wurde, so war damit die gesamte
Schwestern-Pfleger-Ärzte-Gruppe gemeint, weil wir meinen, daß den
Ärzten analoge Übertragungen seitens der Patienten gelten. Immer
scheint es hier um ein primär mütterliches Übertragungsangebot zu
gehen. Dies aufzugreifen macht unter Umständen Schwierigkeiten, weil
die Ärzte sich vielfach eher in einer väterlichen Rolle fühlen und
den mütterlichen Part den Schwestern und Pflegern zuspielen bzw. wenn
diese Funktion ihnen seitens der Patienten angetragen wird, sie delegieren (vgl. ALBERTS 1976). Es ist deshalb zu erwarten, daß seitens
der Ärzte, wenn schon nicht explizit, dann zumindest untergründig
ein zusätzlicher spezifischer Widerstand gegenüber den Teamberatungen,

seien es Balintgruppen oder Team-Supervision, besonders aber bezüglich ihrer unerläßlichen Mitarbeit wirksam wird. Gelingt es nicht,
die Ärzte in eine die Psychosomatik einschließende Konzeption für die
jeweilige Station zu integrieren, so gerät das übrige Team rasch in
solche Spannungen und Konflikte, daß eine konstruktive Gruppenarbeit,
die Erarbeitung und Entwicklung von Konzepten und Modellen, die es
zu erproben gälte, nicht möglich ist, so daß die Ansätze schnell
scheitern und zu tieferer Resignation führen.

6. Nachbetrachtung

Die Intensivbehandlung stellt mit ihrer in der Regel 3 bis 5-tägigen
Dauer einen relativ kurzen Abschnitt, ein Lebensereignis, im Zusammenhang eines langen Prozesses zwischen prämobider und poststationä-
rer Situation des Patienten dar. Sich trotzdem, ja gerade mit diesem
Abschnitt eines Krankheits- und Behandlungsverlaufes zu befassen, ist
aus folgenden Gründen besonders wichtig:

Für die Patienten ist es eine Zeit einer Lebenskrise im engsten Sinne
mit oft tödlichem Ausgang, für viele die Frühphase ihrer somatischen
wie psychosozialen Rehabilitation. Diese Extremsituationen erleben
die Patienten in zunehmendem Maße auf Intensivstationen, die mit ihrer hohen technisch-apparativen wie auch einer relativ starken personellen Ausstattung die optimale Entfaltung der medizinischen Möglichkeiten anstreben. Entsprechend groß sind die Erwartungen der Umwelt, insbesondere der Angehörigen wie aber auch der sie betreiben-
den Klinik, die unter Umständen zugunsten der Intensivstation andere
Bereiche unterversorgt sein lassen muß.

Das Angebot des Intensivbehandlungs-Settings ist relativ spezifisch:
es stellt vor allem die medizinisch-technologische Beherrschung der
Körperfunktionen in den Vordergrund. Entsprechend der auf den Intensivstationen vorherrschenden Patientenproblematik werden diese von
"außen", korrespondierend zu den hohen Erwartungen, ängstlich-miß-

trauisch betrachtet und mit einer vielfach unsachgemäßen Kritik be-
dacht. Die vielfältigen psychischen Komplikationen auf den Intensivstationen wurden frühzeitig beobachtet, im Umgang mit ihnen jedoch
wiederum vor allem verallgemeinernd "technokratische" Lösungsversuche
angestrebt. Diese nahezu hypertrophe Beschäftigung mit dem Ausbau der
technischen Möglichkeiten und der Reduktion der eventuellen Belastung
der Patienten durch diese lenkte ab von den mehr psychosozialen und
interaktionellen Aspekten der Intensivbehandlung, bzw. ließ entsprechende Hinweise ungenutzt verhallen.

So gibt es zwar eine Reihe von Charakteristika, die es erlauben, von
der Intensivmedizin zu sprechen, andererseits sind die Patienten hinsichtlich ihrer Situation vor der Intensivbehandlung, ihrer Erkrankung, primären Symptomatik, Verweildauer u.a. sehr unterschiedlich.
Intensivbehandlung kann in ihrem Lebenskontext sehr unterschiedliche
Bedeutung haben und wird dementsprechend unterschiedlich erfahren,
erlebt und beurteilt. Dies wird offenkundig, wenn man sich einige
"typische" Behandlungsverläufe von Intensivpatienten betrachtet:
(1) der stark zur Verleugnung neigende *Infarktpatient*, der womöglich
bislang nie ernstlich krank war, mit heftigen Beschwerden auf die
Intensivstation kommt, in der Regel innerhalb kürzester Zeit be-
schwerdefrei ist und nach 2 bis 3 Tagen auf eine Allgemeinstation verlegt wird, von der er dann häufig nach 4 bis 6 Wochen zu weiteren
Rehabilitationsmaßnahmen weitergeleitet wird; (2) der Patient mit
einem chronischen *Cor pulmonale*, der wiederholt wegen akuter respi-
ratorischer Insuffienz intensivbehandelt wird, schließlich mit Dauer-
Tracheostoma am Rande der Dekompensation leben muß, (3) der chronische *Dialysepatient*, der wegen rezidivierender hypertensiver Krisen
und linkskardialer Dekompensationen vorübergehend auf der Intensivstation behandelt wird; (4) der *frischoperierte* Patient, der nach
einem operativen Eingriff, statt wie erwartet auf eine Allgemeinstation verlegt zu werden, wegen Komplikationen länger bleiben muß oder
gar, wie z.B. bei akutem Nierenversagen, auf eine internistische
Intensivstation weiterverlegt wird, um dort dann bis zu mehreren
Wochen weiterbehandelt zu werden.

Diese grobe und zudem sehr verkürzte Skizzierung zeigt bereits die zu erwartenden unterschiedlichen Belastungen für Patienten, Behandlungsteam und Angehörige und läßt unterschiedliche Bewältigungsnotwendigkeiten und -stile vermuten. Zwar kommt dem Prozeß der Verleugnung bei vitalen Bedrohungen ganz offensichtlich eine überragende Bedeutung zu (vgl. hierzu GAUS & KÖHLE 1979), insbesondere bei den Koronarpatienten, jedoch läßt sich aus der gegebenen Skizzierung von Behandlungsverläufen bereits ablesen, daß diese nur sehr unterschiedlich durchzuhalten ist, ein Grund für das Auftreten weiterer Bewältigungsstile.

Fragt man sich, wie diese zu erkennen sind, wie das Behandlungsteam mit ihnen umgehen kann, so eröffnet sich ein Feld vieler offenen Fragen: zwar läßt sich allgemein sagen, daß Erkennen wie Umgang damit abhängig ist von der emotionalen Aufgeschlossenheit des Behandlungsteams und der Elastizität der Funktionsabläufe. Dabei zeigt sich jedoch, daß diese sehr labil, gefährdet und häufig nicht gewährleistet sind. Auch hier, bei der Frage, wie diese Funktionen weiter zu differenzieren und vor allem abzusichern wären, hinsichtlich der Bedingungen und Möglichkeiten des Behandlungsteams, sind mehr Fragen ungeklärt als beantwortet. Unter psychologisch-medizinischen Gesichtspunkten lassen sich derzeit einige pragmatische Vorschläge, die auch eine wissenschaftliche Durchdringung dieser Fragen ermöglichen würden, unterbreiten, wie z.B. Balintgruppenarbeit, Gruppensupervisionen, Konsultations- und Liaison-Dienste (s. hierzu SPEIDEL 1980) u.a. Ihr spezieller Einsatz im Bereich der Intensivmedizin und gegebenenfalls spezifische Modifikationen sind jedoch noch weitgehend zu erproben und zu untersuchen.

LITERATUR

ABRAM HS (1965) Adaption to open heart surgery: a psychiatric study of responses to the threat of death. Amer J Psychiat 122: 659

ABRAM HS (1974) Psychological aspects of intensive care units. Med Ann Distr Col 43: 59-62

ALBERTS ME (1976) Doctor-Nurse Communication. J Iowa Med Soc 66: 58-62

BERNHARD P, STUDT HH (1979) Psychosomatische Aspekte in der Intensivmedizin - Das Erleben der Patienten. Vortrag 11. Gem. Tgg. Deutsche und Oesterr. Ges. Int. Intensivmed. Berlin

BURRELL ZL, BURRELL LO (1977) Critical Care. Mosby, St. Louis

CAMPBELL ThW (1980) Death anxiety on a coronary care unit. Psychosomatics 21: 127-136

CASSEM NH, HACKETT TP, BASCOM C, WISHNIE HA (1970) Reactions of coronary patients to the CCU nurse. Am J Nurs 70: 319-324

CASSEM NH, HACKETT TP (1971) Psychiatric consultation in a coronary care unit. Ann Int Med 75: 9-14

CASSEM NH, HACKETT TP (1972) Sources of tension for the CCU nurse. Am J Nurs 72: 1426-1430

CAY EL, VETTER H, PHILIPP AE (1972) Psychological reaction to a CCU. J Psychosom Res 16: 437-447

DAVIES-OSTERKAMP S, MÖHLEN K, LADEMANN HR, SCHELD H (1980) Postoperative reactions in open-heart surgery patients. In: SPEIDEL H, RODEWALD G (eds) Psychic and neurological dysfunctions after open-heart surgery. Thieme, Stuttgart

DAVIES-OSTERKAMP S, MÖHLEN K (1978) Postoperative Genesungsverläufe bei Patienten der Herzchirurgie in Abhängigkeit von präoperativer Angst und Angstbewältigung. Med Psychol 4: 247-260

DOMINIAN J, DOBSON M (1969) Study of patients psychological attitudes to a coronary care unit. Brit Med J 4: 795-798

DOWNEY GW (1972) ICU patients and staffs are subject of emotional stress. Modern Hospital 88-91

EGERTON N, KAY JH (1964) Psychological disturbances associated with open heart surgery. Brit J Psychol 111: 433-439

EISENDRATH SJ et al. (1979) Psychological issues in intensive care units staff. Heart & Lung 8: 751-758

ENGEL GL (1962) Psychisches Verhalten in Gesundheit und Krankheit. Philadelphia, deutsch: (1970) Bern

FREEBURY DR (1972) The long arm of research. Can Nurse 68: 40-45

FREUD A (1936) Das Ich und die Abwehrmechanismen. New York, deutsch: Kindler Taschenbücher

FREUD S (1928) Der Humor. Ges. Werke, Bd. XIV: 384-389

FREYBERGER H, HAAN D, MÖLLER-WIELAND K (1969) Psychosomatische Aufgabenbereiche auf Intensivstationen. Internist 10: 240-243

FREYBERGER H, PORSCHEK B, BÖDEKE H et al. (1972) Das Berufsbild der Intensivschwester und des Intensivpflegers. Z Prakt Anästh 7: 134-140

FREYBERGER H (1975) Psychosomatik. In: LAWIN P (Hg) Praxis der Intensivbehandlung. 3. Auf Thieme, Stuttgart, 3-1 - 3-15

FREYBERGER H (1976) Die supportive Psychotherapie in der klinischen Medizin. Psychother Psychosom 152: 141-169

FÜRSTENAU P (1970) Institutionsberatung. Ein neuer Zweig angewandter Sozialwissenschaft. Gruppendynamik 1: 219
und
FÜRSTENAU P (1979) dass. In: FÜRSTENAU P (Hg) Zur Theorie psychoanalytischer Praxis - psychoanalyt.-sozialwissenschaftl. Studien. Klett-Cotta, Stuttgart

FÜRSTENAU P (1977) Die beiden Dimensionen des psychoanalytischen Umganges mit strukturell ichgestörten Patienten. Psyche 31: 197 und Psyche (1979), 361

FÜRSTENAU P (1979) Die Verlaufsstruktur der nichtfokussierten psychoanalytischen Einzelbehandlung. Psyche

GALE MS, LEVY R (1977) A model for training physicians to deal with difficult patients. Hosp Community Psychiat 28: 736

GARDAM JED (1969) Nursing stresses in the intensiv care unit. JAMA 23: 2337

GAUS E, KÖHLE K (1979 a) Intensivmedizin aus psychosomatischer Sicht. In: UEXKÜLL Th v. (Hg) Lehrbuch der Psychosomatischen Medizin. Urban & Schwarzenberg, München, S. 772-788

GAUS E, KÖHLE K (1979 b) Psychische Anpassung- und Abwehrprozesse bei lebensbedrohlichen Erkrankten. In: UEXKÜLL Th v. (Hg) Lehrbuch der Psychosomatischen Medizin. Urban & Schwarzenberg, München, S. 745-760

GAUS E, KÖHLE K (1979 c) Akute organische Psychosyndrome aus der Sicht der klinischen Psychosomatik: Funktionspsychosen-Durchgangssyndrome. In: UEXKÜLL Th v. (Hg) Lehrbuch der Psychosomatischen Medizin. Urban & Schwarzenberg, München, S. 761-771

HACKETT TP, CASSEM NH, WISHNIE HA (1968) The coronary care unit. An appraisal of its psychological hazards. New Engl J Med 279: 1365-1370

HACKETT TP, CASSEM NH, WISHNIE HA (1969) Detection and treatment of anxiety in the coronary care unit. Amer Heart J 78: 727-730

HAHN P (1971) Der Herzinfarkt in psychosomatischer Sicht. Göttingen

HARDT J, HIRSCHFELD M, INOWLOCKI L (1980) Konzept zur Dimensionierung psychotherapeutischer Kompetenz. Vortrag: 3. Werkstatt f. Forschung in der Psychoanalyse, Ulm

HAY D, OKEN D (1972) The psychological stresses of intensiv care unit nursing. Psychosom Med 34: 109

HAYNES G (1978) The problem of stress. Nurs Time 74: 753

HEIM E, MOSER A, ADLER R (1978) Defense mechanisms and coping behavior in terminal illness. An overview. Psychother Psychosom 30: (1): 1-17

HEIM E (1979) Coping oder Anpassungsvorgänge in der psychosomatischen Medizin. Z Psychosom Med Psychoanal 25: 251-262

HEWITT PB (1970) Subjective follow up of patients from a surgical intensive therapy ward. Brit Med J 4: 669-673

HOLLAND J, SGROI SM et al. (1973) The ICU-Syndrome: Fact or Fancy? Psychiatry in Medicine 4: 241-249

HUSE-KLEINSTOLL G (1980) Preoperative somatic factors predisposing to psychic dysfunction after open-heart-surgery. In: SPEIDEL H et al. (eds) Psychic and neurological dysfunctions after open-heart-surgery. INA, Band 19, S. 117-129

JÄRVINEN KAJ (1955) Can ward rounds be a danger to patients with myocardial infarction? Brit Med J 1: 318-320

JELEN S, LANGEN W, TEMPEL G (1979) Katamnestische Erhebungen über seelisch-geistige Erfahrungen während der Behandlung auf einer operativ-traumatologischen Intensivstation. Prakt Anaesth 14: 210-216

JONES E (1962) Who supports the nurse? Nurs Outlook 10: 476-478

JONES J, HOGGART B, WITHEY J, DONAGHUE K, ELLIS BW (1979) What the patient say: A Study of reactions to an intensive care. Unit Int Care Med 5: 89-92

JORES A, FREYBERGER H (1968) Psychologische Probleme der Intensivpflege. Verh Dtsch Ges Inn Med 74: 401-405

KLAPP BF, SCHEER JW (1978 a) Das Intensivbehandlungssyndrom - Eine neue Erkrankung durch den medizinischen Fortschritt? Med Welt 29: 819-822

KLAPP BF, SCHEER JW (1978 b) Die intensivmedizinische Behandlung im Erleben von Patienten, Ärzten und Pflegepersonal. Untersuchungen auf einer internistischen Intensivstation. Verh Dtsch Ges Inn Med 84: 1512-1515

KLAPP BF, SCHEER JW, GLASER E (1979 a) Die internistische Intensivbehandlung in der Einschätzung der Patienten, ein Vergleich cardialer mit nicht-cardialen Patienten. Intensivmed 16: 153-158

KLAPP BF, LAUBACH W, SCHEER JW (1979 b) Psychosomatische Aspekte der Intensivmedizin - Untersuchungen der Schwestern-Pfleger-Gruppe. Vortr. 11. Gem. Tgg. Dtsch. u. Oesterr. Ges. Int. Intensivmed Berlin

KLAPP BF, LAUBACH W, SCHEER JW (1981) (im Druck) Die Intensivbehandlung als psychosomatisches Aufgabengebiet - Probleme und Konfliktmomente im Behandlungsteam. Verh Dtsch Ges Inn Med 86

KORNFELD DS, ZIMBERG S, MALM JR (1965) Psychiatric complications of open heart surgery. Engl J Med 273: 287-292

KOUMANS AJR (1965) Psychiatric consultation in an intensive care unit. JAMA 194: 163-167

KRAUSE WH (1976) Die internistische Intensivstation - Grenzstation
    und Grenzsituation für Patienten und Arzt. Beitr z Gerichtl Med
    34: 27-33

KUCHER R, STEINBEREITHNER K (Hg) (1972) Intensivstation, -pflege,
    -therapie. Thieme, Stuttgart

LANCET (1969) Letter: Both end of the stethoscope. Lancet 1: 269

LASCH HG (1978) Chancen und Grenzen der Intensivmedizin. Med Welt 29:
    515-521

LAUBACH W (1980) Soziologische Aspekte des Pflegeberufes. Empirische
    und theoretische Darstellung am Beispiel einer Intensivstation.
    Magisterarbeit, Gießen

LAWIN P (1975) Praxis der Intensivbehandlung. Thieme, Stuttgart

LEIGH H, HOFER MA, COOPER J (1972) A psychological comparison of
    patients in open and closed coronary care unit. J Psychosom
    Med 39: 449-457

LYNCH JJ, THOMAS JA, PASKEWITZ DA (1977) Human contact and cardiac
    arrhythmia in a coronary care unit. Psychosom Med 39: 188-192

Mc KEGNEY FP (1966) The intensive care syndrome. The definition,
    threatment and prevention of a new "Disease of medical progress".
    Conn Med 30: 633-636

MICHAELS DR (1971) Too much in Need of support to give any?
    Amer J Nurs 71: 1932-1935

MINSEL WR (1974) Praxis der Gesprächs-Psychotherapie. Bühlau, Wien

MÜHLEN K, DAVIES-OSTERKAMP S (1979) Psychische und körperliche
    Reaktionen bei Patienten der offenen Herzchirurgie in Abhän-
    gigkeit von präoperativen psychischen Befunden. Z Psychosom
    Med Psychoanal 25: 128-140

MÜHLEN K, DAVIES-OSTERKAMP S, MÜLLER HG, SCHELD HH, SIEFEN G (1981)
    (im Druck) Relationship between pre-operative coping styles,
    immediate postoperative reactions and some aspects of the
    psychosocial situation of open-heart-surgery-patients one
    year after the operation. Springer, Berlin-Heidelberg-New York

MOELLER ML (1977) Zur Theorie der Gegenübertragung. Psyche 31: 142

MÜLLER-WIELAND K, FREYBERGER H, MAETZEL FK (1967) Funktionelle
    Organisation der Intensivstation einer medizinischen Klinik.
    Med Klin 62: 831-834

NADELSON Th (1976) I. The psychiatrist in the surgical intensive
    care unit. Arch Surg 111: 113-117

NAHUM LH (1965) Madness in the recovery-room from open-heart
    surgery or "they kept waking me up". Conn Med 29: 771

PARKER DL, HODGE J (1967) Delirium in a coronary care unit.
    JAMA 201: 702-703

PATON A (1968) Personal view. Brit Med J 1: 375

RITSCHL F, DENK H (1972) Intensivbehandlung und Krankenhausleitung.
    In: KUCHER R & STEINBEREITHNER K (Hg) Intensivstation, -pflege,
    -therapie. Thieme, Stuttgart, S. 409-412

ROBINSON JS (1974) The psychological effects of intensive care.
I only wanted to know: Am I going to live? Am I going to die?
Lecture presented at the 1. World congress on intensive care

ROHDE JJ (1962) Soziologie des Krankenhauses. Enke, Stuttgart

ROME HP (1969) The irony of the ICU. Psychiat Digest 10

SCHORS R (1979) Beobachtungen zur Psychodynamik einer Intensivstation. Psyche 33: 343-363

SCHOTTSTAEDT WW, PINSKY RH, MACKLER D, WOLF St (1958) Sociologic,
psychologic and metabolic observations on patients in the
community of a metabolic ward. Amer J Med 24: 248-257

SCHROEDER HG (1971) Psychoreactive problems of intensive therapy.
Anaesthesia 26: 28-35

SPEIDEL H. DAHME B et al. (1979) Psychische Störungen nach offenen
Herzoperationen. Nervenarzt 50: 85-91

SPEIDEL H (1981) (im Druck) Konsultations- und Liaisons-Dienste.
Verh Dtsch Ges Inn Med 86

STEINBEREITHNER K, KUCHER R (1972) Innerbetriebliche Organisation
(der Intensivstation). In: KUCHER R & STEINBEREITHNER K (Hg)
Intensivstation, -pflege, -therapie. Thieme, Stuttgart, S. 71-101

THIBAULT GE, MULLEY AG et al. (1980) Medical intensive care:
indications, interventions and outcome. New Engl J Med 302:
938-942

TINNIN L (1977) The intensive care psychosis: Ego boundary diffusion,
treatment und prevention. Maryl St Med J 26: 68-70

UEXKÜLL Th v. (1973) Das Verhältnis der Heilkunde zum Tode. -
Kommentar in: SUDNOW D (Hg) Organisiertes Sterben - eine
soziologische Untersuchung. Fischer, Frankfurt/Main

VALERIUS Th (1974) Zeitanalyse in der Intensivtherapie. Dtsch
Krankenpfl Ztschr 6: 309-311

VAISRUB S (1972) Windows for the soul. Arch Int Med 130: 297

VREELAND R, ELLIS GB (1969) Stresses on the nurse in an intensive
care unit. JAMA 208: 332-334

WEST LJ, JANSZEN HH, LESTER BK, CORNELISOON FS jr (1962) The psychosis of sleep deprivation. Ann New York Acad Sci 96: 66-70

WEST ND (1975) Stresses associated with ICU affect patients,
families, staff. Hospitals 49: 62-63

WINNICOTT DW (1949) Haß in der Gegenübertragung. Int J Psycho Anal
30. Deutsch: WINNICOTT DW (1976) Von der Kinderheilkunde zur
Psychoanalyse. Kindler, München, S. 75-88

WINNICOTT DW (1955) Die depressive Position in der normalen
emotionalen Entwicklung. Brit J Med Psychol 28. Deutsch:
WINNICOTT DW (1976) Von der Kinderheilkunde zur Psychoanalyse. Kindler, München, S. 270-293

WINNICOTT DW (1960) Die Theorie von der Beziehung zwischen Mutter
und Kind. Int J Psycho Anal 41: 585-595. Deutsch: WINNICOTT DW
(1974) Reifungsprozesse und fördernde Umwelt. Kindler, München,
S. 47-71

15. Geburt in der Klinik: Frühe Mutter-Kind-Interaktion und Entwicklung des Kindes

Hans-Joachim Steingrüber und Cathrin Pflugmacher

Die Fortschritte der Geburtshilfe und Neonatologie lassen sich eindrucksvoll durch sinkende perinatale Mortalitätsraten belegen. Mit der zunehmenden Qualität der medizinischen Versorgung wurden jedoch gleichzeitig Bedingungen geschaffen, die wiederum in anderer Hinsicht Risiken für Mutter und Kind bergen. Kritische Stimmen gegenüber bestimmten Entwicklungen in der Geburtshilfe (u.a. SUGARMAN 1977, BIERMANN & BIERMANN 1977, LOTHROP 1978) bringen zum Ausdruck, daß selbst eine komplikationslose Schwangerschaft und Geburt häufig als Krankheit und die Mutter als Patientin betrachtet werden, woraus sich zahlreiche nachteilige Veränderungen ergeben: routinemäßige medizinische Interventionen (apparative Überwachung, Medikamente, operative Eingriffe), unpersönliche Kreißsaalatmosphäre, Isolierung von Familienangehörigen, Beschränkungen der Frau hinsichtlich ihrer verantwortlichen Mitgestaltung der Geburt, Trennung von Mutter und Kind im Kreißsaal und während des Klinikaufenthaltes.

Als besonders gewichtig werden diese Bedingungen für die Gefährdung der Mutter-Kind-Beziehung eingeschätzt, so KLOOSTERMAN (1976): "... daß Semmelweis 1847 die Geburtshelfer als Verursacher des Kindbettfiebers identifiziert hat. Vielleicht können wir noch verhüten, daß 120 Jahre später die modernen Geburtshelfer als Löser der Mutter-Kind-Bindung angeschuldigt werden müssen." Falls diese Befürchtung zutrifft, dann wären damit erhebliche Konsequenzen verbunden, denn in der Bundesrepublik Deutschland finden ca. 97 % aller Geburten in der Klinik statt (vgl. PETERS 1978).

Allerdings liegen nur wenige multifaktorielle Untersuchungen vor, die geeignet sind, Fragen nach den Auswirkungen bestimmter Klinikfaktoren der Geburtshilfe zu beantworten. Sie wären jedoch erforderlich, weil das Verhalten von Mutter und Kind nicht nur durch Klinikbedingungen, sondern ebenso durch psychosoziale Faktoren beeinflußt wird und weil darüber hinaus mit guten Gründen angenommen werden kann, daß verschiedene Klinikbedingungen wiederum sowohl untereinander als auch mit psychosozialen Faktoren assozitiert sind.

Eine weitere Einschränkung bei der Interpretation der vorliegenden Untersuchungsergebnisse ist durch die unzureichende Theoriebildung auf dem Gebiet "Mutter-Kind-Beziehung" gegeben. Dieses Defizit äußert sich sowohl bei der Begründung der unabhängigen Variablen (etwa bei der Abgrenzung sog. sensibler Phasen) als auch der abhängigen Variablen (etwa in der Auswahl valider Indikatoren für eine stabile Mutter-Kind-Beziehung).

Insofern wird nicht zu übersehen sein, daß die folgende, nach Forschungsschwerpunkten geordnete Zusammenstellung bestenfalls Tendenzen erkennen läßt.

1. Mutter-Kind-Kontakt

1.1 Formen des erweiterten Kontakts zwischen Mutter und Kind

Da die erhöhte Infektionsgefahr des Neugeborenen als Hauptargument für die getrennte Unterbringung von Mutter und Kind in der Klinik mittlerweile entfällt (KLOOSTERMAN 1976), kann die Trennung als Routinemaßnahme nicht mehr sinnvoll begründet werden. Deshalb finden Aspekte, die für die gemeinsame Versorung von Mutter und Kind sprechen, zunehmend Beachtung.

Der erweiterte oder ausgedehnte Kontakt zwischen Mutter und Neugeborenem in der Klinik umfaßt zwei grundlegende Formen, die miteinander
kombiniert sein können:

(a) *Frühkontakt*

Kurz nach der Geburt wird das Kind in den meisten Kliniken der
Mutter lediglich gezeigt oder ihr wenige Minuten (in ein Tuch
eingeschlagen) in den Arm gelegt und anschließend im Kindersaal
untergebracht. Die Erweiterung dieser Kontaktsituation für Mutter
und Kind wird als Frühkontakt (FK) bezeichnet. Folgende Bedingungen lassen sich als wesentliche Kriterien des FK herausstellen:
nur wenige Minuten nach der Entbindung wird das noch nicht beklei-
dete Kind der Mutter auf den (meistens unbedeckten) Bauch gelegt,
wodurch nicht nur der enge Hautkontakt, sondern insgesamt eine
intensive Mutter-Kind-Interaktion ermöglicht wird; die Mutter hat
Gelegenheit oder wird angehalten, das Kind anzulegen; die Dauer
des Kontakts variiert in der Regel zwischen 15 und 60 Minuten, da
bei komplikationsloser Geburt Mutter und Kind in diesem Zeitraum
eine erhöhte Aktivierung aufweisen und damit eine günstige Voraussetzung für eine intensive wechselseitige Interaktion gegeben ist
(KLAUS & KENNELL 1976).

Die Entbindung nach LEBOYER (1974), die als sanfte Geburt bezeichnet wird, berücksichtigt neben dem engen Mutter-Kind-Kontakt noch
weitere Kreißsaalbedingungen (z.B. Halbdunkel, Ruhe, Baden des
Neugeborenen), die dem Neugeborenen die Anpassung an seine neue
Umgebung erleichtern sollen.

(b) *Rooming-In*

Obwohl die Bedingung des Rooming-In (RI) vor der Jahrhundertwende
zu den Routinemaßnahmen der Geburtskliniken zählte (vgl. CRETIUS
1955), wurde der Begriff selbst erst 1943 von GESELL et al. geprägt und von JACKSON (1948) bei der erneuten Einführung des RI
in die Praxis übernommen. JACKSON (1953) versteht unter RI Klinikbedingungen, die eine gemeinsame Unterbringung und Versorgung
von Mutter und Neugeborenem auf der Wochenstation vorsehen. RI ist
nach JACKSON mehr als eine räumliche Bedingung. Es impliziert

gleichermaßen die Förderung der natürlichen Mutter-Kind-Beziehung durch das Klinikpersonal, z.B. durch Informierung und Aufklärung der Mutter zu anstehenden Fragen, Anleitung in der Versorgung und beim Stillen des Kindes, sowie eine stärkere Integration des Vaters in die Mutter-Kind-Einheit.

Den vorliegenden Arbeiten und Erfahrungsberichten ist zu entnehmen, daß RI in unterschiedlicher Form praktiziert wird:

RI nach festen Zeiten: hierbei wird die Dauer des Kontaktes weitgehend von der Klinik festgelegt, entweder als totales oder als partielles RI. Beim totalen RI bleiben Mutter und Kind ständig zusammen; das partielle RI gestattet den Kontakt tagsüber, während das Kind nachts separat untergebracht wird, um der Mutter genügend Ruhe zu gönnen. In den meisten Fällen werden das Stillen nach Bedarf und die eigene Versorgung des Kindes unter Mitbetreuung durch das Personal als wesentliche Komponenten der RI-Bedingung mit eingeschlossen.

Der zeitliche Beginn des RI wird von den Kliniken sehr unterschiedlich gehandhabt; er kann direkt mit der Verlegung der Mutter auf die Wochenstation (fließender Übergang von FK und RI) oder auch später, bis zu mehreren Tagen nach der Geburt, erfolgen.

RI nach Bedarf: Überläßt der Mutter, zu welchen Zeiten sie mit ihrem Kind Kontakt aufnehmen möchte, und kann deshalb jede Form annehmen.

1.2 Untersuchungen zum Frühkontakt und Rooming-In

Einstellungen gegenüber dem Rooming-In bei Schwangeren und Müttern
Der Wunsch, RI durchführen zu können, wurde in verschiedenen Befragungen bei Schwangeren ohne RI-Erfahrung von 55 % (JACKSON 1950), von 71 % (WOLFF & v. RITTER 1977) und von 91 % (CRETIUS et al. 1965) der Befragten geäußert. Von Müttern mit RI-Erfahrungen zeigten 91,8 % (CRETIUS et al. 1965) und 98,3 % (HASSAUER 1974) der Befragten eine positive Einstellung zum RI. Ablehnende Haltungen wurden von Frauen häufig mit der größeren Belastung durch das RI begründet, wobei die

geringe Erholungs- und Ruhemöglichkeit sowie die Überforderung aufgrund der eigenen Versorgung des Kindes und der variablen Stillzeiten im Vordergrund standen (JACKSON 1950, CRETIUS et al. 1965). WOLFF & v. RITTER (1977) konnten nachweisen, daß die Einstellung gegenüber dem RI mit bestimmten Persönlichkeits- und sozio-ökonomischen Faktoren kovariiert: die Befürwortung des RI bei schwangeren Frauen ist assoziiert mit einer höheren Schulbildung der Partner sowie seitens der Frau mit einer besseren sozialen Beziehungsfähigkeit (Gießen-Test) und mit Einstellungen, die eine stärkere Ablehnung der traditionellen Mutterrolle (z.B. Aufopferung für das Kind) und eine vermehrte Einbeziehung des Partners in Erziehung und Familie zum Ausdruck bringen. In dieser Untersuchung zeigte sich kein Einfluß der Parität, während CRETIUS et al. (1965) beobachteten, daß das RI mehr von Erstgebärenden als von Mehrgebärenden gewünscht wird.

Gegenüber der häufig positiven Einstellung zum RI bei Frauen ist die Anzahl der Kliniken, die RI praktizieren, gering. Bei einer Umfrage an allen Entbindungskliniken und -stationen der Bundesrepublik Deutschland, von denen 783 Auskunft erteilten, gaben 130 an, RI anzuwenden, und 12 Kliniken planten die Einrichtung von RI-Abteilungen (BIERMANN & BIERMANN 1977).

Auswirkungen von Frühkontakt und Rooming-In auf Mutter und Kind

Trotz der lebhaften Diskussion zum erweiterten Kontakt in der Klinik liegen bisher nur wenige empirische Untersuchungen zu diesem Thema vor (vgl. die Übersichtsreferate von LOZOFF et al. 1977, SOSA 1978, KENNELL et al. 1979 sowie Tabelle 1).

Tabelle 1: Untersuchungen zu den psychischen Auswirkungen von Frühkontakt und Rooming-in

| Autoren | Kontaktbedingungen | | Untersu-chungs-alter | Abhängige Variablen | Signifikante Differenzen |
	Experimental-gruppe (EG)	Kontroll-gruppe (KG)			
KLAUS et al. 1972	innerhalb der ersten 3 Lebens-stunden 1 Std. Hautkontakt; in den ersten 3 Tagen täglich 5 Stdn. zusätz-licher Kontakt (N=14)	direkt nach Geburt Zei-gen des Kin-des und so-fortige Tren-nung; Kontakte täg-lich zu den Mahlzeiten (N=14)	4 Wochen	1. Stand. Interview/ Fragen zur Gesundheit des Kindes; zum Kon-taktverhalten der Mutter: 10 V 2. Verhalten der Mut-ter bei ärztlicher Untersuchung des Kin-des/Verhaltenskatego-rien: 2(?)V 3. Verhalten der Mut-ter in einer Fütte-rungssituation/Ver-haltenskategorien: 25 V	Ad 1. 2V: EG besorgter, wenn Kind allein; mehr Aufnehmen des schreien-den Kindes Ad 2. 2V: EG mehr Auf-merksamkeit; mehr Be-ruhigung des schreien-den Kindes Ad 3. 2V: EG mehr En-Face-Kontakt, mehr Liebkosen
KENNELL et al. 1974	(N=14) Längsschnitt	(N=14) Längsschnitt	1 Jahr	1. Stand, Interview/ Fragen: ? V 2. Mutter-Kind-Inter-aktion in 7 Stand. situationen/Verhal-tenskategorien: ? V 3. Bayley Scales/Ge-samtscore: 1 V	Ad 1. 1V: häufigeres Nachdenken über Kind bei Berufstätigkeit Ad 2: 2V einer Stand. situation (ärztl. Un-tersuchung des Kindes): EG mehr Kooperation mit Arzt; mehr Beruhigung des schreienden Kindes Ad 3. EG höherer Ge-samtscore

Fortsetzung Tabelle 1

RINGLER et al. 1975	(N= 5)	(N= 5)	2 Jahre	Sprechverhalten der Mutter in einer Spielsituation/linguistische Kategorien: ? V	5V: EG mehr Wörter pro Aussage; mehr Adjektive; mehr Fragen; weniger Befehle; weniger knappe Formulierungen
RINGLER et al. 1978	(N= 9)	(N=10)	5 Jahre	1. Testleistungen der Kinder/Stanford-Binet; 2 Sprachtests: 3 V	Ad 1. Keine Differenzen
				2. Korrelation Testleistungen der Kinder (s.1.) mit Sprechverhalten der Mütter im Alter von 2 Jahren: ? V	Ad 2. Keine Differenzen
DE CHATEAU & WIBERG 1977a	direkt nach Geburt 15 Min. Hautkontakt mit Anlegen des Kindes; RI wie KG(N=22)	direkt nach Geburt Zeigen des Kindes, danach Kind 2 Stdn im eigenen Bett bei der Mutter und anschließend Trennung; ab 4. Tag tagsüber RI (N=20)	36 Stdn	Verhalten von Mutter und Kind in einer Stillsituation/Verhaltenskategorien: 35 V	3V: EG bei Müttern mehr Sitzstellung; weniger Aufstützen im Liegen; mehr Halten des Kindes. Geschlechtsspezifische Effekte: 6V bei Müttern mit Jungen; keine Differenzen bei Müttern mit Mädchen
DE CHATEAU & WIBERG 1977 b	Längsschnitt (N=21)	Längsschnitt (N=19)	3 Monate	Verhalten von Mutter und Kind in einer Spielsituation/Verhaltenskategorien: 61 V	5V: EG bei Müttern mehr En-Face-Kontakt; mehr Küssen; weniger Säubern; EG bei Kindern mehr Lächeln/Lachen; weniger Weinen. Geschlechtsspezifische Effekte: 3V bei Müttern mit Jungen; 1V bei Müttern mit Mädchen

Fortsetzung Tabelle 1

CARLS-SON et al. 1978	Gruppe I: direkt nach Geburt 1 Std. Hautkontakt mit Anlegen des Kindes (N=22) Gruppe II: direkt nach Geburt 1 Std, Hautkontakt mit Anlegen des Kindes; täglich 2-4 Stdn zusätzlicher Kontakt zwischen den Mahlzeiten (N=20)	direkt nach Geburt Kind für max.5 Min. bei der Mutter danach Kind 4 Stdn im eigenen Bett bei der Mutter und anschließende Trennung; Kontakte täglich zu den Mahlzeiten (N=20)	2. und 4. Tag	Verhalten der Mutter in 2 Stillsituationen/Verhaltenskategorien: 18 V	beide EG mehr Kontaktverhalten (14 Kategorien zusammengefaßt); weniger Verhalten ohne Kontakt zum Kind (4 Kategorien zusammengefaßt)
CARLS-SON et al. 1979	Längsschnitt (N=17 pro Gruppe)	Längsschnitt (N=16 pro Gruppe)	6 Wochen	Verhalten der Mutter in einer Still- bzw. Fütterungssituation/ Verhaltenskategorien: 18 V	Keine Differenzen
HALES et al. 1977	Gruppe I: direkt nach Geburt 45 Min. Hautkontakt RI wie KG(N=20) Gruppe II: 12 Stdn nach Geburt 15 Min. Hautkontakt (verzögerter FK); RI wie KG(N=20)	direkt nach Geburt Zeigen des Kindes und sofortige Trennung; 12 Stdn nach Geburt erster Kontakt und anschließend tagsüber 8 Stdn RI(N=20)	36 Stdn	Verhalten der Mutter in einer Stillsituation/Verhaltenskategorien für Zuwendung, räumliche Nähe und Pflege: 11(?)V	1V: EG mehr En-Face-Kontakt

Fortsetzung Tabelle 1

GREEN-BERG et al. 1973	12-36 Stdn nach Geburt RI tags-über 8 Stdn, feste Fütte-rungszeiten (N=50)	Kontakte zu den Mahlzei-ten (N=50)	zwischen 4 und 7 Tagen	Stand. Interview/ Fragen: 50 V	6V: EG mehr Selbstver-trauen gegenüber dem Kind; mehr Kompetenz in der Versorgung des Kin-des; weniger Hilfe an-tizipiert für die Ver-sorgung des Kindes zu Hause; vermehrte Inter-pretation des Schrei-verhaltens; stärkere Belastung durch Schrei-en des Kindes; zeitlich frühere Entwicklung mütterlicher Gefühle
O'CON-NOR et al. 1977	nach Geburt täg-lich 6 Stdn RI zusätzlich (N=134)	Kontakte zu den Mahlzei-ten (N=143)	zwischen 12 und 21 Mona-ten	Angaben aus Arzt-berichten und Un-terlagen des Sozial-dienstes: ? V	EG geringerer Anteil elterlichen Fehlver-haltens, weniger Ge-deihstörungen der Kinder

Abkürzungen:

RI: Rooming-In,
FK: Frühkontakt
V : Variable

(a) *Auswirkungen des Frühkontakts*

Vier Projekte (KLAUS et al. 1972, KENNELL et al. 1974, RINGLER et
al. 1975, 1978, de CHATEAU & WIBERG 1977a, b, HALES et al. 1977,
CARLSSON et al. 1978, 1979) befassen sich mit dem Einfluß des FK
auf das Zuwendungsverhalten der Mutter gegenüber ihrem Kind. KLAUS
et al. (1972) unterscheiden Zuwendung (soziale Interaktion der Mutter
mit ihrem Kind) vom pflegerischen Verhalten der Mutter. Diese Trennung wird in allen Arbeiten außer bei CARLSSON et al. (1978, 1979)
vorgenommen.

Experimentelle Bedingungen: Lediglich in zwei Studien (de CHATEAU &
WIBERG 1977a, CARLSSON et al. 1978, 1979) wird die Bedingung des FK
isoliert untersucht, während in den übrigen (KLAUS et al. 1972,
de CHATEAU & WIBERG 1977b, HALES et al. 1977) der FK bzw. der FK und
die Kontrollbedingungen konfundiert sind mit erweitertem Wochenbett-
kontakt.

Probanden (Pbn) und Untersuchungsalter: Untersucht werden ausschließlich Erstgebärende mit normalen Kindern und ohne Geburtskomplikationen. Eine Arbeit (HALES et al. 1977) bezieht sich auf kurzfristige
Auswirkungen in der Neugeborenenphase; die anderen drei sind Lang-
zeituntersuchungen über einen Zeitraum von sechs Wochen (CARLSSON et
al. 1978, 1979), von drei Monaten (de CHATEAU & WIBERG 1977a, b) und
von fünf Jahren (KLAUS et al. 1972, KENNELL et al. 1974, RINGLER et
al. 1975, 1978).

Abhängige Variablen: Alle Studien erfassen das mütterliche Verhalten
beim Stillen oder Füttern des Kindes, wobei neben dem Zuwendungsverhalten auch pflegerisches Verhalten ermittelt wird. Zusätzlich berücksichtigen die von KLAUS et al. (1972) und de CHATEAU & WIBERG (1977a)
initiierten Längsschnittuntersuchungen mütterliches Verhalten in Interaktion mit dem Kind in Spiel- und anderen Situationen sowie das
Verhalten bzw. die Entwicklung des Kindes.

Ergebnisse: FK-Effekt (bzw. FK/RI-Effekte) lassen sich zwar in allen vier Projekten, jedoch nicht in allen Untersuchungsabschnitten zeigen. Die Ergebnisse weisen gleichsinnig auf eine Zunahme der mütterlichen Zuwendung in den FK-Gruppen hin, wobei allerdings in Relation zur Gesamtzahl der erfaßten Zuwendungsaspekte nur wenige - und diese keineswegs übereinstimmend - signifikante Unterschiede zeigen.

- Kurzfristige Veränderungen bei den Müttern: In der Neugeborenenphase ist unter FK eine Zunahme des Kontaktverhaltens (CARLSSON et al. 1978) sowie eine erhöhte Zuwendung in den Aspekten En-Face-Kontakt (HALES et al. 1977) und Halten des Kindes (de CHATEAU & WIBERG 1977a) festzustellen. En-Face-Kontakt wird von KLAUS et al. (1972) mit der Definition von ROBSON (1967) erklärt als Ausrichtung des mütterlichen Gesichts in der Weise, daß sich ihre Augen mit denen des Kindes auf der gleichen vertikalen Rotationsebene befinden.

- Längerfristige Veränderungen bei den Müttern: Eine vermehrte Zuwendung der FK-Gruppe wird für Liebkosen nach vier Wochen (KLAUS et al. 1972), für En-Face-Kontakt nach vier Wochen und nach drei Monaten (KLAUS et al. 1972, de CHATEAU & WIBERG 1977b), für Küssen nach drei Monaten (de CHATEAU & WIBERG 1977b) und für die Beruhigung des schreienden Kindes nach vier Wochen und nach einem Jahr (KLAUS et al. 1972, KENNELL et al. 1974) berichtet.
Zudem beurteilen RINGLER et al. (1975) das Sprechverhalten der FK-Gruppe nach zwei Jahren als elaborierter.

Hinsichtlich des pflegerischen Verhaltens zeigte sich lediglich bei de CHATEAU & WIBERG (1977b), daß die Kontrollgruppe mehr mit der Sauberhaltung des Kindes beschäftigt ist.

- Veränderungen bei den Kindern: Im Verhalten der Kinder konnten ebenfalls nur begrenzt FK-Effekte nachgewiesen werden. Bei der Weiterführung der Arbeit von KLAUS et al. (1972) zeigte sich ein höherer Entwicklungsstand nach einem Jahr bei der Experimentalgruppe (KENNELL et al. 1974); nach fünf Jahren (RINGLER et al. 1978) ergaben sich jedoch keine Unterschiede.

De CHATEAU & WIBERG (1977b) beobachteten nach einem Zeitraum von
drei Monaten bei den Kindern häufigeres Lächeln/Lachen und weniger
Weinen in der FK-Gruppe.
Ein weiteres Resultat dieser Untersuchung (de CHATEAU & WIBERG 1977a,
b) sind geschlechtsspezifische Effekte: unter FK ist bei Müttern
mit Jungen eine stärkere Zunahme der Zuwendung festzustellen als bei
Müttern mit Mädchen. Die Autoren betonen, daß an sich schon bestehende Unterschiede im mütterlichen Verhalten aufgrund des Geschlechts
des Kindes, wie sie verschiedentlich festgestellt wurden, durch den
FK möglicherweise noch verstärkt werden.

Die Autoren der referierten Untersuchungen interpretieren einheitlich,
daß der FK einen positiven Einfluß auf die Mutter-Kind-Beziehung aus-
übt. Darüber hinaus nehmen KLAUS et al. (1972) und HALES et al. (1977)
an, daß es bei der Mutter kurz nach der Geburt eine sensible Phase
gibt, in der ihr Verhalten gegenüber dem Kind längerfristig beeinflußt
werden kann, wobei allerdings unklar bleibt, inwieweit diese Phase im
Sinne einer Prägung verstanden wird. Ihre Vermutung stützt sich auf
tierexperimentelle Beobachtungen zur Trennung von Muttertieren und
ihren Jungen kurz nach der Geburt. Hierbei zeigt sich bei manchen Tier-
arten abnormes mütterliches Verhalten (z.B. Wegstoßen des Jungen),
wenn eine kurzfristige Trennung direkt nach der Geburt erfolgt; eine
etwas spätere Trennung (z.B. nach einem Tag) von gleicher Dauer wirkt
sich dagegen nicht auf das Verhalten der Mutter aus (vgl. KLAUS &
KENNELL 1976). HALES et al. (1977) beabsichtigten die Dauer der von
ihnen postulierten sensiblen Phase zu bestimmen, indem sie zusätzlich
zur Bedingung des FK einen gleichartigen, aber zeitlich verzögerten
Kontakt 12 Stunden nach der Entbindung untersuchten. Hinsichtlich des
Ausmaßes der mütterlichen Zuwendung liegt die Gruppe mit verzögertem
Kontakt zwischen der Kontrollgruppe und der FK-Gruppe, ohne daß die
Unterschiede zu diesen beiden Gruppen signifikant sind. Dennoch
schließen die Autoren daraus, daß die sensible Phase innerhalb eines
Zeitraums von 12 Stunden liegt.

HOCK et al. (1979) kritisieren, daß die Postulierung einer sensiblen
Phase an sich die in den Studien beobachteten Unterschiede nicht zu

klären vermag; erst die Analyse und Definition einzelner Prozesse und Mechanismen der frühen Mutter-Kind-Interaktion könnten Aufschluß über die Bedeutung des erweiterten Kontaktes geben.

(b) *Auswirkung des Rooming-In*

Gegenüber den zahlreichen Erfahrungsberichten zum RI, die überwiegend die positiven Einflüsse des RI auf die Mutter-Kind-Beziehung hervorheben, sind experimentelle Untersuchungen zum Nachweis dieser Vermutungen kaum veröffentlicht worden.

GREENBERG et al. (1973) vergleichen die Einstellungen von Müttern mit und ohne RI-Erfahrung. Mütter, die RI praktiziert haben, zeigen im Verhältnis zur Kontrollgruppe eine größere Sensibilität gegenüber dem Weinen des Kindes, eine zeitlich frühere Entwicklung mütterlicher Gefühle sowie mehr Selbstvertrauen in der Versorgung des Kindes. O'CONNOR et al. (1977) finden, daß Kinder, die unter RI versorgt worden waren, später seltener von ihren Eltern mißhandelt oder vernachlässigt wurden als Kinder einer Kontrollgruppe.

Bisher ist in keiner Arbeit ein direkter Vergleich zwischen FK und RI vorgenommen worden. Lediglich CARLSSON et al. (1978) untersuchten neben dem FK die Kombination von FK und RI in ihrer Auswirkung auf die mütterliche Zuwendung. Ein additiver Effekt des RI zum FK konnte jedoch nicht nachgewiesen werden.

Die dargestellten Untersuchungsergebnisse zur Auswirkung von FK und RI haben zum Teil zu sehr weitreichenden Forderungen bezüglich der Gestaltung des Mutter-Kind-Kontaktes in der Klinik geführt (z.B. KLAUS & KENNELL 1976). Derartige Schlußfolgerungen sollten jedoch mit Einschränkungen formuliert werden, da gegenüber den berichteten Resultaten eine Reihe methodenkritischer Einwände vorgebracht werden können. Diese lassen sich zu vier Punkten zusammenfassen:

- Auffallend ist, daß bei der durchweg großen Anzahl der abhängigen Variablen nur ein geringer Prozentsatz Signifikanz erreicht hat. Dabei ist im einzelnen nicht zu entscheiden, inwieweit die Art der Auswertung und die verwendeten statistischen Verfahren zu zufällig signifikanten Ergebnissen geführt haben.

- Aussagen über die isolierte Wirkung einzelner Kontaktformen sind
schwer zu formulieren, da die Versuchsbedingungen häufig untereinander konfundiert sind.

- Bei keiner der genannten Untersuchungen wurde die Einstellung der
Mütter zum erweiterten Kontakt kontrolliert, so daß Pbn auch entgegen ihrer Einstellung einer Kontaktbedingung zugeordnet wurden.
Es ist nicht auszuschließen, daß die damit verknüpften Effekte
sich stärker auf das Verhalten von Mutter und Kind niederschlagen
als die Effekte der einzelnen Kontaktformen.

- Die in den Studien beobachteten Verhaltensunterschiede, selbst wenn
sie als substantiell betrachtet werden, sind in ihrer Bedeutung für
die Mutter-Kind-Beziehung noch vollkommen ungeklärt. Als Maße für
die Mutter-Kind-Interaktion werden ausnahmslos Verhaltenshäufigkei-
ten, getrennt erhoben für Mutter und Kind, verwendet. Spezielle Untersuchungsansätze (vgl. LEWIS & ROSENBLUM 1974) zeigen jedoch auf,
daß sich die Qualität der Mutter-Kind-Beziehung weniger durch Ver-
haltenshäufigkeiten als vielmehr durch die Kontingenz und Koordi-
nierung des Verhaltens von Mutter und Kind beschreiben läßt.

Angesichts der noch unzureichenden Fundierung der Untersuchungsergebnisse und der fehlenden Abklärung der zahlreichen Einflußfaktoren, die
mit den Kontaktbedingungen in der Klinik korreliert sind (z.B. Einstellung des Klinikpersonals; Persönlichkeit und demographische Merkmale der Eltern), bleibt es bislang offen, welche Kontaktform für
die Entwicklung der Mutter-Kind-Beziehung optimal ist. Unter diesem
Aspekt sollte die Bereitschaft der Frau für eine bestimmte Kontaktbedingung als wesentliches Entscheidungskriterium respektiert werden.

2. Stillverhalten von Mutter und Kind

2.1 Stillen versus Flaschenernährung

Am Beispiel Schweden läßt sich die Veränderung von Stillfrequenzen
und -dauer in den industrialisierten Ländern demonstrieren: 1944 wurden ca. 55 % der Kinder mit 6 Monaten voll gestillt, 1972 waren es
6 %, 1975 wiederum 14 %, d.h. nach einem deutlichen Absinken in den

vorausgegangenen Jahrzehnten läßt sich seit einigen Jahren erstmals
ein gegenläufiger Trend erkennen (HOFVANDER & PETROS-BARVAZIAN 1978).
Da für die Bundesrepublik Deutschland keine offizielle Stillstatistik
existiert, können neuere Entwicklungen nur geschätzt werden. BIERMANN
& BIERMANN (1977) geben für den Zeitraum 1975-1977 an, daß nach dem
1. Lebensmonat ca. 25 % der Kinder gestillt wurden, während DROESSE &
STOLLEY (1978) weniger als 10 % Stillfrequenz am Ende des 1. Lebens-
monats mitteilen.

Eine Abnahme der Stillfrequenz läßt sich seit Jahren auch in den Entwicklungsländern registrieren, mit zum Teil katastrophalen Folgen im
Hinblick auf den Ernährungszustand und das Auftreten von Infektionskrankheiten. Diese Entwicklung hat dazu geführt, daß in steigendem
Maße die Vorzüge des Stillens wieder ins Blickfeld gerückt werden,
die vielfältigen Ursachen des frühen Abstillens analysiert und von
zahlreichen wissenschaftlichen und politischen Organisationen Reso-
lutionen im Sinne des Stillens abgefaßt werden, u.a. 1974 von der WHO
(vgl. JELIFFE & JELIFFE 1978).

Somatische und psychische Konsequenzen des Stillens

Wie in einer Reihe von Übersichtsreferaten deutlich wird (u.a.
GERRARD 1974, SCHMIDT 1979, ESPGAN 1980), besteht kein Zweifel, daß
gegenüber den Vorzügen der Muttermilch (u.a. optimales Nährstoffange-
bot, Schutz gegenüber Infektionen und Nahrungsallergenen) ihre potentiell schädlichen Bestandteile (u.a. in der Nahrung enthaltene
Pestizide; bestimmte, von der Mutter eingenommene Medikamente, Niko-
tin und Alkohol) in den Hintergrund treten. D.h. Muttermilch ist bis
dato unnachahmbar und (speziell in den Entwicklungsländern) unersetz-
lich, wenn auch auf dem Gebiet der industriell hergestellten künstlichen Nahrung (an die Muttermilch adaptierte Kuhmilch) große Fortschritte zu verzeichnen sind und das Risiko der künstlichen Ernährung
in industrialisierten Ländern mit einem hohen Standard in Bezug auf
Hygiene und medizinische Versorgung minimal ist.

Eine entwicklungsfördernde Funktion wird dem Stillen auch hinsichtlich der Mutter-Kind-Beziehung zugeschrieben. Die Argumente lassen sich im wesentlichen in zwei Punkten zusammenfassen (vgl. NEWTON & NEWTON 1967, JELLIFFE & JELLIFFE 1978, ESPGAN 1980):

- Mit dem Stillen ist ein intensiver Körperkontakt verbunden, der den Austausch sehr spezieller olfaktorischer, taktiler, visueller und akustischer Signale ermöglicht; beim Flaschenfüttern dagegen ist allein die Dauer des Kontakts schon dadurch reduziert, daß die Nahrung sowohl schneller als auch mit geringerer Saugaktivität aufgenommen wird und die Sättigungsintervalle größer sind.

- Das Stillen bewirkt bei der Mutter Lustempfindungen, u.a. durch Stimulation der Brustwarzen sowie hormonell ausgelöste Uteruskontraktionen.

Kaum schlüssig zu dokumentieren sind die langfristigen Auswirkungen des Stillens auf die Mutter-Kind-Beziehung und das Verhalten des Kindes. Die Vielzahl verschiedener, Mutter und Kind charakterisierender Variablen macht auch hier die Annahme eines einzelnen Haupteffekts 'Stillen' offenbar gegenstandslos, direkt abzulesen an den widersprüchlichen Ergebnissen verschiedener Untersuchungen mit mehr oder weniger umfassender Einbeziehung möglicher Einflußfaktoren (vgl. BRODY 1956).

Ein Fazit über die kurz- und langfristigen somatischen und psychischen Konsequenzen des Stillens kann nur sehr vorsichtig formuliert werden: Obwohl fast alle der zu diesem Thema diskutierenden Autoren eindeutig Position für das Stillen beziehen, fällt es schwer, einen Kausalzusammenhang zwischen Stillen und einer günstigen Entwicklung des Kindes herzustellen. Andererseits ist es nur logisch zu argumentieren, daß nicht das Stillen, sondern die Einführung der künstlichen Nahrung einer pragmatischen wie wissenschaftlichen Rechtfertigung bedarf, denn Stillen ist ein natürlicher biologischer Vorgang, dessen Nützlichkeit sich bereits über Jahrtausende erwiesen hat (JELLIFFE & JELLIFFE 1978).

Der Stillvorgang

Stillen ist ein psychophysiologischer Vorgang, der entscheidend durch
die wechselseitige Beeinflussung von Mutter und Kind gesteuert wird.
Grundlage für die Beurteilung stillhemmender und stillfördernder Faktoren ist die Kenntnis der Milchbildungs- und Milchausscheidungsreak-
tionen der Mutter (vgl. JELLIFFE & JELLIFFE 1978):

(a) *Der Prolaktin- oder Milchbildungsreflex*

Obwohl die Milchbildung durch ein komplexes endokrines Geschehen gesteuert wird, spielt das Hormon Prolaktin eine zentrale Rolle. Es wird
unter dem hemmenden und fördernden Einfluß des Hypothalamus vom vor-
deren Anteil der Hypophyse ausgeschieden. Der Umfang der Prolaktin-
Ausscheidung wird vor allem reflektorisch durch die Häufigkeit und
Intensität des Saugens an der Brust bestimmt, so daß die Milchproduk-
tion auf den Bedarf des Säuglings abgestimmt ist. Sie verringert sich
entsprechend bei Verminderung der Saugaktivität, etwa durch das Ein-
schieben von Flaschenmahlzeiten oder das Anbieten von Saugern.

(b) *Der Let-down- oder Milchausscheidungsreflex*

Durch Saugen, aber auch bereits durch taktile Stimulation der Brustwarzen und des Warzenhofes (LUTHER et al. 1974), werden über den Hypothalamus Impulse an den hinteren Anteil der Hypophyse übermittelt,
die daraufhin das Hormon Oxytocin ausscheidet. Oxytocin wirkt sowohl
auf den Uterus (kontrahierend) als auch auf die glatte Muskulatur
der Korbzellen, welche die milchproduzierenden Alveolen der Brust
umgeben. Durch Kontraktion dieser Korbzellen wird die Milch in die
Milchgänge gepreßt und damit freigegeben. Der Let-down-Reflex ist
sehr leicht durch emotionale Faktoren zu beeinflussen, er kann etwa
als konditionierte Reaktion bereits durch das Schreien des Säuglings
ausgelöst oder durch Angst, Unsicherheit und Schmerz gehemmt werden.
D.h. die mit derartigen Emotionen verbundene Adrenalinausscheidung
führt zu Gefäßkontraktionen, so daß das Oxytocin nicht an die Korbzellen gelangen kann. Hinzu kommt, daß die zunehmend sich füllende
Brust dem Säugling das Saugen erschwert, so daß dieser unbefriedigt

bleibt und häufig ein Teufelskreis aus Versagensängsten, Schmerz
(durch heftigeres Saugen) und damit reduzierter Milchausscheidung
resultiert, gefolgt schließlich von reduzierter Milchbildung.

2.2 Stillhemmende und stillfördernde Faktoren

Um den Rückgang von Stillfrequenz und -dauer zu erklären, bedarf es
sicherlich einer umfassenden Diskussion vieler individueller und
sozialer bzw. sozio-kultureller Einflußfaktoren, wie sie BENTOVIM
(1976) unternimmt. Dennoch läßt sich zeigen, daß gerade auch einige
umschriebene Faktoren wie die Saugaktivität des Kindes oder die Art
der Stillanleitung notwendige (wenn auch nicht hinreichende) Bedingungen für erfolgreiches Stillen darstellen. Dies gilt besonders für
den Beginn der Stilltätigkeit, der wiederum in der Bundesrepublik
Deutschland nahezu ausschließlich in der Klinik stattfindet.

Als Organisationsbedingungen einer geburtshilflichen Abteilung, die
sich stillhemmend auszuwirken vermögen, lassen sich anführen (vgl.
BIESELT-HUBRAL & LOTHROP 1977, PETERS 1978):

- Die frühe Trennung im Kreißsaal, die frühzeitiges Saugen verhindert, sowie die geringe Kontaktdauer während des Klinikaufenthaltes;

- der starre Rhythmus der Mahlzeiten (etwa im Vierstunden-Intervall),
  der keineswegs dem Rhythmus des Nahrungsbedürfnisses des Neugeborenen entspricht (SIMSARIAN & McLENDON 1942, ILLINGWORTH et al.
  1952);

- die zu knapp bemessene Zeit pro Brustmahlzeit, die einen kontinuierlichen Lernprozeß von Mutter und Kind erschwert und nicht geeignet
  ist, eine entspannte Stillsituation herzustellen;

- der partielle Ersatz von Brustmahlzeiten durch Flaschennahrung
  (z.B. nachts oder durch Zufüttern in den ersten Lebenstagen), wodurch einerseits die Laktation verzögert wird (bzw. bei ausreichen-

der Milchbildung die Brust zu prall und damit schwer zu entleeren
ist), andererseits der Säugling die i.a. differente und weniger
anstrengende Saugaktivität an der Flasche zu bevorzugen lernt;

- der Erfolgszwang (z.B. durch das Wiegen des Kindes vor und nach
  jeder Mahlzeit), der sich hemmend auf den Let-down-Reflex auswirkt;

- unzureichende Stilleinweisung durch das Klinikspersonal;

- Medikamente zur Geburtshilfe, die bis zu mehreren Tagen nach der
  Entbindung speziell die Saugleistung des Kindes beeinträchtigen.

Daß ein Zusammentreffen dieser Faktoren sich negativ auf Stillfrequenz und -dauer auswirkt, ist unbestritten. Das Gewicht jedoch, das
jedem einzelnen dieser Faktoren zukommt, ist schwer abzuschätzen, da
nur wenige kontrollierte Untersuchungen zu diesem Punkt vorliegen.

Veränderung des Stillverhaltens durch Medikamente

Die Arbeit von KRON et al. (1966), in der gezielt die Saugleistung
des Neugeborenen untersucht wird, ist eine der wenigen, in denen verschiedene Medikamentenbedingungen nicht konfundiert sind, so daß eine Aussage über die Beeinträchtigung der Saugleistung durch Barbiturate möglich ist. Ähnliche Ergebnisse (Beeinträchtigung des Stillverhaltens durch Barbiturate) hat BRAZELTON (1961) vorgelegt, bei dem
allerdings das Ausmaß der Sedierung jeweils mit verschiedenen Anästhe-
sieformen kombiniert war.

Andere Arbeiten berichten gleichfalls eine Verhaltensbeeinträchtigung
des Neugeborenen (Saugen, Suchreflex), ohne daß allerdings deutlich
wird, inwieweit bestimmte Medikamente (z.B. Analgetika, Lokalanästhetika, Narkotika) oder aber bestimmte Medikamentkombinationen zu diesen Veränderungen beitragen (DUBIGNON et al. 1969, RICHARDS & BERNAL
1971, SCANLON et al. 1974, HODGKINSON et al. 1976).

Demgegenüber geben TRONICK et al. (1976) an, daß sich beim Vergleich verschiedener Formen der Lokalanästhesie (zum Teil kombiniert mit Analgetika) unter relativ niedriger Dosierung keine Differenzen bezüglich des Saug- und Suchverhaltens zeigen.

Insgesamt läßt sich feststellen, daß geburtshilfliche Medikamente unter bestimmten Bedingungen die Nahrungsaufnahme des Neugeborenen zu beeinträchtigen vermögen. Über spezielle mit diesen Medikamenten verknüpfte Bedingungen (z.B. Art, Dosis, Indikation) sind endgültige Aussagen nicht möglich, da für die Versuchsplanung in diesem Bereich ohne Einschränkungen die gleichen kritischen Überlegungen gelten, die in Abschnitt 4 angesprochen werden.

Frühkontakt

Aus einer Arbeit von de CHATEAU et al. (1977) läßt sich entnehmen, daß zusätzlicher Haut- und Saugkontakt von 15 - 20 Minuten Dauer unmittelbar nach der Geburt zwar mit einer augenfälligen Erhöhung der Stilldauer assoziiert zu sein scheint (Median der Kontaktgruppe: 175 Tage; Median der Kontrollgruppe: 108 Tage), daß aber wegen der großen Variabilität innerhalb beider Gruppen keine statistisch bedeutsamen Differenzen resultieren. Demnach ist anzunehmen, daß neben dem FK noch weitere Faktoren auf die Dauer des Stillens einwirken. Im Hinblick auf die Stillfrequenz zeigten beide Gruppen 36 Stunden nach der Geburt keine Unterschiede (de CHATEAU & WIBERG 1977a).

Gleichfalls nicht eindeutig zu interpretieren sind die Resultate von SOSA et al. (1976), die in Guatemala-City bei drei Untersuchungen jeweils eine Experimentalgruppe (45 Min. Hautkontakt mit Stillaufforderung unmittelbar nach der Geburt) mit einer Kontrollgruppe (erster Kontakt 12 - 24 Stunden nach der Geburt) verglichen. Während bei zwei dieser Untersuchungen die durchschnittliche Stilldauer etwa den Ergebnissen von de CHATEAU et al. (1977) entspricht, zeigte sich in der dritten Untersuchung eine erheblich längere Stilldauer der Kontrollgruppe. Dieses unerwartete Ergebnis wird von SOSA et al. (1976) mit einer unterschiedlichen Verteilung des sozio-ökonomischen Status innerhalb der beobachteten Gruppe erklärt.

Rooming-In

In einer großangelegten Studie mit 1862 Mutter-Kind-Paaren hat
McBRYDE (1951) gezeigt, daß mit der Einführung eines obligatorischen
RI-Programms der Anteil der gestillten Kinder von 37 % auf 58,5 % gesteigert werden kann, wobei allerdings nicht deutlich wird, in welchem Maße verschiedene Faktoren an dieser Steigerung beteiligt sind
(u.a. Füttern nach Bedarf, frühe und gesteigerte Kontaktdichte, Verhalten des Klinikpersonals).

CRETIUS (1955) vergleicht eine Kontrollgruppe (Kontakte nach festem
Zeitplan zu den Mahlzeiten) mit einer Gruppe von RI-Müttern, die Tag
und Nacht mit ihrem Kind gemeinsam untergebracht waren (totales RI)
und zusätzlich zum Füttern nach Bedarf motiviert wurden. Unter diesen Bedingungen stillten 50 % der RI-Gruppe während des Klinikaufenthaltes voll gegenüber 37 % der Kontrollgruppe, zudem war die Gewichtszunahme der RI-Kinder größer. In einer Anschlußuntersuchung (RI nur
freiwillig und tagsüber, da vor allem Mehrgebärende das totale RI relativ häufig ablehnten) zeigte sich, daß bei beiden Gruppen 75 % der
Mütter während des Klinikaufenthaltes voll stillten, die Gewichtszunahme der RI-Kinder allerdings wiederum beträchtlich größer war als
die der Kontroll-Kinder (CRETIUS et al. 1965). Die Autoren führen
den schnelleren Gewichtsgewinn auf die große Variabilität der Fütte-
rungsfrequenz in der RI-Gruppe zurück, die anzeigt, daß der Nahrungs-
bedarf des Neugeborenen interindividuell erheblich schwankt.

GREENBERG et al. (1973) können diese Ergebnisse nicht bestätigen. Unabhängig vom frühen Kreißsaalkontakt fanden sie hinsichtlich der
Stillfrequenz am Entlassungstag keine Unterschiede zwischen RI-Gruppe (12 Stunden Kontakt tagsüber) und Kontrollgruppe (20 Minuten Kontakt jeweils zu den Mahlzeiten): nahezu alle Mütter stillten zum Er-
hebungszeitpunkt. In einer ebenfalls in Schweden durchgeführten Untersuchung mit ähnlich hohen Stillfrequenzen am Entlassungstag zeigte
sich jedoch, daß die Mütter der Kontrollgruppe früher abstillten als
die der RI-Gruppe (LIND & JÄDERLING 1964). Auch JACKSON et al. (1956)
haben eine um durchschnittlich einen Monat längere Stilldauer bei RI-
Müttern beobachtet.

Aufgrund der unterschiedlichen Beobachtungsbedingungen, aber auch aufgrund des frühen Erhebungszeitpunktes in der Klinik ist eine eindeutige Aussage über die Wirkung einer definierten RI-Situation auf die Stillfrequenz nicht möglich. Am ehesten scheinen sich RI-Effekte hinsichtlich einer rascheren Gewichtszunahme des Kindes in den ersten Lebenstagen sowie einer längeren Stilldauer zu zeigen.

Problem der Vielfalt von Einflußfaktoren

SVEJCAR (1977) konnte in seiner Klinik innerhalb eines Jahres den Anteil der bei der Entlassung voll gestillten Neugeborenen von 67 % auf 81 % erhöhen, indem er Zahl und Dauer der Mahlzeiten variabel hielt.

NORVAL (1946) unterstreicht die Funktion des Klinikpersonals bei der Anleitung zum Stillen. Sie weist darauf hin, daß das Training der ersten Saugversuche des Kindes Geduld erfordere, damit die notwendige Verstärkung eintritt. Unter 50 entsprechend angeleiteten Müttern, deren Kinder keine weitere Zusatznahrung erhielten, war in nur acht Fällen die Saugleistung des Kindes unbefriedigend. Eine adäquate Stilleinweisung ist insbesondere für Erstgebärende von Bedeutung, da diese gegenüber Mehrgebärenden häufiger Verhaltensweisen zeigen, die die Nahrungsaufnahme behindern, etwa Stimulation des Säuglings während des Trinkens (THOMAN et al. 1972).

Auch de CHATEAU et al. (1977) konnten bereits durch einfache Maßnahmen (keine zusätzliche Flaschennahrung, kein Wiegen vor und nach dem Stillen) die Abstillhäufigkeit in den ersten Lebenswochen senken, des weiteren durch Verbesserung der vom Klinikpersonal durchgeführten Stillinstruktion. Allerdings bewirkte eine darüber hinausgehende intensivere Betreuung und Information keine weitere Zunahme der Stilldauer, wiederum ein Hinweis darauf, daß zur Optimierung der Stillanweisung andere Bedingungen hinzutreten müssen, um die Stilldauer zu erhöhen.

Daß die angeführten Klinikfaktoren nur einen Teil der Stillvariabilität zu erklären vermögen, zeigt sehr deutlich eine Arbeit von SJÖLIN et al. (1977), die 1972 in Schweden durchgeführt wurde: von 298 Müttern äußerten mehr als 90 % unmittelbar nach der Geburt den eindeutigen Wunsch zu stillen. Bei der Entlassung am 5. bis 7. Tag stillten noch 77,8 % voll, dieser Anteil sank jedoch bereits innerhalb eines Monats auf knapp 40 %, nach 6 Monaten auf 1 %. Die angegebenen Gründe für das Abstillen (erhoben mit einem standardisierten Interview) waren außerordentlich vielfältig und nur bei einem sehr geringen Teil klar auszumachen. D.h. ein besseres Verständnis der Bedingungen, die zu geringer Stillfrequenz und -dauer führen, läßt sich letztlich erst dann erreichen, wenn neben den durch die Kliniksituation gegebenen Faktoren das Gewicht anderer, zum Teil bekannter Einflußgrößen bestimmt werden kann. Hierzu zählen z.B. bestimmte Persönlichkeitsvariablen der Mutter (u.a. MAGNUSSEN & KEMLER 1969, MEARES & HORVATH 1974), Einstellungen gegenüber dem Stillen sowie gegenüber Kind und Ehemann (u.a. NEWTON 1968, SWITZKY et al. 1979) und sozio-ökonomische Variablen (u.a. RIVERA 1971, SJÖLIN et al. 1977).

3. Pflegebedingungen bei Frühgeborenen

3.1 Konsequenzen für die Mutter-Kind-Interaktion

Falls frühzeitiger und intensiver Mutter-Kind-Kontakt eine wesentliche Bedingung für die Entwicklung einer positiven Beziehung ist, dann müßte sich eine Beziehungsstörung besonders dann zeigen, wenn z.B. aus medizinischen Gründen eine extreme Trennung herbeigeführt wird: bei Frühgeborenen bzw. anderen Risikokindern, die einer Intensivpflege bedürfen oder bei Erkrankungen der Mutter, die ihr eine Versorgung des neugeborenen Kindes nicht gestatten.

PETERSON & MEHL (1978), die die Funktion verschiedener Variablenkombinationen (gewonnen aus Interviews und Beobachtungen) für die frühe Beziehung der Mutter zu ihrem Kind untersuchten, fanden als gewichtigste

Prädiktorvariable die Länge der Trennungszeit unmittelbar nach der
Geburt. Sie folgern aus ihren Ergebnissen, daß mit der durch die Trennung bedingten unzureichenden Konsolidierung der Mutter-Kind-Beziehung
erklärt werden kann, warum bei Frühgeburten immer wieder ein über-
durchschnittlich hoher Prozentsatz an Fällen mit Kindesmißhandlung
bzw. -vernachlässigung berichtet wird (vgl. auch TEN BENSEL & PAXSON
1977, FOMUFOD et al. 1975). Allerdings fällt es aus mindestens zwei
Gründen schwer, einen derartigen Kausalzusammenhang zwischen Frühgeburt und Mißhandlung herzustellen:

(a) Die vorliegenden Beobachtungen (ELMER & GREGG 1967, KLEIN &
    STERN 1971, vgl. auch FRIEDRICH & BORISKIN 1976) schließen nicht
    aus, daß die Assoziation beider Merkmale von anderen, gleichsin-
    nig auf sie einwirkenden Faktoren bestimmt wird (z.B. soziale
    Schwierigkeiten oder Eheprobleme, die sich sowohl in einem er-
    höhten Schwangerschafts- und Geburtsrisiko als auch in einer ge-
    störten Beziehung zum Kind äußern können (vgl. FANAROFF et al.
    1972, HUNTER et al. 1978). Diese Annahme wird dadurch gestützt,
    daß eine häufig zu beobachtende Konfiguration medizinischer und
    sozialer Daten auch bei der Merkmalsunterscheidung von mißhandel-
    ten und nichtmißhandelten Kindern ausgemacht werden kann. LYNCH
    & ROBERTS (1977) haben etwa die folgenden, für Kindesmißhandlung
    bzw. -vernachlässigung charakteristischen Faktoren gefunden:
    (1) Mutter bei der Geburt jünger als 20 Jahre, (2) Verdacht auf
    emotionale Störungen, (3) Aufsuchen des Sozialdienstes, (4)
    Kind in Intensivpflege, (5) Unfähigkeit der Mutter, ihr Kind
    adäquat zu versorgen.

(b) Die Qualität der Beziehung zwischen Mutter und Kind läßt sich
    kaum allein anhand einzelner Verhaltensdaten ablesen. So haben
    u.a. BECKWITH & COHEN (1978) gezeigt, daß bei 4 Wochen alten
    Frühgeborenen das Ausmaß an elterlicher Fürsorge und sozialer
    Interaktion einerseits und das Ausmaß an Geburtskomplikationen
    andererseits keineswegs negativ, sondern geringfügig aber signi-
    fikant positiv korreliert ist. Unter Berücksichtigung der ange-
    führten Beobachtungen über einen Zusammenhang zwischen Frühgeburt
    und Vernachlässigung mögen diese Ergebnisse überraschend sein.

Mit Häufigkeitsangaben über Stimulation oder Interaktionsbemühungen ist aber nicht unbedingt eine Aussage darüber verknüpft, ob das Verhalten der Mutter dem Verhalten oder den Bedürfnissen des Kindes angemessen ist (vgl. auch FIELD 1977). Hier ergeben sich ungleich größere Schwierigkeiten bei der Beurteilung einer Beziehungsstörung, verglichen mit dem relativ eindeutigen Merkmal der körperlichen Mißhandlung bzw. Vernachlässigung (das dessen ungeachtet mit einer hohen Dunkelziffer verbunden ist).

Beide Ansätze, der über die Extremform der Beziehungsstörung (Kindesmißhandlung/-vernachlässigung) sowie der über die Beschreibung der Mutter-Kind-Interaktion, gestatten deshalb bislang nur vorsichtige Schlußfolgerungen darüber, in welchem Ausmaß und in welcher Weise die Mutter-Kind-Beziehung durch medizinisch indizierte Trennungssituationen nach der Geburt beeinträchtigt wird.

Die meisten Beobachtungen, die vom letztgenannten Ansatz ausgehen, zeigen, daß derartige massive Trennungen mit emotionalen Krisen, Schuldgefühlen, Ängsten, Ablehnung und Unsicherheit im Umgang mit dem Kind assoziiert sind, wobei die Mütter mehr betroffen zu sein scheinen als die Väter (JEFFCOATE et al. 1979). Diese Krisensituation, die sehr häufig von Eheproblemen begleitet wird (LEIFER et al. 1972), kann sicherlich nicht allein durch unzureichenden Kontakt während der Intensivpflege erklärt werden, sondern durch viele Faktoren, z.B. ebenso durch die Häufung von Verhaltensproblemen, die ein Frühgeborenes aufweist (KNOBLOCH & PASAMANICK 1966). Hierzu zählen u.a. Störungen des Schlaf-Wach-Rhythmus, Fütterungsprobleme, beeinträchtigte Reagibilität (u.a. MUSSEN et al. 1974, DREYFUS-BRISAC 1974), aber auch Hinweise auf die besondere Aversivität des Frühgeborenenschreiens (FRODI et al. 1978).

Entsprechend groß ist die Variabilität der berichteten Schwierigkeiten innerhalb der ersten Wochen nach der Geburt; langfristige, über das erste Lebensjahr hinausgehende Störungen der Mutter-Kind-Beziehung nach Intensivpflege-Maßnahmen scheinen allerdings eher unwahrscheinlich zu sein (BLAKE et al. 1975, LEIDERMAN & SEASHORE 1975, WHITEN 1977).

Entscheidendes Gewicht kommt unter diesen Gesichtspunkten der Bewältigung der akuten Krisensituation noch während des Klinikaufenthaltes zu. KLAUS & KENNELL (1976) fordern deshalb eine verstärkte Unterstützung der Eltern durch das Klinikpersonal, verbunden mit der Möglichkeit, jederzeit Zutritt zu ihrem Kind zu erhalten. Sie betonen dabei, daß die Vorteile derartiger Maßnahmen (speziell Sicherheit im Umgang mit dem Kind) keinesfalls zwangsläufig mit einer Erhöhung des Infektionsrisikos der Frühgeborenen erkauft werden müßten (vgl. auch BARNETT et al. 1970).

3.2 <u>Auswirkungen auf die Entwicklung des Kindes</u>

Die Überlebenschancen von Frühgeborenen und anderen Risikokindern haben sich in den vergangenen Jahren beträchtlich erhöht (u.a. SCHLESINGER 1973), nicht nur dank technischer Verbesserungen in der Intensivpflege, sondern vor allem durch eine Verbesserung der perinatalen Versorgung (Früherkennung sowie organisatorische Maßnahmen, etwa hinsichtlich der Kooperation von Geburtshelfer und Pädiater).

Demgegenüber gibt es eine Reihe von Beobachtungen, die eine Assoziation von Geburtskomplikationen bzw. Frühgeburt einerseits und späteren Entwicklungsstörungen andererseits nahelegen (u.a. CAPUTO & MANDELL 1970, HARDY 1973, MULLER et al. 1971, GOLDSTEIN et al. 1976). Diese Veränderungen werden häufig in Verbindung mit einer minimalen Hirnschädigung, z.B. aufgrund von Sauerstoffmangel, gebracht (vgl. LEMPP 1970, Forschungsbericht DFG 1977).

Darüber hinaus gibt es jedoch Hypothesen über einen Zusammenhang zwischen beobachteten Entwicklungsstörungen und verschiedenartigen Deprivationsbedingungen, denen das Frühgeborene speziell während der Intensivpflege im Inkubator ausgesetzt ist (u.a. SOLKOFF et al. 1969). D.h. die variable sensorische Stimulation, die das gesunde Neugeborene vor allem durch die Mutter erfährt, entfällt weitgehend bei den in der Klinik versorgten Frühgeborenen. Um zu überprüfen, in welchem Ausmaß sich bei diesen Kindern eine zusätzliche sensorische Stimulation entwicklungsfördernd auswirkt, sind eine Reihe entsprechender

Untersuchungen durchgeführt worden, bei denen u.a. eine Gruppe von extrastimulierten Frühgeborenen verglichen wird, die die übliche Klinikspflege erfahren.

In diesen Untersuchungen werden überwiegend taktile und kinästhetische Reize (Streicheln, Küssen, Wiegen) verwendet, seltener optische und akustische Reize. Die beobachteten Verhaltensparameter beziehen sich in erster Linie auf Faktoren der Nahrungsaufnahme und -verwertung (Häufigkeit und Umfang der Nahrungszufuhr, Gewichtszunahme, Häufigkeit von Erbrechen und Stuhlgang), auf Atmung, Körpertemperatur, Herzfrequenz sowie auf sensomotorische Reaktionen in verschiedenen Entwicklungstests.

Die Ergebnisse sind kaum einheitlich zu resümieren. Aus einer von KLAUS & KENNELL (1976) zusammengestellten Tabelle über 12 Arbeiten folgern die Autoren zwar, daß bei zusätzlicher sensorischer Stimulation weniger apnoische Anfälle, weniger Stühle und eine raschere Gewichtszunahme zu registrieren sei, aber bereits am Beispiel des relativ einfach zu erfassenden Merkmals der Gewichtszunahme läßt sich zeigen, daß noch nicht einmal ein Trend in der erwarteten Richtung zu erkennen ist: unter Berücksichtigung weiterer, von KLAUS & KENNELL (1976) nicht zitierter Arbeiten kann die Annahme eines rascheren Gewichtsgewinns bei extrastimulierten Frühgeborenen durch empirische Befunde ebenso sehr gestützt (SOLKOFF et al. 1969, SCARR-SALAPATEK & WILLIAMS 1973, WHITE & LABARBA 1976) wie verworfen werden (HASSEL-MEYER 1964, McNICHOL 1974, KORNER et al. 1975, KRAMER et al. 1975).

Die Gründe für diese widersprüchlichen Resultate sehen CORNELL & GOTTFRIED (1976) vor allem im unzureichenden Wissensstand über die Ökologie des Frühgeborenen, so daß bislang nur Vermutungen über eine sensorische Deprivation aufgestellt werden können und die gewählten Stimulationsbedingungen dementsprechend höchst unterschiedlich und willkürlich ausfallen müssen. Ähnlich äußert sich BARNARD (in KLAUS & KENNELL 1976, S. 117) indem er in einem kritischen Kommentar darauf hinweist, daß Frühgeborene auch im Inkubator genügend stimuliert wer-

den; wesentlich sei vielmehr das Problem der angemessenen Stimulation
(Art, Zeitpunkt) sowie die Verhinderung einer möglichen Überstimulation.

Für den akustischen Bereich liegen z.B. Untersuchungen über die durchschnittliche Geräuschbelastung im Innern eines Inkubators vor, die
speziell die Bedenken gegenüber einer Überstimulation des Frühgeborenen stützen. Je nach Ausstattung (z.B. Infusionspumpe, Beatmungs-
gerät) schwanken die Dauerschallpegel zwischen 55 dB(A) und 76 dB(A),
mit Spitzenwerten zwischen 130 - 140 dB beim Anstoßen des Inkubators
von außen (BESS et al. 1979). Beobachtungen an Säuglingen im Alter
zwischen 3 und 63 Wochen zeigen, daß ein Schallpegel von 75 dB (Rausch-
band, 100 - 7000 Hz) in jedem Fall nach maximal 12 Minuten zu Schlafstörungen führt (GÄDEKE et al. 1969); WEDENBERG (1963) ermittelte für
Neugeborene eine Weckschwelle von 70 - 75 dB (Sinustöne, 500 - 3000 Hz)
bei Tiefschlaf sowie von ca. 55 dB bei Leichtschlaf. In einer retrospektiven Untersuchung haben DOUEK et al. (1976) eine erhebliche Hör-
beeinträchtigung unterschiedlichen Ausmaßes in den höheren Frequenz-
bereichen bei Kindern festgestellt, die mindestens eine Woche wegen
zu niedrigen Geburtsgewichts im Inkubator versorgt wurden.

Obwohl die Arbeiten zur sensorischen Stimulation des Frühgeborenen
kaum eindeutige Schlüsse über Kurzzeiteffekte zulassen (geschweige
denn über Langzeiteffekte), machen besonders die wenigen vorliegenden
Befunde über die Bedingungen der Inkubatorpflege deutlich, wie wichtig die Abklärung sowohl von Art und Ausmaß des notwendigen Reizange-
bots als auch der Reizverarbeitung beim Frühgeborenen ist. Die mit
dem Merkmal Frühgeburt assoziierten späteren Entwicklungsstörungen
sollten nicht nur mit der Hypothese eines minimalen Hirnschadens
(oder mit der Hypothese der frühen Mutter-Kind-Trennung) erklärt
werden, sondern in gleicher Weise wäre zu prüfen, inwieweit sie auch
auf unangemessene sensorische Stimulation unmittelbar nach der Geburt zurückgeführt werden können.

4. Medikamentöse Geburtshilfe

4.1 Probleme der Beurteilung von Medikamentenwirkungen beim Neugeborenen

Breite Anwendung zur Geburtseinrichtung finden zentralwirkende Analgetika (BECK 1968). Ihr Nachteil ist, daß zu einer befriedigenden Schmerzausschaltung im allgemeinen eine höhere Dosierung erforderlich ist, die wiederum das Risiko einer Atemdepression und damit einer Asphyxie (mangelnde Sauerstoffversorgung) des Kindes bei der Geburt erhöht. Deshalb kombiniert man Analgetika mit anderen Verfahren wie z.B. mit Tranquilizern, Sedativa, Inhalationsanalgesien oder Regionalanästhesien. Bei diesen werden mit Ausnahme der sedierenden Barbiturate, deren Gebrauch in den letzten Jahren erheblich zurückgegangen ist, die nachteiligen Wirkungen auf das Neugeborene häufig als gering beurteilt. Daneben wird, überwiegend zur Schnittentbindung, die Allgemeinnarkose eingesetzt.

Fast alle in der Geburtshilfe gebräuchlichen Medikamente können die Plazenta passieren und somit direkt auf den Fetus übergehen. Das Ausmaß, in dem ein Transfer von Substanzen pro Zeiteinheit stattfindet, ist u.a. abhängig von den Eigenschaften des Medikaments (z.B. Molekulargewicht; Lipoidlöslichkeit; Proteinbindung), dem Konzentrationsgradienten zwischen dem Blut der Mutter und dem fetalen Blut, der Dosierung und der Applikationsform (vgl. RALSTON & SHNIDER 1978).

Die verschiedenen Verfahren der medikamentösen Schmerzausschaltung während der Geburt sind immer wieder Gegenstand kontroverser Diskussionen hinsichtlich ihrer nachteiligen Auswirkung auf das Neugeborene. Die geringe Übereinstimmung bezüglich der Wirkung der Medikamente kommt grundsätzlich in zwei Bereichen zum Ausdruck:

(a) Noch weitgehend unbekannt sind u.a. die Aufnahme von Medikamenten im Gewebe des Fetus/Neugeborenen sowie dessen Kapazität zur Metabolisierung und Ausscheidung von Stoffen. Einerseits wird in Betracht gezogen, daß Fetus und Neugeborenes auf Medikamente

empfindlicher reagieren als die Mutter (z.B. höhere Permeabilität
der Blut-Hirn-Schranke, begrenzte Kapazität der Leber und Nieren
für Abbau und Ausscheidung von Medikamenten beim Kind), andererseits vermutet man, daß der Fetus begrenzt vor einer unmittelbaren Einwirkung von Medikamenten geschützt ist (z.B. Aufnahme und
Inaktivierung eines Teils der Substanzen in der fetalen Leber;
fortschreitende Verdünnung von Medikamenten im fetalen Kreislauf,
bevor eine Aufnahme ins Gewebe erfolgt (vgl. BECK 1968, BECK et
al. 1973).

(b) Zur Beurteilung von Medikamenteneffekten beim Neugeborenen werden
zum Teil Maße verwendet, die der potentiellen Wirkung von Medikamenten nicht gerecht werden (vgl. HODGKINSON 1979):

- *Klinischer Zustand/Risikoanzeichen des Neugeborenen kurz nach
  der Geburt und in der Neugeborenenphase:*
  Der Zustand des gerade geborenen Kindes, überwiegend durch den
  Asphyxie-Index von APGAR (1953) beurteilt, gibt wenig Aufschluß
  über Medikamenteneffekte, da diese verzögert auftreten oder
  durch die anfängliche Aktivierung des Kindes verdeckt sein können. So konnte gezeigt werden, daß trotz fehlender Anzeichen
  einer Atemdepression oder Asphyxie des Kindes bei der Geburt
  Medikamentenauswirkungen zu einem späteren Zeitpunkt erkennbar
  waren (u.a. BRACKBILL 1974a, CONWAY & BRACKBILL 1970, EMDE et
  al. 1975). Anhand von Apgar-Scores und Risikoanzeichen können
  lediglich massive Auffälligkeiten erfaßt werden, wie sie etwa
  bei hohen Dosierungen oder extrem empfindlich reagierenden Kindern zu erwarten sind, während subtilere Effekte im Verhaltens-
  bereich unberücksichtigt bleiben.

- *Verhältnis der Medikamentenkonzentrationen im Blut des Fetus/
  Neugeborenen und der Mutter:*
  Hierdurch kann weder das Ausmaß der Plazentapassage noch die
  Wirkung eines Medikaments beurteilt werden. Z.B. sind relativ
  niedrige Blutkonzentrationen beim Kind u.U. nicht auf einen reduzierten Transfer sondern auf eine erhöhte Aufnahme der Sub-
  stanz im fetalen Gewebe (z.B. Leber, Gehirn, Herz) zurückzu-

führen, so wie es für verschiedene Lokalanästhetika in Tier-
versuchen gezeigt werden konnte (vgl. RALSTON & SHNIDER 1978).

Es ist verständlich, daß Arbeiten, die diese Kriterien verwenden, sehr widersprüchliche Ergebnisse liefern. Für eine angemessene Beurteilung der Auswirkung von Medikamenten müssen vielmehr
diejenigen Funktionen des Neugeborenen berücksichtigt werden, die
wesentlich sind für seine Anpassung an die neue Umgebung und für
seinen Entwicklungsfortschritt. Deshalb wird im folgenden nur
auf Untersuchungen eingegangen, die entsprechende physiologische
Maße und Verhaltensmaße verwenden.

4.2 Untersuchungsergebnisse

Obwohl zahlreiche Untersuchungen zur Auswirkung von Medikamenten auf
das Neugeborene vorgelegt worden sind (vgl. neuere Übersichtsreferate von BRACKBILL 1979, HODGKINSON 1979), kann bisher nicht eindeutig beantwortet werden, wie und in welchem Ausmaß sich medikamentöse
Verfahren der Geburtshilfe direkt auf das Kind auswirken, geschweige
denn, inwieweit verschiedene Medikamentenbedingungen wie Art des
Medikaments, Dosierung, Zeitpunkt der Dosierung und Applikationsform
Effekte zeigen.

BRACKBILL (1979) stellt fest, daß bei der Mehrzahl der vorliegenden
Untersuchungen aus ethischen Gründen die Zuordnung der Pbn zu den
Medikamentenbedingungen nicht nach Zufall erfolgt. Dadurch wird das
Vorgehen der Untersucher im wesentlichen auf zwei Möglichkeiten ein-
geschränkt: entweder Festlegung der Stichprobe vor der Entbindung und
Inkaufnahme konfundierter Medikamentenbedingungen oder Festlegung der
Medikamentenbedingungen und nachträgliche Auswahl einzelner Pbn, die
diesen Kriterien in etwa entsprechen. Schon seit längerem wird darauf
hingewiesen (BOWES 1970, KRAEMER et al. 1972), daß direkte Medikamenteneffekte schwer zu trennen sind von dem Einfluß bestimmter Faktoren,
die die Verordnung von Medikamenten bedingen (z.B. Geburtsverlauf;
Ängste), da diese in der Regel nicht kontrolliert werden.

Die üblichen Verfahren der medikamentösen Geburtserleichterung sind wiederholt in den Arbeiten repräsentiert, während die häufig verwendeten Wehenmittel (z.B. Oxytocin) bisher kaum untersucht worden sind.

Neben der Konfundierung der Medikamentenbedingungen wird die Beurteilung der Versuchsbedingungen auch durch die i.a. unvollständigen Angaben der Medikamentenparameter erschwert.

Pbn und Untersuchungsalter: Generell umfassen die Stichproben nur gesunde, reife Neugeborene von Müttern mit komplikationsloser Schwangerschaft und Entbindung. Überwiegend werden Medikamenteneffekte in der Neugeborenenphase geprüft. Längerfristige Auswirkungen sind über einen Zeitraum von einem Monat (CONWAY & BRACKBILL 1970), von drei Monaten (HOROWITZ et al. 1977), von vier Monaten (FRIEDMAN et al. 1978) und acht Monaten (BRACKBILL 1976) untersucht worden.

Abhängige Variablen: Als Maße werden zum Teil Scores aus neurobehavioralen Untersuchungen (z.B. Brazelton Neonatal Behavioral Assessment Scale; Scanlon Neurobehavioral Test) und Entwicklungstests (z.B. Bayley Scales) verwendet; zum anderen sind einzelne Funktionen des Verhaltens- oder des psychophysiologischen Bereichs (z.B. Wach- und Schlafzustände; Habituation; EEG) erfaßt worden. Demgegenüber wird das Sozialverhalten (Mutter-Kind-Interaktion; Reaktion des Kindes auf soziale Reize) nur in wenigen Arbeiten berücksichtigt.

Ergebnisse: In Bezug auf die Auswirkungen bestimmter Medikamentenbedingungen werden zwar häufiger nachteilige Effekte bei Analgetika, insbesondere dem Pethidin, und sedierenden Barbituraten berichtet (vgl. HODGKINSON 1979). Auch ist wiederholt unter der Allgemeinnarkose eine stärkere Beeinträchtigung des Kindes als unter Regionalanästhesien oder anderen Verfahren aufgezeigt worden (vgl. BRACKBILL 1979). Allerdings sollte bei der Interpretation dieser Ergebnisse berücksichtigt werden, daß die untersuchten Medikamente in vielen Fällen in Kombination mit anderen Medikamenten verabreicht wurden.

Aus ihrer zusammenfassenden Darstellung von 31 Untersuchungen leitet
BRACKBILL (1979) ab, daß hiervon 29 Medikamenteneffekte nachweisen,
wobei in 20 Studien bei 50 % oder mehr der abhängigen Variablen Signifikanzen auftreten. Die beobachteten Unterschiede weisen zwar übereinstimmend auf eine Beeinträchtigung der normalen Funktionstüchtigkeit des Kindes hin, jedoch bestehen Diskrepanzen hinsichtlich der
Art der Effekte.

Aufgrund der angegebenen Versuchsplanungsprobleme, die eine Aussage
über die Wirkung spezifischer Medikamentenbedingungen nicht zulassen,
kann die folgende Zusammenstellung nur eine Übersicht über diejenigen Bereiche geben, in denen Veränderungen beim Neugeborenen berichtet werden:

- *Muskeltonus und motorische Reife*

  Eine Beeinträchtigung des Muskeltonus (hypotoner Zustand) und/oder
  der motorischen Fähigkeiten (z.B. schlechtere Bewegungskoordination)
  ist relativ häufig beobachtet worden (z.B. CONWAY & BRACKBILL 1970,
  BRACKBILL et al. 1974a, SCANLON et al. 1974, STANDLEY et al. 1974,
  TRONICK et al. 1974, TRONICK et al. 1976), wobei das Ausmaß der
  Veränderungen zwischen den einzelnen Arbeiten beträchtlich variiert.

- *Wach- und Schlafzustände; EEG*

  Auf Medikamenteneffekte zurückgeführt werden eine Zunahme des Tief-
  schlafs (EMDE et al. 1975, YANG et al. 1976) sowie die Verminderung von Wachzuständen (EMDE et al. 1975). Ferner zeigen sich Veränderungen der Zustandslabilität (Häufigkeit des Zustandswechsels),
  wobei eine Abnahme innerhalb der ersten zwei Lebenstage (BRACKBILL
  et al. 1974a, HOROWITZ et al. 1977) und eine Zunahme des Zustandswechsels nach zwei bis drei Tagen (STANDLEY et al. 1974, HOROWITZ
  et al. 1977) auftritt.

  In drei Untersuchungen (HUGHES et al. 1948, 1950, BORGSTEDT &
  ROSEN 1968) sind Medikamente assoziiert mit Veränderungen im EEG
  (z.B. reduzierte Aktivität), die teilweise mit einer Verhaltensde-
  pression (z.B. weniger Wachzustände; geringere Reagibilität) einhergehen.

- *Habituation*

In allen Studien, in denen als Habituationsmaß die Verminderung
motorischer Reaktionen verwendet wird, zeigt sich unter Medikamenten bei akustischer Stimulation eine verzögerte Reaktionsabnahme
(CONWAY & BRACKBILL 1970, BRACKBILL et al. 1974a,b, MOREAU & BIRCH
1974, VANDER MAELEN et al. 1975). Demgegenüber weist bei MOREAU &
BIRCH (1974) die Herzschlagfrequenz als Habituationskriterium lediglich Unterschiede bei taktilen, jedoch keine Unterschiede bei
akustischen Reizen auf. Die Autoren schließen daraus auf eine differentielle Wirkung von Medikamenten in Abhängigkeit der verschiedenen Reaktionssysteme und sensorischen Modalitäten.

- *Saugverhalten* (vgl. 2.3)

- *Sozialverhalten*

Arbeiten, die die Auswirkung von Medikamenten auf die Mutter-Kind-
Interaktion zu erfassen versuchen (RICHARDS & BERNAL 1971, PARKE
et al. 1972, BROWN et al. 1975), können zwar in einigen Aspekten
eine erhöhte Stimulation des Kindes durch die Mutter sowie eine
verminderte Reagibilität des Neugeborenen feststellen, insgesamt
liefern sie jedoch nur schwache Hinweise. Stärkere Unterschiede
zeigen sich dagegen in den Reaktionen des Kindes auf soziale Reize
in Form einer schlechteren Diskriminierung zwischen verschiedenen
Reizquellen einer menschlichen Stimme (TURNER & MACFARLANE 1978)
sowie einer geringeren visuellen Fixierung eines durch eine At-
trappe dargebotenen menschlichen Gesichts (STECHLER 1964). Eine
schlechtere Ansprechbarkeit des Neugeborenen durch soziale Reize
(z.B. Orientierung auf Stimme und Gesicht) ist im Rahmen neurobe-
havioraler Untersuchungen nur bei BRACKBILL et al. (1974a) festgestellt worden.

Längerfristige Medikamenteneffekte werden zwar in allen Längsschnittuntersuchungen angegeben, jedoch sind Ausmaß und Übereinstimmung der
Veränderungen gering:

In einer Studie zeigt sich unter Verwendung eines neurobehavioralen
Tests lediglich eine erhöhte Zustandslabilität nach einem Monat
(HOROWITZ et al. 1977).

Der Entwicklungsstand der Kinder ist in zwei Untersuchungen ermittelt
worden, wobei sich in einer Arbeit (CONWAY & BRACKBILL 1970) nach
einem Monat eine geringere motorische Reife der Kinder zeigt, während
in der anderen (HOROWITZ et al. 1977) nach drei Monaten keine Unterschiede auftreten.

Hinsichtlich der Habituation konnten unter Verwendung motorischer Maße
bei CONWAY & BRACKBILL (1970) nach einem Monat und bei FRIEDMAN et
al. (1978) nach vier Monaten eine verzögerte Reaktionsabnahme festgestellt werden. BRACKBILL (1976) findet für die Habituation der Herzfrequenz keine Differenzen zwischen einem Monat und acht Monaten.

In einer zusammenfassenden Beurteilung der dargestellten Untersuchungen formuliert BRACKBILL (1979) u.a. folgende Schlußfolgerungen: insgesamt ist der Nachweis für die nachteilige Auswirkung von Medikamenten auf das Neugeborene erbracht worden; Medikamenteneffekte sind
längerfristig; die stärksten Beeinträchtigungen zeigen sich beim Kind
im kognitiven und motorischen Bereich.

Im Gegensatz zu dieser Interpretation bleibt jedoch (wie bereits erwähnt) festzuhalten, daß Medikamenteneffekte nicht unabhängig von den
Bedingungen, die zur Verordnung von Medikamenten führen, gesehen werden können. Bisher läßt sich für folgende dieser Bedingungen eine Beziehung zur medikamentösen Geburtserleichterung nachweisen:

- *Parität und Geburtsdauer*

  Verschiedentlich ist gezeigt worden, daß Parität und Geburtsdauer
  sowohl miteinander als auch mit der Medikation korreliert sind und
  sich gemeinsam mit den Medikamentenbedingungen auf das Neugeborene
  auswirken (z.B. DUBIGNON et al. 1969, CONWAY & BRACKBILL 1970,
  KRAEMER et al. 1972, BROWN et al. 1975). In diesen Arbeiten sind
  eine längere Geburtsdauer und die Geburt des ersten Kindes assoziiert
  mit einer erhöhten Verabreichung von Medikamenten sowie mit einer
  stärkeren Beeinträchtigung des Kindes.

- Persönlichkeitsfaktoren

Belegt ist gleichfalls, daß eine schlechte Angepaßtheit (z.B. Ablehnung der Schwangerschaft) und Ängste der Schwangeren hinsichtlich der Schwangerschaft und Geburt zu einer erhöhten Anwendung von Medikamenten unter der Geburt führen (ZUCKERMAN et al. 1963, BROWN et al. 1972, STANDLEY et al. 1978, ZAX et al. 1975, YANG et al. 1976).

- Demographische Faktoren

In einem multifaktoriellen Ansatz von STANDLEY et al. (1978) wird nachgewiesen, daß Medikamentenbedingungen nicht nur mit Persönlichkeitsmerkmalen der Frau, sondern auch mit dem sozio-ökonomischen Status und dem Alter der Ehepartner korreliert sind. Hinsichtlich der Auswirkung dieser Faktoren auf das Neugeborene zeigen sich zwar sowohl für Medikamente als auch für Persönlichkeits- und demographische Faktoren signifikante Effekte, wenn die kombinierte Wirkung dieser Faktoren unberücksichtigt bleibt; werden die Einflüsse der einzelnen Variablen jedoch kontrolliert, kann lediglich für den demographischen Faktor ein direkter Effekt nachgewiesen werden. In diesem Fall ist bei niedrigem sozio-ökonomischen Status und geringem Alter die Einstellung zur Schwangerschaft ungünstiger, das Ausmaß der geburtshilflichen Medikamente höher und das Neugeborene motorisch unreifer.

Aufgrund ihrer Resultate schließen STANDLEY et al. (1978), daß die in der Mehrzahl der Untersuchungen abgeleiteten Medikamenteneffekte möglicherweise hauptsächlich auf die direkten Auswirkungen psychosozialer Faktoren und nur in geringem Ausmaß auf Medikamente selbst zurückzuführen sind.

LITERATUR

APGAR V (1953) A proposal for a new method of evaluation of the newborn infant. Curr Res Anesthesia & Analgesia 32: 260-267

BARNETT CR, LEIDERMAN PH, GROBSTEIN R, KLAUS M (1970) Neonatal separation: the maternal side of interactional deprivation. Pediatrics 45: 197-205

BECK L (1968) Geburtshilfliche Anästhesie und Analgesie. Thieme, Stuttgart

BECK L, AHNEFELD FW, DICK W, FINSTER M, FOLDES F, HICKL EJ, HOCHULI E, POTTHOFF S, STRASSER K (1973) Analgesie und Anästhesie im Kreißsaal. Geburtshilfe Frauenheilk 33: 837-855

BECKWITH L, COHEN SE (1978) Preterm birth: hazardous obstretical and postnatal events as related to caregiver-infant behavior. Infant Behav Dev 1: 403-411

BENTOVIM A (1976) Shame and other anxieties associated with breastfeeding: a systems theory and psychodynamic approach. In: ELLIOTT K, FITZSIMONS DW (eds) Breast-feeding and the mother. Ciba Foundation Symposium 45 (new series). Amsterdam: Elsevier/Excerpta Medica/North-Holland

BESS FH, PEEK BF, CHAPMAN JJ (1979) Further observations on noise levels in infant incubators. Pediatrics 63: 100-106

BIERMANN G, BIERMANN R (1977) Psychohygiene in der Geburtshilfe. Fortschr Med 95: 2021-2027

BIESELT-HUBRAL D, LOTHROP H (1977) Warum Frauen wieder stillen. Psychologie heute 4: 38-43

BLAKE A, STEWART A, TURCAN D (1975) Parents of babies of very low birth weight: long-term foloow-up. In: PORTER R, O'CONNOR SM (eds) Parent-infant interaction. Ciba foundation Symposium 33 (new series). Amsterdam: Elsevier/Excerpta Medica/North-Holland

BORGSTEDT AD, ROSEN MG (1968) Medication during labor correlated with behavior and EEG of the newborn. Amer J Dis Children 115: 21-24

BOWES WA (1970) Obstetrical medication and infant outcome: a review of the literature. Monogr Soc Res Child Dev 35: 3-23

BRACKBILL Y (1976) Long term effects of obstetrical anesthesia on infant autonomic function. Dev Psychobiol 9: 353-358

BRACKBILL Y (1979) Obstetrical medication and infant behavior. In: OSOFSKY JD (ed) Handbook of infant development. Wiley, New York

BRACKBILL Y, KANE J, MANNIELLO RL, ABRAMSON D (1974a) Obstetric meperidine usage and assessment of neonatal status. Anesthesiology 40: 116-120

BRACKBILL A, KANE J, MANNIELLO RL, ABRAMSON D (1974b) Obstetric premedication and infant outcome. Amer J Obstet Gynecol 118: 377-384

BRAZELTON TB (1961) Psychophysiologic reactions in the neonate. II. Effect of maternal medication on the neonate and his behavior. J Pediat 58: 513-518

BRODY S (1956) Patterns of mothering. International Press, New York

BROWN JV, BAKEMAN R, SNYDER PA, FREDRICKSON WT, MORGAN ST, HEPLER R (1975) Interactions of black inner-city mothers with their newborn infants. Child Dev 46: 677-686

BROWN WA, GRODIN J, MANNING T (1972) Prenatal psychological state and the use of drugs in labor. Amer J Obstet Gynecol 113: 598-601

CAPUTO DV, MANDELL W (1970) Consequences of low birth weight. Dev Psychol 3: 363-383

CARLSSON SG, FAGERBERG H, HORNEMAN G, HWANG CP, LARSSON K, RÜDHOLM M, SCHALLER J, DANIELSSON B, GUNDEWALL Ch (1978) Effects of amount of contact between mother and child on the mother's nursing behavior. Dev Psychobiol 11: 143-150

CARLSSON SG, FAGERBERG H, HORNEMAN G, HWANG CP, LARSSON K, RÜDHOLM M, SCHALLER J, DANIELSSON B, GUNDEWALL Ch (1979) Effects of various amounts of contact between mother and child on the mother's nursing behavior: a follow-up study. Infant Behav Dev 2: 209-214

CONWAY E, BRACKBILL Y (1970) Delivery medication and infant outcome: an empirical study. Monogr Soc Res Child Dev 35: 24-34

CORNELL EH, GOTTFRIED AW (1976) Intervention with premature human infants. Child Dev 47: 32-39

CRETIUS K (1955) Gemeinsame Unterbringung von Mutter und Neugeborenen auf der Wochenstation? Geburtshilfe Frauenheilk 15: 712-722

CRETIUS K, KRIEG H, GAILER HJ (1965) Zur Frage der gemeinsamen Unterbringung von Müttern und Neugeborenen Dtsch Med Wochenschr 90: 162-168

DE CHATEAU P, HOLMBERG H, JAKOBSSON K, WINBERG J (1977) A study of factors promoting and inhibiting lactation. Dev Med Child Neurol 19: 575-584

DE CHATEAU P, WIBERG B (1977a) Long-term effect on mother-infant behavior of extra contact during the first hour post partum. I. First observations at 36 hours. Acta Paed Scand 66: 137-143

DE CHATEAU P, WIBERG B (1977b) Long-term effect on mother-infant behavior of extra contact during the first hour post partum. II. A follow-up at three month. Acta Paed Scand 66: 145-151

DOUEK E, BANNISTER LH, DODSON HC, ASHCROFT P, HUMPHRIES KN (1976) Effects of incubator noise on the cochlea of the newborn. Lancet II: 1110-1113

DREYFUS-BRISAC C (1974) Organisation of sleep in prematures: implications for care-giving. In: LEWIS M, ROSENBLUM L (eds) The effect of the infant on its caregiver. Wiley, New York

DROESE W, STOLLEY H (1978) Aktuelle Probleme der Säuglingsernährung. Kliniksarzt 7: 193-199

DUBIGNON J, CAMPBELL D, CURTIS M, PARTINGTON MW (1969) The relation between laboratory measures of sucking, food intake, and perinatal factors during the newborn period. Child Dev 40: 1107-1120

ELMER E, GREGG GS (1967) Developmental characteristics of abused children. Pediatrics 40: 596-602

EMDE RN, SWEDBERG J, SUZUKI B (1975) Human wakefulness and biological rhythms after birth. Arch Gen Psychiat 32: 780-783

ESPGAN COMMITTEE ON NUTRITION (1980, im Druck) Recommendations for infant feeding. Part II. Acta Paed Scand

FANAROFF AA, KENNELL JH, KLAUS MH (1972) Follow-up of low birth weight infants - the predictive value of maternal visiting patterns. Pediatrics 49: 287-290

FIELD T (1977) Maternal stimulation during infant feeding. Dev Psychol 13: 539-540

FOMUFOD AK, SINKFORD SM, LOUY VE (1975) Mother-child separation at birth: a contributing factor in child abuse. Lancet II: 549-550

FORSCHUNGSBERICHT DFG (1977) Schwangerschaftsverlauf und Kindesentwicklung. Boldt, Boppard

FRIEDMAN SL, BRACKBILL Y, CARON AJ, CARON RF (1978) Obstetric medication and visual processing in 4- and 5-month-old infants. Merrill-Palmer Quarterly 24: 111-128

FRIEDRICH WN, BORISKIN JA (1976) The role of the cild in abuse: a review of the literature. Amer J Orthopsychiat 46: 580-590

FRODI AM, LAMB ME, LEAVITT LA, DONOVAN WL, NEFF C, SHERRY D (1978) Fathers' and mothers' responses to the faces and cries of normal and premature infants. Dev Psychol 14: 490-498

GÄDEKE R, DÖRING B, KELLER F, VOGEL A (1969) The noise level in a childrens hospital and the wake-up threshold in infants. Acta Paed Scand 58: 164-170

GERRARD JW (1974) Breast-feeding: second thoughts. Pediatrics 54: 757-764

GESELL A, ILG FL, LEARNED J, AMES LB (1943) Infant and child in the culture of today: the guidance of development in home and nursery school. Harper, New York

GREENBERG M, ROSENBERG I, LIND J (1973) First mothers rooming-in with their newborns: its impact upon the mother. Amer J Orthopsychiat 43: 783-788

GOLDSTEIN KM, CAPUTO DV, TAUB HB (1976) The effects of prenatal and perinatal complications on development at one year of age. Child Dev 47: 613-621

HALES DJ, LOZOFF B, SOSA R, KENNELL JH (1977) Defining the limits of the maternal sensitive period. Dev Med Child Neurol 19: 454-461

HARDY JB (1973) Birth weight and subsequent physical and intellectual development. New Engl J Med 289: 973-974

HASSAUER W (1974) Die Mutter-Kind-Beziehung während Schwangerschaft, Geburt und Wochenbett, mit besonderer Berücksichtigung des Rooming-in. In: BIERMANN G (Hg) Jahrbuch der Psychohygiene. 2. Bd. Reinhardt, München

HASSELMEYER EG (1964) The premature neonate's response to handling. Amer Nurs Ass 11: 15-24

HOCK E, CHRISTMAN K, STEWART L, WEINHOUSE E (1979) Motherneonate bonding: further theory development and research. J Pediatr 94: 166-167

HODGKINSON R (1979) Effects of obstetric analgesia - anesthesia on neonatal neurobehavior. In: MARX GF (ed) Clinical management of mother and newborn. Springer, New York

HODGKINSON R, WANG CN, MARX GF (1976) Evaluation of the effects of general anaesthesia and pethidine on neurobehavioral tests during the first 2 days of life. Anaesthesia 31: 143-144

HOFVANDER Y, PETROS-BARVAZIAN A (1978) WHO collaborative study on breast feeding. Acta Paed Scand 67: 556-560

HOROWITZ FD, ASHTON J, CULP R, GADDIS E, LEVIN S, REICHMANN B (1977) The effects of obstetrical medication on the behavior of Israeli newborn infants and some comparisons with Uruguayan and American infants. Child Dev 48: 1607-1623

HUGHES JG, EHEMANN B, BROWN VA (1948) Electroencephalography of the newborn: III. Brain potentials of babies born of mothers given 'Seconal Sodium'. Amer J Dis Children 76: 626-633

HUGHES JG, HILL FS, GREEN CR, DAVIS BC (1950) Electroencephalography of the newborn: V. Brain potentials of babies born of mothers given meperidine hydrochloride (Demerol hydrochloride), vinbarbital sodium (Delvinal sodium) or morphine. Amer J Dis Children 79: 996-1007

HUNTER RS, KILSTROM N, KRAYBILL EN, LODA F (1978) Antecedents of child abuse and neglect in premature infants: a prospective study in a newborn intensive care unit. Pediatrics 61: 629-635

ILLINGWORTH RS, STONE DGH, JOWETT GH, SCOTT JF (1952) Self-demand feeding in a maternity unit. Lancet 262: 683-687

JACKSON EB (1948) General reactions of mothers and nurses to rooming-in. Amer J Public Health 38: 689-695

JACKSON EB (1950) Pediatric and psychiatric aspects of the Yale rooming-in project. Conn State Med J 14: 616-621

JACKSON EB (1953) The development of rooming-in at Yale. Yale J Biol Med 25: 484-494

JACKSON EB, WILKIN LC, AUERBACH H (1956) Statistical report on incidence and duration of breast feeding in relation to personal-social and hospital maternity factors. Pediatrics 17: 700-715

JEFFCOATE JA, HUMPHREY ME, LLOYD JK (1979) Role perception and response to stress in fathers and mothers following pre-term delivery. Soc Sci Med 13A: 139-145

JELLIFFE DB, JELLIFFE EFP (1978) Human milk in the modern world. Oxford Univ Press, Oxford/New York/ Toronto

KENNELL JH, JERAULD R, WOLFE H, CHESLER D, KREGER NC, McALPINE W, STEFFA M, KLAUS MH (1974) Maternal behavior one year after early and extended post-partum contact. Dev Med Child Neurol 16: 172-179

KENNELL JH, VOOS DK, KLAUS MH (1979) Parent-infant bonding. In:
OSOFSKY JD (ed) Handbook of infant development. Wiley, New York

KLAUS, MH, JERAULD R, KREGER NC, McALPINE W, STEFFA M, KENNELL JH
(1972) Maternal attachment. Importance of the first post-partum
days. New Engl J Med 286: 460-463

KLAUS MH, KENNELL JH (1976) Maternal-infant bonding. Mosby, St. Louis

KLEIN M, STERN L (1971) Low birth weight and the battered child
syndrome. Amer J Dis Children 122: 15-18

KLOOSTERMAN GJ (1976) siehe SCHMIDT et al.

KNOBLOCH H, PASAMANICK B (1966) Prospective studies on the epidemiology of reproductive casualty: methods, findings, and some
implications. Merrill-Palmer Quarterly of Behavior and Development 12: 27-43

KORNER AF, KRAEMER HC, HAFFNER ME, COSPER LM (1975) Effects of
waterbed flotation on premature infants: a pilot study.
Pediatrics 56: 361-367

KRAEMER HC, KORNER AF, THOMAN EB (1972) Methodological considerations
in evaluating the influence of drugs used during labor and delivery on the behavior of the newborn. Dev Psychol 6: 128-134

KRAMER M, CHAMORRO I, GREEN D, KNUDTSON F (1975) Extra tactile
stimulation of the premature infant. Nurs Res 24: 324-334

KRON RE, STEIN M, GODDARD KE (1966) Newborn sucking behavior affected
by obstetric sedation. Pediatrics 37: 1012-1016

LEBOYER F (1974) Der sanfte Weg ins Leben - Geburt ohne Gewalt.
Desch, München

LEIDERMAN PH, SEASHORE MJ (1975) Mother-infant separation: some
delayed consequences. In: PORTER R, O'CONNOR SM (eds) Parent-
infant interaction. Ciba Foundation Symposium 33 (new series).
Amsterdam: Elsevier/Excerpta Medica/North-Holland

LEIFER AD, LEIDERMAN PH, BARNETT CR, WILLIAMS JA (1972) Effects
of mother-infant separation on maternal attachment behavior.
Child Dev 43: 1203-1218

LEMPP R (1970) Frühkindliche Hirnschädigung und Neurose. Huber, Bern

LEWIS M, ROSENBLUM LA (eds) (1974) The effect of the infant on its
caregiver. Wiley, New York

LIND J, JÄDERLING J (1964) The influence of "rooming-in" on breast
feeding. Acta Paediatrica Suppl. 159: 167

LOTHROP H (1978) Muß das Leben im Kreißsaal beginnen? Psychologie
heute 5: 21-28

LOZOFF B, BRITTENHAM GM, TRAUSE MA, KENNELL JH, KLAUS MH (1977) The
mother-newborn relationship: limits of adaptability. J Pediatr
91: 1-12

LUTHER EC, ARBALLO JC, SALA NL, CORDERO FUNES JC (1974) Suckling
pressure in humans: relationship to oxytocin-reproducing reflex
milk ejection. J Appl Physiol 36: 350-353

LYNCH MA, ROBERTS J (1977) Predicting child abuse: signs of bonding failure in the maternity hospital. Brit Med J 1: 624-626

MAGNUSSEN MG, KEMLER WM (1969) Infant feeding preference as related to personality test scores. J Clin Psychol 25: 258-260

McBRYDE A (1951) Compulsory rooming-in in the ward and private newborn service at Duke Hospital. J Amer Med Ass 145: 625-628

McNICHOL TA (1974) Some effects of different programs of enrichment on the development of premature infants in the hospital nursery. Diss Abstr In 34(9-B): 4707-4708

MEARES R, HORVATH T (1974) A physiological approach to the study of attachment: the mother's attention and her infant's heart rate. Aust NZ J Psychiat 8: 3-7

MOREAU T, BIRCH HG (1974) Relationship between abstetrical general anesthesia and rate of neonatal habituation to repeated stimulation. Dev Med Child Neurol 16: 612-619

MULLER PF, CAMPBELL HE, GRAHAM WE, BRITTAIN H, FITZGERALD JA, HOGAN MA, MULLER VH, RITTENHOUSE AH (1971) Perinatal factors and their relationship to mental retardation and other parameters of development. Amer J Obstet Gynecol 109: 1205-1210

MUSSEN P, CONGER J, KAGAN J (1974) Child development and personality. Harper & Row, New York

NEWTON N (1968) Breast feeding. Psychology today 34: 68-70

NEWTON N, NEWTON M (1967) Psychologic aspects of lactation. New Engl J Med 277: 1179-1188

NORVAL MA (1946) Sucking response of newly born babies at breast. Amer J Dis Children 71: 41-44

O'CONNOR SM, VIETZE PM, HOPKINS JB, ALTEMEIER WA (1977) Post-partum extended maternal-infant contact: subsequent mothering and child health (Abstract). Pediatr Res 11: 380

PARKE RD, O'LEARY SE, WEST S (1972) Mother-father-newborn interaction: effects of maternal medication, labor, and sex of infant. Proceedings, 80th Annual Convention, APA: 85-86

PETERSON GH, MEHL LE (1978) Some determinants of maternal attachment. Amer J Psychiat 135: 1168-1173

PETERS J (1978) Stillen: weshalb wird ein physiologischer Vorgang so oft zum Problem? Klinikarzt 7: 189-192

RALSTON DH, SHNIDER SM (1978) The fetal and neonatal effects of regional anesthesia in obstetrics. Anesthesiology 48: 34-64

RICHARDS MPM, BERNAL JF (1971) Social interaction in the first days of life. In: SCHAFFER HR (ed) The origins of human social relations. Academic Press, New York

RINGLER NM, KENNELL JH, JARVELLA R, NAVOJOSKY BJ, KLAUS MH (1975) Mother-to-child speech at 2 years - effects of early postnatal contact. J Pediatr 86: 141-144

RINGLER NM, TRAUSE MA, KLAUS MH, KENNELL JH (1978) The effects of extra postpartum contact and maternal speech patterns on children's IQs, speech, and language comprehension at five. Child Dev 49: 862-865

RIVERA J (1971) The frequency of use of various kinds of milk during infancy in middle and lower-income families. Amer J Publ Health 61: 277-280

ROBSON K (1967) The role of eye-to-eye contact in maternal-infant attachment. J Child Psychol Psychiat & Allied Discipl 8: 13-25

SCANLON JW, BROWN WU, WEISS JB, ALPER MH (1974) Neurobehavioral responses of newborn infants after maternal epidural anesthesia. Anesthesiology 40: 121-128

SCARR-SALAPATEK S, WILLIAMS ML (1973) The effects of early stimulation on low-birth-weight infants. Child Dev 44: 94-101

SCHLESINGER ER (1973) Neonatal intensive care: planning for services and outcome following care. J Pediatr 82: 916-920

SCHMIDT E (1979) Vorzüge der Muttermilchernährung des Säuglings. Mschr Kinderheilk 127: 525-528

SCHMIDT E, KLOOSTERMAN GJ, LIND J, v. LOEWENICH V, ÖSTERLUND K (1976) Die Welt des Neugeborenen. Mschr Kinderheilk 124: 1-7

SIMSARIAN FP, McLENDON PA (1942) Feeding behavior of an infant during the first twelve weeks of life on a self-demand schedule. J Pediat 20: 93-103

SJÖLIN S, HOFVANDER Y, HILLERVIK C (1977) Factors related to early termination of breast feeding. A retrospective study in Sweden. Acta Paed Scand 66: 505-511

SOLKOFF N, YAFFE S, WEINTRAUB D, BLASE B (1969) Effects of handling on the subsequent developments of premature infants. Dev Psychol 1: 765-768

SOSA R (1978) Maternal-infant interaction during the immediate postpartum period. Adv Pediatr 25: 451-465

SOSA, R, KENNELL JH, KLAUS MH, URRUTIA JJ (1976) The effect of early mother-infant contact on breast feeding, infection, and growth. In: ELLIOTT K, FITZSIMONS DW (eds) Breast-feeding and the mother. Ciba Foundation Symposium 45 (new series). Amsterdam: Elsevier/ Excerpta Medica/North-Holland

STANDLEY K, SOULE AB, COPANS SA, DUCHOWNY MS (1974) Local-regional anesthesia during childbirth: effect on newborn behaviors. Science 186: 634-635

STECHLER G (1964) Newborn attention as affected by medication during labor. Science 144: 315-317

SUGARMAN M (1977) Paranatal influences on maternal-infant attachment. Amer J Orthopsychiat 47: 407-421

SVEJCAR J (1977) Methodisches Vorgehen zur Einleitung und zum Einhalten der Brusternährung des Säuglings. Klin Pädiat 189: 333-336

SWITZKY LT, VIETZE P, SWITZKY HN (1979) Attitudinal and demographic predictors of breast-feeding and bottle-feeding behavior by mothers of six-week-old infants. Psychol Rep 45: 3-14

TEN BENSEL RW, PAXSON CL (1977) Child abuse following early postpartum separation. J Pediat 90: 490-491

THOMAN EB, LEIDERMAN PH, OLSON JP (1972) Neonate-mother interaction during breast-feeding. Dev Psychol 6: 110-118

TRONICK E, WISE S, ALS H, ADAMSON L, SCANLON J, BRAZELTON TB (1976) Regional obstetric anesthesia and newborn behavior: effect over the first ten days of life. Pediatrics 58: 94-100

TURNER S, MACFARLANE A (1978) Localisation of human speech by the newborn baby and the effects of pethidine ('Meperidine'). Dev Med Child Neurol 20: 727-734

VANDER MAELEN AL, STRAUSS ME, STARR RH (1975) Influence of obstetric medication on auditory habituation in the newborn. Dev Psychol 11: 711-714

WEDENBERG E (1963) Objective auditory tests on non-cooperative children. Acta-Otolaryng Suppl 175: 5-32

WHITE JL, LABARBA RC (1976) The effects of tactile and kinesthetic stimulation on neonatal development in the premature infant. Dev Psychobiol 9: 569-577

WHITEN A (1977) Assessing the effects of perinatal events on the success of the mother-infant relationship. In: SCHAFFER HR (ed) Studies in mother-infant interaction. Academic Press, London

WOLFF E, v. RITTER S (1977) Rooming-in auf der Wochenstation. Fortschr Med 95: 2319-2322

YANG RK, ZWEIG AR, DOUTHITT TC, FEDERMAN EJ (1976) Successive relationships between maternal attitudes during pregnancy, analgesic medication during labor and delivery, and newborn behavior. Dev Psychol 12: 6-12

ZAX M, SAMEROFF AJ, FARNUM JE (1975) Childbirth education, maternal attitudes, and delivery. Amer J Obstet Gynecol 123: 185-190

ZUCKERMAN M, NURNBERG JI, GARDINER SH, VANDIVEER JM, BARETT B, DEN BREEIJEN A (1963) Psychological correlates of somatic complaints in pregnancy and difficulty in childbirth. J Consult Psychol 27: 324-329

16. Psychosoziale Aspekte von Schwangerschaft und Geburt

Susanne Davies-Osterkamp und Dieter Beckmann

1. Formen der Entbindung

Eine Geburt kann gleichzeitig als ein psychobiologischer Vorgang und
als eine psychosoziale Situation gesehen werden. Über noch weitgehend
ungeklärte Zusammenhänge wirkt die Situation durch psychosomatische
Formen der Anpassung, Angstbewältigung oder auch Symtombildung auf
den biologischen Vorgang zurück. Bei den meisten Geburten kann man
davon ausgehen, daß die biologischen Vorgänge auch die psychosozialen
Situationen mitbestimmen, indem Geburten eine Situation der entspann-
ten Ruhe und der Hilfe durch andere erfordern. Formen der Geburtshilfe sind über alle Kulturen bekannt, so daß die "natürliche" Geburt ein abstraktes Konzept bleibt; jede Kultur stellt für die Gebärende Situationen bereit, die den biologischen Vorgang modifizieren
und interpretieren (MEAD & NEWTON 1965).

In unserem Kulturbereich gibt es im wesentlichen drei typische Formen der Entbindung: die Kliniksentbindung, die ambulante Kliniksentbindung und die Hausgeburt.

Eine psychosoziale Situation wird wesentlich durch die formellen und
informellen Rollen der Beteiligten definiert. Die Kliniksentbindung
findet im Krankenhaus statt, das insbesondere bei großen Häusern eine Vielzahl von arbeitsteiligen Rollen kennt: der Geburtshelfer, der
Anaesthesist, die Hebammen, die Säuglingsschwestern, die Stations-

schwestern und die hierarchische Verteilung dieser und anderer Rollen
wie Chefarzt, Oberarzt, Oberschwester usw. Die Belastung des Personals in großen Kliniken ist häufig so groß, daß die Rollen im wesentlichen betriebsorientiert und nicht patientenorientiert sind. Damit
muß sich die Gebärende im Extrem dem Programm der Terminierung des
Geburtstermins, der Einleitung und automatischen Registrierung der
Wehen, der Vorbereitung und Durchführung der Peridual-Anaesthesie
u.a.m. unterwerfen. Da Rollen durch Erwartungen definiert werden,
übernimmt die Gebärende dann die Rolle des Objekts einer hochtechni-
sierten Medizin. Auf der Ebene der informellen Rollen ist die Gebärende in einer ängstlich abhängigen Position gegenüber einer allmächtig phantasierten Klinik, was einerseits als Gewinn an Sicherheit oder
andererseits auch an Verlust an Selbstbestimmung und emotionaler Geborgenheit erlebt werden kann. LOMAS (1966) arbeitete die rituellen
Momente, die in dieser starken Abhängigkeit und Passivität bei Kliniksentbindungen deutlich werden, heraus und vermutet in ihnen eine
Widerspiegelung sozial sanktionierter Aspekte der Geschlechterrollen.
Wie unterschiedlich von den Frauen selbst ein hoher technischer Aufwand bei der Geburt erlebt wird, beschreibt STARKMAN (1976). Besonders
die ängstlich-abhängigen Mütter mit Erwartung von Geburtskomplikationen fanden in der Überwachung durch Apparate Sicherheit und Geborgenheit. Die Maschine wurde als Zeichen der ärztlichen Kompetenz akzeptiert und zum Teil mit entsprechend magischer Macht verbunden. Auf
der anderen Seite wurden diese Instrumente aber auch als "mechani-
sche Monster" apostrophiert, die die Geburtsängste eher verstärken
als abschwächen.

Die auch bei uns früher übliche Hausentbindung kennzeichnet das andere Extrem einer psychosozialen Situation. Sie geschieht mit Hilfe
der Hebamme oder des Arztes im Raum der Familie, so daß hier die Rollen von Verwandten und Bekannten die psychosoziale Situation definieren. Vater und Mutter können unmittelbar mit dem Neugeborenen Kontakt
aufnehmen, ebenso die Großeltern und andere Partner der Eltern. Die
Gebärende bestimmt stärker die Situation und kann sich auf Bedürfnisse des Neugeborenen eher einstellen. Der Mutter selbst sind die
Möglichkeiten für emotionale Zuwendung und Hilfe gegeben.

Indem Geburten heute weitgehend in Kliniken stattfinden, zeichnet sich die Tendenz ab, Geburten unter medizinischen Gesichtspunkten wie gefährliche akute Krankheiten zu behandeln. MACFARLANE (1978) ist der Auffassung, daß damit alle Geburten stillschweigend zu Risikogeburten deklariert werden. Es bestehe eine "stillschweigende Erpressung" der Mutter, daß sie durch eine Hausentbindung ihre eigene Gesundheit und die des Neugeborenen gefährde.

In Holland ist die Hausentbindung im Gegensatz zur Bundesrepublik, England und den Vereinigten Staaten sehr verbreitet (HAIRE 1972). Untersuchungen an sehr großen Stichproben in Holland ergaben, daß die Sterbeziffer der Neugeborenen bei Hausentbindungen im Vergleich zu Kliniksentbindungen dreimal so niedrig ist. Auch sollen bei Kliniksentbindungen häufiger Depressionen auftreten als bei Hausentbindungen (MACFARLANE 1978). Bei der Interpretation solcher Daten ist aber natürlich Vorsicht geboten, da die Entscheidung zum Ort der Geburt ein beträchtlicher Selektionsfaktor ist. Risikogeburten werden eher den Kliniken zugewiesen. Aber zumindest läßt sich aus diesen Daten schließen, daß bei entsprechender Betreuung der Schwangeren ein großer Teil aller Geburten keine Risikogeburten sind. Holland hat auch im Vergleich zu den genannten Ländern die niedrigste Säuglingssterblichkeit, die besonders in der Bundesrepublik - ebenso wie die Müttersterblichkeit - immer noch relativ hoch liegt (Statistisches Bundesamt 1978, WULF 1977).

Neben den Extremen der programmierten Geburt und der Hausentbindung mit Hebamme gibt es heute von Ort zu Ort große Unterschiede in der Form der Entbindung, wobei nur noch die ambulante Geburt hervorgehoben werden soll. Die Entbindung selbst findet unter medizinisch optimalen Möglichkeiten in der Klinik statt. Mutter und Kind kehren jedoch im Normalfall ein paar Stunden nach der Entbindung in die Familie zurück.

Für den Arzt mag sich aus dem erneuten Interesse an Hausgeburten eine Konfrontation mit einer idealisierten Doppelförderung ergeben: "Zum einen sollen Schwangerschaft und Entbindung hinsichtlich der körperlichen Gesundheit von Mutter und Kind perfekt verlaufen, zum anderen

soll die Erfahrung selbst emotional nicht zu wünschen übrig lassen"
(MACFARLANE 1978, S. 30). Die Entscheidung darüber, welchen dieser
Aspekte ein besonderes Gewicht beigemessen wird, kann jedenfalls nicht
von den Frauen selbst getroffen werden, weder in ihrer Rolle als Gebärende, in denen sie sich den gängigen Praktiken in einer Klinik
ausliefern, noch in der Rolle als Ärztin. Nur etwa 10 % der in Kliniken angestellten Ärzte für Frauenheilkunde und Geburtshilfe sind
Frauen (Statistisches Bundesamt 1978). In leitenden Funktionen sind
es nur etwa 3 % (STOCKHAUSEN 1973).

Die Kontroversen um die Vor- und Nachteile der Kliniksentbindung gegenüber der Hausentbindung kann unter medizinischen oder psychologischen Gesichtspunkten nicht erschöpfend diskutiert werden. Sehr viel
wesentlicher ist nur ein Ausschnitt aus dem weiteren Spektrum jener
Leistungen, die von der traditionellen Familie an andere Organisationen übergegangen sind, wie zum Beispiel Lohnarbeit, Altersversorgung,
Krankenversorgung u.a.m., wie auch das Sterben, das heute schon mehrheitlich in Kliniken stattfindet und nicht in der Familie. Durch die
zunehmende Industrialisierung entstand die städtische Kleinfamilie
und die Trennung von Wohnung und Arbeitsplatz, so daß heute eine
Hausentbindung nur noch selten zu verwirklichen ist. Mutter und Kind
brauchen besonders nach der Geburt Pflege, Hilfe und Zuwendung. Mutter und Vater können nicht allein die Arbeit bewältigen, die nach der
Geburt bewältigt werden muß. In Holland steht der Kleinfamilie im
Wochenbett der Frau eine Haushaltshilfe zur Verfügung. Andererseits
gibt es ledige Mütter, Frauen ohne Familienzusammenhang und auch
zerrüttete Ehen, so daß die nicht selten idealisierte Hausentbindung
in der Bundesrepublik praktisch nur dann durchführbar sein wird, wenn
zum Beispiel eine intakte Primärgruppe zumindest für die ersten Le-
bensjahre des Kindes vorhanden wäre oder der Staat sehr viel mehr in
Familien mit Neugeborenen investieren würde.

2. Aspekte der Mutterrolle

Noch heute drückt sich in der Anrede "Fräulein" oder "Frau" der Rollenwechsel aus, den eine Frau erfährt, wenn sie die traditionelle Mutterrolle durch eine Heirat zugeschrieben bekommt. Beim Mann gibt es einen derartigen Rollenwechsel nicht, da er sich die Kontinuität seines Status über den Beruf sichern kann. Der Status von nicht berufstätigen Hausfrauen wird dagegen nur über den des Ehemannes definiert. Für die Frau ergibt sich hierdurch eine Abhängigkeit, die um so gravierender ist, als die traditionelle Hausfrau und Mutter drei Rollen gleichzeitig erfüllen müßte: Die Rolle der Sexualpartnerin des Ehemannes bei bestehender Doppelmoral, die Rolle der Mutter ohne öffentliche Hilfe als private selbstverständliche Leistung für die Gesellschaft und die Rolle der Ehefrau als unbezahlte Arbeiterin, durch deren Arbeit erst die Lohnarbeit des Mannes ermöglicht wird.

2.1 Geburt als Krise - Geburt als Selbstbestimmung von Weiblichkeit

Auch bei Lösung der Rollenprobleme der Frau, auf die hier nicht eingegangen werden kann, bleibt der Konflikt der Mutterschaft. Durch Schwangerschaft, Geburt und Stillen ist die Frau sehr viel mehr von biologischen Tatsachen abhängig als der Mann. Da in unserer Kultur seit der Antike geistige Leistungen höher bewertet werden als die des Gebärens, wurde diese biologische Tatsache entweder abgewertet oder mystifiziert. Schwangerschaft wird dann häufig als eine Krise aufgefaßt, als ein abnormer Zustand, der sich einige Zeit nach der Entbindung wieder normalisiert. Über die Bedeutung der frühen Mutter-Kind-Beziehung für das Kind gibt es sehr viele theoretische und empirische Arbeiten, kaum jedoch solche über deren Bedeutung für die Mutter. Der Auffassung von Geburt als Krise steht die Grundauffassung gegenüber, daß die Geburt als selbstverständlicher Teil der weiblichen Entwicklung zu interpretieren ist. Aber auch diese Einschätzung wurde seit der Arbeit von BACHOFEN (1975) über das "Mutterrecht" für die unterschiedlichsten Ideologien mißbraucht. In einem Extrem geht man davon aus, daß in mystischen Zeiten Mutterrecht und Urkommunismus

verbunden waren. Im anderen Extrem werden, wie in der faschistischen
Zeit, Mutterschaftsideologien gesellschaftlich verankert, wenn in einer aggressiv menschenverachtenden Zeit die Frau als Gebärmaschine
für rassistische Ideologien herhalten mußte. Der rapide Rückgang der
Geburtenziffern heute wird je nach politischer Grundhaltung ideali-
siert oder auch dramatisiert, so als ob Frauen eine magische Pflicht
für die Gesellschaft zu erfüllen hätten. Über die Selbstbestimmung
der Frau diskutieren weitgehend nur Frauengruppen, die jedoch bis
heute noch wie Randgruppen der Gesellschaft behandelt werden. Auf
diese Aspekte soll hier hingewiesen werden, damit zumindest deutlich
wird, daß Mutterschaft ein schillernder Begriff ist, der auch in der
Zukunft vor Mißbrauch nicht gesichert werden kann.

Mehr oder weniger explizit findet man in der empirischen psychologischen und psychosomatischen Forschung ebenfalls diese unterschiedlichen Akzentsetzungen in der Auffassung über den Stellenwert der Geburt. BREEN (1975) charakterisiert diese beiden Betrachtungsweisen
folgendermaßen: Die Geburt des - insbesondere ersten - Kindes wird
aufgefaßt als eine "Hürde", die eine gesunde Frau zu überwinden habe.
Gesund sein heißt, daß die Frau nach der Geburt in derselben psychischen Verfassung sei wie vor der Schwangerschaft. Veränderungen
während der Schwangerschaft seien als Reaktion auf eine Krise zu verstehen und seien zumindest bei gesunden Frauen passager. Alternativ
wird die Schwangerschaft und Geburt als eine spezifische Entwicklungs-
phase im Leben der Frau betrachtet, Schwangerschaft wird als bio-
soziales Ereignis aufgefaßt, dessen Bewältigung eine Aktivierung bestimmter Anpassungsprozesse und Neuorientierungen erfordert. Eine erfolgreiche Bewältigung ist aber nicht unbedingt durch geringe Veränderungen in der psychischen Verfassung gekennzeichnet. Es gilt unter dieser Sichtweise vielmehr festzustellen, welche unterschiedlichen Reaktionsweisen sich bei welchen Frauen finden und - unter
psychosomatischer Perspektive - wie diese Veränderungen mit bestimmten Merkmalen der Schwangerschaftsentwicklung, der Geburt, und der
frühen Mutter-Kind-Beziehung verknüpft sind.

2.2 Schwangerschaft, Geburt und Persönlichkeitsmerkmale der Frau

Bei der Durchsicht der Literatur zu psychologischen Aspekten von Schwangerschaft und Geburt waren wir überrascht, wie häufig der Gegenstand der Untersuchung allein in der Aufdeckung des Zusammenhanges zwischen Persönlichkeitsmerkmalen der Frau und dem Verlauf der Schwangerschaft gesehen wurde, wie selten dagegen die Persönlichkeit des Ehemannes oder Aspekte der Paarbeziehung bzw. der sozialen Situation mit einbezogen wurden. Entsprechend ihrer Rollenbestimmung erleben Frauen die Schwangerschaft offensichtlich eher als lebensveränderndes Ereignis in ihrer Entwicklung als Männer - von daher ist eine solche Akzentsetzung natürlich verständlich.

Angst

Nach McDONALD (1968) ist einer der am ehesten widerspruchsfreien Befunde zu diesem Themenbereich, daß Frauen, die sich in verschiedenen Persönlichkeitstests als eher ängstlich und depressiv darstellen, komplikationsreichere Schwangerschaften und Geburtsverläufe haben als Frauen mit relativ niedrigen Angst- und Depressionswerten. Dabei sei es unerheblich, ob man spezifische Schwangerschaftskomplikationen oder einen allgemeinen Index zum Schwangerschafts- oder Geburtsverlauf betrachtet. Da diese Befunde meist mit Persönlichkeitstests erhoben wurden, die eine "allgemeine Angstbereitschaft" oder "emotionale Labilität" messen und Aspekte der Angst meist nicht den Verlauf, sondern nur einmalig - zum großen Teil sogar retrospektiv - erhoben wurden, kann ihnen keine spezifische psychologische Bedeutung im Sinne einer Kausalinterpretation beigemessen werden. Aus ihnen läßt sich allerdings folgern, daß bei Frauen mit starken Ängsten psychoprohylaktische Methoden der Geburtsvorbereitung eher indiziert sind. Nach CHERTOK (1969) sind gerade jene Frauen allgemein ängstlicher, die solche Maßnahmen nicht in Anspruch nehmen.

Während einerseits eine allgemein erhöhte emotionale Labilität als Korrelat beschwerdereicher Schwangerschaften und Geburtskomplikationen anzusehen sind, finden sich andererseits Hinweise, daß auch spezifische Verläufe in der aktuellen Angst Prädikatoren für schwierige Geburten sind. Nach LUBIN et al. (1975) ist die Angst im ersten und dritten Trimester der Schwangerschaft besonders hoch, im zweiten Trimester vergleichsweise niedrig. EDWARDS (1969, zitiert nach SPIELBERGER 1975) stellte bei Frauen mit komplikationsreichen Geburten einen deutlichen Abfall der Angst vor der Geburt, bei Frauen mit komplikationslosen Geburten einen Anstieg der Angst vor der Geburt fest. Hinweise dafür, daß ein Fehlen "antizipatorischer Angst" (vgl. JANIS 1958) vor der Geburt mit längeren oder allgemein schwierigeren Geburten verbunden ist, finden sich ebenfalls bei BREEN (1975), UDDENBERG et al. (1976) und WINGET & KAPP (1972). Letzere Autoren schlossen dies aus dem Befund, daß sich in den manifesten Trauminhalten von Frauen mit komplikationslosen Geburten häufiger Themen von Angst und Bedrohung fanden als bei Frauen mit komplikationsreichen Geburten.

Eine allgemein erhöhte Ängstlichkeit während der Schwangerschaft wird meist einer psychosozial ungünstigen Lebenssituation der Frau oder - häufiger - bewußten oder unbewußten Mutterschaftskonflikten zugeschrieben. Besonders bei der Ablehnung des Kindes, bei unsicherer Zukunft, bei einer ungünstigen psychosozialen Situation, sowie bei dem Eintreten gravierender lebensverändernder Ereignisse während der Schwangerschaft ist häufiger mit Schwangerschafts- und Geburtskomplikationen zu rechnen (s. z.B. GORSUCH & KEY 1974, ZUCKERMAN et al. 1963, HETZEL et al. 1961). NUCKOLLS et al. (1972) weisen auf die Relevanz der Frage nach der sozialen Unterstützung der Frau hin: Bei 91 % der Frau mit gravierenden lebensverändernden Ereignissen vor und während der Schwangerschaft sowie gleichzeitig geringer sozialer Unterstützung (durch Partner, Verwandte, Freunde, die Kommune) trat mindestens eine Komplikation während der Schwangerschaft oder Geburt auf. Bei Frauen mit gleicher Belastung, aber guter sozialer Einbettung lag der Prozentsatz dagegen nur bei 33 %. Zur Diagnostik der psychosozialen Situation einer Frau in der Schwangerschaftsberatung sollte also das Ausmaß der psychosozialen Unterstützung unbedingt Beachtung finden.

Aspekte der "Weiblichkeit"

Sehr viel schwieriger sind dagegen Zusammenhänge nachzuweisen zwischen dem Schwangerschafts- bzw. Geburtsverlauf einerseits und solchen intrapsychischen Prozessen wie Einstellung der Mutter zum Kinde, dem Bild von der eigenen Weiblichkeit, der Akzeptierung oder Ablehnung der Erwartung an die weibliche Rolle andererseits (zusammenfassend siehe BREEN 1975). Solche komplexen psychischen Prozesse sind weder durch direkte Befragungen noch mit den gängigen objektiven Persönlichkeitstests zur Maskulinität-Femininität zu erfassen, die diesem Merkmalsreich ein einfaches bipolares Konstrukt zugrunde legen, das sich auf die Abbildung kultureller Stereotype beschränkt (vgl. CONSTANTINOPLE 1973). Gehen wir weiterhin davon aus, daß die Einstellung der Mutter zu ihrem Kinde während der Schwangerschaft Veränderungen unterliegt - der Phase der ersten Kindesbewegungen scheint eine besondere Bedeutung zuzukommen - ist ebenfalls die Aussagekraft jener Untersuchung zu bezweifeln, die von einfachen korrelativen Zusammenhängen zwischen zu einem beliebigen Zeitpunkt - oder gar retrospektiv - erhobenen psychologischen und einzelnen psychosomatischen Aspekten von Schwangerschaft und Geburt ausgehen. Wie die punktuelle Betrachtungsweise eines Symptoms aus verschiedenen Sichtweisen zu völlig auseinanderfallenden Schlüssen leiten mag, sei am Beispiel des Schwangerschaftserbrechens demonstriert: In der psychologischen Literatur wird dies häufig als Symptom eines unbewußten Reproduktionskonfliktes untersucht (zusammenfassend siehe MOLINSKI 1972), in einer umfangreichen Studie der Deutschen Forschungsgemeinschaft zur Schwangerschaftsverlauf und Kindesentwicklung (1977) waren Übelkeit und Erbrechen günstige Begleiterscheinungen der Schwangerschaft in somatischer Hinsicht, unter anthropologischer Perspektive wird die starke kulturelle Variation dieses Symptoms betont (MEAD & NEWTON 1965).

BREEN (1975) untersuchte verheiratete Erstgebärende während der Schwangerschaft und nach der Geburt mehrmals mit verschiedenen psychologischen Tests und Interviews. Sie ging von der Hypothese aus, daß die Schwangerschaft einer gesunden Frau bestimmte Adaptationsprozesse erfordert, die insbesondere Neuorientierung im Selbstkonzept und in intrafamiliären Beziehungen erfordern. Auch in dieser Untersuchung wurden den Aspekten Weiblichkeit und Mutterrolle eine besondere Bedeutung zugemessen, denn von psychoanalytischer Seite wird immer wieder betont, daß die Bewältigung einer Schwangerschaft und die Einstellung der Mutter zum Kinde entscheidend von den frühen Entwicklungsphasen der Mutter, insbesondere ihrer eigenen Mutter-Kind-Beziehung,

abhängt (MOLINSKI 1972). BREEN (1975) verglich Mütter, die Schwierigkeiten in der Bewältigung ihrer Mutterrolle in der Hinsicht zeigten,
daß die Geburten nach Einschätzung der Ärzte Komplikationen aufwiesen, die Mütter selbst in den ersten Monaten nach der Geburt depressiv reagierten und vier Monate nach der Geburt Schwierigkeiten im Umgang mit ihren Säuglingen angaben, mit solchen Müttern, bei denen keine Hinweise auf solche Schwierigkeiten vorlagen. Insgesamt zeigte
sich bei schwangeren Frauen, die in gleichen Abständen untersucht
wurden, eine stärkere Ähnlichkeit zwischen ihrem Selbstkonzept und
dem Bild ihrer eigenen Mutter und eine stärkere Abgrenzung ihres
Selbstkonzeptes von dem Bild ihres Partners. - Daß die Qualität dieser Umorientierung auch mit der Qualität der Anpassung der Mütter an
ihre neue Rolle verbunden ist, zeigte ein Vergleich der beiden Gruppen von Frauen mit starken oder geringen Anpassungsproblemen: Bei
Frauen mit geringen Komplikationen trat eine Annäherung an das Konzept der eigenen Mutter nach der Geburt ein, sofern diese zu diesem
Zeitpunkt positiv beurteilt wurde und eine Abgrenzung von der eigenen
Mutter, sofern diese negativ beurteilt wurde. Bei Frauen mit starken
Komplikationen war die Entwicklung umgekehrt; eine Annäherung an das
Bild der eigenen Mutter trat auf, wenn diese negativ erlebt wurde und
eine Abgrenzung, wenn sie positiv erlebt wurde. Insgesamt hatten die
Frauen mit Anpassungsproblemen nach der Geburt ein deutlich stärker
idealisiertes mit kulturellen Klischees von Passivität und Selbst-
aufgabe gefülltes Konzept einer "guten Mutter" als Frauen in der
Gruppe mit geringen Anpassungsproblemen. Darüber hinaus zeigten sie
im Verlaufe der Schwangerschaft eine Zunahme der "Femininitätswerte"
im Sinne eines passiv-rezeptiven Selbstverständnisses in einem pro-
jektiven Test, während sich bei Frauen mit komplikationslosen Geburten gegenläufige Veränderungen zeigten. - Sowohl eine starke Orientierung an dem kulturellen Ideal der Mütterlichkeit, in dem der Aspekt der Passivität und des Altruismus überstrapaziert ist, als auch
spezifische Identifikationsprobleme mit dem Bild der eigenen Mutter
scheinen also wesentlich an Schwangerschafts- und Geburtskomplikationen beteiligt zu sein (vgl. auch GRIMM 1962, KAPP et al. 1963).
Zu inhaltlich ähnlichen Beschreibungen kommt MOLINSKI (1972) in sei-

ner umfangreichen klinischen Untersuchung von Frauen mit Schwangerschaftserbrechen oder funktioneller Rigidität des Muttermundes während der Geburt. Er beschreibt sie als orale und aggressiv gehemmte Frauen, die in der Entwicklung ihrer Weiblichkeit auf der Stufe der "Nur-Tochter" stehengeblieben seien.

3. Geburt und Ehe

3.1 Uneheliche Geburt

Etwa 30-40 % der Ehen werden nach dem Eintreten der ersten Schwangerschaft geschlossen (PRODÖHL 1979). Zum Zeitpunkt der Geburt ihrer Kinder ist ein beträchtlicher Anteil der Mütter nicht verheiratet. Für die Vereinigten Staaten gibt SEIDEN (1978) folgende Statistiken an: Die Mütter jedes dritten geborenen Kindes sind bei der Empfängnis nicht verheiratet, etwa die Hälfte von ihnen heiratet noch vor der Geburt; bei einem Fünftel aller Geburten sind die Mütter jünger als 20 Jahre. Nach einer Studie der Deutschen Forschungsgemeinschaft (1977) sind nur etwa 25 % der Schwangerschaften geplant, wenn als Kriterien die Angabe über den Schwangerschaftswunsch und frühere Konzeptionsverhütung gesetzt wurden (vgl. auch WILKEN & OETER 1979). Unerwünschte Schwangerschaften sind häufiger mit Komplikationen für Mutter und Kind verbunden, wobei der sozialen Situation insbesondere bei ledigen Müttern eine besondere Bedeutung zukommt (vgl. z.B. NILSSON 1970, WULF 1977); 72 % der ledigen Mütter bezeichnen ihre Schwangerschaft als unerwünscht (Deutsche Forschungsgemeinschaft 1977). Inzwischen liegen eine Reihe von Untersuchungen vor, die belegen, daß nicht nur Schwangerschaft und Geburt sondern auch die weitere Kindesentwicklung bei unerwünschten Kindern gestört ist (HOOK 1963, FORSEMAN & THUWE 1966, zusammenfassend BÖNITZ 1979).

Die Vielzahl offen unerwünschter Schwangerschaften läßt sich heute nicht mehr allein auf die Unkenntnis über die Möglichkeiten, mangelnde Informiertheit über die Anwendungsregeln oder fehlende Zugänglich-

keit von empfängnisverhütenden Maßnahmen zurückführen (NIJS 1972,
MEYENBURG 1979, ENGSTRÖM & TURSHEN 1978). Die Frage, ob und wie zu-
verlässig die Antikonzeption erfolgt, ist vielmehr ebenfalls mit einer Reihe bewußter oder unbewußter psychosozialer Prozesse in der
Paarbeziehung verbunden. Nach LIDZ (1979a, 1979b) nehmen jüngere Mädchen, insbesondere wenn sie sozial benachteiligten Schichten angehö-
ren, häufig keine oder nur unzuverlässige Verhütungsmittel, weil ihre
Partner ihren Gebrauch ablehnen und sie sich selbst auch bewußt oder
unbewußt ihre Weiblichkeit über die Fruchtbarkeit beweisen müssen. Je
mehr die Sicherung des eigenen Status über die Zeugungsfähigkeit erfolgt (RAINWATER 1965), je enger Selbstwertgefühl und Fruchbarkeit
im Selbstkonzept positiv verknüpft sind, umso eher müssen empfäng-
nisverhütende Mittel abgelehnt werden. Weiterhin ist eine solche Ablehnung auch dann zu erwarten, wenn für Frauen Fruchtbarkeit und
sexuelle Erlebnisfähigkeit nicht trennbar sind, und damit der Gebrauch
empfängnisverhütender Maßnahmen mit Schuldgefühlen verbunden ist
(LIDZ 1979). Nicht zu vernachlässigen sind schließlich bestimmte Aspekte der Paarbeziehung: Die Ergebnisse einer Längsschnittuntersuchung
von RODGERS & ZIEGLER (1968) zu den Gründen für die Aufgabe oder Un-
zuverlässigkeit der Einnahme von Ovulationshemmern legen nahe, daß
hier eine Komplementarität des Merkmals Dominanz in der Paarbeziehung
relevant ist. Besonders jene Paare geben die Empfängnisverhütung auf,
in denen der Mann im Vergleich zur Frau die dominante Position inne-
hat (zusammenfassend s. WILKEN & OETER 1979).

3.2 Ehepaarbeziehung

Zu den Geschlechterrollen gehören verschiedene Formen der Partnerbeziehung, auf die hier nicht ausführlich eingegangen werden kann
(BECKMANN 1979). Unter medizin-psychologischen Aspekten ist jedoch
wichtig, daß Beziehungen der Gegenseitigkeit von Partnern mit einem
Optimum an Verstehen und Akzeptierung verbunden sind (vgl. z.B.
PRODÖHL 1978). Geburten sind dann die gemeinsame Aufgabe beider Partner wie auch die Sorge um das Neugeborene. Die gegenseitige Identifikation kann soweit gehen, daß beide Partner psychosomatische Beschwerden gleichermaßen realisieren, um die Schwangerschaft und die Angst

vor der Geburt zu bewältigen. Einige moderne Kliniken sind dazu übergegangen, den Ehemann direkt an der Geburt teilhaben zu lassen, damit er emotionale Hilfe und Unterstützung geben kann. Unter diesen Bedingungen ist ein Kind schon von der Zeugung an eine Ergänzung und Erweiterung der Partnerbeziehung. Von NOACK et al. (1977) wurde von überwiegend positiven Erfahrungen der Mütter bei Anwesenheit der Väter während der Geburt berichtet. Es scheint uns jedoch nicht sinnvoll, eine solche Vorgehensweise wiederum zur Norm zu erheben. Wieweit sie gewünscht, praktiziert und mit positiven Erfahrungen für beide Partner verbunden sein wird, hängt wahrscheinlich wesentlich von der Ehepaarbeziehung ab. Relativ häufig findet man zwischen Ehepartnern Rollenteilungen nach der komplementären Beziehungsform. Als ein Muster der Teilung beobachtet man die abhängig-depressive Frau und den von sich selbst überzeugten unabhängig-narzißtischen Mann. Der Mann erlebt dann seine Frau als unselbständig, unsicher und leicht verstimmbar und kann sich selbst in Abhebung hierzu besonders großartig fühlen. Frauen in dieser Form der Ehepaarbeziehung suchen dann möglicherweise deshalb bei der Geburt eines Kindes den engen Kontakt zum Arzt, den sie ebenfalls aus ihren Abhängigkeitsgefühlen heraus idealisieren. Der Arzt soll im Grunde die Weiblichkeit bestätigen und gleichzeitig die Angst nehmen. Hierdurch wird der Arzt umso mehr zum hilfreich phantasierten Partner, je mehr der Ehemann sich distanziert und die Geburt als eine Angelegenheit betrachtet, die er aus Angst vor einer Identifikation mit seiner Frau allein auf sie abschiebt. Da das Neugeborene aber gleichzeitig von der Mutter als narzißtische Ergänzung erlebt wird, sind Depressionen im Wochenbett nicht selten, wenn Mutter und Kind getrennt werden (vgl. STEINGRÜBER & PFLUGMACHER in diesem Buch) oder aber auch die Phantasien der Mutter enttäuscht werden.

BREEN (1975) untersuchte die unterschiedlichen Reaktionen der Mütter auf das Geschlecht der Kinder. Einerseits wird ein Mädchen mehr mit tiefen Gefühlen der Zärtlichkeit aufgenommen, andererseits sind aber depressive Reaktionen bei Geburten von Mädchen sehr viel häufiger als bei der Geburt von Jungen bei Erstgebärenden. Der bewußte oder unbewußte Wunsch, einen Jungen zu gebären, kann auf dem Hintergrund des

Grundmusters der komplementären Rollenteilung verstanden werden, weil die Mutter dann in ihrer depressiven Rolle den Sohn wiederum als narzißtische Ergänzung versteht, wodurch eine depressive Reaktion kompensiert wird.

Ehepaarbeziehungen sind so mannigfaltig, daß hier nur diese beiden typischen Grundformen dargestellt werden können. Die Beziehung der Gegenseitigkeit erfordert im Grunde eine soziale Gleichstellung von Mann und Frau, während die komplementäre Rollenteilung in eine narzißtische Position des Mannes und eine depressive Position der Frau die konservativen sozialen Bedingungen der Ungleichheit der Geschlechter realisiert, bei der Mütter über die Geburt von Söhnen ihr narzißtisches Defizit zu kompensieren pflegen. Die Geburt ist umso länger, schmerzhafter und schwieriger, je ängstlicher und abhängiger eine Frau sich fühlt. Hierdurch identifizieren sich Frauen häufig über die Geburten mit dem viel zitierten weiblichen Masochismus, indem sie ihr Leiden als Leistung uminterpretieren. Für die Sozialisation der Kinder kann das weitreichende Folgen haben, wenn hierdurch die Mütter ihre Kinder mit dem häufigen Hinweis auf die schwierigen Geburten über Schuldgefühle manipulieren und auf sich verpflichten.

4. Geburtserlebnisse

Die Ziele der modernen Geburtshilfe lassen sich folgendermaßen formulieren: (1) Die Sicherheit von Mutter und Kind ist zu optimieren; (2) die Geburtsschmerzen sind zu reduzieren, ohne der Mutter die positiven Geburtserlebnisse zu nehmen; (3) die Bedingungen der Geburt sollen die Bildung einer positiven Mutter-Kind-Beziehung fördern (SEIDEN 1978). Die moderne Geburtshilfe hat sich mit Erfolg auf die ersten beiden Ziele konzentriert, wobei insbesondere die Analgesie, die Geburtseinleitung und verschiedenen Methoden der Geburtsvorbereitung fortentwickelt wurden. Dennoch wird auch bei uns in der Bundesrepublik zuweilen bemerkt, daß die perinatale Sterblichkeit nach der enormen Entwicklung geburtshilflicher Techniken nicht so

stark beeinflußt wurde, wie vielleicht zu erwarten war. Die Gründe
hierfür sind vorwiegend im sozialmedizinischen Bereich, der Schwan-
gerenvorsorge und dem Gesundheitsverhalten zu suchen (BASLER 1979).

Die Frage, wie eine optimale Geburtshilfe unter medizinischen Gesicht-
punkten aussehen sollte, läßt sich offenbar auch heute nicht eindeutig beantworten. Dies schließen wir aus der enormen Variationsbreite
der verwendeten Techniken. Wenn sich auch sicher in jeder Klinik klare Indikationen für bestimmte geburtshilfliche Maßnahmen stellen lassen, variieren diese doch von Klinik zu Klinik beträchtlich. Das gilt
z.B. für die Häufigkeit der Geburtseinleitung, für die Häufigkeit
von Schnittentbindungen und insbesondere für die Häufigkeit und Art
der gegebenen Schmerzmittel. An einem Extrembeispiel veranschaulicht
dies MACFARLANE (1978) mit folgenden Zahlen: In den Niederlanden ver-
abfolgt man schmerzstillende Mittel nur in 5 %, in Schweden in 12 %
und in England in über 80 % der Entbindungsfälle (s. auch HAIRE 1972).

4.1 <u>Geburtseinleitung</u>

Wenn die Entwicklung und Ausbreitung neuer Techniken in der Geburtshilfe zusammenfällt mit einer Reduktion der Säuglingssterblichkeit,
wird von medizinischer Seite meist eine kausale Verknüpfung zwischen
diesen beiden Tatsachen hergestellt. Was für die Entwicklung einer
neuen Technik für bestimmte Problemfälle gilt, gilt aber nicht unbedingt für die eher routinemäßige Ausweitung mit einer beträchtlichen
Erweiterung der Indikationen. CARTWRIGHT (1979) hat diese Problematik
anhand der verschiedenen Techniken der Geburtseinleitung in England
und Wales untersucht und zudem eine systematische Befragung repräsen-
tativer Stichproben von Müttern, Hebammen und Ärzten zu ihren Erfahrungen mit und Einstellungen zu der Geburtseinleitung durchgeführt.
Zusammenfassend stellt sie fest, daß es bisher keine empirisch ausreichend abgesicherte Evidenz dafür gibt, daß der enorme Anstieg in
der Häufigkeit von Geburtseinleitung mit einer Reduktion in der Säuglingssterblichkeit verknüpft ist. Die empirische Erhebung ergab zudem
einige interessante Resultate: (1) Alter und Parität der Mutter stand
in keinem Zusammenhang zur Häufigkeit von Geburtseinleitungen. Mit

Charakteristiken des Krankenhauses wie Bettenzahl, Lehrkrankenhaus
zeigten sich dagegen Zusammenhänge. Die Häufigkeit von Geburtseinleitungen in den verschiedenen Krankenhäusern variierte von 4 bis 57 %!
(2) Bei induzierter Geburt wurden häufiger Schmerzmittel gegeben als
bei spontaner Geburt, die von den Müttern angegebene Intensität des
Geburtsschmerzes war jedoch nicht verschieden. (3) Trotz gegenteili-
ger empirischer Befunde nahm die Mehrzahl der Ärzte an, daß die Verbreitung der Geburtseinleitung wesentlich für die Senkung der perinatalen Mortalität ist und gaben dies auch als Hauptgrund für eine
positive Einstellung zu dieser Maßnahme an. 40 % der Ärzte war der
Meinung, daß die Geburtseinleitung das Geburtserlebnis der Frauen positiv beeinflußt; 47 % der Hebammen nahmen eine negative Beeinflussung an. Die Einstellung der Frauen selbst war mehrheitlich negativ:
Rund 80 % der Frauen, bei denen die Geburt eingeleitet wurde, wollten diese Form der Geburtshilfe nicht noch einmal erfahren. Eine entsprechende Ablehnung der Epiduralanästhesie fand sich dagegen nur bei
34 % und der Kliniksentbindung bei 15 % der Patientinnen.

Sofern Unterschiede zwischen den Gruppen mit und ohne Geburtseinleitung auftraten in bezug auf verschiedene Parameter während und nach
der Geburt, sprachen diese eher gegen eine Geburtseinleitung. Die
Autoren betonen jedoch, daß letztere Befunde eine Replikation bedürfen, bevor man aus ihnen weiterreichende Schlüsse ziehen kann.

Wir haben diese Studie relativ ausführlich dargestellt, weil sie doch
recht eindrucksvoll demonstriert, daß zu einer Beurteilung medizinischer Interventionstechniken ein breiter Kriteriumskatalog heranzu-
ziehen ist, der auch sozialwissenschaftliche Aspekte berücksichtigt.

4.2 Geburtsschmerzen

An der Vergabe von Schmerzmitteln ist besonders einleuchtend zu verdeutlichen, wie die oben aufgeführten drei Ziele der modernen Geburtshilfe miteinander in Konflikt stehen können (SEIDEN 1978). Untersuchungen zu den Nebenwirkungen der Schmerzmedikation auf Mutter und
Kind haben sich meist auf unmittelbare Effekte beschränkt (BOWES 1970).

Längerfristige Untersuchungen haben aber gezeigt, daß die Vergabe von
bestimmten Schmerzmitteln die Voraussetzungen für die Etablierung einer positiven Mutter-Kind-Beziehung hindern kann (MACFARLANE 1978,
SEIDEN 1978). So stellte z.B. BRAZELTON (1970) fest, daß Barbiturate,
die Mütter während der Wehen verabreicht wurden, auf die Babies atem-
depressiv wirken können, diese schlechter saugten und schwerer zu er-
nähren waren. Auch wurde über negative Effekte von Schmerzmitteln auf
das Bewußtsein und bestimmte andere motorische Reaktionen berichtet,
die ebenfalls Einflüsse auf die frühe Mutter-Kind-Interaktion haben
könnten (s. z.B. RICHARDS & BERNAL 1972, zusammenfassend BOWES 1970,
MACFARLANE 1978, S. 46 ff, STEINGRÜBER & PFLUGMACHER in diesem Buch).
Heute ist die Epiduralanästhesie eine verbreitete Methode der Schmerzlinderung; sie wirkt nur geringfügig auf das Bewußtseinsniveau der
Mutter. Da mit dieser Form der Schmerzlinderung aber auch ein Empfin-
dungsverlust einhergeht, kann die Mutter auch die Geburt nicht mehr
unmittelbar aktiv mitvollziehen und körperlich wahrnehmen, obwohl das
Bewußtsein voll beteiligt ist.

Geburtsschmerz ist - wie jeder andere Schmerz auch - kein von der
Seite des sensorischen Inputs her ausreichend quantifizierbares Phänomen. Wie die psychologische Schmerzforschung gezeigt hat, spielen
eine Vielzahl psychologischer Faktoren in der Schmerzwahrnehmung eine
Rolle.

Etwa 5 bis 7 Prozent aller Frauen erleben schmerzlose Geburten. Berichte über sehr starke sexuelle Erlebnisse während der Austreibungs-
phase sind hin und wieder zu finden. Die Wehen werden jedoch von der
Mehrheit der Frauen als schmerzhaft bis unerträglich geschildert. Hiernach wird durch Wehen über den Schmerz die Geburt als große Gefahr
signalisiert. Von Frauen wird auch manchmal berichtet, daß sie die
Wehen als körperliche Schwerstarbeit erleben, ohne jedoch unter
Schmerzen zu leiden.

Nach NETTELBLADT et al.(1976) sind die subjektiven Angaben über den
erlebten Geburtsschmerz nicht korreliert mit einer Reihe von medizinischen Variablen über den Geburtsverlauf, auch nicht mit der Schmerzmedikation. Die Frauen selbst, Ärzte und Hebammen können zu völlig

divergierenden Angaben über die "Schmerzhaftigkeit" derselben Geburt kommen (NETTELBLADT et al. 1976, KLOPFER et al. 1975). Die Gabe von Schmerzmitteln ist damit wesentlich von der Arzt-Patient-Beziehung abhängig. Der Geburtshelfer kann eine Geburt als unkompliziert erleben, auch wenn die Frau nachher über qualvolle Schmerzen berichtet. Andererseits kann er sich durch den hohen Grad der Erregung einer Gebärenden dazu verleiten lassen, Schmerzmittel zu geben, obwohl die Frau kaum Schmerzen erlebt und lediglich sehr aktiv die Geburt mitvollzieht. In Kliniken werden mehr Schmerzmittel gegeben als bei Heimgeburten.

4.3 Geburtsvorbereitung

Die heute verbreiteten Methoden der Geburtsvorbereitung haben als Vorläufer hypnosuggestive Verfahren. Ihre Ausbreitung erfolgte einerseits vor allem durch sowjetische Studien, die durch LAMAZE und VELLAY auch in westlichen Ländern Verbreitung fanden, und DICK-READ in England (1933, deutsch 1958) andererseits (CHERTOK 1969). Während die sowjetische Forschung sich vor allem an der Pavlow'schen Physiologie orientierte, ging DICK-READ von der Triade "Furcht-Spannung-Schmerz" aus: An der Entwicklung der Geburtsangst seien soziokulturelle Faktoren beteiligt, und eine ängstliche Erwartungsspannung verursache Geburtsschmerzen. Trotz gravierender Unterschiede in den theoretischen Erklärungsansätzen über die in der Geburtsvorbereitung ablaufenden Prozesse, spielen in der praktischen Durchführung ähnliche Elemente eine zentrale Rolle. Dazu gehören insbesondere Aufklärung, gegenseitige Stützung der Schwangeren und verschiedene Entspannungstechniken, insbesondere Atemübungen. Von LAMAZE ging ebenfalls die Anregung zur Anwesenheit der Ehepartner bei der Geburt aus.

Alle psychoprohylaktischen Methoden beanspruchen, den Bedarf an Schmerzmitteln bei einer normalen Geburt zu reduzieren. Empirische Studien hierzu haben jedoch zu insgesamt widersprüchlichen Ergebnissen geführt, wenn die Menge der verabreichten Schmerzmittel als einziges Kriterium herangezogen wurde. Diese Widersprüchlichkeit ist jedoch nicht verwunderlich, wenn man sich vergegenwärtigt, daß in der

Geburtsvorbereitung eine Vielzahl von Faktoren eine Rolle spielen
und damit eine Orientierung an dem Kriterium Schmerzmittel dieser Komplexität nicht gerecht werden kann. Zudem werden Vorbereitungsmaßnahmen auch eher von solchen Frauen in Anspruch genommen, die bereits informierter sind und eine aktivere Einstellung zu Schwangerschaft und
Geburt haben. Es existieren aber auch eine Reihe von Arbeiten, die
nachweisen, daß eine positive Beeinflussung der Geburtserfahrung nach
Vorbereitungskursen nicht allein auf einen solchen Selektionsfaktor
zurückzuführen ist (ENKIN et al. 1972, FISCHER et al. 1972, DOERING
et al. 1975).

Der wesentliche Vorteil der Vorbereitungsmaßnahmen scheint darin zu
liegen, daß die Frauen eher lernen, aus der passiven Rolle der Gebärenden herauszufinden, Unsicherheiten zu reduzieren und Konflikte,
die mit der Schwangerschaft verbunden sind, bearbeiten zu können. Dies
verhilft auch eher zu der Fähigkeit, bei der Geburt selbst aktiver
beteiligt zu werden, eigene Erwartungen und Wünsche zu artikulieren
und die Geburt aktiv zu bewältigen.

5. <u>Schlußbemerkungen</u>

Wie in anderen Gebieten der Medizin bewegen sich die Möglichkeiten der
technischen Beeinflussung biologischer Vorgänge in Bereichen, die weitgehend jenseits der kurz- und langfristigen Kontrolle der Folgen dieser manipulativen Techniken liegen. Der Stand der Forschung macht deutlich, daß insgesamt das Wissen über den psychobiologischen und psychosozialen Vorgang von Schwangerschaft und Geburt für die Entwicklung
von Mutter, Kind und Vater sehr gering ist. So sollte diese Arbeit auch
mehr dazu dienen, die bis heute gesicherten und zweifelhaften Erkenntnisse in knapper Form zusammenzustellen, damit für künftige Untersuchungen eine gewisse Basis hergestellt wird. Hierbei wurde besonderen
Wert auf Arbeiten gelegt, die Geburt als ein psychosomatisches Gesamt-
geschehen der Primärgruppen betrachten.

LITERATUR

BACHOFEN JJ (1975) Das Mutterrecht (1861). Suhrkamp, Frankfurt

BASLER HD (1979) Modelle zur Erklärung präventiven Verhaltens. In: OETER K , WILKEN M (Hg) Frau und Medizin. Hippokrates-Verlag, Stuttgart

BECKMANN D (1979) Geschlechtsrollen und Paardynamik. In: PROSS H (Hg) Familie - wohin? Rowohlt, Reinbek/Hamburg

BÖNITZ D (1979) Zur Psychologie der Abtreibung. Vandenhoeck & Ruprecht, Göttingen

BOWES WA (1970) Obstretic medication and infant outcome: a review of the literature. Monogr Soc Res Child Develop 35: 3-23

BRAZELTON TB (1970) Effect of prenatal drugs on the behavior of the neonate. Amer J Psychiat 126: 1261-1266

BREEN D (1975) The birth of the first child. Towards an understanding of feminity. Tavistock, London

CARTWRIGHT A (1979) The dignity of labour? A study of childbearing and induction. Tavistock, London

CHERTOK L (1969) Motherhood and personality: Psychosomatic aspects of childbirth. Tavistock, London

CONSTANTINOPLE A (1970) Masculinity-feminity: an exception to a famous dictum? Psychol Bull 80: 389-407

DEUTSCHE FORSCHUNGSGEMEINSCHAFT (1977) Schwangerschaftsverlauf und Kindesentwicklung. Boppard, Boldt

DICK-READ G (1958) Mutter werden ohne Schmerz. Hofmann & Campe, Hamburg

DOERING SG, ENTWISLE DR (1975) Preparation during pregnancy and ability to cope with labor and delivery. Amer J Orthopsychiat 45: 825-837

EDWARDS KR (1969) Psychological changes associated with pregnancy and obstretic complications. Unpubl. doctoral dissertation, University of Miami, Florida

ENGSTRÖM L, TURSHEN M (1978) The psychological aspects of contraception. In: LEVI L (ed) Society, stress and disease. vol 3, The productive and reproductive age. Oxford University Press, Oxford

ENKIN MW, SMITH SL, DERMER SW, EMETT JO (1972) An adequately controlled study of the effectiveness of PPM training. In: MORRIS N (ed) Psychosomatic medicine in obstretic and gynaecology. Karger, Basel, S. 62-67

FISCHER WM, HUTTEL FA, MITCHELL I, MEYER AE (1972) The efficacy of the psychoprophylactic method of prepared childbirth. In: MORRIS N (ed) Psychosomatic medicine in obstretic and gynaecology. Karger, Basel, S. 38-44

FORSEMAN H, THUWE I (1966) One hundred and twenty children born after application for therapeutic abortion refused: their mental, social adjustment, and educational level up the age of 21. Acta Psychiat Scand 42

GORSUCH RC, KEY MK (1974) Abnormalities of precnancy as a function of anxiety and life stress. Psychosom Med 36: 352-362

GRIMM E (1962) Psychological investigation of habitual abortion. Psychosom Med 24: 369

HAIRE DB (1972) Cultural differences in maternity care. In: MORRIS N (ed) Psychosomatic Medicine in obstretics and gynaecology. Karger, Basel, S. 149-153

HETZEL BS, BRUER B, POIDEUIN L (1961) A survey of the relation between certain common antenatal complications in primiparae and stressful life situations during pregnancy. J Psychosom Res 5: 175-182

HOOK K (1963) Refused abortion. A follow-up study of two hundred and forty-nine women whose applications were refused by the national board of health in Sweden. Acta Psychiat Scand Suppl 168

JANIS IL (1958) Psychological stress: Psychoanalytic and behavioral studies of surgical patients. Wiley, New York

KAPP FT, HORNSTEIN S, GRAHAM VT (1963) Some psychologic factors in prolonged labor due to inefficient uterine action. Compr Psychiat 4: 9-18

KLOPFER FJ, COGAN R, HENNEBORN WJ (1975) Second stage medical intervention and pain during childbirth. J Psychosom Res 19: 284-293

LIDZ RW (1979 a) Fruchtbarkeit und Selbstverwirklichung der Frau. Familiendynamik 4: 49-59

LIDZ RW (1979 b) Motivationen und Konflikte der Empfängnisverhütung. Familiendynamik 4: 246-254

LOMAS P (1966) Ritualistic elements in the management of childbirth. Brit J Med Psychol 39: 207-213

LUBIN B, GARDINER SH, ROTH A (1975) Mood and somatic symptoms during pregnancy. Psychosom Med 37: 136-146

McDONALD RL (1968) The role of emotional factors in obstretic complications: A review. Psychosom Med 30: 222-237

MACFARLANE A (1978) Die Geburt. Klett-Cotta, Stuttgart

MEAD M, NEWTON N (1965) Conception, pregnancy, labour and the puerperium in cultural perspective. In: Proceedings of the first international congress of Psychosomatic Medicine and childbirth. Gauthier-Villars, Paris, S. 51-54

MEYENBURG B (1979) Das Kondom. In: SIGUSCH V (Hg) Sexualität und Medizin. Kiepenheuer & Witsch, Köln

MOLINSKI H (1972) Die unbewußte Angst vor dem Kind. Kindler, München

MORRIS N (Hg) (1972) Psychosomatic medicine in obstretic and gynaecology. Karger, Basel

NETTELBLADT P, FAGERSTRÖM CF, UPPENBERG N (1976) The significance of reported childbirth pain. J Psychosom Res 20: 215-221

NIJS P (1972) Psychosomatische Aspekte der oralen Antikonzeption. Enke Verlag, Stuttgart

NILSSON Å (1970) Para-natal emotional adjustment. I. A prospective investigation of 165 women. Acta Psychiat Scand Suppl 220: 7-61

NOACK H, ATAI H, GRZEGORZEWSKI C (1977) Probleme der Kliniksgeburt mit Ehemann. Medizinische Klinik 72: 2063-2066

NUCKOLLS KD, CASSEL J, KAPLAN BH (1972) Psychosocial assets, life crisis and the prognosis of pregnancy. Amer J Epidem 95: 431-441

OETER K, WILKEN M (Hg) (1979) Frau und Medizin. Hippokrates Verlag, Stuttgart

PRODÖHL D (1979) Gelingen und Scheitern ehelicher Partnerschaft. Hogrefe, Göttingen

RAINWATER L (1960) And the poor get children. Quadrangle-Books, Chicago

RAINWATER L (1965) Family design. Aldine Publishing Company, Chicago

RICHARDS MPM, BERNAL JF (1972) Effects of obstretic medication on mother-infant interaction and infant development. In: MORRIS N (ed) Psychosomatic Medicine in obstretic and gynaecology. Karger, Basel, S. 303-307

RODGERS DA, ZIEGLER FJ (1968) Social role theory, the marital relationship, and the use of ovulation suppressors. J Marriage Fam 30: 584-591

SEIDEN AM (1978) The sense of mastery in the childbirth experience. In: NOTMAN MT, NADELSON CC (eds) The woman patient. Plenum Press, New York

SIGUSCH V (Hg) (1979) Sexualität und Medizin. Kiepenheuer & Witsch, Köln

SPIELBERGER CD (1975) The measurement of state and trait-anxiety: conceptual and methodological issues. In: LEVI L (ed) Emotions. Raven Press, New York

STARKMAN MN (1976) Psychological responses to the use of the fetal-monitor during labor. Psychosom Med 38: 269-277

STATISTISCHES BUNDESAMT (Hg) (1978) Statistisches Jahrbuch für die Bundesrepublik Deutschland 1978. Kohlhammer, Stuttgart

STOCKHAUSEN J (1973) Der ärztliche Beruf in der Bundesrepublik Deutschland 1973. Deutscher Ärzteverlag, Lövenich

UDDENBERG N, FAGERSTRÖM CF, HAKANSON-ZAUNDERS M (1976) Reproductive conflicts, mental symptoms during pregnancy and time in labour. J. Psychosom Res 20: 575-581

WILKEN M, OETER K (1979) Zur Frage der Vermeidbarkeit unerwünschter Schwangerschaften. In: OETER K, WILKEN M (Hg) Frau und Medizin. Hippokrates Verlag, Stuttgart

WINGET C, KAPP FT (1972) The relationship of the manifest content of dreams to duration of childbirth in primiparae. Psychosom Med 34: 313

WULF KH (1977) Geburtshilfe heute. Geburtshilfe und Frauenheilkunde 37: 357-366

ZUCKERMAN M, NURNBERGER JI, GARDINER SH, VANDIVER JM et al. (1963) Psychological correlates of somatic complaints in pregnancy and difficulty in childbirth. J Consult Psychol 27: 324-329

Namenverzeichnis

Sachverzeichnis

Essentielle Hypertonie

Psychologisch-medizinische Aspekte

Herausgeber: D. Vaitl

1981. 72 Abbildungen, 18 Tabellen. Etwa 275 Seiten
DM 52,–
ISBN 3-540-10975-7

In den vergangenen 30 Jahren hat die Forschung eine Vielzahl neuer Erkenntnisse zum Phänomen des Bluthochdrucks erarbeitet und damit zur Revision herkömmlicher Betrachtungsweisen geführt, doch nach wie vor stellt der Bluthochdruck eine Herausforderung an die Medizin des 20. Jahrhunderts dar, wie es im 19. Jahrhundert die Infektionskrankheiten waren. Jeder, der sich mit diesem Phänomen beschäftigt, wird akzeptieren, daß Ätiologie, Pathogenese und Verlauf der essentiellen Hypertonie eine multifaktionelle Betrachtungsweise erfordern.

In einer interdisziplinären Arbeit von Nephrologen, Neuroendokrinologen und Psychologen werden in diesem Buch jene Faktoren erörtert, die bei der Entstehung und Chronifizierung der essentiellen Hypertonie eine Rolle spielen. Dabei werden von den einzelnen Forschungsrichtungen entwickelte Modellvorstellungen auf Gemeinsamkeit überprüft und damit ein Anstoß zu fachübergreifender Forschung gegeben.

Es wird deutlich gemacht, wie und zu welchem Zeitpunkt physiologische und psychische Prozesse an der Entstehung der essentiellen Hypertonie beteiligt sind. Im Mittelpunkt der Darstellung steht der Einfluß zentralnervöser Prozesse auf die Hochdruckentwicklung in verschiedenen Belastungssituationen.

Außerdem wird erörtert, unter welchen Bedingungen jene zentralnervösen Prozesse an Einfluß verlieren und renale Faktoren an der Aufrechterhaltung dieser Regulationsstörung beteiligt sind. Der Leser erhält dadurch einen umfassenden Einblick in die verschiedenen Forschungsansätze und ihren besonderen Beitrag zum besseren Verständnis des Zusammenwirkens von pathophysiologischen und pathopsychologischen Faktoren.

In zwei abschließenden Kapiteln wird außerdem die blutdrucksenkende Wirkung von psychologischen Behandlungsverfahren wie z. B. von Entspannungstechniken und verhaltenstherapeutischen Methoden kritisch dargestellt.

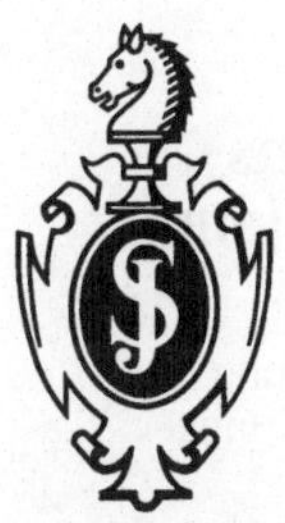

Springer-Verlag
Berlin
Heidelberg
New York

C. Halhuber
Rehabilitation in ambulanten Koronargruppen
Ein humanökologischer Ansatz
Mit einem Beitrag von N. Wrana
1980. 10 Abbildungen, 13 Tabellen.
XVI, 203 Seiten
(Rehabilitation und Prävention, Band 13)
DM 34,–
ISBN 3-540-09870-4
Mengenpreis: Ab 20 Exemplaren
20% Nachlaß pro Exemplar

D. G. Hertz, H. Molinski
Psychosomatik der Frau
Entwicklungsstufen der weiblichen Identität
in Gesundheit und Krankheit
2. Auflage. 1981. 11 Abbildungen.
X, 159 Seiten
DM 28,–
ISBN 3-540-10656-1

B. Luban-Plozza, W. Pöldinger
Der psychosomatisch Kranke in der Praxis
Erkenntnisse und Erfahrungen
Unter Mitarbeit von F. Kröger
Mit einem Beitrag von
E. Streich-Schlossmacher
Mit einem Geleitwort von M. Balint
4., neubearbeitete und erweiterte Auflage
1980. 18 Abbildungen, 32 Tabellen.
XVI, 267 Seiten
DM 48,–
ISBN 3-540-10030-X

Psychosozialer „Stress" und koronare Herzkrankheit 3
Verhalten und koronare Herzkrankheit
Verhandlungsbericht vom 3. Werkstatt-
gespräch am 13. und 14. Juli 1978 in
Höhenried
Herausgeber: T. M. Dembroski,
M. J. Halhuber
1981. 25 Abbildungen. IX, 272 Seiten
DM 39,–
ISBN 3-540-10392-9

Sexuell gestörte Beziehungen
Konzept und Technik der Paartherapie
Herausgeber: G. Arentewicz, G. Schmidt
Unter Mitarbeit von zahlreichen Fachwissen-
schaftlern
1980. 8 Abbildungen, 43 Tabellen.
XI, 296 Seiten
DM 58,–
ISBN 3-540-09685-X

E. von Staehr
Psychosomatische Geburtsvorbereitung und Rückbildung vertieft durch Musik
Tonkassette 2: Rückbildungsübungen nach
der Geburt
1980. C 60 Kassette. Textheft 2: 31 Abbil-
dungen. 40 Seiten. Verkaufspackung mit
Tiefziehteil
DM 28,–
München: J. F. Bergmann Verlag
ISBN 3-8070-0125-5

E. von Staehr
Psychosomatische Geburtsvorbereitung und Rückbildung vertieft durch Musik
Tonkassette 1: Geburtsvorbereitung und
-verlauf. Tonkassette 2: Rückbildungsübungen nach der Geburt.
1980. C 60 Kassetten. Textheft 1: 45 Abbildungen. 20 Seiten. Textheft 2: 31 Abbildungen. 40 Seiten. Verkaufspackung mit
Tiefziehteil
DM 40,–
München: J. F. Bergmann Verlag
ISBN 3-8070-0314-2

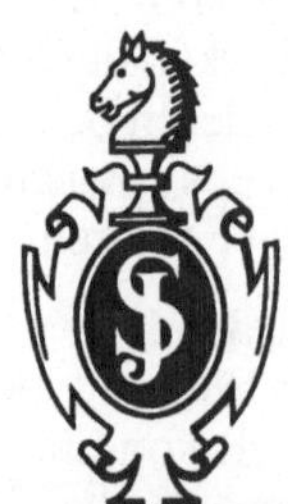

Springer-Verlag
Berlin
Heidelberg
New York